LEHRBUCH DER INNEREN MEDIZIN

VON

H. ASSMANN · K. BECKMANN · G. v. BERGMANN
H. BOHNENKAMP · R. DOERR · H. EPPINGER · E. GRAFE
FR. HILLER · G. KATSCH · W. NONNENBRUCH
A. SCHITTENHELM · R. SCHOEN · R. SIEBECK
R. STAEHELIN · W. STEPP · H. STRAUB† · F. STROEBE

VIERTE UMGEARBEITETE UND ERGÄNZTE AUFLAGE

ERSTER BAND

MIT 192 ABBILDUNGEN

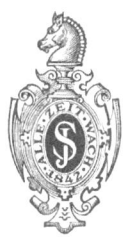

SPRINGER-VERLAG BERLIN HEIDELBERG GMBH 1939

ISBN 978-3-662-37142-8   ISBN 978-3-662-37855-7 (eBook)
DOI 10.1007/978-3-662-37855-7

ALLE RECHTE, INSBESONDERE DAS DER ÜBERSETZUNG
IN FREMDE SPRACHEN, VORBEHALTEN.
COPYRIGHT 1939 BY SPRINGER-VERLAG BERLIN HEIDELBERG
URSPRÜNGLICH ERSCHIENEN BEI JULIUS SPRINGER IN BERLIN 1939
SOFTCOVER REPRINT OF THE HARDCOVER 4TH EDITION 1939

Geleitwort.

Seit dem Erscheinen der vorigen Auflage unseres Lehrbuches hat der Tod zwei bewährten Mitarbeitern, die auf der Höhe ihres Schaffens standen, die Feder aus der Hand genommen. Am 1. Juli 1936 starb PAUL MORAWITZ, ihm folgte am 18. Juni 1938 HERMANN STRAUB. Die von den Verstorbenen geschriebenen Abschnitte sind beispielhafte Darstellungen im Sinne des in diesem Werk erstrebten Aufbaues der Klinischen Lehre auf naturwissenschaftlicher Erkenntnis, als der Grundlage der Pathologie. Die Beiträge haben sich fruchtbringend bei zahlreichen Studierenden und Ärzten ausgewirkt.

Als neue Mitarbeiter wurden gewonnen NONNENBRUCH-Prag, der die Bearbeitung der Krankheiten des Herzens und Mediastinums übernahm und SCHOEN-Göttingen für das Kapitel über Vergiftungen. Der von HERMANN STRAUB zum Teil bereits neu bearbeitete Beitrag über die Nierenkrankheiten wurde von seinem Freunde und Schüler BECKMANN-Stuttgart ergänzt und abgeschlossen.

Die Grundlage des Werkes, dessen einzelne Teile sorgfältig neu durchgearbeitet wurden, blieb unverändert.

Herrn Dr. V. SALLE, der sich um die Herausgabe dieses Lehrbuchs von der ersten Auflage an die allergrößten Verdienste erworben hat, gebührt aufrichtiger Dank.

Die Verfasser.

Inhaltsverzeichnis.

Seite

Einleitung (Begriff und Stellung der Medizin. Der Kranke und seine Lage. Der Arzt und seine Aufgabe). Von Professor Dr. R. Siebeck-Berlin 1
   I. Begriff und Stellung der Medizin 1
  II. Der Kranke und seine Lage 4
     1. Organ und Organismus, Leib und Seele, Persönlichkeit und Lebensraum . 4
     2. Gesund und krank (Subjektives und objektives Kranksein. „Organisch", „funktionell" und „neurotisch") 8
     3. Entstehung und Ablauf der Krankheiten. Der Begriff der Konstitution 12
     4. Der Kranke und sein Lebensraum 19
 III. Der Arzt und seine Aufgabe 21
     1. Die allgemeine Aufgabe und ihre Voraussetzungen 21
     2. Die Krankenuntersuchung 24
       a) Die Anamnese 24
          Schema der Anamnese 27
       b) Der Befund 28
          Schema des Befundes (Status praesens) 29
       c) Die Krankenbeobachtung. Klinik und Laboratorium 30
       d) Familien- und Umgebungsuntersuchungen 31
     3. Die Krankenbeurteilung 32
       a) Die Krankheitsdiagnose 32
       b) Die Individualdiagnose 34
       c) Die Prognose 36
       d) Die sozialärztliche Beurteilung und Begutachtung 37
          Einige Hinweise zur Ausführung von Gutachten 40
     4. Die Krankenbehandlung 40
  Literatur 46

Allgemeine Erbpathologie innerer Krankheiten. Von Professor Dr. R. Siebeck-Berlin. (Mit 8 Abbildungen) 47
   I. Die Grundzüge der allgemeinen und menschlichen Erblehre 47
  II. Die Aufgaben der klinischen Erbpathologie 52
 III. Die Methoden der klinischen Erbpathologie 55
 IV. Beispiele aus der klinischen Erbpathologie 57
  Literatur 67

Infektionskrankheiten. 1. Die Lehre von den Infektionskrankheiten in allgemeiner Darstellung. Von Professor Dr. R. Doerr-Basel. (Mit 6 Abbildungen) 68
 Einleitung 68
 Die Infektionen 71
  A. Die Empfänglichkeit des Wirtes 71
    a) Abhängigkeit der Disposition von der Artzugehörigkeit des Wirtes 71
    b) Rassedisposition und individuelle Empfänglichkeit 74
  B. Die Eigenschaften der Infektionsstoffe und ihre Variabilität 79
    Anhang. Virusartige Infektionsstoffe und Viruskrankheiten 84
  C. Die Infektketten 87
    a) Die Sonderstellung des Tetanus, des Gasbrandes und des Botulismus 87
    b) Homogene und heterogene Infektketten 88
    c) Die Übertragung der Infektionsstoffe 92
    d) Der Infektionsweg 97
  D. Die Ausbreitung der Infektionsstoffe im menschlichen Organismus . 98
    a) Der Blutweg 101
    b) Die Lymphbahn 106
    c) Die Nervenbahnen 107
  E. Die latenten Infektionen 110
    a) Wesen und verschiedene Formen der latenten Infektionen 110
       System der latenten Infektionen 111
    b) Die Inkubationsperiode und ihr Mechanismus 114
  F. Klinische und ätiologische Diagnostik der Infektionskrankheiten . . 119
    a) Die Entnahme des Materials 120
    b) Die Verpackung und Einsendung der entnommenen Proben . . . 121
    e) Die Bewertung der Befunde 122
  G. Misch- und Sekundär-Infektionen 123

	Seite
H. Pathogenese der klinischen Erscheinungen	125
Das Fieber	129
Die Immunitätserscheinungen	139
A. Die erworbene Immunität	139
a) Die erworbene antitoxische Immunität und die antitoxischen Schutzimpfungen	142
b) Die antiinfektiöse Immunität und die antiinfektiösen Schutzimpfungen	144
B. Die Serodiagnostik	150
C. Die Allergien und ihre diagnostische Verwertung	151
Epidemiologie	156
A. Statistische Epidemiologie	156
B. Induktive Epidemiologie	159
C. Deduktive Epidemiologie	161
D. Die wichtigsten epidemiologischen Phänomene	162
Literatur	169

2. Allgemeine Therapie der Infektionskrankheiten.

Von Professor Dr. R. STAEHELIN-Basel	170
1. Spezifische Therapie	170
a) Passive Immunotherapie	171
b) Aktive Immunotherapie	173
2. Unspezifische Therapie	174
a) Die unspezifische Behandlung mit Blut und mit Serum	174
b) Die Reizkörpertherapie	175
c) Unspezifische Chemotherapie	177
d) Die Behandlung des Fiebers	178
e) Die Behandlung der Zirkulationsstörungen	180
f) Die Diät bei Infektionskrankheiten	181
Literatur	182

3. Spezielle Pathologie und Therapie der Infektionskrankheiten.

Von Professor Dr. R. STAEHELIN-Basel. (Mit 15 Abbildungen)	183
I. Akute Exantheme	183
1. Masern	184
2. Scharlach	190
3. Röteln	199
4. Vierte Krankheit	200
5. Pocken	200
6. Windpocken	208
7. Erythema infectiosum	210
8. Schweißfriesel (Febris miliaris)	211
9. Febris herpetica	211
II. Andere in Mitteleuropa heimische kontagiöse Krankheiten	211
1. Influenza, Grippe	211
a) Pandemische Grippe	212
b) Sporadische Grippe, sporadische Influenza	217
c) Influenzabacillenerkrankungen	219
2. Pertussis	219
3. Parotitis epidemica	222
4. Diphtherie	225
5. Die typhösen Erkrankungen	232
a) Typhus abdominalis	232
b) Paratyphus	248
c) Andere Nahrungsmittelvergiftungen	251
Botulismus	252
6. Febris undulans (Brucellosis)	253
a) Maltafieber (Mittelmeerfieber, Febris undulans caprina)	254
b) BANGsche Krankheit (Febris undulans bovina)	254
7. Ruhr, Dysenterie	257
a) Bacillenruhr	257
b) Die Amöbenruhr	263
8. Icterus infectiosus (WEILsche Krankheit)	266
9. Maul- und Klauenseuche	269
10. Milzbrand	269
11. Rotz	270
12. Aktinomykose	272

	Seite
III. Nicht kontagiöse Infektionskrankheiten	273
1. Sepsis	273
2. Erysipel	286
IV. In Mitteleuropa nur zeitweise epidemisch auftretende Krankheiten	290
1. Cholera	290
2. Fleckfieber	295
Anhang: Fleckfieberähnliche Krankheiten	298
3. Lepra	298
4. Pest	301
5. Tularämie	303
6. Psittacosis	305
7. Rückfallfieber	306
8. Fünftagefieber	308
9. Malaria	309
Anhang: Schwarzwasserfieber	317
V. Exotische, d. h. in Mitteleuropa nicht epidemisch auftretende Krankheiten	317
1. Gelbfieber	317
2. Dengue	318
3. Pappatacifieber und ähnliche kurz dauernde Fieber	318
4. Leishmaniosis	319
5. Afrikanische Schlafkrankheit	320
6. CHAGASsche Krankheit	320
7. Rattenbißkrankheit	321
8. CARRIONsche Krankheit, Oroyafieber, Verruga peruviana	321
VI. Durch Metazoen verursachte Infektionskrankheiten	321
1. Trichinosis	321
2. Bilharziosis (Schistosomiasis)	323
3. Filariosis	324
Literatur	326

Krankheiten des Kreislaufes. Von Professor Dr. W. NONNENBRUCH-Prag. (Mit 34 Abbildungen) 327

	Seite
I. Allgemeine Physiologie und Pathologie des Kreislaufes	327
A. Atem- und Kreislaufleistung	327
1. Die Lungenleistung	327
2. Die Kreislaufleistung	328
a) Die Herzleistung und ihre Anpassung an eine Belastung	330
b) Das Blutgefäßsystem und seine Anpassung an die wechselnde Kreislaufbelastung	333
c) Die Regulation des Blutdruckes und die Blutdepots	336
d) Die Regulation der gesamten Kreislaufgröße	337
B. Die Insuffizienz des Kreislaufes	338
1. Die Herzschwäche	339
a) Die Stauung im kleinen Kreislauf (Lungenstauung)	340
b) Die Stauung im großen Kreislauf	342
Atemstörungen bei Kreislaufkranken	344
2. Die Gefäßschwäche (Der Kollaps)	345
C. Die Funktionsprüfung des Kreislaufes	346
D. Die Behandlung der Kreislaufinsuffiziemz	349
1. Die Entlastungsbehandlung	349
2. Die Leistungssteigerung des Kreislaufes	351
a) Die Digitalistherapie	351
b) Nicht digitalisartige herzerregende Mittel	355
3. Die Behandlung der Gefäßschwäche (Kollaps)	355
4. Bädertherapie	356
E. Die Störungen des Herzrhythmus	357
1. Das Elektrokardiogramm	357
2. Störungen der Reizbildung	360
a) Nomotope Reizbildungsstörungen	360
b) Heterotope Reizbildungsstörungen	361
3. Störungen der Reizleitung	368
a) Überleitungsstörungen zwischen Vorhof und Kammer	368
b) Reizleitungsstörung innerhalb der Kammer	371
4. Störungen der Kontraktilität	372

	Seite
II. Die Beurteilung des Kreislaufkranken	372
A. Die Anamnese	372
B. Die Untersuchung	374
Die Röntgenuntersuchung des Herzens und der Gefäße. Nach Dozent Dr. BEUTEL (Klinik NONNENBRUCH)	374
III. Pathogenese der Erkrankungen des Herzgefäßsystems	377
1. Dysplasien	378
2. Die Induration (Sklerose)	378
3. Die infektiöse und allergische Schädigung	378
4. Die neuroendokrine Schädigung des Herzgefäßsystems	380
IV. Spezielle Kreislaufpathologie	381
A. Erkrankungen des Herzens	381
1. Die Endokarditis	381
a) Die abakterielle Endocarditis verrucosa	382
b) Die bakterielle Endocarditis septica (maligna, ulcerosa)	384
2. Die Herzklappenfehler	387
a) Folgezustände der Klappenfehler (Kompensation und Dekompensation)	387
b) Allgemeine Diagnostik der Klappenfehler	391
c) Die Prognose der Klappenfehler	394
d) Die Therapie der Klappenfehler	395
e) Aorteninsuffizienz	395
f) Aortenstenose	400
g) Mitralstenose	401
h) Mitralinsuffizienz	404
i) Tricuspidalinsuffizienz	405
k) Angeborene Herzfehler	407
3. Erkrankungen des Herzmuskels	408
a) Infektiös-toxische Herzmuskelerkrankungen (Myokarditis)	410
b) Herzmuskelschädigung durch Coronarinsuffizienz und die Angina pectoris	412
c) Endokrine und metabolische Herzmuskelschäden, Schilddrüse und Herz	419
4. Herzneurosen	421
5. Krankheiten des Herzbeutels	425
a) Die Perikarditis	425
b) Hydro-, Hämo- und Pneumoperikard	431
B. Die Erkrankungen der Gefäße	431
1. Das arterielle System	431
a) Die essentielle Hypertonie (Blutdruckkrankheit)	434
b) Die Hypotonie	441
c) Die Arteriosklerose	441
d) Die Entzündungen der Arterien	448
2. Die Erkrankungen der Venen	457
3. Die funktionell bedingten Erkrankungen des peripheren Zirkulationsapparates (Angioneuropathien)	459
Literatur	460

Krankheiten des Mediastinum. Von Professor Dr. W. NONNENBRUCH-Prag. (Mit 3 Abbildungen) 461

A. Verlagerung des Mediastinum durch Druck und Zug von außen	462
B. Die raumbeengenden Prozesse im Mediastinum	462
1. Intramediastinale Prozesse diffuser Art	462
2. Raumbeschränkende von den im Mediastinum gelegenen Organen ausgehende Prozesse, die keine Tumoren im engeren Sinne des Wortes sind	462
3. Tumoren im engeren Wortsinne	463
C. Änderungen in den Spalten des Mediastinum (Madiastinitis, Emphysem, Blut im Mediastinum)	467
Literatur	468

Krankheiten der Atmungsorgane. Von Professor Dr. H. ASSMANN-Königsberg i. Pr. (Mit 63 Abbildungen) 469

I. Allgemeine Pathologie der Atmung	469
A. Vorbemerkungen zur normalen Anatomie und Physiologie der Atmungsorgane	469
B. Pathologische Physiologie der Atmung	473

II. Spezielle Pathologie der Atmungsorgane ... 476
A. Erkrankungen der oberen Luftwege (Nase und Kehlkopf) ... 476
1. Akuter Nasenkatarrh (Schnupfen) ... 476
2. Heuschnupfen ... 478
3. Angioneurotischer Schnupfen (Rhinitis vasomotoria) ... 479
4. Chronischer Nasenkatarrh ... 480
5. Geschwülste der Nase ... 481
6. Nasenbluten ... 481
7. Akuter Kehlkopfkatarrh ... 482
8. Chronischer Kehlkopfkatarrh ... 483
9. Glottisödem ... 484
10. Kehlkopftuberkulose ... 484
11. Kehlkopfsyphilis ... 485
12. Perichondritis laryngea ... 485
13. Kehlkopflähmungen ... 486
14. Laryngospasmus ... 488
15. Geschwülste des Kehlkopfes ... 488

B. Erkrankungen der Luftröhre und Bronchien ... 489
1. Akute Tracheitis und Bronchitis ... 489
2. Besondere Formen der akuten Bronchitis ... 491
3. Chronische Bronchitis ... 493
4. Bronchiektasien ... 495
5. Stenosen der Trachea und Bronchien ... 499
6. Asthma bronchiale ... 500

C. Erkrankungen der Lunge ... 507
1. Lungenemphysem ... 507
2. Atelektase ... 512
3. Akuter Lungenkollaps ... 513
4. Lungenödem ... 514
5. Lungenstauung ... 516
6. Lungenembolie und -infarkt ... 518
7. Fett- und Luftembolie ... 522
8. Croupöse Lungenentzündung ... 523
9. Bronchopneumonie ... 539
10. Lungenabsceß ... 545
11. Lungengangrän ... 548
12. Lungenschrumpfung ... 550
13. Pneumonokoniosen ... 551
14. Lungenerkrankungen der Atmungsorgane infolge von Einwirkung ätzender Gase ... 554
15. Lungentuberkulose ... 558
   a) Geschichtliche Einleitung ... 558
   b) Verbreitung und Häufigkeit der Tuberkulose ... 559
   c) Ätiologie ... 561
   d) Infektionsquellen und -wege ... 563
   e) Disposition ... 564
   f) Allergie und Immunität ... 565
   g) Entwicklung der Lungentuberkulose ... 569
   h) Tuberkuloseformen der verschiedenen Lebensalter ... 586
   i) Pathologisch-anatomische Zustandsbilder ... 587
   k) Klinische Symptomatologie ... 590
   l) Komplikationen der Lungentuberkulose ... 613
   m) Diagnose ... 614
   n) Prognose ... 616
   o) Therapie ... 617
   p) Vorbeugungs- und Bekämpfungsmaßnahmen ... 622
16. Lymphogranulomatose der Lunge ... 623
17. Aktinomykose der Lunge ... 623
18. Streptothrichose, Sporothrichose, Soor, Pneumomykose, Blastomykose ... 625
19. Lungensyphilis ... 625
20. Lungentumoren ... 627
   a) Gutartige Geschwülste ... 627
   b) Bronchialcarcinom ... 627
   c) Sekundäre Lungengeschwülste ... 635

Inhaltsverzeichnis (Band I).

Seite
21. Lungenechinococcus 637
22. Distomum pulmonale 639
D. Erkrankungen des Brustfelles 639
 1. Brustfellentzündung (Pleuritis) 639
  a) Pleuritis sicca 640
  b) Pleuritis exsudativa serosa und serofibrinosa 641
  c) Eitrige Brustfellentzündung (Empyem) 646
  d) Abweichende Formen von Pleuritis 647
 2. Hydrothorax 650
 3. Chylothorax 651
 4. Hämatothorax 651
 5. Pleuraschwarte 651
 6. Pneumothorax 653
 7. Pleuratumoren 657
Literatur 657

Krankheiten der Verdauungsorgane. Von Professor Dr. W. STEPP-München.
 (Mit 40 Abbildungen) 658
 I. Pathologie und Therapie der Erkrankungen der Mundhöhle, des Rachens und
  der Speiseröhre 658
  Allgemeiner Teil 658
   1. Mund- und Rachenhöhle 658
   2. Oesophagus 660
   3. Allgemeine Therapie der Erkrankungen der Mundhöhle, der Rachen-
    höhle und des Oesophagus einschließlich Prophylaxe 661
  Spezieller Teil 662
   1. Mundhöhle 662
   2. Zunge 667
   3. Speicheldrüsen 669
   4. Zähne 670
   5. Rachenhöhle 672
    a) Die Anginen und ihre verschiedenen Verlaufsformen 672
    b) Zur Diagnose der verschiedenen Anginaformen 677
    c) Verlauf und Komplikationen der Anginen 677
    d) Therapie 678
    e) Hyperplasie der Tonsillen 679
    f) Erkrankungen und Hyperplasie der Zungenmandel 680
    g) Akuter und chronischer Rachenkatarrh (Pharyngitis) . . . 680
    h) Retropharyngealabsceß 682
    i) Tumoren des Rachens und andere seltenere Erkrankungen . . 683
   6. Oesophagus 683
    a) Stenosen (mit Ausschluß des Carcinom) 685
    b) Erweiterungen des Ösophagus 685
    c) Neubildungen. Carcinom 691
 II. Pathologie und Therapie der Erkrankungen des Magens 696
  Allgemeiner Teil 696
  Allgemeine Therapie der Magenerkrankungen 707
  Spezieller Teil 710
   1. Geschwür des Magens und des Zwölffingerdarmes 710
    Anhang: Einige Bemerkungen zum peptischen Geschwür des
     Jejunum (Ulcus jejuni pepticum) 730
   2. Gastritis 731
   3. Der Reizmagen 738
   4. Achylia gastrica (Magensaftmangel) 739
   5. Magenkrebs (**Carcinoma ventriculi**) 742
   6. Verengerungen des Magenausganges (Pylorus- und Duodenalstenose) 749
   7. Störungen der Lage, des Tonus und der Motorik des Magens . . 753
   8. Magen- und Duodenaldivertikel 758
   9. Seltene Erkrankungen des Magens und des Duodenum 760
   10. Magenneurosen 762
 III. Pathologie und Therapie der Erkrankungen des Darmes 764
  Allgemeiner Teil 764
   Allgemeine Therapie der Darmerkrankungen 769

	Seite
Spezieller Teil	770
1. Darmdyspepsien und entzündliche Erkrankungen des Darmes	770
a) Diarrhöen	771
b) Dyspepsien	772
c) Entzündliche Erkrankungen des Darmes	776
d) Spru und Coeliakie	782
e) Vorwiegende Erkrankungen des Dickdarmes	784
2. Spezifische Erkrankungen des Darmes mit Geschwürsbildung	796
3. Störungen der Darmwegsamkeit. Ileus	798
4. Erkrankungen der Darmgefäße	805
5. Obstipation	807
6. Neubildungen des Darmes	813
7. Divertikel des Dickdarmes	817
8. Die wichtigsten tierischen Darmschmarotzer des Menschen	817
IV. Pathologie und Therapie der Erkrankungen des Peritoneum	830
Allgemeiner Teil	830
Spezieller Teil	832
1. Ascites (Bauchwassersucht)	832
2. Akute Peritonitis (akute Bauchfellentzündung)	834
3. Chronische Peritonitis	840
4. Pneumoperitoneum	843
5. Geschwülste des Peritoneum	844
Literatur	844

Allgemeine und spezielle Zwerchfellpathologie. Von Professor Dr. H. Eppinger-Wien. (Mit 7 Abbildungen) 846
    I. Anatomie 846
    II. Physiologie 847
    III. Allgemeine Symptomatologie 849
    IV. Allgemeine Pathologie 850
        a) Zwerchfellhochstand 850
        b) Zwerchfelltiefstand 851
        c) Das Verhalten des Zwerchfells bei Concretio cordis 852
        d) Bedeutung der Zwerchfelltätigkeit für kardiale Zirkulationsstörungen . . 852
    V. Spezielle Pathologie 853
        a) Zwerchfellhernien 853
        b) Nervöse Krankheiten des Zwerchfells 855
    Literatur 856

Krankheiten der Leber und Gallenwege. Von Professor Dr. G. v. Bergmann-Berlin und Professor Dr. F. Stroebe-Bremen. (Mit 15 Abbildungen) 857
    1. Grundzüge der Physiologie und funktionellen Pathologie. Von Professor Dr. F. Stroebe-Bremen 857
        1. Topographie, Anatomie und ihre Beziehungen zur Funktion 857
        2. Physiologie und Pathologie der Leberfunktionen 859
            a) Intermediärer Stoffwechsel (Kohlehydrat, Fett, Eiweiß) 859
            b) Entgiftende Funktion 862
            c) Wasser- und Mineralhaushalt 862
            d) Gallenbereitung und Gallenausscheidung. Der Ikterus 863
            e) Beziehung zu den Vitaminen 868
            f) Die gegenseitige Abhängigkeit der Teilfunktionen 869
        3. Physiologie und Pathologie der Funktion der intra- und extrahepatischen Gallenwege 869
        4. Die Gallensteinbildung 871
        5. Die Leber im Rahmen des Gesamtorganismus 873
        6. Leberfunktionsprüfungen 874
            Beispiele für Leberfunktionsprüfung 875
    2. Klinik der Krankheiten der Leber und Gallenwege. Von Professor Dr. G. v. Bergmann-Berlin 876
        I. Allgemeine Nosologie der Hepato-Cholecystopathien 876
            Einleitung 876
            Die Hepatopathien 878
            Die Cholecystopathien 883

	Seite

II. Spezielle Nosologie 887
  A. Die Erkrankungen der Leber 887
    I. Die diffusen Hepatopathien 887
      1. Der Icterus simplex („catarrhalis") —, als akute ikterische diffuse Hepatopathie 887
      2. Latente diffuse Hepatopathien 891
      3. Die Fettleber 894
      4. Die akute und subakute Leberatrophie (akute Leberinsuffizienz) als schwere diffuse Hepatopathie 896
      5. Die Cirrhosen (als chronische, entzündliche Hepatopathien — Hepatitis chronica [RÖSSLE]) 899
        a) Die gewöhnliche hämatogene diffuse Lebercirrhose 900
        b) Die biliären Cirrhosen 910
      6. Die Amyloidleber 912
      7. Die Pigmentleber 913
    II. Circumscripte Lebererkrankungen 913
      1. Lebersyphilis 914
      2. Die Leberabscesse 916
      3. Die Lebertumoren 918
      4. Die Parasiten der Leber 919
      5. Die Tuberkulose der Leber 921
      6. Die Lymphogranulomatose 921
      7. Die Aktinomykose der Leber 922
  B. Die Erkrankungen der Gallenwege 922
    I. Die „Cholecystopathien" (Stauung, Steine, Entzündung) 922
    II. Die Entzündung der intrahepatischen Gallenwege (Cholangitis, Cholangiolitis, „Cholangie") 953
    III. Die Carcinome der extrahepatischen Gallenwege 954
    IV. Krankheiten der Vena portarum 955
  Literatur 957

Krankheiten der Bauchspeicheldrüse. Von Professor Dr. G. KATSCH-Greifswald. (Mit 1 Abbildung) 958
  I. Funktionelle Pathologie 958
  II. Allgemeine Diagnostik der Pankreaserkrankungen 959
  III. Allgemeine Therapie 962
  IV. Spezielle Pathologie des Pankreas 963
    1. Akute Pankreasnekrose 963
    2. Die leichten Pankreasschäden 965
    3. Pankreassteine 967
    4. Pankreaskrebs 967
    5. Pankreascysten 969
  Literatur 969

Inhalt des zweiten Bandes.

Krankheiten des Wasser- und Salzstoffwechsels, Krankheiten der Nieren und Harnwege sowie der männlichen Geschlechtsorgane. Von Professor Dr. H. STRAUB†-Göttingen. Für die vierte Auflage bearbeitet von Professor Dr. K. BECKMANN-Stuttgart . . 1
Krankheiten des Stoffwechsels und der Ernährung.
  Von Professor Dr. E. GRAFE-Würzburg 97
Die Krankheiten der Drüsen mit innerer Sekretion.
  Von Professor Dr. H. EPPINGER-Wien 186
Die Krankheiten des Blutes und der blutbildenden Gewebe.
  Von Professor Dr. A. SCHITTENHELM-München 240
Krankheiten der Bewegungsorgane.
  Von Professor Dr. H. ASSMANN-Königsberg i. Pr. 342
Organische Nervenkrankheiten. Von FR. HILLER-München 412
Neurosen. Von Professor Dr. R. SIEBECK-Berlin 651
Vergiftungen. Von Professor Dr. R. SCHOEN-Göttingen 698
Krankheiten aus äußeren physikalischen Ursachen.
  Von Professor Dr. G. KATSCH-Greifswald 722
Schädigungen durch radioaktive Strahlen.
  Von Professor Dr. A. SCHITTENHELM-München 735
Allgemeine Therapie. Von Professor Dr. H. BOHNENKAMP-Freiburg i. Br. 753
Sachverzeichnis (für beide Bände) 820

Krankheiten der Verdauungsorgane.

Von

W. STEPP-München.

Mit 40 Abbildungen.

I. Pathologie und Therapie der Erkrankungen der Mundhöhle, des Rachens und der Speiseröhre.

Allgemeiner Teil.

1. Mund- und Rachenhöhle.

Zahlreich und mannigfach sind die Einwirkungen, denen die Nahrung unter normalen Verhältnissen in der Mundhöhle unterliegt, bevor sie in den Magen gelangt. Die der Zubereitung der Speisen dienenden Maßnahmen sind in gewissem Sinne Vorarbeit für die sich in der Mundhöhle abspielenden Vorgänge, die teils physikalischer, teils physikalisch-chemischer, teils rein chemischer Natur sind. Nicht weniger bedeutungsvoll sind nervöse Vorgänge, wie die Erregung der Geschmacksnerven, der Riech-, der Temperaturfasern und der die taktilen Empfindungen leitenden Elemente, da von ihnen reflektorische Einwirkungen auf die Verdauungsdrüsen ausgehen. Besonders eindrucksvoll ist die starke Wirkung des Wohlgeschmackes und Wohlgeruches auf die Magensekretion.

Der normale Ablauf des *willkürlich beginnenden und unwillkürlich fortgesetzten Kauvorganges* hat zur Voraussetzung zunächst ein intaktes Gebiß mit gutem Schluß der Zähne, des Oberkiefers und des Unterkiefers, ungestörte Funktion der am Kauakt beteiligten Muskeln und Gelenke, der nervösen Bahnen und des im verlängerten Mark liegenden Reflexzentrums, ferner der Wangen- und Zungenmuskulatur, weiter muß genügend Speichel (aus der Parotis, der Submaxillaris, der Sublingualis und den zahlreichen kleinen Schleimdrüsen des Mundes) abgesondert werden. Der in einer Menge von etwa 1 l pro die abgesonderte Speichel, dessen Reaktion einer mit Kohlensäure gesättigten Natriumbicarbonatlösung entspricht, enthält etwa 0,1% *Rhodanalkali*.

Der *Schluckakt,* welcher von dem in der Medulla oblongata gelegenen Schluckzentrum beherrscht wird, beginnt mit der Beförderung des auf dem Zungenrücken liegenden Bissens nach dem Pharynx (mit Hilfe komplizierter Bewegungen von Zungenbein und Kehlkopf nach vorne) bei gleichzeitiger Anpressung der Zunge an den harten Gaumen. Nunmehr erfolgt der Abschluß der Rachenhöhle gegen Mund- und Nasenhöhle, der Kehldeckel legt sich über den Kehlkopf, die Stimmritze schließt sich, und infolge der bereits erwähnten Vorwärtsziehung des Kehlkopfes öffnet sich der oberste Teil des Oesophagus, der nunmehr den Bissen übernimmt. Der weitere Teil des Schluckvorganges ist dem Willen entzogen und in seinem Mechanismus abhängig von der physikalischen Beschaffenheit der Nahrung. Feste Bissen werden durch eine typische peristaltische Welle magenwärts befördert (unter Erschlaffung des distal und Kontraktion des proximal gelegenen Oesophagusteiles), Flüssigkeiten werden bis vor die verschlossene Kardia nach abwärts gebracht, bis sie eine über den Oesophagus eilende peristaltische Welle unter Öffnung der Kardia in den Magen nimmt; unter Umständen können große Flüssigkeitsmengen ohne erhebliche peristaltische Tätigkeit durch den erweiterten Oesophagus in den offenen Magen gelangen.

Im einzelnen wird die Nahrungsaufnahme geregelt vom *Hungergefühl*, von dem der Begriff des *Appetits* als Trieb nach Aufnahme einer ganz bestimmten Nahrung zu trennen ist.

Störungen des Hungergefühls und des *Appetits* können die verschiedensten Ursachen haben: Fieberhafte Infektionen, zu Kachexie führende Erkrankungen, wie Tumoren, Blutkrankheiten usw., sodann Veränderungen an den Atmungswegen, die mit Entwicklung eines üblen Geruches verbunden sind, der den Kranken quält, z. B. Eiterungen im Bereiche der Luftwege und der Lungen, wie es denn überhaupt kaum eine Erkrankung gibt, die nicht zu irgendeiner Zeit einmal vorübergehend schwere Appetitlosigkeit bewirkt. Von den Veränderungen an den obersten Abschnitten des Verdauungskanals seien hier nur genannt die Erkrankungen der Lippen, der Mundhöhlenschleimhaut, der Zähne, der Zunge, des Kiefers, des Rachens und Nasenrachenraumes, des Kehldeckels, des Kehlkopfes und der Speiseröhre.

Störungen in der Aufnahme und Beförderung der Nahrung treten auf als Folge von Erkrankungen der Lippen, der Zähne, der Kiefergelenke, der Zunge, der Mundschleimhaut und der Speicheldrüsen und, je nach der Art der Störung, werden die verschiedenen Teilvorgänge in wechselndem Maße beeinträchtigt werden; aber auch außerhalb der Mundhöhle liegende Prozesse, wie Drüsenschwellungen am Halse, Phlegmonen, Tumoren, spastische Kontraktionen in der Kaumuskulatur (Trismus) gehören hierher.

Bei allen *entzündlichen Erkrankungen der Mundhöhle* leidet infolge der Schmerzen beim Kauen und Schlingen die Nahrungsaufnahme und damit die Selbstreinigung der Mundhöhle; daß dadurch die Wucherung von Mikroorganismen begünstigt wird, liegt auf der Hand. Von jeher hat man die Beschaffenheit der *Zunge* auf das sorgfältigste beachtet. Außer bei Erkrankungen der Mundhöhle selbst findet man Zungenveränderungen bei akuten und chronischen Magen-Darmstörungen, bei Infektionskrankheiten (hier häufig mit ganz charakteristischem Befund), bei schweren allgemeinen Leiden usw. Der vom Zustand der Hornschicht der Papillae filiformes (die das sandartige Aussehen der Zungenoberfläche ausmachen) abhängige Zungenbelag wird während des Kauens, besonders von fester Nahrung, mechanisch entfernt — *Selbstreinigung der Zunge*. Bei geringer Kautätigkeit (z. B. bei flüssiger oder breiiger Nahrung) kann es leicht zu Zersetzung von Nahrungsresten zwischen den Papillae filiformes kommen, und es können ernste Folgen für den Zustand der Zunge entstehen. Das Verhalten der Zunge bei den einzelnen Krankheiten wird in den betreffenden Kapiteln eingehend gewürdigt.

Ob und inwieweit die von NEUDA im Bereich des weichen Gaumens bei allen möglichen Krankheiten beschriebenen Veränderungen differentialdiagnostisch zu verwerten sind, steht noch dahin. *Störungen der Speichelsekretion* finden sich im Sinne einer Steigerung *(Sialorrhöe, Ptyalismus)* und im Sinne einer Verminderung *(Asialie, Xerostomie)*; über die Krankheitszustände, bei welchen diese Veränderungen sich finden, wird das Nähere im speziellen Teil (S. 670 f.) mitgeteilt. Hier sei nur kurz erwähnt, daß ungenügende Speichelabsonderung das Sprechen und das Schlucken erschwert. Die Zunge wird rissig, und eine rasch fortschreitende Caries vermag in kurzer Zeit das Gebiß zu zerstören. Auf die Abhängigkeit der Speichelsekretion vom Zentralnervensystem weist die Beobachtung des plötzlichen Aufhörens der Speichelsekretion bei psychischer Erregung hin. Sicherlich bestehen auch gewisse, freilich noch nicht näher bekannte Zusammenhänge mit innersekretorischen Vorgängen.

Die ganze Kompliziertheit der den Schluckvorgang regelnden Einzelmechanismen wird so richtig klar, wenn infolge pathologischer Vorgänge Veränderungen im Funktionsablauf sich einstellen. Zu dem sog. *Verschlucken* kommt es bei ungenügendem Schluß des Kehldeckels, vor allem aber der Stimmritze, und die Gefahr von Schluckpneumonien, evtl. von Lungengangrän ist gegeben. Hochtreten von Speisen in die Nase beim Schlucken ist die häufigste Folge einer Gaumensegellähmung, seltener von Gaumendefekten (angeborene Lues usw.). Bei *Lähmungen der Zunge* (Bulbärparalyse, Syringomyelie und anderen cerebralen Störungen) ist die ordnungsgemäße Beförderung des Bissens in den Pharynx erschwert oder aufgehoben. *Störungen des Schluckens* selbst (des Übertritts der Speisen in den Oesophagus und ihrer Weiterbeförderung nach abwärts) können die mannigfachsten Ursachen haben; besonders wichtig sind die durch Fehlen des Schluckreflexes hervorgerufenen Störungen, wie bei komatösen Zuständen aller Art. Sehr eindrucksvoll ist weiter die Folge der Reflexausschaltung bei Menschen nach Kokainisierung der Rachenschleimhaut: beim Schlucken kann hier der Mundhöhleninhalt statt in die Speiseröhre in die Trachea eintreten, wie dies bei Darreichung von Jodipin oft beobachtet wurde. Das Gegenstück der Anästhesie ist die Hyperästhesie der Rachenschleimhaut mit Auftreten von Schlingkrämpfen, wie z. B. bei der Lyssa, beim Tetanus, unter Umständen auch funktionell.

Übler Mundgeruch findet sich außer bei Erkrankungen der *Mund-* und *Rachenhöhle* (schlechte Zähne, Stomatitis, Mandelpfröpfe, chronische Tonsillitis und Pharyngitis) bei Affektionen der *Atmungsorgane* (Tuberkulose, Bronchialerkrankungen, Lungengangrän usw.), der Nebenhöhlen der *Nase* (auch Ozaena), des *Magens*, der *Speiseröhre* (Divertikel, Carcinom, Kardiospasmus), sowie bei starkem Belag des *Zungengrundes*.

2. Oesophagus.

Die Speiseröhre hat drei physiologische Engen: Die oberste in der Höhe des Ringknorpels — 15 cm, die mittlere in Höhe der Bifurkation — 25 cm und die unterste am Foramen oesophageum des Zwerchfelles — 40 cm von der Zahnreihe entfernt. Die Strecke vom Zwerchfelldurchtritt bis zur Kardia beträgt etwa 3 cm. Die Muskulatur der Speiseröhre besteht aus teils kreis-, teils schraubentourenartig angeordneten nach *innen* zu gelegenen *Querfasern* und aus *äußeren Längsfasern*, die etwa in der oberen Hälfte *quergestreift* und in seiner unteren *glatt* sind. Infolge ungleichmäßiger Anordnung der Längsmuskeln im oberen Teil des Oesophagus (sie drängen sich an den seitlichen Partien mehr zusammen), bleiben an der Hinter- wie Vorderwand nur mit Ringmuskulatur versehene Stellen mit nachgiebiger Wandung, an denen mit Vorliebe die hochsitzenden *Pulsionsdivertikel* zur Entwicklung kommen. Das *Epithel* der nur einige kleine Schleimdrüsen enthaltenden Schleimhaut ist Pflasterepithel. Klinisch wichtig sind die *Venengeflechte* der Speiseröhre, die als Venae oesophageae zu den V. thyreoideae inferiores, zur V. azygos und hemiazygos, vor allem aber im untersten Teil über die V. coronaria ventriculi zu einem Aste der Pfortader gelangen. Aus diesen bei *Lebercirrhose* häufig *varikös* erweiterten Venen können tödliche Blutungen erfolgen.

Während die quergestreifte Muskulatur im obersten Oesophagusteil vom Nervus vagus bzw. recurrens versorgt wird, treten weiter abwärts zwischen Längs- und Ringmuskelfasern zahlreiche *Ganglienzellgruppen* auf, mit denen Vagus- und Sympathicusfasern in Verbindung stehen. Erregung der Vagusfasern wirkt kontraktionsfördernd, der Sympathicusbahnen kontraktionshemmend. Vagusdurchschneidung oberhalb des Abganges des Recurrens hat Lähmung des Oesophagus mit Kardiospasmus und Liegenbleiben der Speisen zur Folge; hierauf wird im Abschnitt „diffuse Oesophagusdilatation" näher einzugehen sein. Der im nüchternen Zustand mäßig starke Tonus des Kardiaschließmuskels sinkt bei häufigem Schlucken vorübergehend ab, und bei Vagusreizung erfolgt ausgesprochene Erschlaffung.

Zu Regurgitation aus dem Magen in den Oesophagus kommt es nur bei erheblicher Steigerung des *Mageninnendruckes*. *Spastische Zustände im Oesophagus* sind teils auf Vagusreizung infolge organischer Läsionen zurückzuführen, teils reflektorisch durch Erkrankungen der Nachbarorgane zu erklären, oder sie können schließlich als psychogene Störungen auftreten.

Für das Verständnis der Oesophaguspathologie ist die Kenntnis der Beziehungen zu den Nachbarorganen unerläßlich. Fremdkörper, Tumoren, entzündliche Prozesse in der Speiseröhre können in die Trachea, den linken Bronchus, den Aortenbogen, die absteigende Aorta, die Brusthöhle oder den Herzbeutel durchbrechen oder sie in Mitleidenschaft ziehen. Aber auch das umgekehrte, nämlich Übergreifen von Erkrankungen eines dieser Organe auf den Oesophagus, kommt vor. Wichtig ist weiter die Nähe der an der Bifurkation der Trachea gelegenen bronchialen Lymphdrüsen, die bei Schrumpfungsvorgängen im Verlaufe von entzündlichen Prozessen Traktionsdivertikel veranlassen können.

Alle Krankheiten des Oesophagus sind ausgezeichnet durch schmerzhafte Störungen des Schlingvermögens — *Dysphagie*. Wenn im Verlaufe einer Erkrankung eine Stenose sich entwickelt, so wird der oberhalb davon gelegene Oesophagusteil dilatieren, seine Muskulatur wird hypertrophieren. Das Ausmaß der Dilatation ist verschieden nach dem Grad der Stenose und nach der Zeitdauer, innerhalb welcher sie sich entwickelt. Bei schwerer Stenose führen die in Zersetzung geratenen retinierten Ingesta zu starkem Foetor ex ore, und es kommt schließlich zu dem *oesophagealen Erbrechen*, charakterisiert durch Entleeren von Speisen ohne eigentliche Brechbewegungen und vorausgegangene Übelkeit und durch das Fehlen von Salzsäure und von Fermenten im Entleerten.

Die früher am häufigsten geübte *Untersuchung der Speiseröhre* ist die Sondenuntersuchung, die am zweckmäßigsten unter Benützung eines gewöhnlichen Magenschlauches ausgeführt wird, da sowohl mit halbfesten wie mit elastischen Sonden trotz aller Vorsicht Unglücksfälle vorgekommen sind. Über Einzelheiten des Sondierens sei auf den Abschntt „Technische Anweisungen" im Beitrag Allgemeine Therapie, Bd. II, verwiesen, bezüglich der Röntgenuntersuchung auf Spezialwerke; sie wird meist mit einer Aufschwemmung von 50 g Bariumsulfat in 100 g Wasser durchgeführt.

Zu beachten ist, daß die häufigsten Ursachen von hochsitzenden Stenosen die meist am Halsteil des Oesophagus liegenden Pulsionsdivertikel sind.

Unerläßlich für gewisse Zwecke ist und bleibt die von sachkundiger Hand ausgeführte Oesophagoskopie, ebenso die von von Eicken und Brüggemann beschriebene Hypopharyngoskopie.

Die Auskultation des Oesophagus (Feststellung der beiden Schluckgeräusche) hat an Bedeutung sehr verloren.

Der Plattenepithelüberzug der Oesophagusschleimhaut erklärt wohl die merkwürdige Tatsache, daß entzündliche Veränderungen von Mund- und Rachenhöhle nur selten auf den Oesophagus übergreifen. Andererseits gewinnt jede Erkrankung des Oesophagus nicht nur wegen der Behinderung der Nahrungsaufnahme, sondern auch im Hinblick auf die engen nachbarlichen Beziehungen zu lebenswichtigen Organen ernste Bedeutung.

3. Allgemeine Therapie der Erkrankungen der Mundhöhle, der Rachenhöhle, und des Oesophagus einschließlich Prophylaxe.

Wohl kaum in einem anderen Kapitel der Medizin ist die Bedeutung der Prophylaxe so in die Augen fallend wie in diesem. Das Verständnis für die Notwendigkeit einer sorgfältigen Mund- und Zahnpflege in weite Kreise des Volkes zu bringen, hat der Hausarzt reichlich Gelegenheit.

Bei Neigung zu Katarrhen des Rachens und zu Anginen ist eine rationelle Abhärtung durch kalte Abwaschungen, kalte Bäder im Sommer usw. das Gegebene. Die große Bedeutung von Erkrankungen der Zähne für die Entstehung von Rheumatismen aller Art, von Nephritiden, von Herzerkrankungen, ja allgemeiner Sepsis wird heute genügend gewürdigt. Allgemeinarzt und Zahnarzt haben hier auf das engste zusammenzuarbeiten. Die Pflege der Mundhöhle bei hochfieberhaften Krankheiten gehört in das Kapitel der allgemeinen Krankenpflege.

Spezieller Teil.
1. Mundhöhle.

Stomatitis catarrhalis *(katarrhalische Entzündung der Mundhöhlenschleimhaut).* Die Tatsache, daß die Mundschleimhaut mit der Außenluft in dauernder Verbindung steht, daß die aufgenommene Nahrung während des Kauens mit ihr in innigste Berührung gerät, mit einem Wort, daß alle zugeführte Nahrung und alle Flüssigkeiten durch die Mundhöhle hindurchtreten, erklärt es, daß sie große Mengen von Mikroorganismen beherbergt. Viele davon sind nur harmlose Schmarotzer, andere können unter bestimmten Verhältnissen pathogen werden und dann krankhafte Erscheinungen hervorrufen; insbesondere mechanische und chemische Einwirkungen aller Art vermögen die Ansiedlung und Vermehrung von infektiösen Keimen zu begünstigen. Des weiteren sind cariöse Zähne, scharfe Zahnränder, Zahnstümpfe zu berücksichtigen. Aber auch chemische und mechanische Reize (Staubatmosphäre) an sich, der Genuß sehr heißer und sehr scharfer Speisen, starkes Rauchen und Tabakkauen, der gewohnheitsmäßige Genuß von konzentriertem Alkohol, der Gebrauch von Medikamenten wie Jod, Brom, Quecksilber, Arsenik usw. und schließlich Vergiftungen, die teils lokal ätzend (Säuren und Alkalien), teils bei ihrer Ausscheidung in die Mundhöhle (wie die bereits genannten Stoffe) zur Wirkung kommen, können die Mundschleimhaut schwer schädigen; das gleiche kann durch Übergreifen eines krankhaften Prozesses von Nachbarorganen aus geschehen.

Die katarrhalische Stomatitis bildet weiter eine ganz regelmäßige Begleiterscheinung bei der überwiegenden Mehrzahl der Infektionskrankheiten. So zeigt die Mundschleimhaut ein ganz charakteristisches Verhalten bei den *Masern*, beim *Typhus*, beim *Scharlach* und bei anderen akuten Infektionskrankheiten, bei schweren *Allgemeininfektionen*, dann bei chronischen Infektionen (wie der *Tuberkulose* und der *Lues*); ja man kann sagen, fast jede schwere mit Kachexie einhergehende Erkrankung ruft Veränderungen an der Mundschleimhaut hervor. Zum Teil erklärt sich diese Tatsache aus der unzureichenden Reinigung der Mundhöhle infolge ungenügenden Kauens bei den Schwerkranken, wodurch es sehr leicht zu Zersetzungsvorgängen kommt: die Wucherung von Mikroorganismen wird dadurch sehr stark begünstigt.

Die Erkrankung betrifft bald die gesamte Mundhöhlenschleimhaut, bald nur das Zahnfleisch oder die Zunge. Während die Schleimhaut mehr oder weniger stark gerötet oder geschwollen ist, zeigt der Zungenrücken grauweißen oder gelblichweißen Belag. Im Gegensatz hierzu lassen die Zungenspitze und die Ränder die Papillen glänzend rot hervortreten. Die entzündlich veränderten Partien sind je nach der Schwere der Erkrankung mit Schleim oder Eiter bedeckt.

Die erkrankte Schleimhaut ist sehr stark empfindlich, besonders gegen warme und kalte und nicht ganz reizlose Speisen. Die Nahrungsaufnahme kann erheblich beeinträchtigt sein, zumal die Kranken häufig einen höchst unangenehmen Geschmack empfinden. *Fieber* besteht gewöhnlich nur in geringem Grade, außer bei den Fällen, wo die Stomatitis catarrhalis nur Teilerscheinung einer anderen Erkrankung ist. In manchen Fällen, besonders bei Bestehenbleiben der Materia peccans, kann das Krankheitsbild *chronisch* werden.

Die Behandlung hat darauf bedacht zu sein, die erwähnten Schädlichkeiten, soweit sie die Ursache der Erkrankung bilden, auszuschalten, sie hat dann Sorge zu tragen für eine gründliche Reinigung aller Buchten und Winkel der ganzen Mundhöhle; am geeignetsten hierfür ist das *Wasserstoffsuperoxyd*[1]. Man benutze

---
[1] Am besten in Form des chemisch reinen und *säurefreien* (wichtig für die Zähne) *Perhydrols* (Merck) in entsprechender Verdünnung.

zunächst nur ganz schwache Lösungen ($^1/_2-1\%$), da stärkere reizen. Nach einer solchen Generalreinigung wendet man *Mundbäder* (MISCH) an. Man füllt die Mundhöhle am besten mit lauwarmen Kamillentee, Salbeiblättertee u. dgl. und läßt die Flüssigkeit mehrere Minuten in der Mundhöhle, indem man sie ganz leicht hin und her bewegt. Das souveräne und dabei schonendste Mittel bei allen Formen der Stomatitis sind meiner Erfahrung nach Pinselungen mit 5—10%igen Lösungen von *Kollargol* (HEYDEN) oder *Argent. nitr.* (3—5%). Kleine Geschwürchen werden sehr rasch durch Touchieren mit dem Höllensteinstift beseitigt. Das beste Adstringens, besonders für das Zahnfleisch ist eine Mischung von *Tinct. Myrrhae* und *Tinct. Ratanhiae* āā. Mit Hilfe eines damit getränkten Wattebäuschchens bestreiche man das Zahnfleisch oder schiebe es zwischen Zahnfleisch und Wangenschleimhaut, indem man von außen durch einen sanften Druck die Flüssigkeit herauspreßt. Das im ersten Augenblick auftretende unangenehme Gefühl schwindet bald, und die adstringierende Wirkung macht sich bemerkbar. Zur Schmerzlinderung kann Anästhesin als Streupulver Verwendung finden.

Stomatitis aphthosa. Die *Stomatitis aphthosa* ist charakterisiert durch kleine gelbe oder graugelbe, flache, teils runde, teils unregelmäßig konfigurierte, einen roten Hof aufweisende Flecke der Mundschleimhaut, die vor allem bei jüngeren Kindern auftreten und eine ausgeprägte Neigung zu raschem gutartigem Verlaufe zeigen. Durch Abstoßung der nekrotischen Epithelien können flache, zuweilen recht hartnäckig bestehenbleibende Geschwürchen sich entwickeln. Die Veränderungen entwickeln sich am häufigsten an der Wange, an der Innenseite der Lippen und der Zunge. Über die Ätiologie der Erkrankung, die anatomisch in einer Fibrineinlagerung in die Epithelschicht besteht, ist nichts Sicheres bekannt, doch spricht das gehäufte Auftreten für eine infektiöse Grundlage; es wurden alle möglichen Infektionserreger in der Umgebung der Herde gefunden.

Das klinische Krankheitsbild erinnert, abgesehen von den bereits geschilderten charakteristischen Erscheinungen, sonst stark an die Stomatitis catarrhalis und an die Mundveränderungen bei der Sprue. Zuweilen ist das Zahnfleisch stark geschwollen und es besteht reichlicher Speichelfluß. Die Temperatur ist meist erhöht, nicht selten besteht starkes Fieber und die Nahrungsaufnahme leidet wegen der lebhaften Schmerzen ganz erheblich. Bisweilen kommt es zu schmerzhaften Schwellungen der sublingualen Lymphdrüsen.

Die Krankheit nimmt meist einen günstigen Ausgang, sofern man die für die Stomatitis catarrhalis angegebene Therapie energisch anwendet.

Bezüglich der sog. *Aphthenseuche* (Aphthae epizooticae), der bekannten Maul- und Klauenseuche, die am häufigsten vom Rind, aber auch von anderen Haustieren auf den Menschen übertragen werden kann, und der Differentialdiagnose gegenüber der Stomatitis aphthosa sei auf das Kapitel *Zoonosen* verwiesen.

Stomatitis ulcerosa *(Stomakace, Mundfäule, Stomatitis Plaut-Vincenti)*. Die *Stomatitis ulcerosa* unterscheidet sich von den bisher besprochenen Formen der Stomatitis dadurch, daß hier tiefgreifende Geschwüre, vorzugsweise vom Zahnrand ausgehend und von hier fortschreitend, größere Teile der Mundschleimhaut zur Zerstörung bringen. Die Abtrennung dieser Erkrankung von den auch im Verlaufe der Stomatitis catarrhalis zuweilen auftretenden *oberflächlichen* Geschwüren bietet keine Schwierigkeiten; aber auch die luischen und tuberkulösen Geschwüre, sowie die Veränderungen bei Diphtherie und Skorbut haben ihre besonderen charakteristischen Merkmale und bieten daher differentialdiagnostisch keine besonderen Schwierigkeiten. Die Erkrankung kann sowohl im Verlaufe anderer Krankheiten (Leukämie, Agranuloytose) als auch odontogen auftreten und findet sich besonders bei älteren Kindern und bei

Erwachsenen. Ungenügende Mundpflege und Zahncaries scheinen für die Erkrankung besonders zu disponieren.

Nach neueren Studien über den *Skorbut* muß man annehmen, daß die schweren tiefgreifenden Zerstörungen des Zahnfleisches im Verlaufe dieser Erkrankung niemals vorkommen, wenn die Zähne fehlen; der enge Zusammenhang mit den Zähnen ist also gerade beim Skorbut besonders eindrucksvoll. Von manchen Autoren ist das Bestehen einer Alveolarpyorrhöe als Voraussetzung für die Erkrankung bezeichnet worden, besonders in den Fällen, in denen bakteriologisch die PLAUT-VINCENT-Natur der Erkrankung nachgewiesen werden konnte.

Bei voll entwickeltem Bild der Erkrankung ist das Zahnfleisch (besonders auch die Interdentalpapillen) blaurot geschwollen und am Zahnrand meist in graugelbliche, schmierige Massen verwandelt, die einen widerlichen Geruch verbreiten. So gehört der *Foetor ex ore* mit zu den auffallenden Symptomen. Die erkrankten Partien der Mundschleimhaut sind äußerst schmerzhaft, der Kranke vermeidet das Kauen, ja sogar das Sprechen und ist geplagt von einem höchst lästigen Speichelfluß. Wird der Erkrankung kein Einhalt geboten, so kommt es zu Lockerung und Ausfall der Zähne in den besonders stark betroffenen Partien. Die Affektion kann auch auf den Knochen übergreifen und auch hier schwere Zerstörung hervorrufen. Die Umgebung der Geschwüre ist entzündlich geschwollen, ja schließlich können die ganze Wange und die Zunge ödematös werden, die regionären Lymphdrüsen sich vergrößern und empfindlich werden.

In neuerer Zeit ist es gelungen, bei zahlreichen Fällen von Stomatitis ulcerosa den Befund zu erheben, der die PLAUT-VINCENTsche Angina charakterisiert: Die Anwesenheit von zahlreichen Spirillen und fusiformen Bacillen in dem Abstrich der erkrankten und schwer veränderten Partien. Da in den meisten dieser Fälle Veränderungen an den Tonsillen fehlen, so spricht man mit Recht von einer *Stomatitis Plaut-Vincenti*.

Für die *Therapie* ist eine gesicherte Diagnose von entscheidender Bedeutung; die PLAUT-VINCENTsche Stomatitis spricht nämlich auf Neosalvarsan ganz ausgezeichnet an. Man wende das Neosalvarsan zunächst lokal an, indem man den Inhalt einer 0,3 g-Ampulle mit einigen Kubikzentimetern Wasser (etwa 2 ccm oder noch etwas weniger) verrührt und mit einem Wattebausch auf die erkrankten Teile aufträgt; manche Autoren empfehlen auch Neosalvarsan in Glycerin gelöst (0,1—0,3: 5,0), ich rate aber dringend zu konzentrierteren Lösungen. In manchen Fällen ist die Wirkung zauberhaft, in anderen wiederum kommt man erst zum Ziel, wenn man das Neosalvarsan intravenös injiziert (0,3 g Neosalvarsan in 5—10 ccm Wasser). Bei den Formen der Stomatitis ulcerosa, in denen die Ätiologie eine andere ist, macht die Therapie wesentlich größere Schwierigkeiten. Das Wichtigste ist auch hier zunächst eine Reinigung der Geschwüre mit Wasserstoffsuperoxyd in der Form, wie sie bei der Stomatitis catarrhalis beschrieben wurde. Je stärker die Lösungen sind, die vertragen werden, um so besser. Dann rate ich zu konzentrierten Kollargollösungen (10—15%), damit kommt man oft zum Ziel. In bezug auf die Ernährung empfiehlt sich flüssige Kost (Milch, Schleimsuppen usw.), als Getränk kühler Tee. Angenehm wird manchmal der Gebrauch anästhesierender Mittel (Anästhesinbonbons u. dgl.) vor den Mahlzeiten empfunden. Neuerdings wird bei den verschiedensten Stomatitisformen, insbesondere auch bei der ulcerösen, *Vitamin C (Askorbinsäure)* mit gutem Erfolg verwendet, da nicht selten ein relativer Mangel an Vitamin C (im Sinne einer *Hypovitaminose*) bei der Entstehung der Erkrankung eine Rolle spielt. Die Dosen sollen nicht zu klein sein, ich rate zu 60—90 mg pro die (3×20—3×30 mg); wegen der Gefahr, daß die Askorbinsäure vor der Resorption durch Bakterienwirkung zerstört wird, versuche man bei Ausbleiben eines raschen Erfolgs die intravenöse Darreichung (100 mg 1mal tägl.).

Stomatitis mercurialis. Die *Quecksilberstomatitis* verläuft ganz wie die Stomatitis ulcerosa und tritt in ihrer schweren Form nur in Mundhöhlen mit schlechten Zähnen auf, während der zahnlose oder der mit tadellosem Gebiß versehene Mund nur eine leichte Gingivitis aufweist — ganz analog den Verhältnissen beim Skorbut. Neben den lokalen Symptomen (die bis zu den schwersten Nekrosen mit Bildung von Knochensequestern sich entwickeln können) finden sich Symptome von seiten des Darmes, der Nieren usw. Für die *Diagnose* ist, soweit nicht der Gebrauch von Quecksilberpräparaten bekannt ist, der chemische Nachweis des Metalles im Harn, Speichel usw. entscheidend.

Sorgfältige Mundpflege bei Gebrauch von Quecksilberpräparaten vermag die schwere Stomatitis zu *verhüten;* Reinigung der Zähne nach jeder Mahlzeit, am besten mit Wasserstoffsuperoxyd in der mehrfach genannten Form, Zahnpasten, Kalichloricum usw. sind das Gegebene. Bei manifester Stomatitis kann durch Einspritzung von 10%iger Chlorzinklösung in das Gewebe um den Zahnhals eine Festigung des lockeren Zahnfleisches und die Erhaltung der Zähne ermöglicht werden. Gleichzeitig ist die Ausscheidung des Quecksilbers zu befördern (Durchspülung des Körpers, Abführmittel, Schwitzen, Jodkali usw.).

Stomatitis bei Vergiftung mit Blei, Wismut und Arsen, und nach Aufnahme von Medikamenten. Der für die *chronische Bleivergiftung* charakteristische blauschwarze Bleisaum ist gut zu erkennen durch Vorschieben eines Stückchens weißen Papiers unter das Zahnfleisch, auf dem sich der bläuliche Zahnfleischrand gut abhebt. Schwerere Bleistomatitiden sind sehr selten.

Ähnliche Zahnfleischverfärbungen sind in Verbindung mit Ulcerationen bei *chronischen Wismutvergiftungen* beobachtet worden; in unklaren Fällen forsche man nach der Möglichkeit der Aufnahme von Wismutpräparaten.

Durch Einatmung von *Arsenstaub* und arsenigen Dämpfen kann eine *Arsenstomatitis* mit ausgedehnten Geschwüren des Zahnfleisches, der Wangenschleimhaut und des weichen Gaumens, unter Umständen mit Kiefernekrose entstehen.

In das Gebiet der *anaphylaktischen Störungen* gehörend wären die in seltenen Fällen beobachteten Stomatitiden nach Aufnahme von gewissen *Medikamenten*, wie Jod, Brompräparate, Antipyrin, Salicylsäure und deren Abkömmlingen, zu nennen.

Soor (Schwämmchen). Zur Ansiedlung des *Soorpilzes (Oidium albicans)*, der eine gewisse Verwandtschaft mit der Hefe zeigt, kommt es nicht nur auf der Mundschleimhaut, sondern auch an der Zunge und am Gaumen bei schwächlichen Flaschenkindern, aber auch bei schwerkranken und kachektischen Menschen aller Art; seltener begegnet man ihm bei Schwangeren. Der Soorpilz, der nicht nur das Epithel, sondern auch die tieferen Schichten der Schleimhaut in Form von Mycelfäden durchwächst, bildet weiße, allmählich eine gelbbräunliche Farbe annehmende Auflagerungen, die die ganze Mundhöhle überziehen und sich nach dem Rachen und von da nach dem Oesophagus oder in die Luftröhre fortsetzen können. Er kann bei stärkerer Wucherung zu einer Erschwerung des Schluckens führen. Voraussetzung für die Ansiedlung und das weitere Wachstum ist saure Reaktion des Mundhöhleninhaltes, da er nur in einem solchen Milieu gedeiht. Alle Veränderungen der Mundhöhle also, die zu Retention von Speiseresten und saurer Zersetzung führen, begünstigen seine Entwicklung.

Die *Diagnose* des Soors ist leicht aus der mikroskopischen Untersuchung des Mundbelags zu stellen, sie bedeutet (wenn man von den Kindern der ersten Lebenswochen absieht) mehr ein Sigum mali ominis für den vorliegenden Krankheitszustand als ein schweres Leiden an sich; nur bei *ernährungsgestörten* Säuglingen ist der Soor stets ein ernstes Ereignis.

Das beste Mittel zur Behandlung des Soors sind die Borsäurepräparate, am besten in Form des *Boraxglycerins* (5,0:30,0); bei Säuglingen kann man auch einen in etwas Borsäurepulver (mit Saccharinzusatz) getauchten Gazetupfer als Schnuller geben. Man vermeide streng das Auswischen des Mundes, das höchstens Epithelläsionen herbeiführt. Zufuhr von zuckerhaltiger Nahrung ist zu verbieten, da dadurch die Soorentwicklung nur gefördert wird.

Leucoplacia oris *(Maculae lacteae)*. Unter *Leukoplakie* versteht man umschriebene, auf der Zunge, an den Lippen, an den Mundwinkeln und Wangen auftretende weißliche Flecke, die aus Epithelverdickungen infolge Hyperplasie der Hornschicht bestehen und dann an leichte Höllensteinschorfe erinnern, oder als faltige Narben imponieren. Sie finden sich am häufigsten bei starken Rauchern, ferner bei luischen Individuen, besonders wenn diese unmäßig rauchen. Ein tieferer Einblick in die Entstehung dieser Störungen fehlt, insbesondere ist ein bestimmter Zusammenhang mit der Lues nicht zu beweisen, da die Veränderungen, wie bekannt, auch bei Nichtluetikern auftreten, und da antisyphilitische Behandlung keinen Erfolg zeitigt.

Eine ernstere Bedeutung haben die Veränderungen meist nicht, und der Versuch einer energischen Behandlung lohnt sich infolgedessen kaum. Immerhin können aus den am Zungenrande sitzenden Verdickungen sich schmerzhafte Geschwüre entwickeln. STRÜMPELL hat besonders bei früher mit Syphilis infizierten an Leukoplakie leidenden Kranken nervös-depressive Zustände gesehen. Hier kann der Arzt durch Hinweise auf den meist harmlosen Charakter der Erkrankung und ihr Vorkommen auch bei Nichtsyphilitischen Beruhigung schaffen. Die Therapie ist undankbar, empfohlen wird neben 5%iger Chromsäurelösung und Boraxglycerin (5,0 : 30,0) Pinselung mit spirituöser Salicylsäurelösung (Acid. salicyl. 1,0 Spir. Vini Aq. dest. āā 5,0). Bei gleichzeitiger Verdauungsstörung ist Regelung der Verdauung angezeigt; die Kost sei reizlos.

Wenn das Urteil über die harmlose Bedeutung der Leukoplakie nicht ganz ohne Vorbehalt ausgesprochen werden kann, so geschieht das deshalb, weil aus einer Leukoplakie der Zunge sich zuweilen ein Carcinom entwickelt.

Wo die Leukoplakie zu Rhagadenbildung führt, empfiehlt sich Ätzung mit 20%iger Milchsäure, LUGOLscher Lösung, Kollargollösung (10—15%) u. dgl.

Noma *(Mundbrand, Wasserkrebs, Wangenbrand, Stomatitis gangraenosa)*. Die *Noma* ist eine schwere, meist bei schwächlichen und elenden Kindern auftretende Gangrän der Wange, die man im Verlauf schwerer Erkrankungen (Scharlach, Keuchhusten, Masern, Typhus, Pocken, Pneumonie, Ruhr, Malaria u. a.), dann und wann auch primär beobachtet und die in kürzester Zeit nach Zerstörung der Wange durch einen jauchig stinkenden Prozeß schließlich bis zum Knochen vordringt und dem Leben in kurzer Zeit ein Ende setzt. In neuerer Zeit hat man bei der bakteriologischen Untersuchung öfters Spirochäten und fusiforme Bacillen gefunden, wie sie für die PLAUT-VINCENTsche Angina und Stomatitis charakteristisch sind. Während in Deutschland die Erkrankung zu den größten Seltenheiten gehört, wurde sie in Küstenländern außerhalb Deutschlands, wie z. B. in Holland, häufiger beobachtet. Sicher ist, daß Zeiten von Hungersnot die Erkrankung häufiger hervorgebracht haben, und zwar besonders bei Menschen, die schlechten Lebensbedingungen, wie feuchten Kellerwohnungen usw. ausgesetzt waren.

Ihren Ausgangspunkt nimmt die Erkrankung meist von den Mundwinkeln in Form einer umschriebenen Gangrän der Mundschleimhaut, dem sich bald ein starkes Ödem der ganzen Wange hinzugesellt. Der anfangs graugrün mißfarbene Fleck an der Mundschleimhaut vergrößert sich rasch nach den Seiten sowohl, wie nach der Tiefe, führt schnell zur Perforation der Wange und kann von da aus das ganze Gesicht bis zur Mittellinie zerstören, die Zähne mitsamt dem Kiefer, ja sogar das Auge. In ganz seltenen Ausnahmen macht der Prozeß nach Perforation der Wange halt, und es kommt zu einer narbigen Ausheilung. Der furchtbare Geruch quält nicht nur die Kranken selbst, sondern auch die Umgebung und das Pflegepersonal, so daß der Tod eine Erlösung bedeuten kann. Die Erkrankung kann, selbst wenn der Tod in der 2. oder 3. Woche nicht infolge Erschöpfung eingetreten ist, später durch die auftretenden Komplikationen (Bronchial- und Lungenerkrankungen, besonders Gangrän usw.) tödlich enden. Die *Behandlung* ist in erster Linie eine chirurgische, die möglichst radikal vorgehen muß und das kranke Gewebe bis weit in das Gesunde hinein zu entfernen hat. Gegen die Jauchung verwendet man am besten Kaliumpermanganat in Lösungen von tiefer Rotweinfarbe. Das Kaliumpermanganat desodoriert zweifellos viel stärker als irgendein anderes Mittel, wie z. B. auch das für die Reinigung sonst so unübertreffliche Wasserstoffsuperoxyd. Man verwende also beide Mittel nebeneinander. Auf jeden Fall sollte man mit Rücksicht auf die Beziehungen zur PLAUT-VINCENTschen Angina sofort eine energische Neosalvarsantherapie einleiten, und zwar sowohl lokal wie intravenös mit möglichst hohen Dosen vorgehen.

Die zur Heilung gekommenen Fälle sind ein dankbares Feld für die chirurgische Plastik.

Angina Ludovici. Die Angina Ludovici wird noch vielfach den vom Mundhöhlenboden ausgehenden Phlegmonen zugerechnet und soll deshalb hier behandelt werden. Nach der Ansicht vieler Forscher freilich geht sie von der Glandula submaxillaris aus, ergreift sämtliche Lymphdrüsen des Halses und umfaßt schließlich den ganzen Boden der Mundhöhle; die Erreger sind meistens Streptokokken, die in manchen Fällen primär, in anderen sekundär im Verlauf anderer schwerer Erkrankungen den bedrohlichen Symptomenkomplex hervorrufen. Von dem Arzte LUDWIG in Württemberg zuerst beobachtet, ist sie in der ersten Hälfte des vergangenen Jahrhunderts im Anschluß an Typhus oder Skorbut zuweilen epidemisch aufgetreten. Nach Erfahrungen aus neuester Zeit geht sie fast immer von einer Zahnerkrankung aus.

Beginnend mit einer derben Schwellung am Unterkieferrande, breitet sie sich nach oben und unten gleichmäßig aus, erzeugt sehr rasch Kieferklemme (durch Verdrängung der Zunge nach oben) und zunehmende Schluckbeschwerden, behindert gleichzeitig in hohem Maße das Sprechen und bietet durch die bald einsetzende Atemnot (häufig mit Orthopnoe, Cyanose) ein auf den ersten Blick die Schwere der Erkrankung erkennen lassendes Bild. Während anfangs Fieber und Allgemeinzustand erträglich sind, kann durch Weiterwandern und Erweichung der Schwellung mit Durchbruch des Eiters entweder in die Tiefe oder nach außen ein schwerer septischer Zustand sich entwickeln, der häufig unter Auftreten von pneumonischen Prozessen und allgemeiner Sepsis den letalen Ausgang am Ende der zweiten Woche herbeiführt. Die *Therapie* kann höchstens am Anfang versuchen, mit konservativen Mitteln (kalten Umschlägen) vorzugehen, später ist nur von einem chirurgischen Eingriff ein günstiger Ausgang zu erhoffen. Das ständig drohende Glottisödem kann jederzeit eine Tracheotomie notwendig machen.

Syphilis. Die Syphilis kommt sowohl an der Mund- wie an der Rachenschleimhaut in ihren verschiedenen Stadien zur Beobachtung.

Die *Primäraffekte* sind mit Vorliebe an den Lippen und an den Tonsillen, häufig an der Schleimhaut der Wangen und des weichen Gaumens und im Bereich der Rachenhöhle lokalisiert. Sie imponieren als flache Geschwüre mit aufgeworfenem derbem Rande, sind in der Regel schmierig belegt, ihre Umgebung ist gerötet. Ebenso wie an den Genitalien zeigt der Primäraffekt der Mundhöhle eine nicht schmerzhafte Schwellung der regionären Drüsen — *indolente Bubonen*. Die Diagnose ergibt sich aus dem Nachweis der Spirochaeta pallida.

Die *sekundär syphilitischen* Erscheinungen der Mundhöhle finden sich meist im Verein mit den das Stadium II der Lues charakterisierenden Hauterscheinungen und allgemeinen Drüsenschwellungen, sie erscheinen entweder in Form einer *Angina syphilitica*, wobei die geröteten Tonsillen nicht selten einen schleierartigen weißlichen Überzug zeigen, was als einigermaßen kennzeichnend gilt, oder in Form der bekannten Schleimhautpapeln *(Plaques muqueuses);* diese sitzen meist an den Zungenrändern, am weichen Gaumen und an den Lippen und erscheinen in Form unregelmäßig begrenzter, oberflächlicher, weißlich gelb belegter Geschwüre, die an *Aphthen erinnern*, aber nicht, wie diese, schmerzhaft sind.

Die *tertiäre Lues* erscheint meist in Form von Gummiknoten, die besonders in der hinteren Mundhöhle, an der Zunge, am harten, aber auch am weichen Gaumen erscheinen und tiefgreifende Zerstörungen anrichten. Die nach Ausheilung stets vorhandenen *strahligen Narben*, die den Defekt umgeben, lassen noch nach Jahren die überstandene Lues erkennen.

Die *spezifische Therapie* der Lues der Mundhöhle ist durchweg von vollem Erfolg begleitet. Im einzelnen vollzieht sich die Behandlung nach den heute allgemein anerkannten Grundsätzen der antisyphilitischen Therapie.

Tuberkulose. Die Tuberkulose der Mundhöhle ist keine ganz seltene Erkrankung. Sie kommt teils als *echte Tuberkulose*, teils als *Lupus* zur Beobachtung.

Fast ausschließlich findet sich die echte Tuberkulose bei schweren Lungen- und Kehlkopfprozessen, deren Folge sie ist. Sie erscheint in Form tiefgreifender Geschwüre mit unterminierten Rändern, die sowohl an den unteren Zungenrändern, wie am weichen Gaumen und an der hinteren Rachenmandel auftreten können. Wegen der außerordentlich starken Schmerzhaftigkeit ist die Nahrungsaufnahme auf das äußerste erschwert; in solchen Fällen empfiehlt sich die Einlegung einer ganz dünnen Magenverweilsonde, die — nach eigenen Erfahrungen mit dieser Behandlungsmethode — die Kranken nicht im geringsten belästigt; im Gegenteil, sie empfinden diese Form der Ernährung als eine wahre Erlösung. Sonst bleibt nichts anderes übrig, als vor der Nahrungsaufnahme die schwer veränderten Stellen mit $2^1/_2$—5%iger Cocainlösung oder besser mit der Lösung eines Cocainersatzpräparats, wie z. B. des Pantocains (das letztere in 2%iger Lösung), vorsichtig zu pinseln. Ein Versuch mit Milchsäureätzung ist unter allen Umständen geboten.

Lupus der Mundhöhlenschleimhaut findet sich fast stets verbunden mit Lupus der äußeren Haut.

2. Zunge.

Bezüglich der durch Neubildungen und schwere phlegmonöse Veränderungen der Zunge hervorgerufenen Krankheitsbilder sei auf die Lehrbücher der Chirurgie verwiesen.

Für den Internisten sind vor allem die charakteristischen Veränderungen der Zunge bei anderen Erkrankungen von Interesse, auf die ganz kurz schon im allgemeinen Teil, sowie bei der Besprechung der Stomatitiden Bezug genommen wurde. Im übrigen werden charakteristische Zungenveränderungen, soweit sie für einzelne Krankheiten bedeutungsvoll sind, in den betreffenden Kapiteln entsprechend gewürdigt.

Die so wichtige HUNTERsche Glossitis wird im Kapitel „*perniziöse Anämie*" eingehend besprochen, ebenso die für die *Sprue* charakteristische Veränderung bei der Schilderung dieser Krankheit.

Parenchymatöse Glossitis. Als isolierte Erkrankung der Zunge sei hier die akute *parenchymatöse Glossitis* erwähnt, die entweder in circumscripten oder in diffusen Infiltrationen, unter Umständen mit Ausgang in Abszedierung, zur Beobachtung kommt. Verletzungen im Bereich der Mundhöhle heilen in der Regel gut ab, so z. B. die Bißwunden bei epileptischen oder epileptiformen Krämpfen, beim Niesen usw. Unter besonderen Verhältnissen kommt es zuweilen auch zu Infektionen, so z. B. nach Verbrennungen und Verätzungen, sowie nach Insektenstichen oder nach Verletzungen durch scharfe Zahnecken, Knochensplitter, durch Flachsfäden (bei Flachsspinnerinnen) usw., und es entsteht das Bild der *akuten Glossitis*. Die Erscheinungen dieser Erkrankung können außerordentlich stürmisch sein, hohes Fieber und Schüttelfröste vorherrschen. Zuweilen entwickelt sie sich im Verlaufe eines schweren Typhus, eines Scharlachs, einer Sepsis usw., ja auch eine Milzbrandinfektion kann die Ursache sein — *Glossanthrax*.

Starke Anschwellung und Empfindlichkeit der Zunge verhindert das Schlucken und damit die Nahrungsaufnahme. Besonders quälend kann der gleichzeitig vorhandene Speichelfluß dabei werden. Die Oberfläche der Zunge verwandelt sich in einen schmierig eitrigen Belag mit Bildung von Ulcerationen. Sobald die Entzündung sich abgegrenzt hat und es zur Einschmelzung gekommen ist, wird man chirurgisch eingreifen müssen, sofern nicht eine spontane Eiterentleerung eintritt, die die Gefahr des Übergreifens auf den Kehlkopf dann beseitigt; die meist vorhandene Schwellung der Halslymphdrüsen geht dann rasch zurück. In anderen Fällen schreitet der Prozeß vorwärts, es kommt nicht nur zu starker Schwellung der Lymphdrüsen in der Gegend des Zungenbeins, sondern zu Gedunsenheit des ganzen Gesichtes mit schwerem Krankheitsgefühl, ja Todesangst, und der Kranke kann einem plötzlichen Erstickungsanfall erliegen.

Für die *Behandlung* empfiehlt sich in erster Linie der Gebrauch von Eispillen und von desinfizierenden Mundwässern, Wasserstoffsuperoxyd u. dgl. Die Abszedierung kann man beschleunigen durch heiße Kataplasmen und Spülen mit Kamillentee. Bei Erstickungsgefahr ist die Tracheotomie auszuführen. Mit der Entleerung des Abscesses erfolgt in der Regel glatte Heilung und Restitutio ad integrum.

Lingua geographica. Die Veränderung, deren Namen von der unregelmäßigen Beschaffenheit der Zunge (landkartenähnliches Aussehen) herrührt, ist ihren Trägern häufig gar nicht bekannt, weil sie kaum Beschwerden macht. Sie entwickelt sich aus Verdickungen des Epithels, die kreisförmig oder unregelmäßig flächenförmig angeordnet, das Niveau der mit scharfem Rande sich absetzenden hyperämischen Zungenschleimhaut überragen, vielfach ihre Gestalt ändernd bis zum Zungenrand sich vorschieben, um hier aufs neue sich zu bilden. Da, wo sich das Epithel ablöst, kommt die Schleimhaut mit glatter roter Oberfläche zum Vorschein. Wegen der Harmlosigkeit der Veränderung, die von CZERNY mit der exsudativen Diathese in Zusammenhang gebracht wurde, ist eine *Therapie* meist gar nicht erforderlich. Wenn eine Behandlung gewünscht wird, kann man Ätzungen mit Chromsäure (10%) und nachfolgende Spülungen mit adstringierenden Mundwässern verordnen.

Lingua villosa nigra *(schwarze Haarzunge)*. Die Veränderungen, die den Patienten oder auch den mit der Affektion nicht vertrauten Arzt erschrecken können, betreffen meist die hintere Zungenhälfte und bestehen in einem Belag, dessen Aussehen an kurze schwarze Haare erinnert. Dieser schwarze Belag besteht, wie die nähere Untersuchung zeigt, aus hyperkeratotisch veränderten, einen abnormen Pigmentgehalt aufweisenden *Papillae filiformes*. Eine *Therapie* ist kaum notwendig, außer wenn die Patienten sich Sorge machen. Sie besteht in Pinselung mit 10%igem Salicylsäurespiritus, der die Hornsubstanz leicht ablöst; evtl. kann man mit dem scharfen Löffel nachhelfen. Höchst selten kommt Schwarzfärbung der Zunge durch Wachstum schwarzen Schimmels *(Mucor niger)* vor.

Geschwürige Veränderungen an der Zunge. Die häufigsten geschwürigen Veränderungen an der Zunge sind harmloser Natur und können meist auf scharfe Zahnkanten oder abgebrochene Zähne zurückgeführt werden. Der Grund des Geschwüres hat in der Regel ein gelbes speckiges Aussehen.

Hierher gehören auch die *Dentitionsgeschwüre* am Zungenbändchen und das an der gleichen Stelle zu beobachtende *Keuchhustengeschwür*. (In unmittelbarer Nachbarschaft des *Frenulum* finden sich auch die ominösen *Lyssabläschen*, welche auf eine Entzündung der *Carunculae sublinguales* zurückzuführen sind.) Die genannten Geschwüre heilen in Kürze ab nach Bepinselung mit Argentum nitricum-Lösung, vielleicht noch besser mit dem Höllensteinstift.

Eine besondere Erwähnung verlangen dann noch die *syphilitischen und tuberkulösen* Geschwüre.

Der *syphilitische Primäraffekt* tritt nach Ablauf der Inkubationszeit entweder als oberflächliche Nekrose oder in Form eines tiefen Geschwürs mit den charakteristischen Besonderheiten, nicht ganz selten zunächst als harte, intensiv rot gefärbte Papel mit einer Erosion im Zentrum auf.

Die *tuberkulösen Zungengeschwüre*, die fast ausschließlich bei Lungentuberkulose auftreten, sind ungewöhnlich schmerzhaft, behindern die Speiseaufnahme und leisten damit der raschen Progression des Grundübels Vorschub. Wir haben in einem derartigen Falle die Ernährung durch transduodenale Fütterung mittels der Duodenalsonde gesichert und den Eindruck gewonnen, daß die Ruhigstellung der Zunge auch die Heilungstendenz des Prozesses begünstigte.

Das Krankheitsbild der *Leukoplakia linguae* vgl. in dem Abschnitt Leukoplakia oris.

3. Speicheldrüsen.

Bezüglich der *Parotitis epidemica (Mumps)* sei auf das Kapitel Infektionskrankheiten verwiesen.

Metastatische Parotitis. Die metastatische Form der Parotitis unterscheidet sich von der idiopathisch auftretenden epidemischen Form, deren Verlauf fast durchweg ein gutartiger ist, durch ihre Malignität. Man begegnet ihr häufiger bei schweren Typhen, bei Scharlach und Pocken, seltener bei Masern, bei Diphtherie, bei Dysenterie, bei Pneumonie und bei Erysipel, bei Sepsis, zuweilen auch bei der Meningitis cerebrospinalis epidemica. Entgegen der früheren Annahme, daß bei den schweren, mit sekundär entzündlichen Veränderungen der Mundhöhle einhergehenden Erkrankungen die Infektion von der Mundhöhle aus erfolge, hat jetzt die Vorstellung von ihrer Entstehung auf hämatogenem Wege Anhänger gefunden. Als Erreger sind meistens Staphylokokken, Streptokokken sowie der Diplococcus lanceolatus gefunden worden. Man darf nicht vergessen, daß zuweilen eine Parotitis vorgetäuscht wird, wo nur eine Lymphadenitis der in die Parotis eingestreuten und der benachbarten Lymphdrüsen vorliegt. Bezüglich der *nach Operationen* auftretenden metastatischen Parotitiden sei auf die Lehrbücher der Chirurgie verwiesen.

Anatomisch findet man in diesen Fällen eine parenchymatöse Erkrankung des ganzen Organs, unter Umständen mit Bildung größerer Eiterherde durch Konfluieren vereiterter Acini. Der Eiter kann in den knorpeligen Gehörgang durchbrechen (mit folgender schwerer eitriger Mittelohrentzündung) oder sich nach der Mundhöhle, nach dem Schlundkopf oder retrovisceral gegen das Mediastinum seinen Weg suchen. Auch auf den knöchernen Schädel kann die Erkrankung übergreifen.

Klinisch findet sich eine Schwellung nach innen und unten vom äußeren Gehörgang mit Abhebung des Ohrläppchens. Die geschwollenen Partien fühlen sich derb an und sind sehr empfindlich. Schmerzen machen sich besonders beim Kauen geltend, aber es besteht auch bei absoluter Ruhe Schmerz, die Allgemeinerscheinungen entsprechen meist der Grundkrankheit.

Die *Therapie* besteht in feuchten Umschlägen mit essigsaurer Tonerde, Anwendung von Öl, Salben u. dgl.; um den Durchbruch nach innen zu vermeiden und nach außen zu begünstigen ist die energische Anwendung von heißen Leinsamenumschlägen (auch von *Enelbin*[1]) geboten. Ist es zu eitriger Einschmelzung und Fluktuation gekommen, so tritt die chirurgische Behandlung in ihr Recht. Nach manchen Autoren soll bei beginnender Erkrankung eine Sondierung des Ductus stenonianus, die den Abfluß des gestauten Sekretes erleichtert, günstig wirken.

Parotitis nach Entzündung des Ductus stenonianus. Es muß noch einer wesentlich gutartigeren Form der Parotitis gedacht werden, die nach Entzündung des Ductus stenonianus bzw. nach seiner Verlegung sich einstellt. Bei Besprechung der metastatischen Parotitis wurde bereits erwähnt, daß man früher die bei schweren Infektionskrankheiten auftretenden Entzündungen der Parotis auf eine Infektion von seiten der Mundhöhle, deren Selbstreinigung hier oft erheblich gestört ist (wobei es zu starker Wucherung pathogener Keime kommen kann), zurückgeführt hat. Die Verlegung des Ductus stenonianus durch einen aus phosphorsaurem oder kohlensaurem Kalk bestehenden *Speichelstein* ist eine große Seltenheit. Solche Speichelsteine entwickeln sich wohl stets im Verlauf einer hartnäckigen Entzündung des Ausführungsganges, wie man ihr im Anschluß an eine Quecksilbervergiftung oder an ein Trauma usw. begegnet. Die Folge einer plötzlichen Verlegung ist ein rasches Anschwellen der Parotis. Kommt es zur Abszedierung, so wird ein chirurgischer Eingriff in der Regel rasche Heilung herbeiführen. Viel häufiger ist aber die Neigung zu Rückbildung, wenn man energisch kalte Umschläge mit essigsaurer Tonerde ausführen läßt. Das Vorhandensein von Speichelsteinen läßt sich meist durch Palpation gut erkennen und die Sondierung schafft vollkommene Klarheit.

---

[1] *Enelbin*, das deutsche „Antiphlogistinepräparat".

MICULICZsche Krankheit. Die von MICULICZ im Jahre 1892 beschriebene „*eigenartige symmetrische Erkrankung der Tränen- und Mundspeicheldrüsen*", die ohne Schmerzen und sonstige entzündliche Erscheinungen auftritt, ist unzweifelhaft nur ein Symptomkomplex. Ätiologisch liegen dem Leiden Lues, Tuberkulose, Lymphogranulomatose oder leukämisch-aleukämische Prozesse zugrunde; in ganz seltenen Fällen kann auch ein branchiogenes Carcinom die Ursache sein. Die *Therapie* richtet sich nach dem Grundleiden, in zweifelhaften Fällen scheint sich Röntgenbehandlung zu bewähren.

Krankhaft gesteigerter Speichelfluß, **Ptyalismus (Sialorrhöe)**, ist eine regelmäßige Begleiterscheinung aller entzündlichen Erkrankungen der Mund- und Rachenhöhle, er kommt weiter vor bei Störungen des Magen-Darmkanals, bei Vergiftungen (mit Quecksilber, Blei, Chlor, Brom, Schwefelwasserstoff, Kupfer, Jod), bei Neurosen, vor allem aber bei organischen Nervenerkrankungen (Bulbärparalyse, Veränderungen in der Pons, Tabes dorsalis, wo er in Form von Krisen auftreten kann, Parkinsonismus).

Auch bei Idiotie begegnet man häufig hartnäckigem Ptyalismus, schließlich sei noch der reflektorisch ausgelösten Sialorrhöe in der Schwangerschaft und bei Gebärenden gedacht.

Die abgesonderten Speichelmengen erreichen bis 12 Liter in 24 Stunden. Der dauernd ausfließende Speichel, besonders während des Schlafes, kann zu ausgedehnten Ekzemen und anderen Veränderungen der Haut, des Kinns, des Halses usw. führen.

Die *Therapie* hat in erster Linie das Grundleiden zu berücksichtigen und zu versuchen, hierauf Einfluß zu nehmen. Bei Stomatitiden und Zahnerkrankungen führe man die Therapie nach den hierfür maßgebenden Grundsätzen durch, sonst kann man daran denken, durch Ableitung auf die Niere und den Darm etwas zu erreichen. Von Medikamenten kommen vor allem das Opium (in Mengen von 0,02 mehrmals täglich), besonders aber das Atropin (von 0,5 mg an steigend) in Frage.

Die *krankhafte Verminderung des Speichelflusses,* der **Aptyalismus (Asialie, Xerostomie),** findet sich in erster Linie bei all den krankhaften Störungen vor, die zu Wasserverarmung des Körpers führen (Diabetes mellitus und insipidus, Pylorusstenose mit dauerndem Erbrechen, schwere Diarrhöen und Schrumpfniere); weiter bei Unterbrechung der die Drüsen erregenden Nervenbahnen, bei Anwendung großer Dosen von Atropin, Opium, Arsenik usw., bei schweren Allgemeininfektionen, beim Ileus, bei der akuten Peritonitis; auf das Austrocknen des Mundes bei psychischen Erregungen sei nebenbei hingewiesen. In extremen Fällen kann, wie schon im allgemeinen Teil angedeutet wurde, die Nahrungsaufnahme und das Sprechen unmöglich werden, und eine rapid fortschreitende Zahncaries einsetzen.

Kommt man mit reizenden Mundwässern (Spiritus camphoratus 5 oder 10 g auf 250 Mundspülwasser) nicht zum Ziel, so mache man einen Versuch mit den an Pilocarpin reichen Jaborandiblättern (in der folgenden Form: Fol. Jaborandi 3,0 Extract. Gentiana q. s. u. f. pilul. Nr. 30 DS. dreimal täglich 1 Pille).

4. Zähne.

Stellungs- und Formanomalien der Zähne. Im Gegensatz zum Milchgebiß begegnet man beim bleibenden Gebiß häufig Abweichungen von der Norm. Nicht nur einzelne Zähne können eine abnorme Stellung haben, sondern auch die Zahnbogenform und das ganze Gebiß kann schwere Veränderungen aufweisen. Besonders bei der Rachitis kann die Form der Zahnbogen ganz charakteristisch verändert sein.

In bezug auf das ganze Gebiß unterscheiden wir die *Prognathie*, bei der die obere Zahnreihe über die untere erheblich hinausragt und die sog. *Progenie*, bei der die untere gegenüber der oberen nach vorne geschoben ist. Auf weitere Einzelheiten kann hier nicht eingegangen werden. Von Bedeutung sind die genannten Veränderungen insofern, als sie einmal von Einfluß sein können auf die Nasenatmung, andererseits kann besonders bei ausgesprochener Progenie das Kauen erheblich Not leiden, und es können sekundäre Magenstörungen sich anschließen. Die *Behandlung* kann nur eine zahnchirurgische sein.

Zahndefekte ohne Caries. Die Betrachtung der Zähne ist von Wichtigkeit nicht nur zur Beurteilung einer Störung, die den Verdauungskanal betrifft, sondern auch in Hinsicht auf Allgemeinveränderungen, speziell Stoffwechselstörungen.

Besonders in die Augen fallend sind die Schmelzdefekte an den Frontzähnen, wo sie entweder umschrieben oder flächenhaft auftreten können.

In charakteristischer Form begegnet man ihnen bei der Rachitis, aber auch bei allen möglichen Ernährungsstörungen und bei der kongenitalen Lues. Bei der letzteren sind besonders die beiden mittleren oberen Schneidezähne durch eine halbmondförmige Erosion betroffen und man spricht von HUTCHINSONschen Zähnen; entscheidende Bedeutung haben letztere freilich nur, wenn sie zusammen mit der Keratitis parenchymatosa und der Labyrinthtaubheit die bekannte Trias vollständig machen.

Die erworbenen Zahndefekte, wie sie bei Pfeifenrauchern (mit immer gleicher Beanspruchung bestimmter Zähne), bei Näherinnen (durch das Abbeißen der Fäden) hervorgerufen werden, können nur kurz gestreift werden. Ganz ungeklärt sind die keilförmigen Defekte an der Wangenseite in der Gegend des Zahnhalses. Gegen den Schmelz setzen sie sich häufig ganz scharf ab, ihn förmlich unterminierend. Nach meiner Erfahrung kann das Zahnfleisch, das sich an den betreffenden Zähnen geradezu zurückzieht, ohne ersichtlichen Grund wieder nach abwärts treten, so daß die Schmelzdefekte in ihrer Ausdehnung zu wechseln scheinen.

Die Therapie ist ziemlich machtlos, empfehlenswert ist jedenfalls sorgfältige Zahnpflege, besonders das Mundspülen nach den Mahlzeiten, am besten mit einer dünnen Lösung von reinem Wasserstoffsuperoxyd (Perhydrol „Merck" in entsprechender Verdünnung) und einer Mischung gleicher Teile Tinctura Myrrhae und Tinctura Ratanhiae; im übrigen ist der Zahnarzt um Rat zu fragen.

Zahncaries. Von dem wichtigen Gebiet kann an dieser Stelle nur einiges den Arzt allgemein Interessierende angeführt werden. In früheren Kapiteln wurde bereits darauf hingewiesen, wie wichtig die Selbstreinigung der Mundhöhle durch den Kauakt, eine normale Speichelsekretion usw. für die Erhaltung der Zähne ist. Die Zahncaries ist unzweifelhaft eine Kulturkrankheit. Sehr eindrucksvoll ist der Vergleich zwischen den hervorragend schönen und gesunden Zähnen der wildlebenden Neger in Afrika und denen ihrer in Amerika „zivilisierten" Stammesgenossen. Bei den letzteren ist die Zahncaries eine genau so häufige und gewöhnliche Erscheinung wie bei uns.

Für die Entwicklung der Zahncaries scheint der Einfluß von Säuren, die sich aus Speiseresten in der Mundhöhle unter der Einwirkung von Mikroorganismen bilden, entscheidend zu sein; möglicherweise spielen auch säurebildende Bakterien selbst eine Rolle. Ungenügende Mundpflege, soweit sie das Verbleiben von Nahrungsresten zwischen den Zähnen begünstigt, Engstehen der Zähne bei zu kleinem Kiefer, sicherlich aber auch angeborene oder vererbte schlechte Zahnsubstanz müssen besonders erwähnt werden. Daß der Zustand der Schwangerschaft der Zahncaries Vorschub leistet, ist ebenso bekannt, wie die Tatsache, daß schwere Krankheiten, bei denen die Kautätigkeit notleidet, häufig Zahnerkrankungen im Gefolge haben. Durch umfassende amerikanische Statistiken scheint neuerdings der überragende günstige Einfluß einer gemüsereichen Kost auf die Gesunderhaltung der Zähne erwiesen zu sein.

In den letzten Jahren konnten von der Vitaminforschung gewichtige Beweise für einen Zusammenhang zwischen Vitaminmangel und Zahncaries beigebracht werden. Es scheint, daß insbesondere ein Mangel an dem B_1-Stoff eine Rolle spielt. Die tierexperimentellen Erfahrungen an Ratten finden ihr Gegenstück in Beobachtungen an Bevölkerungsgruppen, bei denen es im Zuge einer Änderung der Verkehrs- und Wirtschaftsverhältnisse zu einer völligen Umstellung der Ernährung kam; höchst eindrucksvoll sind die Darlegungen von Roos über die Zahncaries in der Goms (im Kanton Wallis) und von MEULENGRACHT über die Zahnverhältnisse im westlichen Grönland. Die beste *Cariesprophylaxe* ist sicherlich eine vitaminreiche Kost mit reichlich Vollkornbrot. Daß die Forderung gründlicher Kautätigkeit bestehen bleibt, ist selbstverständlich. Daneben kann die sorgfältige Kontrolle der Zähne durch den Zahnarzt gar nicht eindringlich genug empfohlen werden. Jede Zahncaries kann die Ursache zu schweren Erkrankungen werden, und wenn wir in Europa auch die Anschauungen der Amerikaner von der Häufigkeit der „oral-sepsis" nicht teilen können, so muß man sich doch darüber klar sein, daß die Anwesenheit von so zahlreichen Fäulniserregern im Munde jederzeit zu ernsteren Infektionen führen kann.

Parodontose[1]. Die Parodontose ist eine besonders in neuerer Zeit häufiger auftretende Störung, die anscheinend vollkommen gesunde Menschen betrifft, bei denen die Zähne, ohne daß sich irgendwelche Veränderungen an ihnen finden, unter Zurückziehung des Zahnfleisches locker werden und schließlich ausfallen.

---

[1] Von manchen Autoren wird der Ausdruck *Paradentose* vorgezogen.

Im wesentlichen handelt es sich wohl um eine Atrophie der Alveolen, die sich am häufigsten in mittlerem oder höherem Alter einstellt und die Schneidezähne der Unterkiefer besonders bevorzugt. Von mancher Seite ist an eine endokrine Störung als Ursache gedacht worden; bestimmtere Anhaltspunkte hierfür haben sich jedoch nicht auffinden lassen. Es scheint, daß manche Stoffwechselkrankheiten, wie Diabetes oder Gicht, zu Parodontose prädisponieren, und zwar besonders zu den Formen, bei denen gleichzeitig eine chronische Eiterung des Zahnbettes vorhanden ist. Früher nannte man diesen Zustand *Alveolarpyorrhöe*. Vielleicht spielt bei der Parodontose eine Störung der Capillaren mit, die wohl auch die Atrophie des Knochens erklären könnte. Ob außer der Konstitution bestimmte Lebensbedingungen, wie die Ernährung, mitsprechen, ist zweifelhaft. Die Untersuchungen von GÄNSSLEN, aus denen eine Beeinflussung der Capillaren durch die Ernährung hervorgeht, würden darauf hindeuten.

Störungen des Stoffwechsels im Sinne einer Steigerung oder Herabsetzung des Grundumsatzes bestehen nach den Feststellungen von NOTHMANN und K. VOIT nicht. Ebensowenig ergaben sich aus dem Verhalten der spezifischdynamischen Eiweißwirkung Anhaltspunkte dafür, daß die Parodontose zu einer Unterfunktion des Hypophysenvorderlappens oder einer Störung im vegetativen Nervensystem in Beziehung zu setzen ist.

In letzter Zeit ist bei der Parodontose, wie es scheint, mit recht gutem Erfolg *Vitamintherapie* getrieben worden; neben den *Vitaminen A und D* (in Form des *Detavit*) oder auch dem *Vitamin D* allein (als *Vigantol*) hat man das antiskorbutische *Vitamin C (Askorbinsäure)* verwendet; vgl. auch das bei der Therapie der Stomatitis ulcerosa Gesagte.

Ich selbst habe von der Anwendung des Vitamin C überraschende Besserungen gesehen.

Granulome der Wurzelspitzen. Die Granulome der Wurzelspitze haben in der letzten Zeit eine ganz besondere Bedeutung deswegen erlangt, weil eine große Zahl von infektiösen Erkrankungen (rheumatische Muskel- und Gelenkerkrankungen, Nephritiden, chronisch-septische Zustände der verschiedensten Art mit Herzerkrankungen usw.) auf sie zurückgeführt werden konnten. Die Granulome lassen sich als chronisch-entzündliche Herde an der Wurzelspitze von Zähnen mit abgestorbener Pulpa im Röntgenbilde als rundliche, kappenförmig über der Wurzelspitze sitzende Aufhellungen in der Knochensubstanz nachweisen. Man findet sie besonders häufig bei plombierten und überkronten Zähnen.

Jedenfalls ist man nach den heutigen Erfahrungen streng verpflichtet, bei allen unklaren infektiösen Erkrankungen die Zähne aufs sorgfältigste nach Granulomen abzusuchen.

Inwieweit die von dem amerikanischen Bakteriologen ROSENOW behauptete Organspezifität der in den Zahngranulomen sitzenden Erreger zu Recht besteht, bedarf noch weiterer Prüfung.

5. Rachenhöhle.
a) Die Anginen und ihre verschiedenen Verlaufsformen.

Als *Angina* bezeichnet man die entzündlichen Veränderungen der vorderen Rachenteile, die meist oder fast immer die Tonsillen betreffen. In der Bezeichnung „Angina" (angere = verengern) sollen die dabei stets vorhandenen Schluckbeschwerden zum Ausdruck kommen. *Tonsillitiden* sind auf die Tonsillen beschränkte Erkrankungen und können ohne wesentliche Schluckbeschwerden verlaufen.

Je nach den klinischen Erscheinungen und nach der Ätiologie unterscheiden wir verschiedene Formen.

Der WALDEYERsche lymphatische Rachenring, der aus den beiden Gaumenmandeln und der Rachenmandel, den Zungenbalgdrüsen und schließlich aus umschriebenen Anhäufungen von lymphatischem Gewebe besteht, dessen Umfang konstitutionell verschieden ist, wird von jeher als Wächter der Grenze zwischen Mund- und Rachenhöhle betrachtet. Das gilt ganz besonders für die ersten Lebensdezennien, zu welcher Zeit Erkrankungen des lymphatischen Apparats besonders häufig sind. In den späteren Lebensjahren, wenn, wie man annimmt, die Immunisierung des Körpers weiter fortgeschritten ist, erkranken die lymphatischen Apparate, insbesondere die Tonsillen, im allgemeinen viel seltener.

Sicherlich gibt es Menschen, die zu Anginen ganz besonders disponiert sind. Wir kennen Individuen, die auf eine bestimmte Schädlichkeit immer wieder mit einer Angina reagieren, während andere wiederum die gleiche Noxe mit einem Schnupfen und andere mit einer Bronchitis beantworten. Zu diesen Schädlichkeiten gehören vor allem die sog. Erkältungen bei plötzlichem Witterungsumschlag, besonders feuchte Kälte. So sehen wir die größte Zahl der Anginen mit Beginn der kalten Jahreszeit auftreten, ferner im Frühjahr oder Sommer bei plötzlichen Kälteeinbrüchen. Menschen, die viel an frischer Luft sind und reichlichen Gebrauch von kaltem Wasser machen, erkranken seltener als Stubenhocker und nicht abgehärtete Menschen. Als weitere Schädlichkeiten seien noch genannt: vieles Sprechen in schlechter Luft, in rauchigen Räumen, das Einatmen reizender Dämpfe usw.

In anderen Fällen wiederum tritt eine Angina ganz plötzlich auf, ohne daß irgendeine der genannten Bedingungen vorliegt, und in wieder anderen Fällen ist die Ansteckung von Mensch zu Mensch ganz überzeugend gegeben.

Weiter sei der Anginen gedacht, die im Gefolge einer Stomatitis, eines Schnupfens, eines Kehlkopfkatarrhs, einer Zahncaries sich einstellen und ferner derjenigen Formen, bei denen sie nur Teilerscheinungen einer Allgemeinerkrankung sind (z. B. Sepsis).

Wie bei so vielen anderen Krankheiten dürfen wir auch bei den Anginen nach „Erkältung" annehmen, daß es sich um eine infektiöse Erkrankung handelt, bei der infolge nicht näher bekannter Umstände die allgemeine Widerstandskraft nachgelassen hat und die vorher schon vorhandenen Mikroorganismen plötzlich virulent geworden sind.

Je nach der Form der Angina sind die *allgemeinen und lokalen Symptome* von verschiedener Stärke. Charakteristisch für alle Anginen ist die Schmerzhaftigkeit des Schluckens. Besonders wertvoll sind in dieser Beziehung Selbstbeobachtungen von erfahrenen Ärzten, aus denen hervorgeht, daß zu einer Zeit, zu der die lokalen Symptome noch ganz gering sind, die Beschwerden schon so erheblich sein können, daß man die Entwicklung einer schweren Angina mit großer Sicherheit voraussagen kann. Der Schluckschmerz ist meist stechend bohrend, oft bis ins Ohr ausstrahlend, aber auch zwischen den einzelnen Schluckakten kann der Schmerz noch recht erheblich sein.

Das Sprechen verstärkt ebenfalls die bereits vorhandenen Schmerzen, und schon an der Sprache allein kann der kundige Arzt, noch bevor er den Rachen inspiziert hat, die Schwellung der Weichteile abschätzen.

Von lokalen Erscheinungen seien noch genannt die in manchen Fällen gesteigerte Speichelsekretion, die wegen des Schluckschmerzes besonders lästig empfunden wird. Manchmal sieht man im Gegensatz hierzu auffallende Trockenheit des Mundes, die aber nicht weniger unangenehm empfunden wird. In beiden Fällen besteht vielfach ein deutlicher Foetor ex ore.

Verlauf und Dauer der Erkrankung sind bei den einzelnen Formen der Angina durchaus verschieden. Während die leichteren Veränderungen schon in wenigen Tagen überwunden sind, sieht man in selteneren Fällen ein Überspringen von der einen Mandel auf die andere mit immer wieder neuen Nachschüben, so daß viele Wochen bis zur völligen Gesundung verstreichen können.

Angina catarrhalis *(Angina simplex)*. Bei dieser leichtesten Form sind Gaumenbögen und Uvula leicht gerötet und geschwollen, die Tonsillen können etwas stärker hervortreten, manchmal erscheinen sie nur etwas röter, als in der Norm. Entsprechend dem meist nicht sehr erheblichen Krankheitsgefühl und den nur mäßigen Schluckbeschwerden ist die Temperatur nur wenig oder gar nicht erhöht. Die nicht seltene Mitbeteiligung der Rachenmandel ist durch die *Rhinoscopia posterior* leicht zu erkennen. Der zuweilen auf den Tonsillen vorhandene Schleimbelag läßt sich durch Trinken eines Schluck Wassers oder durch Abwischen leicht entfernen und kann dann keinen Anlaß zu Mißdeutungen geben.

Angina lacunaris. Man hat früher eine *Angina follicularis* von der *Angina lacunaris* abgetrennt und sie dann diagnostiziert, wenn die geschwollenen und geröteten Tonsillen punkt- bis stecknadelkopfgroße weißgelbliche Pfröpfe aufwiesen; man sprach von einer Angina lacunaris, wenn die Lacunen und Krypten flächenförmig unregelmäßig belegt waren. Untersuchungen aus neuerer Zeit haben nun ergeben, daß eine primäre Vereiterung der Lymphknötchen an den Tonsillen sicherlich eine große Seltenheit ist, und daß die kleinen Pünktchen der Angina follicularis nichts anderes sind als die aus den Lacunen herausragenden gelben Pfröpfe.

Die Angina lacunaris ist eine sehr viel ernstere, mit hohem Fieber, manchmal unter einem Schüttelfrost auftretende Erkrankung, die den Allgemeinzustand schwer beeinträchtigt, heftigste Kopfschmerzen, bei Kindern evtl. sogar Delirien hervorrufen kann. Die Gaumenbögen sind meist düsterrot gefärbt, zwischen ihnen ragt die gleichfalls stark gerötete und manchmal stark geschwollene Mandel hervor, bedeckt mit gelblichen Pfröpfen oder mit grauweiß oder graugelben flächenhaften, zum Teil konfluierenden Belägen. Dadurch ist häufig ein diphtherieähnliches Bild gegeben, denn die Diphtherie verläuft gar nicht selten unter den Erscheinungen einer lacunären Angina. In allen Fällen von Angina lacunaris unterlasse man es niemals, einen Abstrich zu machen und ihn auf Diphtheriebacillen untersuchen zu lassen. Hohes Fieber und stürmischer Beginn spricht mehr gegen als für Diphtherie, aber es gibt auch Diphtheriefälle mit hohem Fieber und lacunäre Anginen mit niedrigem Fieber. Ist der Belag schneeweiß glänzend und erstreckt er sich auf den weichen Gaumen, so kann man mit fast absoluter Sicherheit eine Diphtherie diagnostizieren, wobei selbst ein zunächst negativer bakteriologischer Befund an der Diagnose nichts ändern kann.

Eine Verwechslung der Angina lacunaris mit der harmlosen *Keratose*, bei der weiße Herdchen durch oberflächliche Verhornung bei chronischer Mandelentzündung entstanden sind, kommt kaum in Frage, da hier das Bild sich unverändert gleich bleibt und Fieber vollkommen fehlt.

Die regionalen Lymphdrüsen an den Unterkieferwinkeln sind meist geschwollen und stark empfindlich.

Angina phlegmonosa *(Tonsillarabsceß)*. Aus jeder lacunären Angina kann durch Übergreifen der Entzündung auf das umgebende Gewebe ein Tonsillarabsceß entstehen, und zwar meist durch Retention von Eiter in der Tiefe eines lacunären Herdes. Am häufigsten ist nur eine Seite betroffen und der Absceß bildet sich am oberen Pol der Tonsille.

Die Schluckbeschwerden sind in solchen Fällen besonders stark, die Sprache hat „klosigen" Charakter. Der Patient vermag infolge der bestehenden Kieferklemme den Mund nur schlecht zu öffnen, wodurch die Inspektion sehr erschwert ist. Häufig besteht Speichelfluß. Das flache stark ödematöse Zäpfchen ist nach der Seite gedrängt, und der geschwollene weiche Gaumen der kranken Seite verändert das normale Rachenbild von Grund auf.

Nicht nur die erheblichen, mit Angstgefühl verbundenen Beschwerden, sondern auch die Gefahr eines Glottisödems lassen ein aktives Vorgehen oft erwünscht erscheinen. Die Neigung zum spontanen Durchbruch ist im allgemeinen groß, doch zieht sich der Zustand bei konservativer Behandlung oft über viele Tage hin. Nicht selten habe ich, nachdem ein Absceß an der einen Seite sich entwickelt hatte, auch auf der anderen Seite den gleichen Vorgang sich wiederholen sehen, wie überhaupt Neigung zu Rezidiven vorhanden ist. Neben der bereits erwähnten erheblichen Störung des Allgemeinbefindens besteht beim Tonsillarabsceß mäßiges, bei Kindern auch hohes Fieber, das in dem Augenblick abzusinken beginnt, wo der Absceß sich entleert. In selteneren Fällen kann der Eiter sich einen Weg nach anderen Stellen suchen, z. B. in die Umgebung des Kehlkopfes (in einem von mir beobachteten Falle), und von hier aus ein retropharyngealer Absceß zustande kommen, was beim Erwachsenen gewiß eine große Seltenheit darstellt. Zuweilen kann der Eiter sich auch gegen das Zungenbein zu senken und dort ein umschriebener Absceß sich entwickeln, der dann von außen eröffnet werden muß.

Monocytenangina. Von W. SCHULTZ wurde vor kurzem eine Form der Angina beschrieben, die wegen ihrer Neigung zu oberflächlicher Nekrose mit Membran- bzw. Pseudomembranbildung an Diphtherie erinnert, in der Regel das jugendliche Alter zwischen 10 und 30 Jahren bevorzugt, zu Anschwellungen auch entfernter Lymphdrüsen führt und mit Milzvergrößerung und hohem Fieber von $1^{1}/_{2}$—2 Wochen Dauer verläuft. Gemeinsam ist allen diesen Fällen ein langes Bestehen des Milztumors und im Blutbild eine Vermehrung der Monocyten.

Nach den zur Zeit vorliegenden Veröffentlichungen muß mit der Möglichkeit gerechnet werden, daß ein Teil der sog. Monocytenanginen in das Gebiet der *lymphatischen Reaktionen* bzw. des *Drüsenfiebers* gehört, was besagen würde, daß die als Monocyten angesprochenen Zellen möglicherweise Lymphocyten waren.

Nach allem, was auch die Erfahrungen anderer Autoren berichten, darf man annehmen, daß die Monocytenangina eine gutartige Erkrankung ist, die in der Regel in Heilung ausgeht. Ob es sich bei dieser selteneren Anginaform um eine abnorme Reaktionsbereitschaft des reticulo-endothelialen Apparates handelt, was manche Autoren annehmen, ist noch nicht sicher.

Angina agranulocytica *(Agranulocytose).* Das unter dem Bilde einer nekrotisierenden Angina mit schwersten septischen Allgemeinerscheinungen mit Ikterus, Leber- und Milzschwellung und mit stärkster Verminderung der Granulocyten bis zu völligem Verschwinden einhergehende Krankheitsbild ist erst seit dem Jahre 1922 bekannt (W. SCHULTZ).

Man hat zuerst geglaubt, daß es sich hier um eine besonders schwere Form der Sepsis handle, der gegenüber die Abwehrvorrichtungen des Körpers sofort zum Erliegen kämen. Nach den inzwischen gesammelten Erfahrungen scheint es sich indes um eine primäre schwere Schädigung des Knochenmarkes zu handeln — Aplasie des Knochenmarkes, die besonders die Granulocytenreihe betrifft; Erythrocyten und Thrombocyten sind zunächst jedenfalls nicht verändert, auch besteht kein Milztumor; größerer Milztumor und Thrombopenie würden auf eine *Hypoleukie* hinweisen. Unter diesen Verhältnissen kann eine banale Infektion ihren unheilvollen Verlauf nehmen. Nach dieser Auffassung würde die Agranulocytose gewissermaßen als eine sich zunächst an dem leukopoetischen Apparat geltend machende Form der Panmyelophthise aufzufassen sein. Nach den Forschungen der letzten Jahre über die Bedeutung der Faktoren der B_2-Vitamingruppe für die Blutbildung muß an einen Zusammenhang mit der Ernährung (evtl. auch an eine Resorptionsstörung) gedacht werden; dies ist von großer Wichtigkeit im Hinblick auf die Therapie. Übrigens kommt es bei Granulocytenschwund zuweilen statt zu einer Nekrose im Bereich des Rachens zu einer Nekrose der Haut um den After oder bei Frauen der Vulva, manchmal auch der

Finger. Für die besondere Lokalisation an den genannten Gegenden hat man eine Erklärung nicht gefunden.

Die *Prognose* der Erkrankung ist meist infaust. Die *Therapie* wird weiter unten besprochen.

Septische Angina. Wohl von allen Klinikern wird zugegeben, daß die bösartigen Anginaformen in den letzten Jahrzehnten häufiger geworden sind. Vor allem scheint das Bild der septischen Angina (wobei als Infektionserreger Streptokokken, aber auch Pneumokokken und Anaerobier gefunden worden sind) in den letzten Jahren viel öfter beobachtet worden zu sein als früher, und zwar sind es besonders diejenigen Formen, bei denen sich eine schwere *Thrombophlebitis der tief gelegenen Halsvenen,* unter Umständen auch *der Jugularis,* zeigt. Diese letzteren Formen sind charakterisiert durch Druckschmerzhaftigkeit im Verlauf der Venen (evtl. bimanuelle Palpation!) und durch das Auftreten schwerer Schüttelfröste mit Lungenembolien. Jeder neue Schüttelfrost kündet einen neuen Einbruch in die Blutbahn an. Neben diesen Formen, den mehr pyämischen, gibt es auch septicämische Verlaufsarten, bei denen die Erreger die Lymphsperre überschreiten und in die Blutbahn einbrechen. In manchen derartigen Fällen findet man das ganze lymphatische Gewebe des Rachens bis tief hinunter mit eitriggelben membranösen Massen bedeckt.

Angina Plaut-Vincenti (Angina ulcerosa-membranacea). Die im Jahre 1898 von PLAUT und VINCENT beschriebene Erkrankung kann leicht mit Diphtherie oder Lues verwechselt werden. Meist ist die Veränderung in Form grauweißer oder eitrig-schleimiger Beläge, nach deren Abstoßung ein tiefes Ulcus sichtbar wird, auf die Tonsille beschränkt, sie kann aber auch auf den weichen Gaumen und das Zahnfleisch übergreifen. In dem Kapitel „Mundhöhlenerkrankungen" wurde darauf hingewiesen, daß es auch eine Stomatitis Plaut-Vincenti ohne Angina gibt; so sind alle Übergänge möglich.

Im allgemeinen ist das Krankheitsbild kein sehr schweres und der Rachenbefund steht in einem gewissen Gegensatz zu dem guten Allgemeinbefinden. Es gibt aber auch Fälle mit wochenlangem hohem Fieber, dann kann das Krankheitsbild ein sehr viel ernsteres sein. Bakteriologisch findet sich das bekannte Bild des Bacillus fusiformis zusammen mit Spirillen.

Chronische Tonsillitis. Jede akute, insbesondere die lacunäre Angina kann kleine, umschriebene Eiterungen auf dem Boden der Krypten zurücklassen und dadurch einen dauernden oder intermittierenden Reizzustand der ganzen Tonsille hervorrufen. Wenn der Eiter sich völlig zersetzt, so entsteht ein höchst lästiger Foetor ex ore, als dessen Ursache man bei sorgfältiger Betrachtung der Mandeln nach Zurückziehung des vorderen Gaumenbogens mittels eines sog. PÄSSLERschen Häkchens Mandelpfröpfe finden kann. Beim Niesen, zuweilen aber auch beim Schneuzen können sich solche kleinen Pfröpfe, die einen widerlichen Geruch verbreiten, entleeren. Man wird Fälle, wo nur *Mandelpfröpfe* (die wohl keine größere Bedeutung haben) vorhanden sind, anders beurteilen müssen als solche, bei denen die Mandeln flüssigen Eiter (evtl. mit hämolytischen Streptokokken in Reinkultur) enthalten. Die einfachste Methode, die hier Klarheit liefert, ist das Absaugen der Mandeln. Zu achten ist ferner auf die Anwesenheit empfindlicher regionärer Lymphdrüsen am Hals.

Es ist heute mit aller Sicherheit festgestellt, daß alle möglichen chronischinfektiösen Zustände, leichte vorübergehende Fiebererscheinungen mit mancherlei Allgemeinstörungen, aber auch rheumatische Affektionen aller Art, endokarditische und myokarditische Prozesse, Nephritiden usw. durch solche chronische Tonsilleninfektionen verursacht werden — *fokale Infektion.* Es empfiehlt sich daher, bei allen unklaren Erkrankungen der genannten Art, ebenso wie die Zähne und die Nebenhöhlen der Nase, auch die Tonsillen von fachärztlicher Seite nachsehen zu lassen. In Amerika hat man diesen Fragen in viel höherem Maße Beachtung geschenkt als in Europa, und der Begriff der „oral infection" ist dort seit Jahren allen Ärzten geläufig.

Seitenstrangangina. Von PÄSSLER wurde eine Entzündung des an den Seiten des Pharynx besonders stark angehäuften lymphatischen Gewebes beschrieben; zuweilen finden sich hier, ähnlich wie bei den Anginen, richtige Stippchen. Diese Veränderungen beobachtet man nicht selten quasi als „Äquivalente" bei Tonsillektomierten.

b) Zur Diagnose der verschiedenen Anginaformen.

Zu den bei den einzelnen Formen der Anginen gemachten diagnostischen Bemerkungen muß ergänzend noch einiges hervorgehoben werden. Bei keiner Erkrankung, insbesondere bei keiner mit Fieber einhergehenden, versäume es der Arzt, sich von dem Zustande der Mund- und Rachenhöhle zu überzeugen. So regelmäßig die anginösen Beschwerden auf die Inspektion des Rachens hinweisen, so gibt es doch Anginen fast ohne Schmerz (Tonsillitis), und diese werden nur erkannt, wenn man es sich zur Gewohnheit macht, bei jedem Kranken die Mund- und Rachenhöhle zu besichtigen.

Im allgemeinen macht die Differentialdiagnose der einzelnen Anginen keine besonderen Schwierigkeiten. Bei der *lacunären Angina* vergesse man nie, an Diphtherie zu denken und eine Kultur anzulegen. Sind ausgedehnte konfluierende Beläge mit richtiger Membran- oder Pseudomembranbildung auf den Tonsillen vorhanden und gleichzeitig mehr oder minder tiefgreifende Ulcera zwischen den Belägen sichtbar, so denke man vor allem an PLAUT-VINCENTsche Angina, deren Diagnose durch einen einfachen Abstrich und Färbung in der üblichen Weise (am besten mit einer ganz dünnen Carbolfuchsinlösung 10 Minuten lang nach vorheriger Fixation) gestellt werden kann, aber auch an *Diphtherie* und an *Lues*. Die Wa.R. ist auch hier ein wichtiger Wegweiser. Tragen die Uvula und der weiche Gaumen ausgedehnte weiße Beläge, so ist man verpflichtet, eine *Diphtherie* anzunehmen und sofort mit der Serumbehandlung zu beginnen, auch wenn der bakteriologische Befund nicht geklärt ist. Die Diagnose der *Scharlachangina* macht in typischen Fällen mit ausgebildetem Exanthem selbstverständlich keine Schwierigkeiten, wohl aber wird sie zu erwägen sein, wenn bei einer Scharlachepidemie eine Angina ohne Exanthem auftritt, bei der die beiderseitige starke Rotfärbung der Gaumenbögen in die Augen fällt.

Man darf jedoch nicht vergessen, daß die Diphtherie unter dem Bilde jeder Angina auftreten kann. Freilich muß man zugeben, daß da, wo der klinische Befund der Diphtherie nicht vorliegt, die Diphtheriebacillen vielleicht nur als harmlose Schmarotzer anwesend sind, wie z. B. bei manchen Nebenhöhlenerkrankungen usw. Vorsicht ist jedoch in allen Fällen und besonders bei Kindern geboten.

c) Verlauf und Komplikationen der Anginen.

Der Verlauf der Anginen ist ungeheuer vielgestaltig. Von den leichtesten Formen, bei denen sich die Patienten kaum krank fühlen, gibt es alle Übergänge bis zu den schwersten zum Tode führenden. Da man im Beginn einer Angina niemals weiß, wie ihr Verlauf sein wird, und da jederzeit Komplikationen und ernstere Nachkrankheiten auftreten können, so empfiehlt sich große Vorsicht. Die Schwellung der regionären Drüsen am Halse, besonders am Unterkieferwinkel, kann außerordentlich lästig sein. Je schwerer die lokalen Prozesse sind, um so stärker machen sie sich geltend. Zu einer Vereiterung der regionären Lymphdrüsen kommt es aber häufiger nur bei den *Scharlachanginen*. Bei jeder Form der Angina können die entzündlichen Prozesse auf den

Nasenrachenraum und die Tube übergreifen und so eine Otitis media herbeiführen. Bei manchen Menschen ist die Mitbeteiligung des Mittelohres so groß, daß jede leichteste Angina die Otitis media wieder aufflackern läßt, die dann ganz im Vordergrunde des Krankheitsbildes steht. Nicht vergessen werden darf, daß selbst eine zunächst harmlos erscheinende Angina eine *Jugularvenenthrombose* im Gefolge haben kann (vgl. den Abschnitt über septische Angina).

Besonders durchsichtig sind die Beziehungen zum akuten *Gelenkrheumatismus*. In der Anamnese dieser Erkrankung ist die Halsentzündung eine recht häufige Angabe. Weiter wissen wir, daß im Anschluß an Anginen *Herzerkrankungen* sich einstellen können, und zwar meist *Endokarditiden* und *Myokarditiden*. Nicht zuletzt muß der *Nierenentzündung* gedacht werden, die — in leichter Form — ein häufiges Vorkommnis bildet. Die Untersuchung auf Eiweiß während einer Angina oder nach ihrem Ablauf, ja auch noch in der Rekonvaleszenz, ist eine Forderung, die gar nicht oft genug wiederholt werden kann. Ein leichter Eiweißbefund im Harn mit Zylindern ist auf der Höhe der fieberhaften Erkrankung etwas recht Häufiges und kann sich einige Wochen in die Rekonvaleszenz hin erstrecken. Aber auch eine richtige diffuse Glomerulonephritis mit Hämaturie, Ödemen und Blutdrucksteigerung kommt vor, und zwar nicht ganz selten, ähnlich wie beim Scharlach, erst in der zweiten oder dritten Woche. Wenn gut aufgepaßt wird, ist die Prognose dieser Nierenerkrankungen meist günstig. Die Entstehung eines Tonsillarabscesses aus einer lacunären Angina und seine selteneren Verlaufsformen wurden bereits erwähnt. Auch ein *Erythma nodosum* im Anschluß an eine Angina habe ich einmal beobachtet.

Bei den septisch verlaufenden Formen, bei denen der lokale Befund an den Tonsillen gering sein kann, begegnet man allen Erscheinungen der gewöhnlichen Streptokokkensepsis, und das Bild der Angina tritt ganz in den Hintergrund. Die Veränderungen, die während einer Angina sich in den Tonsillen ausbilden, können die Veranlassung zu häufigen Rezidiven werden und so alle die Erscheinungen, die als Komplikationen an den verschiedensten Organen sich einstellen, verursachen. Auf diese Weise erhalten die *rezidivierenden Anginen eine sehr ernste Bedeutung*.

Nicht selten geht eine akute Tonsillitis (und zwar besonders die schwere Form der lacunären Angina) in einen *chronischen Zustand* über, d. h. es können die subjektiven Beschwerden fast ganz verschwinden, es bleibt aber eine Neigung zu Temperatursteigerungen bestehen, die bei nicht sorgfältiger Untersuchung der Mandeln eine falsche Deutung erfahren können.

d) Therapie.

Die Behandlung der frischen Angina wird am besten begonnen mit einer energischen Schwitzprozedur: Verteilung von Wärmflaschen im Bett, Zudecken mit wollenen Decken, reichliches Trinken von Kamillen- oder Lindenblütentee mit Salicylsäurepräparaten (Aspirin u. ä.). Der Kranke bleibt so lange eingepackt liegen, bis das Gesicht intensiv gerötet ist und sich Schweißperlen zeigen, dann erfolgt Abreiben mit warmen Tüchern unter Lockerung der festen Einpackung. In dieser Lage soll der Kranke noch etwas nachschwitzen, dann kann frische, vorgewärmte Wäsche angezogen werden.

Von jeher verwendet man bei Anginen feuchte Halswickel mit essigsaurer Tonerde (ohne wasserdichten Stoff). Noch zweckmäßiger ist es vielleicht, einen möglichst heißen Umschlag mit Leinsamen machen zu lassen, der oft erneuert werden soll. Ähnlich, d. h. durch die Wärme, wirkt eine Einpackung des Halses mit *Antiphlogistine*, bzw. dem deutschen Präparat: *Enelbin*, wobei das lange Warmbleiben des Umschlages sicherlich von besonderer Bedeutung ist. Als

Gurgelwasser verwende man am besten Wasserstoffsuperoxyd in der im Abschnitt Stomatitis beschriebenen Form.

Beim Tonsillarabsceß erzielt man eine frühzeitige Reifung des Abscesses durch Gurgeln mit warmem Kamillentee in der Form eines Mundbades (vgl. das bei der Stomatitis Gesagte), zwischendurch empfiehlt es sich, immer wieder mit Wasserstoffsuperoxyd gurgeln zu lassen. In den Fällen, wo der Absceß sich nicht bald spontan entleert, muß man aktiv vorgehen. Der beste Weg ist der, mit einer Kornzange in die obere Ecke zwischen hinterem und oberem Gaumenbogen stumpf einzugehen, was bei der Morschheit des Gewebes keine Schwierigkeiten macht, und die Branchen zu spreizen. Wenn, wie schon erwähnt, der Absceß am oberen Pol der Tonsille sich findet, so kommt ein Strom von Eiter zum Vorschein und die Erkrankung ist in wenigen Tagen beseitigt. Es kann möglich sein, daß man bei erneuter Eiterretention den Eingriff nochmals wiederholen muß. Bei *chronischen Tonsillitiden*, die eine Quelle immer wieder neu auftretender Infektionen bedeuten mit allen ihren Gefahren, ist die Ausschälung der Tonsillen das Gegebene, doch sei man in der Indikationsstellung vorsichtig und empfehle eine Mandelausschälung nicht, ohne vorher die Tonsillen von einem erfahrenen Fachvertreter besichtigen zu lassen. Es ist nicht gesagt, daß chronisch entzündlich veränderte Tonsillen mit Eiterherden ohne weiteres als solche zu erkennen sind. Sie können bei der Betrachtung oft ganz klein erscheinen, erstrecken sich jedoch weit in die Tiefe. Zur Sichtbarmachung der Tonsillen empfiehlt es sich, sich eines PÄSSLERschen Hakens zu bedienen. Bei den mit Thrombophlebitis einhergehenden schweren septischen Anginaformen ist es — da bei konservativer Therapie die Kranken schließlich meist elend zugrunde gehen — angezeigt, frühzeitig die Jugularisunterbindung machen zu lassen, ähnlich wie bei den schweren Eiterungen des Ohres. Sobald typische Schüttelfröste sich einstellen, zögere man nicht länger und entschließe sich zu radikalem Vorgehen. Auf diese Weise können manche Kranke gerettet werden, die sonst dem sicheren Tode verfallen sind. Die PLAUT-VINCENTsche *Angina* ist ein besonders dankbares Objekt der Behandlung. Die wirksamste Therapie besteht in der Anwendung des *Neosalvarsans*, das man zunächst in konzentrierter Lösung auf die erkrankten Partien aufbringt (vgl. das bei Stomatitis ulcerosa Gesagte); wenn hierauf die Erscheinungen nicht sofort verschwinden, gebe man das Neosalvarsan intravenös (0,3 in Abständen von wenigen Tagen). Meiner Erfahrung nach kommt man damit in allen Fällen zum Ziel. Bei der *agranulocytären Angina*, deren Prognose nach den bisherigen Erfahrungen als infaust gelten muß, hat FRIEDMANN in einigen Fällen durch Röntgenbestrahlung der Knochen mit kleinen Reizdosen einen günstigen Ausgang der Erkrankung zu erzielen vermocht. Weitere Erfahrungen werden zeigen müssen, ob es sich hierbei nicht nur um besondere Glücksfälle gehandelt hat. In den von mir beobachteten Fällen war die Röntgenbestrahlung ohne Erfolg. Auch Bluttransfusionen haben bisher keinen sicheren Nutzen erkennen lassen. Die Erkenntnis, daß bei der Entstehung der Agranulocytose, bzw. der Panmyelophthise ein Mangel an den Faktoren des Vitamin B_2-Komplexes in Betracht kommen kann, hat dazu geführt, Leberextrakte in großen Dosen zu versuchen. Ich empfehle, nebenher Hefepräparate, die alle B_2-Stoffe enthalten, wie das *Philocytin* (der Cenovis-Werke) in Kombination mit Vitamin C zu versuchen und gleichzeitig Bluttransfusionen zu machen.

e) Hyperplasie der Tonsillen.

Die chronische *Hyperplasie des lymphatischen Rachenringes* ist von besonderem Interesse im Kindesalter, in welchem sie sich auf der Basis der sog. lymphatischen oder exsudativen Diathese entwickelt. Bei Erwachsenen begegnet man ihr besonders da, wo häufig rezidivierende Anginen vorausgegangen sind. Durch CZERNY wissen wir, daß bei Neigung zu exsudativer Diathese eine überreichliche Milchnahrung die *Hyperplasie der Rachen- und der Gaumenmandeln* begünstigt.

In ausgeprägten Fällen können die *beiden Tonsillen* so groß sein, daß die Uvula zwischen ihnen förmlich eingeklemmt ist und die beiden sich berührenden Mandeln den Ausblick auf die hintere Rachenwand fast vollkommen verwehren. Stets hat man durch eine Blutuntersuchung festzustellen, ob nicht eine lymphatische Leukämie besteht. Es liegen genügend Beobachtungen vor, die zeigen, daß eine Fehldiagnose durch Unterlassen der Blutuntersuchung zu Tonsillektomie mit schwerster Blutung führte.

Die *Hyperplasie der Rachentonsille,* die man auch als adenoide Vegetation bezeichnet, kann auf rhinoskopischem Wege (Rhinoscopia anterior und posterior) festgestellt werden, überdies kann man die Rachenmandel vom Mund aus ohne weiteres palpieren. Während mäßige Grade der Erkrankung keine Symptome zu machen brauchen, bedingt eine starke Hyperplasie des lymphatischen Rachenringes, abgesehen von der Neigung zu ständig neuen Infektionen, ein in gewissem Sinne typisches Krankheitsbild. Ganz besonders gilt das für die adenoiden Vegetationen im Nasenrachenraum bei Kindern. Der infolge der verlegten Nasenatmung meist offen stehende Mund gibt den Kindern ein charakteristisches Aussehen. Die Sprache hat einen näselnden Ton, der Schlaf ist unruhig und mit starkem Schnarchen verbunden. Häufig hat man auch den Eindruck, daß die geistige Entwicklung der Kinder zurückbleibt.

Die *lokale Behandlung* der chronischen Hyperplasie mit adstringierenden und ätzenden Mitteln ist meist ohne Erfolg. Sind die Mandeln schwer verändert (mit Eiterpfröpfchen durchsetzt usw.), so bleibt nichts anderes übrig, als auch beim Kinde ihre Entfernung vorzuschlagen, obwohl man das nicht ganz leichten Herzens tut, da im Kindesalter das lymphatische Gewebe sich in der Regel rasch wieder ersetzt. In den weniger dringlichen Fällen erzielt man häufig einen überraschenden Erfolg durch einen mehrwöchigen Aufenthalt an der See (am besten Nordsee), aber auch eine Kur in einem Soolbad oder Soolbäder im Hause können von Nutzen sein. Beeinträchtigt die Hyperplasie der Rachenmandel die Nasenatmung in erheblichem Maße, so ist operatives Vorgehen angezigt.

f) Erkrankungen und Hyperplasie der Zungenmandel.

Zu einer isolierten Erkrankung der Zungenmandel kommt es unter gewöhnlichen Verhältnissen nicht allzu häufig, sie tritt vielmehr an Bedeutung gegenüber den Erkrankungen der Gaumenmandeln ganz zurück. Dagegen ist die Zungenmandel meiner Erfahrung nach gar nicht selten vergrößert bei Individuen, bei denen die Gaumentonsillen entfernt wurden. Die Zungentonsille erkrankt dann gewissermaßen vikariierend für ihre operativ ausgeschalteten Nachbarn. Am häufigsten treten die Veränderungen in mehr chronischer Weise auf, bleiben oft viele Wochen lang bestehen und sind einer Therapie nur schwer zugänglich. Am wirksamsten ist energische Pinselung mit 5%iger Höllensteinlösung.

g) Akuter und chronischer Rachenkatarrh.
(Pharyngitis.)

Während bei den eigentlichen Anginen die Grenze zwischen Mund- und Rachenhöhle besonders befallen ist und starke Schluckbeschwerden im Vordergrunde des Krankheitsbildes stehen, handelt es sich bei der Pharyngitis um eine Erkrankung der eigentlichen Rachenhöhle, und zwar kann vorwiegend der Nasenrachenraum und die Rachentonsille betroffen sein — man spricht dann von einer *Rhinopharyngitis* — oder der orale Teil der hinteren Rachenwand unter Einbeziehung des Gaumensegels — *Mesopharyngitis*. Wenn bei diesen Veränderungen die Gaumentonsillen mitgriffen sind, so sprechen wir von Angina catarrhalis (vgl. diesen Abschnitt).

Die *Ätiologie* der sehr häufigen Pharyngitis ist außerordentlich mannigfaltig. Nicht nur die Mehrzahl der gewöhnlichen Schnupfen, sondern auch die Mehrzahl der „Erkältungskrankheiten" gehen mit einer entzündlichen Veränderung des Rachens einher, die Pharyngitis bildet des weiteren eine regelmäßige Teilerscheinung der verschiedensten akuten und chronischen Infektionskrankheiten (wie Scharlach, Masern, Röteln, Typhus, Influenza, Pocken, Erysipel, Syphilis usw.). Aber auch bei allen möglichen anderen schweren Erkrankungen, wie z. B. bei septischen Prozessen aller Art, bei schweren Magendarmstörungen, beim Ileus, bei Carcinomen der verschiedensten Organe, bei schweren Stoffwechselstörungen, bei der chronischen Nephritis ist in der Regel eine Pharyngitis vorhanden, dann bei Erkrankungen der Luftwege überhaupt, bei Veränderungen der Nase und der Nebenhöhlen, bei allen möglichen Erkrankungen der Lunge und des Bronchialbaums. Tritt zu einer Pharyngitis eine stärkere Tonsillitis, dann steht die letztere ganz im Vordergrunde des Krankheitsbildes. Zu erwähnen wäre noch, daß bei behinderter Nasenatmung, bei Einwirkung reizender Gase, bei Aufenthalt in rauchigen, ungenügend ventilierten Räumen, bei Vergiftung mit Quecksilber, Jod und anderen Medikamenten eine Pharyngitis besonders leicht entsteht.

Klinische Erscheinungen. Der *akute* Rachenkatarrh macht meist recht deutliche Erscheinungen, wie Fremdkörpergefühl, Gefühl von Trockenheit, was den Kranken veranlaßt, sich durch Räuspern von dem auf der geröteten und geschwollenen Schleimhaut liegenden Schleim zu befreien. Nicht selten entsteht ein richtiger trockener, quälender Husten. Besonders während der Nacht, wenn das Sekret sich in größerer Menge anhäuft, kommt es zu Zunahme der Beschwerden, und morgens nach dem Erwachen bedarf es oft langen Räusperns und Hustens, bis das quälende Fremdkörpergefühl und der Kitzel verschwunden sind. Ist die Schwellung im Nasenrachenraum sehr stark, so kann die Nasenatmung behindert sein. Bei Verschwellung der Tuba Eustachii kommt es zu Schwerhörigkeit und zu stechenden, nach dem Ohr ausstrahlenden Schmerzen beim Schlucken. Das Allgemeinbefinden ist in der Regel nicht erheblich gestört und meist wird die Krankheit im Umhergehen überstanden.

Die Untersuchung ergibt starke Rötung und Schwellung der hinteren Rachenwand mit Auflagerung von Schleim. Die Gaumenbögen sind in der Regel nur wenig betroffen, die Tonsillen können vollkommen frei sein. Die regionären Drüsen an den Unterkieferwinkeln sind manchmal leicht geschwollen, jedoch niemals so stark, wie bei Mitbeteiligung der Gaumenmandeln. Bei unkomplizierter Pharyngitis fehlt in der Regel höheres Fieber, und leichte Temperatursteigerungen werden häufig übersehen.

Der *chronische* Rachenkatarrh entsteht selten aus einem akuten, vielmehr entwickelt er sich meist allmählich, wenn lange Zeit hindurch Schädlichkeiten auf den Rachen eingewirkt haben. Der chronische Rachenkatarrh ist deshalb eine Berufskrankheit bei Menschen, die viel zu sprechen haben (Lehrer, Schauspieler, Sänger, Pfarrer, Ausrufer usw.), bei Arbeitern in bestimmten Industrien (Stein, Tabak, Mehl, Kohlen), ferner bei Menschen, die viel den Unbilden der Witterung ausgesetzt sind, er findet sich weiter bei chronischen Rauchern und Trinkern und bei Menschen mit Erkrankungen der Nebenhöhlen der Nase, sowie der tieferen Luftwege.

Der objektive Befund weicht insofern von dem bei der akuten Pharyngitis ab, als bei der chronischen Form sekundäre Veränderungen mehr im Vordergrunde stehen; es kann zum Bilde der *Pharyngitis granulosa* kommen, die durch kleine, wärzchenartige Erhöhungen der Schleimhaut charakterisiert ist, dann zu *Pharyngitis hypertrophicans* mit Wucherungen der Mucosa und Submucosa, zu *Pharyngitis sicca,* wobei atrophische Veränderungen im Vordergrunde stehen und die Schleimhaut ein eigentümlich glänzendes, trockenes Aussehen gewinnt. Nicht selten ist bei der letzteren gleichzeitig eine Ozaena mit vorhanden. Der subjektive Befund ist häufig so geringfügig, daß die Kranken sich an ihn gewöhnen und kaum unter Beschwerden zu leiden haben. In anderen Fällen wiederum entwickelt sich mit der Zeit ein heftiger trockener Reizhusten — „Rachenhusten" —, der zuweilen keuchhustenartige Anfälle hervorruft. Besonders bei Rauchern und Trinkern sind die Beschwerden morgens sehr unangenehm; unter heftigem Husten und Würgen wird schließlich Schleim hochgewürgt, wobei es auch zu Erbrechen kommen kann (Vomitus matutinus).

Prognose und Therapie. Der akute Rachenkatarrh kommt meist zu rascher Heilung bei entsprechender Schonung, in anderen selteneren Fällen kann die Erkrankung sich mehrere Wochen hinziehen und den Kranken außerordentlich stark belästigen. Tritt die Erkrankung heftig auf, so empfiehlt es sich, den Kranken ins Bett zu stecken, ihm das Rauchen und Sprechen zu verbieten und Verordnungen, wie sie bei der Angina empfohlen worden sind, zu geben (Gurgelwässer, vgl. den Abschnitt *Angina!*). Sind die ersten stürmischeren Erscheinungen abgeklungen, so ist das empfehlenswerteste meiner Meinung nach eine Pinselung der hinteren Rachenwand mit Menthol-Turiopin. Geht daraufhin der Katarrh nicht rasch zurück, so empfehle ich Pinselung mit 3—5%iger Argentum nitricum-Lösung. Beliebt ist auch Pinselung mit Jod-Jodkali-Glycerin (Jodi puri 0,5 Kal. jodat. 2,0 Glycerin. 20,0 Ol. Menth. piper. gutt. II). Auch Inhalieren mit Glycirenan wirkt ausgezeichnet. Bei stärkerem Reizhusten verordne man die bekannte Mixtura solvens mit Zusatz von etwas Codein, das Trinken von Emser Kränchen mit Milch u. ä.

Bei der chronischen Form ist das wirksamste Pinselung mit Argentum nitricum (3—5%), und zwar besonders bei der hyperplastischen Form; bei der trockenen Form empfahl KILLIAN Jodsalze in folgender Verordnung: Rp. Kal. jodat. Natr. jodat. āā 6,0, Natr. bicarb. 2,0 Aq. dest. 20,0 M. D. dreimal täglich 10—15 Tropfen in Milch. Im übrigen verfahre man so wie bei der akuten Pharyngitis. Der Erfolg wird freilich immer problematisch bleiben, solange es nicht möglich ist, die Einwirkung der Schädlichkeiten, die zu der Erkrankung geführt haben, abzustellen. Daß Klimawechsel und Badekuren in bestimmten Fällen ausgezeichnete Dienste tun, ist eine alte Erfahrung; besonders wirksam sind die Wässer von *Ems, Wiesbaden, Soden, Homburg, Kissingen, Salzbrunn,* empfehlenswert weiter *Reichenhall* u. a. Da wo eine besondere Neigung zu Erkältungen besteht, versuche man während der warmen Jahreszeit eine Abhärtung des Körpers zu erreichen, z. B. während eines Aufenthaltes an der See, im Gebirge u. dgl.

h) Retropharyngealabsceß.

Die Tatsache, daß der Retropharyngealabsceß eine vorzugsweise beim Kinde vorkommende Erkrankung ist, erklärt sich daraus, daß die im retropharyngealen Raum liegenden Drüsen etwa um die Zeit des 5. Lebensjahres der Atrophie verfallen. Die Erkrankung ist trotz ihrer Seltenheit von großer Bedeutung, weil sie unerkannt in der Regel zum Tode führt, während eine rechtzeitig gestellte Diagnose meist zum Ziel führende Heilmaßnahmen ermöglicht. Am häufigsten geht die Erkrankung von Drüsen aus, die vor dem 2. bis 3. Halswirbel liegen. Die Infektion entsteht gewöhnlich im Nasenrachenraum; manchmal ist der Ausgangspunkt auch das Gesicht, die Orbita, die Zunge (im Verlaufe eines Erysipels, eines Scharlachs, einer Masern- oder einer zur Influenzagruppe gehörigen Erkrankung). Bei Erwachsenen ist die Ursache des retropharyngealen Abscesses fast stets eine Erkrankung eines oder mehrerer Halswirbel, wie Ostitis, Periostitis, Caries (durch Tuberkulose, Typhus, Eiterkokken usw.). Sehr selten — von mir einmal beobachtet — ist ein abnorm verlaufender, in den Kehlkopf von außen umgreifender und schließlich bis in den Retropharyngealraum vordringender Tonsillarabsceß.

Klinisches Bild. Das klinische Bild kann wechseln; je nachdem der Retropharyngealabsceß in der Pars nasalis, Pars oralis oder Pars laryngea sitzt, wird eine Behinderung der Nasenatmung, des Schluckens oder der Atmung durch Kompression des Kehlkopfes und der Trachea im Vordergrunde stehen. Bei kleineren Kindern, die sich nicht zu äußern vermögen, sind die Erscheinungen recht unbestimmt und zunächst mehr allgemeiner Natur. In gewissem Sinne charakteristisch ist das Auftreten von Schnarchen, das sonst beim Kinde nicht beobachtet wurde, dann Schwierigkeiten beim Schlucken, das offenbar Schmerzen macht und häufig zu Erbrechen führt. Regelmäßig besteht dabei septisches remittierendes Fieber. Die Drüsen am Unterkiefer können anschwellen, und es entwickelt sich allmählich das Bild einer Stenosenatmung mit Cyanose, Anschwellung der Venen am Halse und inspiratorischer Einziehung. Auch eine gewisse Steifigkeit des Halses beim Drehen des Kopfes fällt auf.

Wird die Diagnose nicht gestellt, so kann durch Aufbrechen des Abscesses und Aspiration des Eiters in den Kehlkopf der Tod eintreten. Der Absceß kann sich aber auch nach abwärts ausbreiten und zu tödlicher Mediastinitis führen. Der glücklichste Ausgang ist Aufgehen des Abscesses mit Aushusten und Auswürgen des Eiters.

Die Diagnose ist nicht schwer, wenn der Absceß am oralen Teil der hinteren Rachenwand sitzt. Man kann ihn durch Inspektion wahrnehmen oder die fluktuierende Vorwölbung mit Hilfe des Fingers fühlen (wobei man sich durch einen zwischen die Zähne geschobenen Gummistopfen oder einen Metallfingerling vor dem Gebissenwerden schützen muß). Sitzt der Absceß höher oder tiefer, so kann er nur mit Hilfe des Kehlkopfspiegels sicher erkannt werden. In allen zweifelhaften Fällen nehme man die Hilfe des Laryngologen in Anspruch.

Therapie. Bei den akuten Retropharyngealabscessen, die im oralen Teil des Rachens gelegen sind, incidiere man möglichst frühzeitig mit (mittels Heftpflaster) geschütztem Skalpell, wobei, um eine Aspiration des Eiters zu vermeiden, der Kopf vornübergebeugt gehalten werden muß. Unter Umständen muß die Incisionsöffnung, falls sie nach kurzer Zeit verklebt, nochmals erweitert werden. In allen kompliziert gelagerten Fällen sollte der Laryngologe bzw. der Chirurg zugezogen werden.

Bei den Retropharyngealabscessen, die sich im Anschluß an Wirbelcaries entwickeln, ist chirurgisches Vorgehen nur in ganz dringenden Fällen, bei schweren Kompressionserscheinungen angezeigt, und zwar ist der Absceß von außen, keinesfalls von der Mundhöhle her zu eröffnen. In beginnenden Fällen hat sich mir die Röntgenbestrahlung sehr gut bewährt, es kann dabei zu völliger Ausheilung kommen.

i) Tumoren des Rachens und andere seltenere Erkrankungen.

Gutartige Tumoren finden sich in den verschiedenen Teilen des Rachens. Die des Nasenrachenraumes gehen meist von der Schädelbasis aus, am häufigsten finden sich hier *Cysten der Rachenmandel, dann Schleimhautpolypen, Fibrome, Enchondrome und Mischgeschwülste.* Zwischen benignen und malignen Geschwülsten steht der typische *Nasenrachenpolyp.* Auch maligne Geschwülste finden sich zuweilen im Rachen, und zwar sowohl *Sarkome* wie *Carcinome.* Von Wichtigkeit ist, daß die früher als Lymphosarkom angesprochenen Tumoren nach unseren heutigen Anschauungen nur Manifestationen einer *Lymphogranulomatose* sind. Im Hinblick hierauf und weiter auf die Tatsache, daß bei den *Lymphämien* eine sehr starke Hyperplasie der Tonsille vorkommt, ist in allen derartigen Fällen eine *sorgfältige Blutuntersuchung* vorzunehmen.

Eine in Mitteleuropa kaum vorkommende, dagegen in Südosteuropa zuweilen beobachtete chronische Infektionskrankheit ist das *Sklerom,* das meist von einem Nasenprozeß (Rhinosklerom) seinen Ausgang nimmt und sich an den Gaumenbögen und der seitlichen Rachenwand diffus infiltrierend oder in Gestalt knotiger Verdickungen (unter Umständen bis zum Kehlkopf) ausbreitet. Die derben Infiltrate zerfallen oder vereitern niemals, doch entstehen infolge von Narbenschrumpfung Verwachsungen und Stenosen, die den ganzen Rachen einengen. Die Ursache der Erkrankung sind die sog. *Sklerombacillen.*

Die *Therapie* besteht in der chirurgischen Beseitigung narbiger Stenosen. Neuerdings ist auch über gute Erfolge der *Röntgentherapie* berichtet worden.

Die *Syphilis und Tuberkulose des Rachens* sind nicht zu trennen von den spezifischen Erkrankungen der Mundhöhle, wir verweisen deshalb auf das dort Ausgeführte.

6. Oesophagus.

Kongenitale Anomalien des Oesophagus. Angeborene Anomalien der Speiseröhre (Trennung des Oesophagus in einen blind endigenden oralen und einen mit den Luftwegen in Verbindung stehenden gastralen Teil, angeborene Stenosen, Atresien) haben nur geringes klinisches Interesse, da damit behaftete Kinder sehr rasch nach der Geburt zugrunde gehen.

Lageveränderungen des Oesophagus. Die Lageveränderungen des Oesophagus, die eine Folge der verschiedensten Krankheitsprozesse in seiner Umgebung sind, werden in den verschiedenen Kapiteln, die sich mit den Erkrankungen der betreffenden Organe befassen, besprochen. In Frage kommen Erkrankungen der Wirbelsäule, des Herzens und der Gefäße (auch angeborene Lageanomalien, wie bei Rechtslage der Aorta), der Lymphdrüsen, des Mediastinums, der Lunge und Pleura, die zuweilen eine Stenosierung des Oesophagus hervorrufen können. Das Röntgenverfahren ist hier von entscheidender Bedeutung.

Die Schleimhauterkrankungen des Oesophagus (ausschließlich Carcinom). Entzündliche katarrhalische Veränderungen der Oesophagusschleimhaut (akuter oder chronischer Natur) spielen als selbständige Krankheitsbilder nur eine unbedeutende Rolle, sie kommen nicht selten vor in Verbindung mit Erkrankungen des Rachens und des Magens, vorübergehend nach dem Genuß stark reizender oder sehr kalter oder heißer Nahrungs- oder Genußmittel (auch konzentrierter alkoholischer Getränke u. dgl.), ferner als sekundäre Veränderungen bei chronischen Erkrankungen des Oesophagus, schließlich bei Zuständen, die mit chronischer Stauung einhergehen (Herz- und Lungenkranke). Zuweilen kann es auch zum Auftreten von *Erosionen* kommen.

Als *Oesophagitis exfoliativa* oder *dissecans superficialis* bezeichnet man eine Erkrankung, bei der die Epithelschichten der Schleimhaut in Form *röhrenförmiger* Gebilde sich abstoßen und ausgewürgt werden können; ähnlich aussehende Membranen können bei *Soor* beobachtet werden. Therapeutisch werden, wenn stärkere Dysphagie eine Behandlung nötig macht, (außer dem bei dem Soor der Mundhöhle empfohlenen *Boraxglycerin*) Salben mit 5—10% Tannin oder 2—4% Höllenstein empfohlen, die erst bei Körpertemperatur schmelzen und die so an die erkrankte Schleimhaut herangebracht werden, daß man die mit der Salbe überzogenen Sonden in den Oesophagus einführt und eine Zeit liegen läßt.

Diphtherie und andere schwere Schleimhautveränderungen im Verlaufe langwieriger Infektionskrankheiten haben klinisch eine geringe Bedeutung gegenüber der Grundkrankheit. Hierher gehören auch die bei erschöpfenden Krankheiten durch den Druck des Schildknorpels gegen die Wirbelsäule erzeugten *Dekubitalgeschwüre;* wechselnde Lagerung, häufiges Trinkenlassen von Wasser oder adstringierenden Flüssigkeiten sind die hier gegebenen Maßnahmen.

Spezifische chronische Entzündungen. Die sehr seltenen spezifischen Erkrankungen der Oesophagusschleimhaut *(Tuberkulose, Lues, Aktinomykose, Streptotrichose, Rotz)* sind besonders differentialdiagnostisch im Hinblick auf die Abtrennung von Tumoren von gewisser Wichtigkeit. Klarheit bringt hier in der Regel die Oesophagoskopie. Die richtige Diagnose ist im Hinblick auf die günstige Wirkung einer energischen Jodkalibehandlung bei der Lues und großer Jodkalidosen zusammen mit Röntgenbestrahlung bei der Aktinomykose von Bedeutung.

Ulcus pepticum oesophagi. Eine höchst seltene Erkrankung ist das peptische Geschwür des Oesophagus, das dem Ulcus ventriculi und dem Ulcus duodeni an die Seite zu stellen ist und sich fast ausschließlich im untersten Drittel des Oesophagus findet, ja zuweilen die Fortsetzung eines an der Kardia sitzenden Ulcus darstellt; bezeichnend für die Stellung des Ulcus oesophagi in der Pathologie ist die Tatsache, daß bei fast der Hälfte der Kranken gleichzeitig Ulcera im Magen und Duodenum gefunden werden. Ohne hier die für das Zustandekommen von peptischen Geschwüren entscheidenden Faktoren besprechen zu wollen, bezüglich deren auf das Kapitel Ulcus ventriculi et duodeni verwiesen sei, muß doch ein Punkt scharf hervorgehoben werden, nämlich die Tatsache, daß die Entstehung des peptischen Speiseröhrengeschwürs nicht möglich ist ohne die Einwirkung des salzsäurehaltigen Magensaftes, der bei zeitweise oder dauernd versagendem Kardiaverschluß in den Oesophagus zurücktreten kann.

Von *klinischen Symptomen* finden sich regelmäßig die auch beim Ulcus ventriculi und bei der Gastritis so häufigen Erscheinungen, wie Schmerzen, Blutungen, Erbrechen, daneben stets dysphagische Störungen, die unter Umständen erhebliche, die Ernährung schwer beeinträchtigende Grade annehmen können. Bezüglich der zu Ulcerationen disponierenden Faktoren (wie Blutungen in der Wandung, chronische Gefäßveränderungen usw.) ist im Kapitel Magengeschwür nachzulesen; bemerkt werden muß indes, daß in der Oesophagusschleimhaut Inseln von Magenschleimhaut gefunden worden sind, die Magensaft produzieren.

Die *Diagnose* ist sicher nur mit dem Oesophagoskop bzw. dem Gastroskop, röntgenologisch dagegen nur mit großen Schwierigkeiten zu stellen. Als Folge der ulcerativen Schleimhautveränderung entwickelt sich zuweilen eine Oesophagusdilatation.

Die *Therapie* hat in erster Linie für Ruhigstellung des Geschwürs Sorge zu tragen, ebenso wie beim Ulcus ventriculi. Aber während hier die Schleimhautfalten sich deckend und schützend über das Geschwür legen können, kommt ein solches der Heilung Vorschub leistendes Verhalten der Oesophagusschleimhaut nicht in Frage. Die *Heilungsbedingungen sind hier also ungünstiger,* und in der Tat ist der *Verlauf auch ein sehr ernster.* Man ist also genötigt, beim Ulcus oesophagi kurze Zeit *rectal zu ernähren* und währenddessen das *Geschwür* lokal zu behandeln, entweder mit *Bismut. subnitr., Argent. nitr.* oder dergleichen. Bei Blutungen kann man Adrenalin, bei Schmerzen Anästhesin, Novocain oder Pantocain oder dergleichen verordnen. In schweren Fällen kann eine *Gastrotomie* Heilung herbeiführen.

Verätzungen und Verbrennungen der Speiseröhre — Oesophagitis corrosiva. Alle eiweißkoagulierenden und Eiweiß zur Quellung bringenden Chemikalien, die infolge von Verwechslung oder zu Vergiftungszwecken peroral aufgenommen werden, führen zu Verschorfung der Oesophagusschleimhaut mit Nekrose und tiefgreifender Geschwürsbildung, aus denen mehr oder minder schwere Strikturen sich entwickeln. In Frage kommen außer übermäßig heißen Getränken Natron- und Kalilauge, Salzsäure, Salpetersäure, Schwefelsäure, Metallsalze, ungelöschter Kalk usw. Die unmittelbare Folge der Aufnahme dieser Stoffe sind neben allerheftigsten, mit Auswürgen von Schleim und Blut einhergehenden Schmerzen unter Umständen tödlicher Kollaps, Perforation von Oesophagus oder Magen mit tödlicher Mediastinitis oder Peritonitis. Die Diagnose ergibt sich aus dem Befund von Ätzschorfen. Bei nichttödlichem Verlauf gehen die Erscheinungen in einigen Tagen zurück unter Ausstoßung von großen Schleimhautfetzen von zuweilen röhrenförmiger Gestalt. Hierauf folgt das Stadium der Narbenbildung mit erneut auftretenden Schlingbeschwerden.

Auch von Kranken, die nicht akut zugrunde gehen, stirbt noch ein erheblicher Prozentsatz später. Für die die Verätzung überstehenden Kranken ist durch die moderne Sondentherapie, deren Hauptbedeutung in der Verhütung der Striktur liegt, die Prognose erheblich besser geworden. Bezüglich der Technik der Sondierung sei auf die Spezialwerke verwiesen.

Von allen entzündlichen Prozessen der Oesophagusschleimhaut (ebenso wie von Veränderungen der Nachbarorgane) aus kann eine submuköse Eiterung — phlegmonöse Oesophagitis — entstehen, die zu Abszeßbildung führt; aus dem Abszeß kann entweder eine tödliche Mediastinitis sich entwickeln oder es kann durch Perforation in den Oesophagus Heilung eintreten; in seltenen Fällen kommt es zur Entwicklung eines Traktionsdivertikels.

a) Stenosen (mit Ausschluß des Carcinom).

Die Mehrzahl der Oesophagusstenosen ohne gleichzeitige stärkere Dilatation ist auf Verätzungen durch Laugen, Säuren usw. zurückzuführen — *Obturationsstenosen*.

Das Krankheitsbild nach Verätzung ist im wesentlichen das gleiche wie beim Carcinom; wir verweisen auf das entsprechende Kapitel. Die dysphagischen Beschwerden werden mit der Zeit so heftig, daß nur noch flüssige Nahrung geschluckt werden kann. Da in vielen Fällen das anatomische Hindernis gar nicht so erheblich ist, muß man hier an eine schwere Beeinträchtigung der Muskelfunktion denken. Das qualvolle Regurgitieren der Speisen, die nach stundenlangem Liegen herausgewürgt werden, behindert die Nahrungsaufnahme immer stärker und führt zu dem Krankheitsbilde schwerster *Inanition*, der die Patienten schließlich erliegen.

Sorgfältige Anamnese mit genauer röntgenologischer Untersuchung führt meist zu sicherer *Diagnose*. Bei der Sondierung vergesse man nicht die Möglichkeit einer Kompression von außen durch ein Aneurysma.

Bezüglich *Prognose und Therapie* sei auf den Abschnitt „Verätzungen der Speiseröhre" verwiesen. Ist eine ausreichende Ernährung nicht möglich, so empfiehlt sich Anlegung einer Magenfistel und evtl. operative Behandlung der Stenose.

Neben den bisher besprochenen *Obturationsstenosen*, bei denen auch Fremdkörper und gutartige Tumoren eine Rolle spielen können, unterscheidet man *Kompressionsstenosen* durch Drüsenpakete, Aneurysmen, Strumen, Wirbelerkrankungen, Mediastinaltumoren, gefüllte Oesophagusdivertikel usw.; in seltenen Fällen kann auch ungewöhnliche Auftreibung des Leibes durch Ascites, Meteorismus, Neoplasmen in Frage kommen.

Für die *Therapie* ist das Grundleiden entscheidend.

b) Erweiterungen des Oesophagus.

Diffuse Oesophagusdilatation und Kardiospasmus. Im allgemeinen kommt es weder bei der Narbenstenose nach Verätzung, noch bei der Carcinomstenose zu erheblicher Dilatation des oberhalb der Stenose gelegenen Oesophagusteils, zum Teil wohl deshalb, weil die narbige Veränderung auch der nach oben zu gelegenen Wandteile einer Erweiterung bedeutenden Widerstand entgegensetzt und die gestauten Speisen sehr rasch regurgitieren.

Die Mehrzahl der zur Beobachtung kommenden Fälle von diffuser Dilatation (sei es, daß sie den Oesophagus als ganzes oder nur einen Teil betrifft) entwickelt sich entweder aus *angeborenen Anomalien* mit sog. „*Vormagen*" (Erweiterung des über dem Zwerchfell liegenden Teiles) oder mit sog. „*Antrum cardiacum*" (unterhalb des Zwerchfells gelegene Erweiterung); zum anderen Teil entsteht die diffuse Dilatation ohne erkennbare organische Grundlage als rein funktionelle Störung.

Die diffuse, den ganzen Oesophagus gleichmäßig betreffende Dilatation als Folge einer spastischen Kontraktion der Kardia, des sog. *Kardiospasmus*, ist eine durchaus nicht allzu seltene und praktisch wichtige Erkrankung.

Anatomisch bietet die erweiterte Speiseröhre recht verschiedene Bilder: Spindel-, Flaschen-, Sackform u. dgl.; das Fassungsvermögen kann zu mehreren Litern steigen. Die *Schleimhaut* ist stets katarrhalisch verändert, die Muskulatur meist (allerdings nicht gleichmäßig) hypertrophisch. An der *Kardia* selbst sind merkwürdigerweise Veränderungen niemals festgestellt worden. *Läsionen* an den *Nervi vagi* wurden von einzelnen Autoren gefunden, von anderen dagegen nicht.

Die Frage nach der *Pathogenese* des Leidens, dessen Erscheinungen auf einen Funktionsausfall des Nervus vagus deuten (wobei die soeben erwähnten zuweilen gefundenen Vagusläsionen noch einmal hervorgehoben seien), ist immer noch nicht befriedigend geklärt. Neben angeborenen Anomalien (Vormagen und Antrum cardiacum) werden ein *primärer Kardiospasmus*, von manchen Autoren eine *primäre Oesophagusatonie*, von anderen eine *primäre Oesophagitis* mit sekundärem Kardiospasmus diskutiert. Am meisten wird noch die Vorstellung von einer *Vagusläsion* (funktioneller oder anatomischer Art) den Tatsachen gerecht. Sie wird gestützt nicht nur durch Beobachtungen im Tierexperiment nach Vagusdurchschneidung, sondern auch durch den Nachweis von anderen Störungen im autonomen Nervensystem bei solchen Kranken, deren Konstitution meist deutliche neuropathische Züge aufweist; auf andere Argumente, die für die Vagustheorie geltend gemacht wurden, kann hier nicht eingegangen werden. So wird also vorläufig daran festgehalten werden müssen, daß bei der diffusen Oesophagusdilatation eine Störung vorliegt in der Funktion des Vagus und damit des den Durchtritt der Nahrung durch den Oesophagus und den Übertritt in den Magen beherrschenden Mechanismus: Kontraktion des Oesophagus und Öffnung der Kardia. H. STARCK, dem eine besonders reiche Erfahrung auf dem Gebiete dieser Erkrankung zur Verfügung steht (von über 200 Fällen), spricht von einer *kardiotonischen Speiseröhrenerweiterung* und betont, daß zunächst nur eine Störung des Öffnungsreflexes der Kardia vorliege und erst allmählich eine Neigung zu spastischer Kontraktion der Kardia sich entwickle (unter dem Einfluß des intramuralen Systems bei Ausfall des Vagus). Zuweilen ist der Kardiospasmus Ausdruck eines im Fornix des Magens sitzenden Carcinoms, das die Kardia selbst noch frei lassen kann.

Klinische Erscheinungen. Die Frauen wie Männer in etwa gleichem Verhältnis befallende und das mittlere Lebensalter bevorzugende Erkrankung (kürzlich sah ich das Leiden bei einem 15 jährigen Jungen) beginnt entweder plötzlich oder, was häufiger der Fall ist, allmählich mit Schluckbeschwerden. Die Beförderung der Speisen in den Magen nimmt immer längere Zeit in Anspruch und ist mit mehr oder minder starken drückenden Schmerzen hinter dem Sternum verbunden; gleichzeitig kann sich Husten einstellen. Unter allmählicher Steigerung der Erscheinungen kann die Beförderung der Speisen völlig sistieren, sie sammeln sich im dilatierten Oesophagus an und werden schließlich durch Würgen und Erbrechen herausbefördert. Damit werden häufig die durch die übermäßige Dehnung des Oesophagus erzeugten qualvollen Schmerzen beendet; manche Kranken versuchen daher auf jede Weise die Entleerung des Oesophagus zu erreichen.

Die herausgewürgten Massen enthalten neben den genossenen Speisen, wie schon erwähnt, reichlich Schleim. Die Reaktion auf freie Salzsäure ist stets negativ — ein diagnostisch wichtiges Zeichen.

Die *Diagnose* macht unter Zuhilfenahme des *Röntgenverfahrens* keinerlei Schwierigkeiten. Man kann die spindel- oder sackförmige Erweiterung sehr gut zur Darstellung bringen; entscheidend sind differentialdiagnostisch gegenüber dem Kardiacarcinom die völlig glatten Konturen der Kardia (Abb. 1).

Die genaue röntgenologische Untersuchung des Magens und besonders des Fornixteils ist unerläßlich. Die Sondenuntersuchung, die nicht ungefährlich ist, hat heute nur noch geringen diagnostischen Wert. Daß die Anamnese mit ihren charakteristischen Aussagen über die allmähliche Entstehung des Leidens, ihr langsames Fortschreiten, sowie den Wechsel in den Beschwerden von großer Bedeutung ist, bedarf kaum der Erwähnung.

Die *Oesophagoskopie* hat unfraglich ihren großen Wert; bezüglich der dabei erhobenen Befunde sei auf die entsprechenden Spezialbücher verwiesen.

Perkussion und Auskultation haben heute nur noch geringe Bedeutung, obwohl bei sehr starker Oesophaguserweiterung am Rücken eine deutliche Dämpfung nachzuweisen ist, die nach Entleerung und Luftfüllung tympanitischem Schall Platz macht. Bei der Auskultation findet man Fehlen oder Verspätung des zweiten Schluckgeräusches, dessen Charakter im übrigen verändert sein kann.

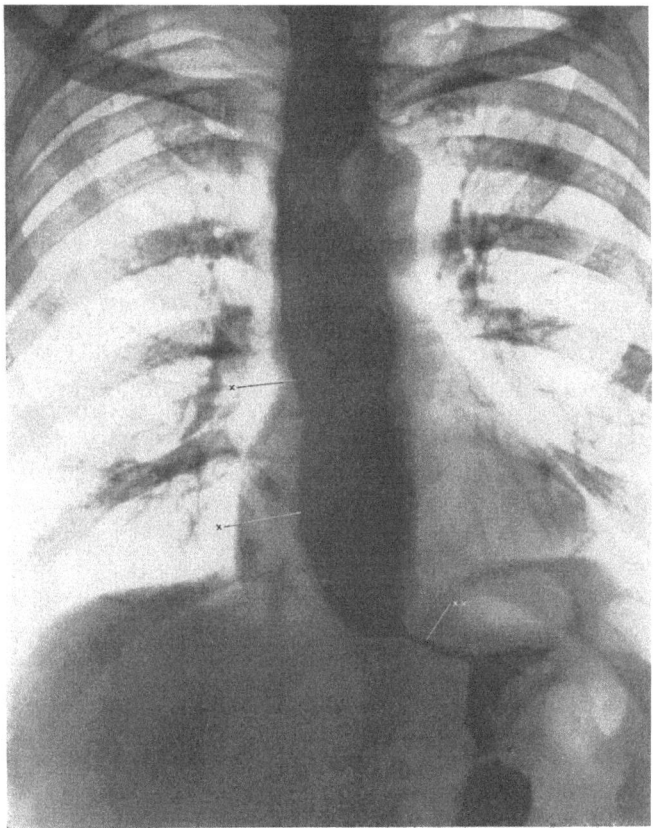

Abb. 1. Kardiospasmus mit diffuser Erweiterung des ganzen Oesophagus. × Erweiterter Oesophagus. ×× Spastische Enge an der Kardia.

Verlauf, Komplikationen und Prognose. Die sich selbst überlassene Erkrankung kann, besonders bei unzweckmäßigem Verhalten des Kranken, einen rasch progredienten Verlauf nehmen, im allgemeinen erstreckt sie sich über viele Jahre, um dann infolge der irreparabel gewordenen Veränderungen meist tödlich zu endigen.

Je mehr der Oesophagus zu einem schlaffen, sich mit Nahrung maximal füllenden Sack wird, um so größer wird die Gefahr, daß der Inhalt in den Kehlkopf gerät. Um das zu vermeiden, hütet sich der Kranke vor der Horizontallage, die sofort Husten hervorruft. Kommt es zu Zersetzung der Speisen, so entwickelt sich ein die Kranken in höchstem Maße belästigender Foetor. Die fortschreitende Verschlechterung der Ernährung führt zu schwerer Abmagerung und die ungenügende Wasseraufnahme zu Wasserverarmung. So entsteht schließlich das Bild schwerster Inanition mit Austrocknung der Gewebe. Von besonderen Komplikationen sei erwähnt, daß im Bereiche des dauernd mit gärenden Speisen angefüllten Oesophagus sich mehr oder minder schwere entzündliche Veränderungen (mit Neigung zur Entwicklung eines Carcinoms) abspielen, weiter, daß diese auf das Mediastinum und die Pleuren übergreifen können. In den meisten schweren Fällen des Leidens entsteht durch immer erneutes Eindringen von Speisen in den Kehlkopf eine Bronchitis, mit der Gefahr eines Lungenabscesses oder einer Gangrän, Komplikationen, denen der geschwächte Körper des Kranken in kürzester Zeit zum Opfer fällt.

Therapie. In den Anfangsstadien des Leidens kann Belehrung des Kranken über gutes Kauen und langsames Essen der weiteren Entwicklung der Erkrankung Einhalt gebieten. Aber meist bekommt man die Kranken erst verhältnismäßig spät in die Behandlung. Auf medikamentösem Wege ist in der Regel nicht viel zu erreichen, und bei vielen Ärzten steht heute noch die Therapie mit Sonden und Dilatatoren ganz im Vordergrund. Neuerdings haben wir erstaunlich gute Erfolge gesehen durch Ernährung mit Hilfe der Duodenalsonde; die Einlegung der Sonde macht keinerlei Schwierigkeiten, das Sondenende soll im Duodenum oder im obersten Teil des Jejunum liegen. Entscheidend für die günstige Wirkung ist wohl die Ruhigstellung des Oesophagus für längere Zeit. Von Medikamenten hat man früher das *Atropin* im Hinblick auf die günstige Wirkung bei spastischen Zuständen viel verwandt, einige Autoren sahen von seiner Anwendung auch Gutes. Mißerfolge, die von anderer Seite berichtet wurden, im Verein mit der aus dem Studium der Innervationsverhältnisse gewonnenen Vorstellung von der Pathogenese des Leidens (als einer in Lähmung des Oesophagus mit Fehlen des Kardiaöffnungsreflexes sich dokumentierenden Vagusparese), haben dann zu medikamentösen Versuchen anderer Art, darunter auch mit Adrenalin, geführt; dieses Reizmittel des Sympathicus, dessen Wirkung theoretisch allerdings nicht zu verstehen wäre (denn wie die Folgen einer Vagusparese durch Reizung des Gegenspielers, nämlich des Sympathicus, erfolgreich beeinflußt werden sollten, ist nicht einzusehen), hat in einigen Beobachtungen in der Tat genützt und man hat vor dem Röntgenschirm eine Öffnung der Kardia nach Adrenalin gesehen. Aber es ist klar, daß bei der in den einzelnen Fällen recht verschiedenen Genese eine einheitliche und immer wirksame Therapie nicht möglich ist.

Das *beste therapeutische Verfahren* ist nach meiner Erfahrung die *unblutige Dehnung* mit einem Metalldilatator, unter dessen Modellen das von Brünings angegebene von manchen Autoren besonders bevorzugt wird; auch die Dilatatoren von Starck, Einhorn und Lerche werden gelobt. Über die *Technik* des Verfahrens, sowie über die evtl. in Frage kommenden chirurgischen Maßnahmen ist in den Spezialwerken nachzulesen. Die größte therapeutische Erfahrung auf diesem Gebiete hat wohl unstreitig H. Starck. Er benutzt Dilatatoren, die er je nach Lage des Falles mit besonderen halbstarren, verschieden gebogenen Ansätzen versieht; die Einführung erfolgt zunächst vor dem Röntgenschirm.

Die mit aufblähbaren Ballons arbeitende Methode von Gottstein soll gleichfalls gute Ergebnisse liefern, ebenso die sukzessive Einlegung von Bougies nach Guisez.

In frischen Fällen sollten die meist vorhandenen psychopathischen Züge der Kranken berücksichtigt und die Frage der Psychotherapie (evtl. auch Hypnosebehandlung) erwogen werden.

Umschriebene Erweiterungen, Divertikel. Unter *Divertikeln* versteht man umschriebene Ausbuchtungen der Oesophaguswandung, die durch Druck von innen — *Pulsionsdivertikel* — oder durch Zug von außen — *Traktionsdivertikel* — entstehen.

Die *Pulsionsdivertikel* (Abb. 2) entstehen meist *an der Grenze zwischen Pharynx und Oesophagus*, und zwar nach hinten zu, d. h. an der muskelschwächsten, von Längsmuskulatur entblößten Stelle, an der die horizontal und schräg verlaufenden Fasern einen dreieckigen Raum, das sog. Laimersche Dreieck zwischen sich lassen; die Entfernung dieser Stelle beträgt etwa 17 cm von der Zahnreihe. Nach Form, Umfang, Größe des Divertikels selbst, sowie hinsichtlich der Divertikelöffnung bestehen außerordentlich große Unterschiede, die durch die Füllung, den Zug des Divertikelsackes, sowie durch mancherlei andere Faktoren bedingt sind.

Entsprechend ihrer Entstehung an der genannten muskelarmen Stelle sind die Pulsionsdivertikel meist muskelfreie Schleimhautsäcke, die sich zwischen Oesophagus und Wirbelsäule vordrängen und nach der Seite sich entwickeln, dabei zuweilen sogar am Halse fühlbar werden.

Wesentlich seltener als die genannten *pharyngooesophagealen* sind die rein *oesophagealen* an irgendeiner Stelle des Oesophagus zwischen Oesophagusmund und Kardia zum Vorschein kommenden Divertikel, die entsprechend dem vorzugsweisen Sitze als *epiphrenale* (über dem Zwerchfell nach rechts und vorne gelegen) und *epibronchiale* (etwa in Höhe der Abgangsstelle des linken Hauptbronchus) bezeichnet werden. Sie entstehen teils aus den gleich zu besprechenden Traktionsdivertikeln, teils durch umschriebene Ausweitung oberhalb einer Stenose, finden sich also auch in Verbindung mit *Kardiospasmus*.

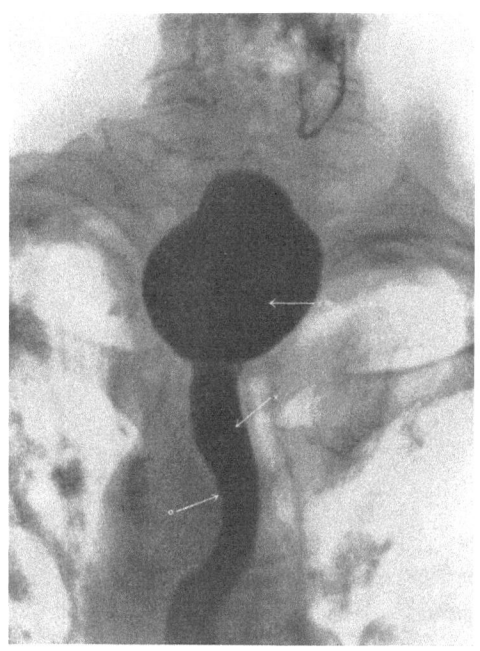

Viel häufiger als die beiden genannten Formen der Pulsionsdivertikel sind die sog. *Traktionsdivertikel,* die durch Zug von schrumpfendem Narbengewebe in der Umgebung des Oesophagus entstehen. Erkrankungen der mediastinalen Lymphdrüsen, der Wirbelkörper, des Perikards, der Pleura, der Lungen sind die häufigste Ursache, und unter ihnen stehen wiederum Veränderungen der Hilusdrüsen an erster Stelle, so daß der Sitz der Divertikel meist die Gegend der Bifurkation ist.

Die *klinischen Erscheinungen* der Divertikel, die am häufigsten bei Männern im mittleren Lebensalter vorkommen, sind bei den einzelnen Formen sehr verschieden.

Abb. 2. Pulsionsdivertikel im oberen Oesophagus (ZENKERsches Divertikel ××). × Unveränderter Oesophagus. ○ Aortenimpression des Oesophagus.

Die *Pulsionsdivertikel*, die, wie oben bemerkt, eine erhebliche Größe erreichen können, entstehen ganz allmählich, machen dann aber, wenn der stark gefüllte Divertikelsack den Oesophagus komprimiert, sehr schwere Erscheinungen, die in gewisser Weise den bei der Oesophagusdilatation beschriebenen sehr ähnlich sein können. Auch die Folgen sind die gleichen: Hochgradige Inanition auf der einen Seite, Sekundärinfektionen der Luftwege, Carcinombildung usw. auf der anderen.

Der Vorgang des Schluckens vollzieht sich bei den Divertikelträgern recht verschieden. Je nach der rascher oder langsamer erfolgenden Füllung des Divertikels und der damit gegebenen mechanischen Verhältnisse für den Oesophagus entstehen *dysphagische Erscheinungen* bald unmittelbar, bald erst einige Zeit nach der Nahrungsaufnahme. Eine Regel in bezug auf das Schlucken flüssiger oder fester Nahrung gibt es nicht. Manche Kranke lernen es, den Schluckvorgang durch Drücken und Kneten am Halse, Neigen und Drehen des Kopfes, Einnehmen einer bestimmten Körperlage zu unterstützen — und gegebenenfalls auch den prall gefüllten Sack zu entleeren.

So wird das Essen für den Kranken zu einer Qual, und nur mit großer Energie ist es möglich, eine knapp ausreichende Ernährung durchzuführen; die Schwierigkeiten werden dadurch besonders groß, daß Magen und Darm durch den zersetzten Zustand, in dem die Speisen in den Magen kommen, Schaden leiden.

Der Druck größerer Divertikel auf die Nachbarorgane oder auch entzündliche von ihnen ausgehende Veränderungen können zu schwerer *Dyspnoe*, zu *Neuralgien* (Druck auf Nervenplexus) usw. führen. Bei den rein *oesophagealen Divertikeln* ist wegen ihres tieferen Sitzes der Beschwerdekomplex vielfach ein etwas anderer, der Druck sitzt tiefer, Atemnot und Herzklopfen sind hierbei häufiger als bei den hochsitzenden pharyngooesophagealen.

Die *Traktionsdivertikel* (Abb. 3) haben klinisch an sich nur eine geringe Bedeutung, da ihre Tiefe meist nur wenige Millimeter beträgt. Sie verdienen trotzdem Beachtung, weil in der Tiefe des meist trichterförmig ausgezogenen Divertikels eine Wandulceration mit nachfolgender Perforation in die Umgebung, z. B. in einen Bronchus, sich entwickeln kann. Die sich dann anschließende Lungengangrän oder jauchige Pleuritis (bei Durchbruch in die Pleura) führt meist rasch zum Tode.

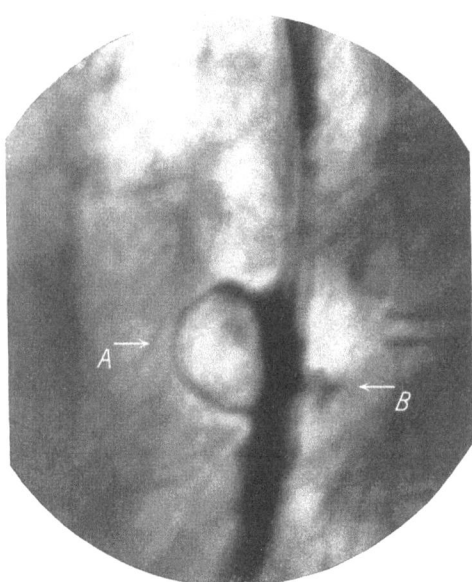

Abb. 3. Aufnahme bei frontaler Stellung des Patienten. *A* Großes Pulsionsdivertikel mit Luft gefüllt an der Vorderwand des Oesophagus, *B* kleines zackiges Traktionsdivertikel an der Hinterwand. Oesophagusfalten glatt durchziehend.

Diagnose. Allein schon durch eine sorgfältige Erhebung der Anamnese erhält man ein so klares Bild von den Störungen, daß der Gedanke an ein Divertikel sich sofort einstellen muß. Wegleitend sind vor allem die merkwürdig glucksenden und gurgelnden Geräusche, die im Divertikelsack bei Nahrungsaufnahme und bei bestimmten Bewegungen hervorgerufen werden infolge der gleichzeitigen Anwesenheit von Luft und Flüssigkeit. Freilich, erst die objektive Untersuchung führt zur sicheren Diagnose. In Fällen, wo nach der Nahrungsaufnahme eine Geschwulst seitlich am Halse auftritt, deren Größe wechselt und die nach der Entleerung des Divertikels ganz verschwinden kann, ist die Sachlage sofort klar. Je nach der Lage des Divertikels kann man an der Vorderfläche des Thorax ober- oder unterhalb der Clavicula, manchmal auch am Rücken eine *Dämpfung* perkutieren, die nach der Entleerung des Sackes verschwindet.

Die *Sondierung* liefert, je nach dem augenblicklichen Füllungszustand, zu verschiedenen Zeiten wechselnde Ergebnisse: das eine Mal gelangt die Sonde in den Blindsack, das andere Mal gleitet sie ohne Schwierigkeiten in den Magen. Aber auch bei wechselweisem Vorschieben und Zurückziehen der Sonde gelangt man bald in das Divertikel, bald kommt man an ihm vorbei. Daß die Sondenuntersuchung wegen der Gefahr der Perforation nur mit größter Vorsicht vorgenommen werden darf, ist selbstverständlich. Unstreitig die wichtigste Rolle bei der Divertikeldiagnose spielt das *Röntgenverfahren.* Bei gerader und schräger

Durchleuchtung nach Trinken einer Kontrastmahlzeit kann man das Divertikel in seiner Größe, seiner seitlichen Ausdehnung auf das vollkommenste feststellen: Voraussetzung ist nur, daß vor der Kontrastmahlzeit der Divertikelsack entleert ist. Die *differentialdiagnostische* Abtrennung des Divertikels vom Carcinom macht meist keine Schwierigkeiten. Der Divertikelschatten ist immer gleichmäßig rundlich, der des Carcinoms unregelmäßig ausgezackt; unregelmäßige Konturen bei Divertikeln finden sich zuweilen auch bei Anwesenheit von Speisen und bei entzündlichen Wandveränderungen.

Selbstverständlich kommt auch bei den Divertikeln der *Oesophagoskopie*, die insbesondere alle Teile der Wandung der Kommunikationsöffnung erkennen läßt, eine große Bedeutung zu.

Als *Therapie der pharyngooesophagealen Divertikel* kann nur das *chirurgische Vorgehen* in Frage kommen, sobald die Ernährung notleidet und die Gefahr von Komplikationen besteht. Wo ein operativer Eingriff nicht angängig ist, tritt die *Sondenbehandlung* in ihr Recht, in der der Patient zu unterweisen ist. Er muß lernen, nicht nur die Sonde in den Magen einzuführen, sondern auch den Divertikelsack auszuspülen; meist lernen es die Kranken von selbst, ihn zu entleeren. H. STARCK hat besondere Divertikelsonden konstruiert. Zur Ausspülung empfiehlt sich eine dünne Lösung von Kaliumpermanganat oder Wasserstoffsuperoxyd, um die stets eine entzündliche Reizung hervorrufenden zersetzten Speisereste zu entfernen. Daneben ist die allgemeine Hygiene des Essens von größter Bedeutung.

Traktionsdivertikel bedürfen meist keiner besonderen Behandlung, ganz abgesehen davon, daß sie vielfach nicht diagnostiziert werden. Das Gegebene ist die *Sondenspülbehandlung*, um das Auftreten von Ulcerationen an der Spitze der trichterförmigen Ausziehungen zu verhüten.

c) Neubildungen. Carcinom.

Das Oesophaguscarcinom ist nicht nur die häufigste Neubildung des Oesophagus, sondern die häufigste Oesophaguskrankheit überhaupt. Nach den vielfach stark auseinandergehenden statistischen Angaben soll das Carcinom des Oesophagus unter den Carcinomen an dritter Stelle stehen. CLAIRMONT rechnet für Europa etwa 25 000 Todesfälle an Oesophaguscarcinom pro Jahr.

Die bei Männern häufiger als bei Frauen vorkommende Erkrankung, die das mittlere Lebensalter bevorzugt, befällt vorwiegend die Gegend der beiden unteren physiologischen Engen (vgl. hierzu den allgemeinen Teil), sehr viel seltener die Enge in Höhe des Kehlkopfs und beginnt meist an umschriebener Stelle, um sich dann zirkulär auszubreiten; selten überschreitet das Carcinom in der Längsausdehnung die Länge von 10 cm.

Wie schon bei der Besprechung der *diffusen und umschriebenen Oesophagusdilatationen* hervorgehoben wurde, ist *Carcinomentwicklung* als Antwort auf den durch Zersetzung der Speisen gegebenen Reizzustand nichts Seltenes, wie denn auch der beim Manne häufiger vorkommende Alkoholmißbrauch mit dauernder Reizung der Schleimhaut wahrscheinlich mitbestimmend ist für die größere Häufigkeit der Erkrankung beim Manne gegenüber der Frau.

Meist ist der Oesophaguskrebs ein *Plattenepithelcarcinom*, das überall da, wo es wuchert (Submucosa und Muskulatur durchwachsend und evtl. auf Nachbarorgane übergreifend), starre Infiltrationen hervorruft (besonders durch die Neigung zu Schrumpfungsprozessen), in seinen dem Lumen zugewendeten Teilen ulcerös zerfällt, jedoch nicht besonders stark zur Metastasierung neigt; am häufigsten finden sich Metastasen noch in der Leber. Ganz regelmäßig führt das Oesophaguscarcinom sehr frühzeitig zu schweren Stenoseerscheinungen.

Klinische Erscheinungen. Die ersten Erscheinungen des Speiseröhrenkrebses sind die einer Stenose mit fortschreitender Abmagerung. Wenn es nicht zur Entwicklung von Komplikationen kommt, kann das Krankheitsbild völlig beherrscht sein von der auf die ungenügende Ernährung zurückzuführenden schweren Inanition, die sich hier in gleicher Weise entwickelt wie bei den verschiedenen Formen der Oesophagusdilatation; der Hauptunterschied gegenüber der letzteren liegt darin, daß die beim Carcinom auftretende Dilatation des oberhalb des Hindernisses gelegenen Oesophagusteils niemals so stark wird, wie beim *Kardiospasmus* und bei den *Pulsionsdivertikeln.*

Je nach dem Sitz des Tumors weisen die klinischen Erscheinungen besondere Züge auf. Bei Lokalisation an der obersten physiologischen Enge entstehen durch Veränderungen an der Zungenwurzel beim Vorstrecken der Zunge Schmerzen, Erscheinungen von seiten des Kehlkopfes erklären sich durch Übergreifen des Carcinoms auf die Nerven des Larynx, es kommt zu Husten- und Erstickungsanfällen durch Regurgitation der Speisen und Übertritt in den Kehlkopf. Das gleiche findet sich — freilich in etwas anderer Form — bei tieferem Sitz des Krebses.

Schmerzen und Druckgefühl treten im allgemeinen nicht sehr stark hervor, zuweilen können sie jedoch recht erheblich sein und dann Erscheinungen wie bei Angina pectoris, sowie quälenden Luftmangel hervorrufen.

Bei weit fortgeschrittenen Fällen, bei denen nicht nur das Schlucken fester Nahrung, sondern auch das von Flüssigkeiten größte Schwierigkeiten macht, fällt neben stärkster Inanition auch die extreme Wasserverarmung besonders auf. Die Haut ist welk, hochgehobene Hautfalten bleiben lange bestehen. Es kann in solchen Fällen zu richtiger Bluteindickung kommen mit beträchtlicher Oligurie. Eine *erhebliche* Anämie (die ja freilich in den mit Wasserverarmung einhergehenden Fällen nicht offen zutage liegt) ist mir beim Oesophaguscarcinom verhältnismäßig selten aufgefallen, und zwar meist nur bei fortgeschrittenen Fällen.

Diagnose. Häufig ist die Anamnese mit den Angaben über allmählich oder auch plötzlich auftretende Schluckbehinderung bei früher völlig ungestörtem Schlucken schon so charakteristisch, daß der objektive Befund nur die Bestätigung der vorher schon mit größter Wahrscheinlichkeit gestellten Diagnose bringt. Das erste, nachdem sorgfältig nach einem etwa vorhandenen Aneurysma geforscht worden ist, ist die Untersuchung mit der weichen Sonde, die nicht nur über das Vorhandensein eines meist Blutspuren an der Sonde hinterlassenden Hindernisses, sondern auch über dessen Sitz unterrichtet. Ein Carcinom an der Kardia kann von einem ganz hochsitzenden und auf die Kardia übergreifenden Magencarcinom nicht zu unterscheiden sein. Überragende Bedeutung hat auch hier wieder die *Röntgenuntersuchung* (Abb. 4). Unregelmäßige zackige Begrenzung des sich nach unten konisch verjüngenden Schattens spricht unbedingt für Carcinom. In zweifelhaften, kompliziert gelagerten Fällen, wo Tuberkulose oder Lues differentialdiagnostisch zu berücksichtigen sind, entscheidet die *Oesophagoskopie,* die die Möglichkeit zu einer Probeexcision und zur *mikroskopischen Untersuchung* des excidierten Gewebes gibt.

Die *Untersuchung des Stuhles* auf okkultes Blut bei fleischfreier Kost kann in Fällen von Wichtigkeit sein, wo die Oesophagoskopie nicht möglich ist und die Röntgenuntersuchung zu Zweifeln Anlaß gibt; doch sind das sehr seltene Fälle.

Die *Prognose* des Oesophaguscarcinoms ist infaust, da bei den Totalexstirpationen die Nähte im Oesophagus nicht halten; immer kommt es zu tödlicher Mediastinitis. Die *Strahlentherapie* hatte wohl vorübergehende, leider bisher nie

Dauerergebnisse zu verzeichnen; am wirksamsten ist noch die *Kombination von Radium- mit Röntgenstrahlenbehandlung*, worüber in den Spezialwerken nachzulesen ist.

Die Unmöglichkeit, auf die Dauer etwas zu erreichen, darf indessen den Arzt nicht zu therapeutischem Nihilismus veranlassen. Sorgfältige Überwachung der Ernährung, Beseitigung der spastischen Zustände im Bereiche des Oesophagus, die die mechanische Behinderung viel erheblicher erscheinen lassen,

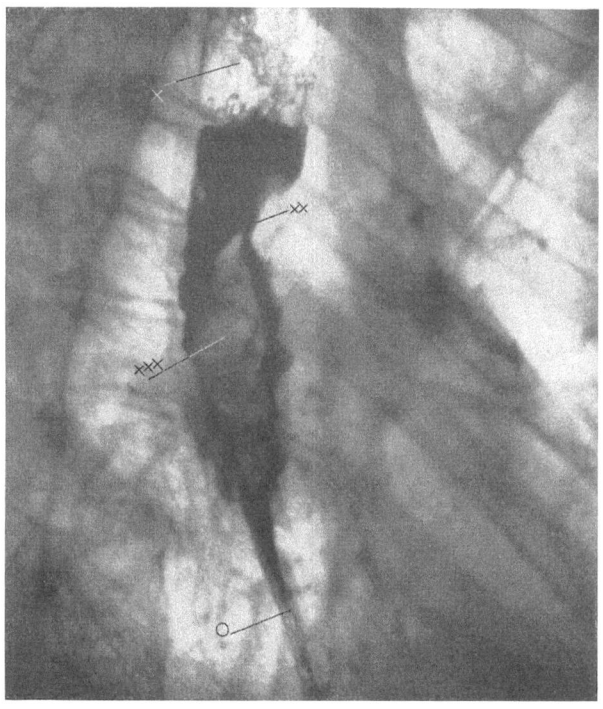

Abb. 4. Oesophaguscarcinom im mittleren Teil des Oesophagus (I. schräger Durchmesser). × Flüssigkeitsschicht mit Luftblasen oberhalb des Carcinoms im erweiterten Oesophagus. ×× Konturdefekt, obere Begrenzung des Carcinoms. ××× Grobe buckelige Aussparung im Relief. o Normale Längsfalten im Oesophagus unterhalb der carcinomatös veränderten Stellen.

als sie tatsächlich ist, kann im Verein mit einer energisch durchgeführten Strahlentherapie das Leben der Kranken nicht unbedeutend verlängern.

Wie sehr spastische Reizzustände eine mechanisch gegebene Stenose verstärken können, zeigt sehr eindrucksvoll die Wirkung einer Kombination von Morphium und Extractum Belladonnae in etwa der folgenden Form: Morphin. hydrochlorici 0,2 Sol. Extract. Belladonnae 0,4 : 20,0. Diese Verordnung, in der Dosis von 15—20 Tropfen $1/2$ Stunde vor der Mahlzeit genommen, bringt häufig die Dysphagie in überraschender Weise zum Verschwinden; da damit gleichzeitig die Stauung und Zersetzung der Speisen im Bereiche der Stenose und der dadurch gegebene Reizzustand mit reflektorischen Spasmen als Folge wegfallen oder sich vermindern, so ist hier ein unheilvoller Circulus vitiosus durchbrochen. Daß die Nahrung nicht nur möglichst reizlos, sondern auch hochwertig sein soll, bedarf wohl kaum besonderer Betonung.

Sarkom. Die klinischen Erscheinungen des enorm seltenen *Sarkoms* sind im wesentlichen dieselben wie beim Carcinom. Die *Diagnose* ist nur durch Probeexcision zu stellen. Bezüglich der *Therapie* sei auf das Kapitel Carcinom verwiesen.

Gutartige Tumoren. Von den gutartigen Oesophagustumoren (Papillom, Fibrom, Myom, Lipom, Mischgeschwulst, Cysten, hautwarzenähnliche Bildungen) haben lediglich die zuweilen auch gestielt auftretenden Polypen klinisches Interesse, da sie neben schwerer Dysphagie durch Verlegung des Kehlkopfes plötzliche Erstickungsanfälle hervorrufen können. Das Röntgenverfahren und die Oesophagoskopie können hier Klarheit bringen.

Oesophagusvaricen. Varikositäten in dem untersten Abschnitt des Oesophagus, die im Röntgenbild leicht als perlschnurartige Aussparungen erkennbar sind, sind von großer diagnostischer Bedeutung *(Lebercirrhose, Leberlues, Pfortaderthrombose!);* sie sind nicht selten Ausgangspunkt schwerster, zum Tode führender Blutungen.

Fremdkörper. Von Fremdkörpern werden bei Erwachsenen in etwa der Hälfte der Fälle Gebisse gefunden, während bei Kindern alle möglichen, beim Spielen in den Mund genommenen Gegenstände in den Oesophagus gelangen können.

Die *klinischen Erscheinungen* sind sehr verschieden. Perforation des Oesophagus, Kompression der Luftwege mit Dyspnoe und Cyanose oder Dysphagie mit Regurgitieren der Speisen können die Folge sein.

Die *Prognose* ist besonders bei harten und spitzigen Gegenständen, die in die Nachbarschaft perforieren können, trübe; aber auch nach Jahr und Tag können sich bei anfänglichem Fehlen ernsterer Erscheinungen noch schwere Störungen entwickeln.

Ruptur des Oesophagus. Die im Anschluß an übermäßiges Würgen oder bei starkem Pressen während der Defäkation in höchst seltenen Fällen eintretende Ruptur der Speiseröhre ist durch Zerreißungsschmerz, plötzlichen Kollaps und ein rasch über den Hals sich ausbreitendes Luftemphysem der Haut mit Schweißausbruch und Cyanose charakterisiert. Zur Erklärung der Oesophagusruptur, die meist oberhalb der Kardia in Form scharfrandiger Längsrisse erfolgt, wird angenommen, daß vorher schon durch starkes Erbrechen oder durch Abklemmung des oberen Oesophagusteils (Struma, eingeklemmter Bissen usw.) eine Wandveränderung vorausgegangen sein muß.

Die *Therapie* ist machtlos und beschränkt sich auf Darreichung von Analepticis.

Parasiten des Oesophagus. Von Parasiten werden am häufigsten den Oesophagus hochgewanderte *Ascariden* als Schluckhindernis gefunden. *Oxyuren* (die von der Nase aus in den Oesophagus gelangen können), *Blutegel, Trichinen* in der Oesophagusmuskulatur sind große Seltenheiten.

Dagegen ist *Soor* etwas Häufigeres; es kann zu Bildung richtiger Membranen kommen. (In einem von mir beobachteten Falle fand sich bei der Sektion eine schwarze lederartige, die ganze Speiseröhre auskleidende Membran.)

Neben dem Soor der Rachenhöhle beschriebenen *Therapie* mit Boraxglycerin wird Sondierung mit in 8%ige Milchsäure getauchten Sonden empfohlen.

Neurosen des Oesophagus. *Sensible Neurosen.* Neben den bei allen möglichen organischen Veränderungen der Speiseröhre vorkommenden schmerzhaften Sensationen kommen solche als isolierte Störungen bei *nervösen Individuen* vor, bei denen trotz genauester Untersuchung sich sonst kein Anhaltspunkt für eine Erkrankung der Speiseröhre ergibt. Sie äußern sich in Brennen, Druckgefühl mit Ausstrahlung nach den Armen, Gefühl eines Knäuels in der Speiseröhre, ohne daß jedoch das Schlucken gestört ist[1]. Die *Therapie* wird neben allgemeinen, die nervöse Konstitution berücksichtigenden Maßnahmen versuchen, die Überempfindlichkeit der Schleimhaut herabzusetzen durch Verordnung von Anästhesin, Novocain u. dgl., evtl. auch von adstringierenden Medikamenten, wie Argentum nitric. in 0,5%iger Lösung. Wegen der Möglichkeit, daß gleichzeitig spastische Zustände bestehen, versäume man nicht, einen Versuch mit Atropin und Papaverin zu machen (etwa 0,0005 Atrop. und 0,03—0,06 Papaverin. hydrochl. mehrmals täglich).

Motorische Neurosen. Der durch einen Krampf des gesamten Oesophagus hervorgerufene und mit Schlingstörungen einhergehende *Oesophagismus* oder *Oesophagospasmus* bezeichnete Zustand ist selten, häufiger dagegen eine den obersten und untersten Teil des Oesophagus betreffende spastische Kontraktion; bezüglich des *Kardiospasmus* sei auf das oben erörterte Kapitel verwiesen.

Ätiologisch ist in erster Linie eine *neuropathische Konstitution* zu erwägen, soweit nicht Erkrankungen oder toxische Schädigungen des Zentralnervensystems als Ursachen ohne weiteres hervortreten (Lyssa, Tetanus, Meningitis, Syringomyelie, Vergiftungen mit Strychnin, Nicotin, ferner Botulismus usw.). Aber vielfach bedarf es auch bei neuropathischer Veranlagung der Anwesenheit bestimmter auslösender Faktoren, wie Reflexwirkung von einer organischen Erkrankung in tieferen Teilen des Verdauungsrohres (Würmer), der Harnwege, der Genitalien usw.

Klinisch äußert sich der Oesophagismus in einer plötzlich auftretenden Unmöglichkeit, einen Bissen zu schlucken, dabei besteht gleichzeitig schmerzhafter Druck hinter dem Sternum mit starkem Angstgefühl; unter Husten kommt es zum Herauswürgen des

---

[1] Manches hierher Gehörige findet sich in dem Kapitel Magenneurose (S. 762), auf das hier ausdrücklich verwiesen wird.

Bissens. Die Schluckunfähigkeit kann nach wenigen Sekunden verschwunden sein, nach ganz kurzer Zeit erneut auftreten, unter Umständen aber auch einen ganzen Tag andauern. Die nach einem Anfall zurückbleibende Angst vor einem erneuten Wiederauftreten des qualvollen Zustandes hat begreiflicherweise eine höchst unangenehme Rückwirkung auf die Psyche und leistet der Entstehung neuer Anfälle Vorschub.

Der meist den *obersten Teil des Oesophagus* betreffende Spasmus wird von den Kranken durch mannigfache Manipulationen, wie tiefes Atemholen, Drehen und Neigen des Kopfes, Streichen des Halses usw. zu überwinden versucht. Die starke Stauung im *Hypopharynx* führt nicht selten zu dessen Erweiterung, so daß dieser unter Umständen am Halse seitlich als Tumor palpabel wird.

Bezüglich der sich aus dem *spastischen Verschluß der Kardia* ergebenden Verhältnisse sei auf den Abschnitt: „diffuse Oesophagusdilatation und Kardiospasmus" verwiesen.

Die *Diagnose* des Oesophagismus ist leicht, wenn man das plötzliche Auftreten und Verschwinden der Anfälle beachtet, schwieriger ist es schon, festzustellen, wodurch solche Anfälle ausgelöst werden. Unter allen Umständen darf nicht vergessen werden, daß häufig *organische Veränderungen* der Speiseröhrenschleimhaut die Ursache der Spasmen sind, die keineswegs immer an der Stelle der Läsion auftreten müssen; so machen beginnende Carcinome des Oesophagus lange Zeit keine anderen Erscheinungen als vorübergehende Spasmen. In allen zweifelhaften und hartnäckigen Fällen ist die *Oesophagoskopie* von größter Bedeutung. Das *Röntgenverfahren* ist auch hier unentbehrlich.

Die *Prognose* hängt vielfach davon ab, ob die Erkrankung frühzeitig zur Behandlung kommt oder ob sich inzwischen schon stärkere Erweiterungen des Oesophagus entwickelt haben.

Therapie. Da sich die Erkrankung vorwiegend bei Individuen mit neuropathischer Konstitution findet, wird man sehen müssen, ob es gelingt, die *nervöse Erregungslage zu beeinflussen* (Psychoanalyse, Hypnose usw.), nachdem man durch eine möglichst gründliche Untersuchung organische Erkrankungen, von denen die spastischen Zustände reflektorisch ausgelöst werden können, ausgeschaltet hat. Eine sachverständig geleitete *hydriatische* Behandlung mit warmen Bädern, Wechselduschen usw., ferner die lokale Anwendung von Wärme in den verschiedensten Formen (Wärmekissen, Diathermie usw.) erweisen sich als sehr gute Unterstützungsmittel.

Die *lokale* Behandlung des Oesophagus selbst erzielt häufig durch die Anwendung dicker Sonden recht befriedigende Ergebnisse; je nach Lage des Falles wird man den Oesophagus für einige Zeit durch Rectalernährung völlig stillstellen können.

In der *medikamentösen Therapie* steht an erster Stelle das *Atropin*, das man in steigenden Dosen (von 1,5—4—5 mg pro die) gibt; sehr zweckmäßig ist die Kombination mit Papaverin. hydrochl. (in Dosen von 0,04—0,06, dreimal täglich) und Pantopon oder Codein. phosphor. (von dem ersteren 0,01, von dem letzteren 0,02 [—0,03] dreimal täglich), Verordnungen, die sich auch bei anderen spastischen Zuständen als wirksam erwiesen haben; evtl. kann man die Verordnung noch modifizieren durch Zugabe von 0,2—0,3 Pyramidon.

Lähmung und Atonie des Oesophagus. Neben der diffusen Oesophagusdilatation bei Kardiospasmus gibt es noch eine *Oesophaguslähmung bzw. -parese bei offener Kardia*, ein Befund, den man experimentell nach Durchschneidung der Nervi vagi bei Erhaltung der Nervi recurrentes erzeugen kann. Das Krankheitsbild wird beobachtet *im Anschluß an Schlund- und Kehlkopfdiphtherie*, dann bei *Rückenmarks- und Gehirnerkrankungen* (Bulbärparalyse, Tabes, multiple Sklerose, Apoplexie), bei *Vaguslähmung* (durch Alkohol-, Bleiintoxikation, Lues usw.) und bei *Aortenaneurysma*. Die Störung ist *klinisch charakterisiert* durch Dysphagie bei Aufnahme fester Speisen gegenüber leichter Schluckbarkeit von Flüssigkeiten, die mit lauten Geräuschen in den Magen fließen.

Die *Diagnose* kann röntgenologisch (erweiterte, mit dem Kontrastmittel als dunkler, bandförmiger Schatten erscheinende Oesophaguswandung) und oesophagoskopisch (leichte Einführung des Instrumentes und Durchgängigkeit der Kardia) gestellt werden.

Therapeutisch ist Sondenernährung das Gegebene, im übrigen versuche man das Grundleiden zu beseitigen.

Regurgitation und Rumination (Meryzismus). Während unter normalen Verhältnissen die Kardia, sowie die den Oesophagus umfassenden Muskelbündel des Zwerchfells einen mehr oder minder festen Abschluß des Magens gegen den Oesophagus garantieren, ist dieser bei nervösen Menschen vielfach ungenügend, so daß Aufstoßen und Hochkommen der Speisen ein nicht seltenes Vorkommnis ist.

Bei gewissen Individuen steigert sich nun dieser Zustand bis zu Hochtritt von Speisen in die Mundhöhle, worauf sie entweder wieder verschluckt oder ausgespuckt werden, je nach dem Säuregehalt oder Geschmack des Bissens; wir sprechen dann von *Rumination* oder *Meryzismus*.

Die bei Männern häufiger als bei Frauen vorkommende Störung findet sich zuweilen erblich in gewissen Familien und entsteht in der Regel aus dem Vorgang der Regurgitation bei überfülltem Magen; der Mechanismus ist derart, daß bei tiefer Inspiration und geschlossener Glottis — analog den Verhältnissen bei den Wiederkäuern — durch die nicht fest verschlossene Kardia Mageninhalt in den Mund gesaugt wird. Unterdrückt kann die Rumination werden durch eine kräftige Exspiration, mit der sich manche Patienten helfen. Voraussetzung für die *Entstehung* der Rumination ist ein mangelhafter Verschluß der Kardia. Der Vorgang der Rumination erfolgt teils erst einige Zeit nach der Mahlzeit, teils unmittelbar im Anschluß an sie.

Die *Prognose* ist bei den leichteren Fällen gut, bei schwereren, bei denen große Mengen ruminiert werden, können mehr oder weniger starke dyspeptische Erscheinungen, unter Umständen auch schwere Ernährungsstörungen sich einstellen.

Die *Therapie* hat mit Nachdruck die Beeinflussung der der Störung zugrunde liegenden Neurose anzustreben. Daneben spielt die Erziehung der Kranken zu vorsichtigem Essen und zur Unterdrückung des Vorgangs eine wichtige Rolle. Neben elektrischer Behandlung ist Schlucken von Eisstückchen und Verordnung von Atropin empfohlen worden.

II. Pathologie und Therapie der Erkrankungen des Magens.

Allgemeiner Teil.

Anatomie, Physiologie und pathologische Physiologie. Für das Verständnis der Magenpathologie ist eine eingehende Kenntnis der anatomischen und physiologischen Verhältnisse unentbehrlich. Als Hohlorgan, dessen Aufgabe die Aufnahme der aus dem Oesophagus kommenden, durch den Kauakt vorbereiteten festen und flüssigen Nahrung, ihre mechanische und chemische Verarbeitung, sowie die Weiterbeförderung in das Duodenum ist, hat der Magen eine aus drei Schichten glatter Muskelfasern (Längsfaserschicht, Ringfaserschicht und Schrägschicht) bestehende *Tunica muscularis,* der, durch lockeres Bindegewebe (mit elastischen Fasern, Blutgefäßen und Nerven) verbunden, nach innen die Schleimhaut aufliegt, während nach außen die Muskelschicht vom Bauchfell gleichmäßig überzogen ist bis auf schmale Streifen an den Kurvaturen. Hier finden sich die Ansatzlinien des großen und kleinen Netzes, im Bereich deren die Kranzgefäße in den Magen eintreten. Nach der Anordnung der Muskulatur können am Magen zwei Teile unterschieden werden: der nur mit schwacher Muskulatur versehene *Fundus* und das mit besonders kräftiger Muskulatur ausgezeichnete *Antrum pylori*.

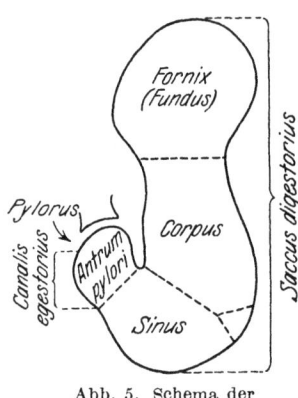

Abb. 5. Schema der Mageneinteilung.

Nach FORSSELL unterscheidet man neben dem *Fornix* (dem oberhalb der Kardia gelegenen Teil) noch *Korpus, Sinus*[1] und *Canal. egestorius* (letzterer das sog. *Antrum* [Abb. 5]). Eine besondere Anhäufung von zirkulären Muskelfasern findet sich an der Kardia und am Pylorus, im Mageninnern springt der Pylorus-Schließmuskel als deutlicher Wulst hervor. Als Hohlorgan mit kräftiger Muskelschicht hat der Magen eine in hohem Maße wechselnde Form. Sie wird einmal bestimmt durch die Menge der aufgenommenen Speisen, durch den Kontraktionszustand der Muskulatur, vor allem aber auch durch den Zustand der ihm benachbarten Organe. Immerhin kommt dem Magen unter normalen Verhältnissen eine gewisse charakteristische Gestalt zu. Als in gewissem Sinne fixe Punkte sind die Kardia, sowie die nur wenig bewegliche Pars horizontalis superior des Duodenum zu betrachten. Daneben ist die kleine Kurvatur durch das Ligamentum hepato-gastricum (das kleine Netz) mit der Leber, der Fundus durch das Ligamentum gastro-lienale mit der Milz, die große Kurvatur mit dem Colon transversum durch das Ligamentum gastrocolicum verbunden.

---

[1] Sinus und Antrum werden nach ASCHOFF auch *Vestibulum pylori* genannt.

Einer besonderen Besprechung bedarf die *Schleimhaut,* die in der Gegend des Pylorus am stärksten entwickelt ist. In nicht ausgedehntem Zustande zeigt sie stark ausgesprochene, besonders in der Gegend der kleinen Kurvatur streng längsgeordnete *Falten,* die zum Teil in das Lumen vorspringen und vielfach durch kleine Querleisten miteinander verbunden sind. Die Längsfalten der kleinen Kurvatur (WALDEYER bezeichnete diese Gegend als „Magenstraße") haben eine besondere funktionelle Bedeutung, worauf noch einzugehen sein wird. Im übrigen Teil des Magens laufen die Schleimhautfalten parallel zur Magenachse, um nach der großen Kurvatur auseinanderzuweichen. Neben den größeren Falten läßt die Schleimhaut kleine, durch unregelmäßige flache Furchen voneinander getrennte Höcker (Areae gastricae) unterscheiden; diese Anordnung ist die Grundlage des sog. *Status mammillaris* der Schleimhaut. Die beschriebenen Areae gastricae lösen sich bei Betrachtung mit schwacher Vergrößerung in Magengrübchen *(Foveolae gastricae)* auf[1]. Die Drüsen der Magenschleimhaut lassen, entsprechend ihrem Vorkommen in verschiedenen Teilen des Magens, verschiedene Typen erkennen: Im *Fundus,* dem vorwiegend sekretorischen Anteil, die *Fundusdrüsen* (Gland. gastr. propr.) mit ihren *Haupt-, Beleg-* und *Nebenzellen,* von denen die Belegzellen die Salzsäure, die Hauptzellen das Pepsin produzieren, weiter nach abwärts zu im Hauptteil (dem sog. *Korpus*) im ganzen ähnliche Anordnung mit stärkerem Überwiegen der Hauptzellen, im *Sinus* Vorherrschen der Nebenzellen und endlich im *Pylorusteil* die Pylorusdrüsen mit alkalisch-schleimigem Sekret. (Über die Funktion der Nebenzellen ist zur Zeit nichts Sicheres bekannt.)

Unmittelbar unter der Schleimhaut liegt eine dünne Muskelfaserschicht, die sog. *Lamina muscularis mucosae,* von der feine Bündel sich in das zwischen den einzelnen Drüsen liegende Gewebe der Schleimhaut verteilen.

Motorische und sekretorische Funktionen des Magens gehören streng zusammen. Während die oberen Teile des Magens, insbesondere der Fundus, die Absonderung des Magensaftes zu besorgen haben, ist der dem Pylorus vorgelagerte Teil, das Antrum, der eigentliche Magenmotor, in dem sich die mechanische Zerkleinerung der Speisen vollzieht (vgl. die beigegebene schematische Skizze).

Innervation. Die Nerven des Magens entstammen dem Vagus und dem Sympathicus. Der linke Vagus versorgt den Fornix und die beiden oberen Drittel des Korpus, ferner Sinus und Antrum und den Pyloruskanal, während der rechte Vagus an die Kardia, die kleine Kurvatur, einen Teil des Korpus und den präpylorischen Abschnitt, vor allem aber an das Ganglion seminulare dextrum Fasern abgibt. Eine strenge Trennung sympathischer und Vagusfasern ist vielfach gar nicht möglich. Die sympathischen Fasern des Magens kommen vorwiegend aus dem Plexus coeliacus und dem Plexus cardiacus.

Wie der Oesophagus hat auch der Magen seine *intramurale Innervation.* Zwischen den Muskelschichten (der inneren Ring- und äußeren Längsmuskelschicht) findet sich ein dem AUERBACHschen Plexus des Darmes ähnliches weitmaschiges, aus Nervenbündeln bestehendes Geflecht, wenngleich nicht so ausgeprägt und so regelmäßig, möglicherweise dient es der Übertragung sensibler Reize; mit ihm in Verbindung steht noch ein zweites aus einzelnen Fasern sich aufbauendes Netzwerk, von dem feine Fäserchen zu den glatten Muskelfasern ziehen. An den Knotenpunkten, in dem System des intermuskulären Plexus, finden sich besonders in der Pylorusgegend zahlreiche multipolare Ganglienzellen[2].

---

[1] Das Epithel der Magenschleimhaut ist ein hohes Zylinderepithel, dessen oberer Teil schleimiger und dessen unterer den Kern tragender protoplasmatischer Natur ist.

[2] Unmittelbar unter der Serosa findet sich noch ein besonderer nervöser, mit dem AUERBACHschen Geflecht zusammenhängender Plexus.

Mit diesem System steht in Verbindung der den ganzen Magen-Darmkanal durchziehende, in der Submucosa gelegene, mit zahlreichen kleinen Ganglien versehene MEISSNERsche Plexus, der allerfeinste marklose Ästchen zur Muscularis mucosae, zu den Epithelzellen und den Drüsen abgibt.

Da selbst bei völliger Entnervung des Magens noch Peristaltik und Drüsensekretion statthaben, muß die Automatie des Magens durch die Zentren in seiner Wand geregelt werden, und zwar darf man annehmen, *daß der* AUERBACHsche *Plexus die motorische, der* MEISSNERsche *Plexus die sekretorische Tätigkeit beherrscht*. Vagus und Sympathicus werden also im wesentlichen im erregenden oder hemmenden Sinne auf die intramuralen Systeme einwirken.

Vaguserregung führt zu Verstärkung der Magenperistaltik und Öffnung des Pylorus, bei starker Reizung dagegen tritt an Stelle der Peristaltik ein starker Spasmus des Antrums und des Pylorusteiles auf. *Splanchnicusreizung* bewirkt das Gegenteil, Bewegungshemmung und Magenerschlaffung, jedoch nicht des Sphincter pylori.

Durch Reizung des intakten Vagus am Halse wird bei der großhirnlosen Katze *Erbrechen* ausgelöst: die Erregung geht wohl auf dem Wege zentripetaler Vagusfasern zur Medulla oblongata. Während des Erbrechens ruht die Motorik der oberen Magenabschnitte ganz, der präpylorische Teil kontrahiert sich, es kommt zur Füllung des Fundus und des Oesophagus durch die geöffnete Kardia. Der Brechakt ist auf dem Wege der Vagusreizung nicht auslösbar, wenn die Splanchnici oder das Halsmark durchtrennt sind, die reflektorisch ausgelösten Bauchbewegungen von Bauchpresse und Zwerchfell sind dagegen vorhanden. Der Pylorusverschluß beim Brechakt wird reguliert zentripetal vom Vagus und zentrifugal auf dem Wege der Medulla oblongata, des Rückenmarks und der Nervi splanchnici, deren Intaktheit unerläßlich ist. Die Öffnung der Kardia wird sowohl zentripetal wie zentrifugal über den Vagus gesteuert, dessen Unversehrtheit gleichfalls Voraussetzung ist.

Ebenso wie die Motorik steht auch die sekretorische Tätigkeit des Magens, bzw. das sie beherrschende MEISSNERsche submuköse Geflecht, unter dem Einfluß von Vagus und Sympathicus. Man denke nur an die Wirkung appetitanregender Einflüsse auf die Magensekretion und ihre Unterdrückung durch Schmerzreize.

Motorische Tätigkeit. Betrachtet man den Magen vom Gesichtspunkt seiner motorischen Tätigkeit, so kann man an ihm zwischen dem *Hauptmagen,* der bei wenig stark ausgebildeter Muskulatur vornehmlich der Aufnahme der Speisen dient, und dem vorwiegend rechts von der Wirbelsäule gelegenen *Antrum pylori*[1], dem die Zermahlung der Speisen obliegt, unterscheiden. In leerem Zustande gleicht der Magen mit seinen aneinanderliegenden Wänden einem Stück Darm, nur dicht unter der linken Zwerchfellkuppe liegt die lufthaltige Magenblase, die bei der Tätigkeit des Antrum dem Druckausgleich dient. Alle diese Einzelheiten, ebenso das Verhalten des Magens beim Eintritt von Speisen und seine allmähliche Füllung sind erst durch das Röntgenverfahren völlig klargestellt worden. Je nach der physikalischen Beschaffenheit der aufgenommenen Nahrung (ob halbfest oder flüssig) ist das Verhalten des Magens verschieden. Halbfeste Bissen führen erst allmählich zur Entfaltung der aneinanderliegenden Magenwände und gleiten dann an seinen caudalen Pol, während Flüssigkeiten verhältnismäßig schnell die tiefste Stelle des Magens erreichen.

Während im weiteren Verlauf der Aufnahme halbfester Speisen der neuangekommene Bissen in die Mitte des schon ganz oder teilweise entfalteten Magens gelangt und von der schon vorhandenen Nahrung aufgenommen wird,

---

[1] Die Bezeichnung „Canalis egestorius" wird weniger gebraucht.

ohne mit den Magenwänden in engere Berührung zu kommen, können nach Anschauung mancher Autoren Flüssigkeiten entlang der kleinen Kurvatur direkt zum Pylorus gelangen, d. h. sie fließen durch die *Magenrinne,* die also von der kleinen Kurvatur und den ihr parallel laufenden größeren Längsfalten gebildet ist, dem Pylorus zu, ohne mit dem übrigen Mageninhalt in engere Berührung zu kommen. Ob diese Vorstellung wirklich richtig ist, erscheint zweifelhaft, jedenfalls liegen Röntgenbeobachtungen entsprechender Art nicht vor. Die Vorstellung, daß Flüssigkeiten, die nach Aufnahme fester Nahrung getrunken werden, schon frühzeitig den Magen verlassen können, ist auch auf einfachere Weise zu begründen: die spezifisch schwereren Teile der Nahrung sinken nach dem caudalen Pol, während die Flüssigkeit oben verbleibt und von hier aus leicht durch den Pylorus entleert werden kann.

Die charakteristische Form des Magens beim Gesunden, wie wir sie durch die Röntgenuntersuchung kennengelernt haben, ist im wesentlichen eine Funktion seines *Tonus.* Bei der Mehrzahl der Menschen liegt der Magen links von der Wirbelsäule, mit seiner Achse ihr parallel gerichtet, in seinem unteren, etwas sackartig erweiterten Teil biegt er in Höhe des Nabels um, und die Verbindung mit dem Pylorus, der etwa 6—8 cm über dem caudalen Pol liegt, bildet nun ein sich konisch verjüngendes Rohr. Dieser als *Angelhaken- oder Siphonform* bezeichneten Magenform, die bei der Mehrzahl der Menschen angetroffen wird, steht die *Stierhornform* gegenüber, bei der eine Hubhöhe fehlt und der Pylorus den tiefsten Punkt einnimmt.

Die Tatsache, daß die *Angelhakenform* in sozusagen übertriebener Ausbildung bei gewissen mageren Frauen besonders häufig anzutreffen ist (sog. *Langmagen,* Abb. 6) und daß andererseits bei fettsüchtigen Menschen mit gedrungenem Körperbau die *Stierhornform* des Magens häufiger vorkommt (wobei die Fettanhäufung im Mesenterium gewiß mitspricht) beweist, wie stark neben den reinen Tonusverhältnissen die Umgebung des Magens für Form und Lage von Bedeutung ist. Unter pathologischen Verhältnissen vermögen Veränderungen der Nachbarorgane wie Milz, Leber, Pankreas, ferner Tumoren aller Art die Magenlage auf das stärkste zu beeinflussen.

Bei der *Atonie* des Magens fallen die Speisen ohne Widerstand wie in einen leeren Beutel und so entsteht das charakteristische Bild des atonischen Magens mit seiner sackförmigen Ausweitung im unteren Teil, der Taille in der Mitte und der einer umgekehrten Birne vergleichbaren Luftblase.

In bezug auf die Frage des *Magentonus* ist man auf Grund der Ergebnisse des Röntgenverfahrens im Verein mit anatomischen und tierexperimentellen Studien zu der Vorstellung gekommen, daß Änderungen im Tonus der Magenmuskulatur im wesentlichen unter dem Einfluß von Vagus und Sympathicus (die beide wiederum von vegetativen Zentren im Zwischenhirn gesteuert werden) zustande kommen; die enge Verbindung des Zwischenhirns mit der Psyche und die Beeinflussung der vegetativen Nerven durch afferente Reize der verschiedensten Art (Schmerz, Kälte u. dgl.) lassen es verständlich erscheinen, daß zahllose Möglichkeiten der Beeinflussung des Magentonus zu berücksichtigen sind. Unzweifelhaft wechselt die Tonuslage des Magens in hohem Maße, und seine Fähigkeit, auf einen bestimmten Reiz anzusprechen, kann zu verschiedenen Zeiten eine ganz verschiedene sein. Inwieweit das rein mechanische Moment der Belastung des Magens durch die Schwere der Speisen eine Rolle spielt, darüber belehrt ohne weiteres die Röntgenuntersuchung ein und derselben Person in vertikaler und horizontaler Lage.

Bei der *Röntgenuntersuchung des Magens,* die nach Verabreichung einer Bariumbreimahlzeit vorgenommen wird, ist zunächst von Bedeutung die Art und Weise, wie sich der Magen beim Breischlucken entfaltet. Der Kontrastbrei nimmt unterhalb der Kardia die Form eines mit seiner Spitze nach unten zeigenden Keiles an, der nach unten zu fortschreitet und der bei weiterem Nachtreten von Speisebrei von der Spitze ab nach unten zu größere oder kleinere unregelmäßig geformte Massen nach dem caudalen Pol des Magens treten läßt. Die soeben besprochene Form des gefüllten Magens gibt uns Auskunft über die Tonusverhältnisse. Durch Druck auf das Korpus können die feinen, der kleinen Kurvatur parallel laufenden Falten zur Darstellung gebracht werden. Man achte besonders

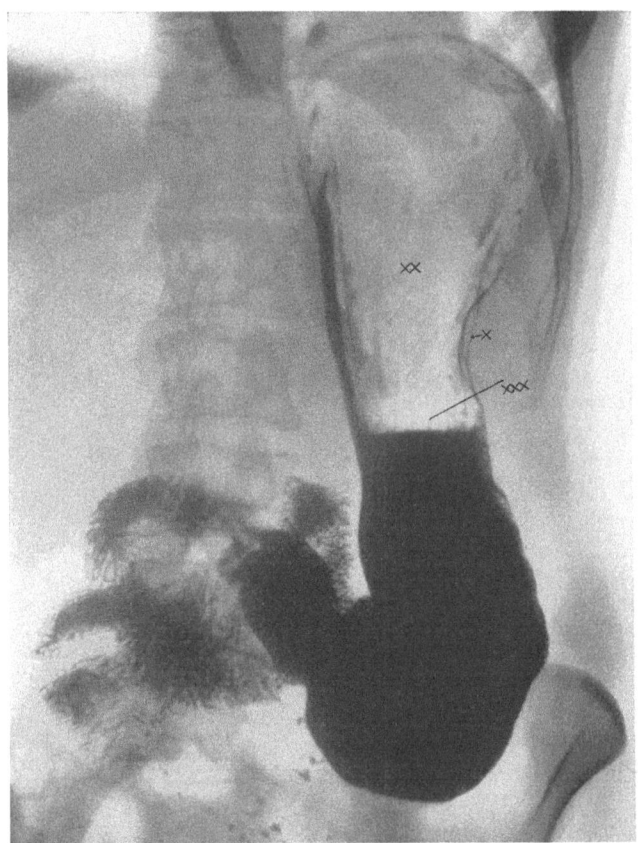

Abb. 6. Langmagen bei einer schlanken Frau. × Magentaille. ×× Große Luftblase. ××× Oberer Kontrastbreispiegel.

darauf, ob die kleine Kurvatur vollkommen glatt ist, ob beim Einziehen des Bauches die Gegend des Pylorus sich gut verschiebt, wie die Längsachse des Magens verläuft, ob er im ganzen nach rechts oder links verdrängt ist usw. Wir beobachten dann sorgfältig den Ablauf der *Peristaltik*. Unter normalen Verhältnissen sehen wir am Fundus im allgemeinen keine, am Korpus nur geringe, im Bereich der großen Kurvatur zuerst erkennbare, dann auch an der gegenüberliegenden Stelle sich zeigende Eindellungen auftreten, die nach abwärts zu wandern und in der Gegend des *Angulus*, also zu Beginn des Antrum, tieferen ringförmigen bis zum Pylorus fortschreitenden Wellen Platz machen. Bei *geöffnetem Pylorus* kommt es zur *Austreibung* von Mageninhalt durch den Pyloruskanal und zum Übertritt in den unten noch näher zu besprechenden *Bulbus duodeni*. Bei *geschlossenem Pylorus* dient diese Antrumperistaltik der innigen Durchknetung des Speisebreies mit dem Magensaft. Die eben beschriebenen Wellen folgen einander in durchschnittlichen Abständen von 15—20 Sekunden.

Von der hier geschilderten normalen Magenperistaltik gibt es mannigfache Abweichungen unter pathologischen Verhältnissen. Bei elenden, heruntergekommenen Menschen, ebenso wie nach einer Periode stürmischster Peristaltik bei einem Hindernis am Pylorus, kann die *Peristaltik schwach* sein oder *zeitweise vollkommen zur Ruhe kommen.* Bedeutungsvoll ist das *Fehlen peristaltischer Bewegungen an* bestimmten Punkten des Magens unter pathologischen Verhältnissen, wie beim *callösen Ulcus, beim Carcinom,* bei *perigastritischen Prozessen* usw.

Das Gegenstück, nämlich *gesteigerte Peristaltik,* findet sich nicht nur bei Stenose des Pylorus oder des Duodenum, sondern auch bei allen möglichen nervösen Zuständen, bei erhöhter Erregungslage des Nervus vagus (tabische Krisen), aber auch reflektorisch bei allen möglichen Erkrankungen der Bauchorgane. Die Zahl der peristaltischen Wellen in der Zeiteinheit ist dann erhöht (auf mehr als 3—4 in einer Minute). Die Wellen werden nicht nur im Bereich des Sinus deutlich sichtbar, sondern schnüren auch am Antrum sehr viel tiefer ein und laufen in kürzerer Zeit über den Magen hin.

Bei allen Formen der schweren Stenosierung des Magenausganges, wobei es zu Erweiterungen und zu Hypertrophie kommt, findet sich das Bild der sog. *Magensteifungen.* Man kann dann die starken, über den Magen hinwegschreitenden Ringwellen sich (besonders bei mageren Menschen) durch die Bauchhaut abzeichnen sehen und durch die Palpation einen Begriff von ihrer Kraft gewinnen.

Die beim Tier nur beim Erbrechen nach Apomorphin sicher beobachtete *Antiperistaltik,* die am Pylorus beginnt und nach rückwärts bis zum Fornix an der großen Kurvatur sich fortsetzt, kommt beim Menschen nur in seltenen Fällen bei Stenose des Magenausgangs und beim Brechakt zur Beobachtung.

Magenentleerung und Spiel des Pylorus. Die Röntgendurchleuchtung des mit Konstrastbrei gefüllten Magens zeigt, daß die über den Magen hinweglaufenden Ringwellen, die sehr bald nach der Füllung des Magens sich einstellen, nur bei der Minderzahl der Menschen mit normalen Magen-Darmverhältnissen sofort von einer Öffnung des Pförtners und von einem Übertritt von Mageninhalt ins Duodenum gefolgt sind. Meist sieht man die besonders im Gebiet des Antrum kräftiger werdenden Wellen bis zum Pförtner verlaufen, ohne daß Mageninhalt entleert wird; der nach dem Pförtner gedrängte Speisebrei fließt vielmehr durch die Lichtung der Ringwelle ins Antrum zurück, wodurch die bereits beschriebenen *Mischbewegungen im Antrum* zustande kommen. Die Festigkeit des Sphinctertonus läßt sich prüfen, indem man versucht Speisebrei aus dem Antrum durch den Pylorus hindurchzupressen, was häufig gut möglich ist. Nachdem eine Reihe von peristaltischen Wellen über den Magen hinweggelaufen sind, öffnet sich der Pförtner, und es kommt zur Füllung des Duodenalanfangsteiles, des sog. *Bulbus,* der sich dann weiter peripherwärts entleert.

Das Spiel des Pylorus, die wechselnde Öffnung und Schließung, sollte, wie man bisher allgemein annahm, durch die sog. Pylorusreflexe geregelt werden, und zwar wurde neben einem mechanischen Reflex, bei dem der Füllungszustand des Duodenum entscheidend sein sollte — bei gefülltem Duodenum Pylorusverschluß, bei leerem Pylorusöffnung —, ein chemischer Reflex angenommen: Übertritt von Säuren oder Fett ins Duodenum sollte zur Schließung des Pylorus führen. Unter Berücksichtigung aller zur Zeit vorliegenden klinischen und experimentellen Erfahrungen muß man annehmen, daß die Berührung der Duodenalschleimhaut durch Säure nicht nur den Tonus des Pylorussphincters erhöht, sondern auch die Magenperistaltik hemmt. Mehr läßt sich mit genügender Sicherheit über den Chemoreflex des Pylorus wohl nicht sagen. Außer auf chemischem Wege wird sicherlich das Pylorusspiel noch auf eine zweite Art geregelt, und zwar scheinen ganz bestimmte Beziehungen zwischen dem Antrum und dem Sphincter pylori zu bestehen. In der Erschlaffungsphase des Antrum, der sog. Diastole, bleibt der Sphincter geschlossen, er öffnet sich dagegen kurz nach Beginn der Antrumkontraktion. Der oft beobachtete Verschluß des Sphincter pylori und die gesteigerte Antrumperistaltik nach Morphin werden durch Papaverin aufgehoben; ganz analog verhält sich übrigens der Sphincter ileocolicus gegenüber diesen Mitteln.

Durch die hier kurz angedeutete Regulierung des Pylorusspiels wird die sog. „Durchmischungstätigkeit" des Antrum, die bei der Röntgenuntersuchung so eindrucksvoll zu beobachten ist, nicht berührt. Unter pathologischen Verhältnissen kann die Zusammenarbeit von Antrumkontraktion und Pylorusöffnung in der verschiedenartigsten, vorläufig noch nicht völlig klar zu übersehenden Weise gestört werden; entscheidenden Anteil hieran haben sicherlich veränderte Tonusverhältnisse im vegetativen Nervensystem. Unzweifelhaft garantiert das Pylorusspiel eine zweckmäßige Regelung des Übertritts von Mageninhalt in den Zwölffingerdarm und einen Schutz dieses letzteren vor übermäßiger Füllung.

Erbrechen. Der Brechakt wird zunächst eingeleitet durch Verschluß des Pylorus bei Aufhören der Peristaltik, dann kommt es zu einer Rückwärtsbewegung des Mageninhaltes durch eine umfassende Antrumkontraktion, oder durch echte Antiperistaltik. Die inzwischen nach dem Magenfundus bewegten Speisen werden dann nach der sich öffnenden Kardia durch nochmalige Kontraktion des Antrum unter Mitwirkung der Bauchpresse und des Zwerchfells in den unteren Teil des Oesophagus und durch den Überdruck bei der Exspiration nach oben befördert. Das Zustandekommen des Brechaktes hat die intakte nervöse Verbindung des Vagus und des Sympathicus mit den Brechzentren in der Medulla oblongata zur Voraussetzung; es scheint sicherzustehen, daß die Intaktheit von nur einem der genannten Nerven für die Auslösung des Brechaktes genügt: wir verweisen auf die Ausführungen im Kapitel Innervation.

Magensaftsekretion. Wie schon ausgeführt wurde, dient der untere Teil des Magens im wesentlichen der motorischen Tätigkeit, der Fundus vorwiegend der Bildung des Magensaftes, doch finden sich auch in der *Regio pylorica* zahlreiche Drüsenzellen, die im nüchternen Zustand einen ausgesprochen *alkalisch reagierenden, reichlich schleimhaltigen Saft* absondern, und zwar ist die Sekretion eine kontinuierliche und vollzieht sich unabhängig von den extragastralen Nerven. Die ordnungsgemäße Bildung von Magensaft hat genügende Aufnahme der *Vitamine A* und B_1 zur Voraussetzung; bei Beriberi sistiert die Magensekretion. Aber auch die B_2-*Faktoren* spielen eine wichtige Rolle; ihr Fehlen in der Nahrung wirkt sich in der gleichen Richtung aus.

Die Tätigkeit der *Fundusdrüsen*, deren *Belegzellen*, wie man annimmt, die *Salzsäure* und deren *Hauptzellen* das *Pepsin* liefern, erfolgt auf bestimmte, noch zu besprechende Reize, während nach Ausschaltung der extramuralen Nerven eine kontinuierliche Sekretion einsetzt. Diese Tatsache scheint darauf hinzuweisen, daß normalerweise hemmende Impulse durch die extragastralen Nerven (vor allem wahrscheinlich durch den Vagus) wirksam werden, bei deren Wegfall die sekretionserregenden Einflüsse (vielleicht auf dem Blutwege) zum Vorschein kommen.

Unter *physiologischen Verhältnissen* beginnt die Magensaftsekretion, wenn sich Eßlust beim Anblick oder beim Riechen schmackhafter Speisen einstellt, mit der Absonderung des sog. *Appetitsaftes*. Durch den Geschmack beim Kauen wie beim Schlucken des Bissens wird die Sekretion verstärkt. Bei Durchschneidung der Nervi vagi bleibt diese Sekretion aus, sie bleibt weiter aus unter dem Einfluß psychisch depressiver Erregungen, wie Kummer, Sorge, Schmerz usw.

Die hier erwähnte *erste oder cephalogene Phase der Magensaftsekretion* ist durch die Arbeiten Pawlows der Gruppe der bedingten Reflexe zugeordnet worden, die nur auf dem Wege der Großhirnrinde zustande kommen. Die Versuche über die Magensaftsekretion in der Hypnose haben unseren Einblick in die Zusammenhänge wesentlich vertieft.

Untrennbar verbunden mit dieser ersten Phase der Magensaftsekretion ist die *zweite,* die auf *chemische Reize* zurückzuführen ist und die Magenschleimhaut selbst trifft. Ihr Mechanismus ist vorläufig noch nicht völlig geklärt. Sicher scheint zu sein, daß die extragastralen Nerven nicht mitzuwirken brauchen, und daß der Weg über die Schleimhaut des Pylorusteiles geht. Wirksam ist eine große Zahl von Stoffen, unter denen an vorderster Stelle die Extraktivstoffe des Fleisches (besonders Xanthinbasen), der Gemüse und deren Spaltprodukte stehen. Ob, wie EDKINS annimmt, als Sekretionserreger ein unter der Einwirkung der Reizstoffe in der Magenschleimhaut gebildetes Sekretin ohne Mitwirkung von Nerven tätig ist, ist noch nicht sichergestellt.

Über die Bildung der *Salzsäure,* die von den Belegzellen sezerniert wird, ist nichts Sicheres bekannt. Man nimmt an, daß sie aus einem von den Zellen abgesonderten Chlorid (etwa Ammoniumchlorid) durch hydrolytische Spaltung in Freiheit gesetzt wird, während die Base (im Gegensatz zu der unresorbierbaren freien Säure) zurückresorbiert wird. Jedenfalls ist das zur Bereitung der Salzsäure nötige Chlor in der Magenschleimhaut als Chlorid gespeichert.

Unter den *Fermenten* des Magensaftes spielt das *Pepsin* die Hauptrolle, das vor allem in den Hauptzellen des Fundus, in geringerem Maße auch in den Pylorusdrüsen gebildet wird, und zwar in Form einer durch Berührung mit Salzsäure aktivierbaren Vorstufe, des *Propepsins.*

Gegen die verdauende Kraft des Magensaftes, die nach Anlegung einer Gastroenterostomie an der Darmschleimhaut ihre unheilvollen Wirkungen entfalten kann, ist die Magenschleimhaut selbst geschützt durch *antipeptische Eigenschaften,* über deren Natur trotz vielfacher Untersuchung immer noch nichts Sicheres bekannt ist. Das Pepsin wird durch Alkali leicht zerstört, das Optimum seiner Wirkung liegt bei einer Wasserstoffionenkonzentration von etwa $p_H = 1{,}5$.

Von anderen Fermenten seien noch genannt das *Labferment,* das die Gerinnung der Milch bewirkt (nach einigen Autoren handelt es sich auch hierbei um eine Wirkung des Pepsins), ferner die die Fettspaltung besorgende *Lipase,* deren Wirkungsoptimum bei $p_H = 5$ liegt (das der Pankreaslipase bei $p_H = 7-8$). Über das Vorkommen einer *Nuklease, Amylase* und *Tryptase* bestehen noch erhebliche Meinungsverschiedenheiten.

Über die Bedeutung des *Magenschleims*[1], dem der Kliniker eine besondere Aufgabe zusprechen möchte, ist bisher leider nur wenig bekannt.

Der Magensaft als ganzes. Der menschliche Magensaft, der mit der Magenverweilsonde in ziemlicher Reinheit erhalten werden kann, ist wasserklar bis leicht getrübt und von schwach saurem Geruch; das spezifische Gewicht ist etwa 1,007, die Gefrierpunktserniedrigung $\triangle = 0{,}55$. In 24 Stunden werden etwa $1^1/_2 - 2$ l abgesondert. Die *Salzsäurekonzentration* kommt der des Hundesaftes sehr nahe: bis 0,5—0,6%. Die strenge Konstanz der HCl-Konzentration, die früher angenommen wurde trotz der wechselnden Aciditätsbefunde bei Gesunden und Kranken (zu deren Erklärung man den verschiedenen Schleimgehalt geltend machte), wird heute mit guten Gründen bestritten. Bringt man den *Gesamtchlorgehalt* des Magensaftes in Beziehung zu der als HCl vorhandenen Chlormenge, so findet man stets mehr Chlor als dem HCl-Gehalt entspricht, und bei schwankenden Salzsäurewerten entgegengesetzt schwankende Chlorwerte. Wahrscheinlich haben die Chloride nicht nur als Ausgangsmaterial für die HCl-Produktion, sondern auch an sich für die Fermenttätigkeit eine Bedeutung. Andere *Mineralstoffe* (Kalium, Calcium, Magnesium) spielen neben den sauren Phosphaten, denen heute keine wesentliche Bedeutung zugemessen wird, kaum eine Rolle. Ein weiterer, chemisch noch nicht identifizierter Stoff

---

[1] Das Problem des Magenschleims ist Gegenstand einer umfassenden Darstellung von A. MAHLO (Stuttgart: F. Enke) geworden, auf die hier verwiesen sei.

im Magensaft (*intrinsic factor* — CASTLE) tritt mit einer im Muskelfleisch aufgefundenen Substanz *(extrinsic factor)* zusammen zu einer Komplexverbindung, die man als *Hormon-Vitaminkomplex* ansprechen muß. Diese Verbindung, das Hämopoietin überwacht die Blutbildung. Bei Fehlen des vom Magen gelieferten hormonalen Anteils des Komplexes entsteht die perniziöse Anämie[1]. Beim Menschen entwickeln sich nach großen Magenresektionen (Agastrie — MORAWITZ) Anämien verschiedenen Typs, bei Hunden entstehen nach totalen Gastrektomien hypochrome Anämien und Systemerkrankungen des reticuloendothelialen Apparates (GUTZEIT).

Die *Salzsäuresekretion,* die auf einen bestimmten Nahrungsreiz erfolgt und die mit Hilfe der Verweilsondenmethode (nach Einbringung einer Lösung von Coffein pur. 0,2 : 300) dauernd verfolgt werden kann, zeigt bei kurvenmäßiger Darstellung einen gleichmäßigen, zu einem Maximum führenden Anstieg, von dem aus in gleichmäßiger Senkung der Abstieg erfolgt.

Von diesem Normaltyp gibt es mancherlei Abweichungen: raschen Anstieg mit raschem Abfall, langsamen Abstieg mit hohen Säurewerten usw.

Besteht an und für sich schon höchstwahrscheinlich keine Konstanz der Konzentration der abgesonderten Salzsäure, so ändert sich die Acidität während der Nahrungsaufnahme und Verdauung ununterbrochen. Durch Speichel und Nahrung wird die Magensalzsäure dauernd verdünnt, während gleichzeitig der alkalisch reagierende Saft der Pylorusdrüsen eine neutralisierende Wirkung ausübt; des weiteren wirkt der vom gesamten Epithel der Magenschleimhaut produzierte Schleim sowohl verdünnend wie neutralisierend. Weiter führt die gleichzeitig erfolgende Austreibungstätigkeit des Magens immer wechselnde neue Verhältnisse herbei und kann, wenn sie sich energisch vollzieht, sehr bald zu fast völliger Entfernung der Speisen führen, so daß bei Weiterdauer der Magensaftabsonderung der Magen schließlich fast nur reinen Magensaft enthält. In diesem Falle würde man also den höchsten, von einem bestimmten Menschen zu einer bestimmten Zeit auf einen bestimmten Reiz zu erhaltenden Säurewert vor sich haben.

Die *Säurewerte, die man im Mageninhalt* meist findet, sind also vorwiegend Verdünnungswerte. Man muß sich das vor Augen halten, wenn man im ausgeheberten Mageninhalt eine sehr hohe Salzsäurekonzentration findet. Hat man Anhaltspunkte dafür, daß sie nicht etwa durch eine abnorm schnelle Beseitigung der den Magensaft sonst verdünnenden Speisen zu erklären ist, so ist das Vorliegen eines Zustandes zu erwägen, der als *Hyperchlorhydrie* bezeichnet worden ist; *Hyperchlorhydrie* ist also ein Zustand, bei dem Salzsäure in besonders hoher Konzentration abgesondert wird. Obwohl in dieser Frage noch keine völlige Einmütigkeit besteht, ist es nach dem jetzigen Stand der Erkenntnis wahrscheinlich, daß die Salzsäurekonzentration des Magensaftes keine konstante Größe ist, sondern gewissen Schwankungen unterworfen ist. Überall da, wo eine erhöhte Acidität des Mageninhaltes gefunden wird, spricht man von *Superacidität;* als Grenzwert gilt die Titrationszahl im Probefrühstück oder Probetrunk von 70 (bei Titration von 10 ccm des Ausgeheberten mit Phenolphthalein). Da eine Erhöhung der Säurekonzentration im Mageninhalt sehr verschiedenen Einflüssen ihre Entstehung verdanken kann (abnorm rasche Entleerung der Speisen mit kräftiger Nachsekretion oder übermäßige Sekretion bei normaler oder sogar verzögerter Entleerung), so ist sie ein sehr vieldeutiges Symptom, das nur in Verbindung mit anderen Erscheinungen gewertet werden darf.

Die *Hyperchlorhydrie* wäre dann nur ein Spezialfall der Superacidität, eine Superacidität des Sekretes.

---

[1] Bei Fehlen des Vitaminanteils können Anämien vom Typus der *Sprue* und der *Coeliakie* auftreten; auch der HERTERsche *Infantilismus* und die *Ziegenmilchanämie* gehören hierher.

Neben dem Befund hoher Säurewerte im Mageninhalt kennt man dann unter pathologischen Verhältnissen eine übermäßige Bildung von Magensaft, eine sog. *Supersekretion*. Eine solche liegt unzweifelhaft vor, wenn große Mengen von Sekret bei normalem Abfluß der Speisen im Magen gefunden werden, unter Umständen nach völliger Entleerung der Speisen. In anderen Fällen kann das Bild der Supersekretion durch mechanische Behinderung der Magenentleerung hervorgerufen werden.

Man sieht also, *wie außerordentlich* vieldeutig *das Zustandsbild ist, das die Aushebung des Magens ergibt*. Nur bei sorgfältigster Berücksichtigung der Magenentleerung (evtl. des Rückflusses von Duodenalsaft) ist eine gewisse Beurteilung eines Augenblicksbefundes und auch dann nur mit größter Zurückhaltung möglich.

Das Gegenstück der durch übermäßigen Säuregehalt des Magensaftes gekennzeichneten Störungen bilden Zustände mit *Verminderung oder Fehlen der freien Salzsäure — Subacidität bzw. Anacidität —*, und man könnte von letzterer noch das völlige Versagen der Salzsäureproduktion als *Achlorhydrie* abtrennen. Hört gleichzeitig die Fermentproduktion auf, so spricht man von *Achylia gastrica*, eine Bezeichnung, die vielfach auch ohne Rücksicht auf das Verhalten der Fermente zur Kennzeichnung des Salzsäuremangels angewendet wird.

Auf die methodische Untersuchung der Magensaftsekretion kann hier im einzelnen nicht eingegangen werden, es muß vielmehr auf die Lehrbücher der Untersuchungsmethoden verwiesen werden. Hier sei nur erwähnt, daß das alte EWALD-BOASsche Probefrühstück (300 g Tee und 50 g Semmel) mit Aushebung nach 45 Minuten seine Bedeutung heute noch nicht verloren hat. Freilich, wie schwierig und unsicher der Rückschluß von dem ausgeheberten Mageninhalt auf den sezernierenden Magensaft ist, ist aus den vorausgegangenen Ausführungen ohne weiteres ersichtlich. Reiner und übersichtlicher liegen unzweifelhaft die Verhältnisse bei der fraktionierten Aushebung nach Coffeinprobetrunk mit der Magenverweilsonde (vgl. S. 704).

Pathologische Beimengungen zum Mageninhalt. Der Schleimgehalt des Mageninhaltes, der schon im Bereich der Norm erheblich wechseln kann, erreicht unter gewissen pathologischen Verhältnissen erhebliche Grade; leider ist seine exakte Bestimmung bisher nicht möglich. Von Beimengungen, die im Mageninhalt des Gesunden in der Regel fehlen, haben *Blut* und *Milchsäure* besonders große Bedeutung. Blut findet sich meist als Ausdruck eines Ulcus oder einer Neubildung, am häufigsten des Carcinoms, viel seltener des Sarkoms oder gutartiger Neoplasmen (Polypen, Myome usw.); nach neueren Untersuchungen sind auch *Erosionen* oder rein *entzündliche (gastritische) Veränderungen* eine sehr häufige Ursache einer Magenblutung. Daß das Blut auch Nachbarorganen, dem *Oesophagus* (Varicen) oder dem *Duodenum* entstammen kann, sei nur der Vollständigkeit halber erwähnt. Vorkommen von *Milchsäure* im Magen, die *Gärungsprozessen* ihre Entstehung verdankt (BOAS-OPPLERsche Bacillen), geht meist einher mit Salzsäuremangel und Stauung; man hat jedoch auch eine starke Milchsäureprobe bei manchen mit Achylie einhergehenden Carcinomen gefunden, wo keine Spur von Speisenretention bestand. Insofern hat die Milchsäureprobe auch heute noch eine gewisse Bedeutung, wenngleich der Milchsäurebefund auch bei gutartigen, mit Anacidität einhergehenden Pylorusstenosen (auch nach meinen Erfahrungen) gar nicht selten zu erheben ist.

Die *große keimtötende Kraft der Salzsäure* wird besonders deutlich, wenn man die Zersetzung des Mageninhaltes bei achylischen Stenosen betrachtet; bemerkt sei noch nebenbei, daß die Magensalzsäure Typhusbacillen nicht abtötet, wohl aber Choleravibrionen. Sehr eindrucksvoll und praktisch höchst bedeutungsvoll ist die Veränderung der Magenflora nach Aufhören der Salzsäuresekretion: Die apathogene Magenflora macht einer „Stalljaucheflora" Platz (LÖHR).

Beziehungen zwischen Motilität und Sekretion unter normalen und pathologischen Verhältnissen. Motorische und sekretorische Funktionen sind entsprechend der Aufgabe des Magens, die aufgenommene Nahrung physikalisch und chemisch zu verändern, in ganz bestimmter Weise aufeinander abgestimmt und beeinflussen einander gegenseitig. So ist es verständlich, daß eine Störung einer der beiden Funktionen fast niemals isoliert bestehen bleibt, sondern sich auch auf die andere auswirkt. Versiegt beispielsweise die Salzsäureabscheidung, so kommt die unter normalen Verhältnissen sich geltend machende Beeinflussung der Motorik durch den Säureübertritt ins Duodenum in Wegfall, und der Magen kann sich überstürzt entleeren. Zu einer Hemmung der Magenentleerung führt häufig der gegensätzliche Zustand einer übermäßigen Salzsäureabscheidung. In anderen Fällen freilich findet man das gerade Gegenteil, und man deutet dies, besonders wenn ein leichtes Hindernis am Pförtner vorliegt, als Ausdruck einer Überkompensation. Die Verhältnisse liegen also außerordentlich verwickelt und sind manchmal einer völligen Klarlegung kaum zugänglich.

Empfindungen von seiten des Magens. Eine große Zahl von Empfindungen verschiedenster Art kann vom Magen ausgelöst werden. Schon dem Gesunden ist geläufig das Gefühl des leeren Magens im Hunger, die angenehme Empfindung eines gefüllten (nicht überfüllten) Magens nach einer mit Appetit verzehrten Mahlzeit, das lästige, unter Umständen mit unangenehmen Sensationen, ja mit mehr oder weniger starken Schmerzen einhergehende Gefühl des überfüllten Magens. So erhalten wir einwandfreien Aufschluß über den Füllungszustand unseres Magens.

Handelt es sich hier um Empfindungen, die für die Regelung der Nahrungszufuhr unter normalen Verhältnissen ganz allgemein von Bedeutung sind, so können sie in besonders starker Ausprägung bei allen möglichen krankhaften Zuständen auftreten.

Die *pathologische Physiologie der Magenschmerzen,* wie überhaupt der Magenbeschwerden, ist noch recht wenig geklärt. Nach vielfältigen Erfahrungen ist die Magenschleimhaut gegen gewöhnliche mechanische Reize gänzlich, gegen thermische nur sehr wenig empfindlich, und selbst erhebliche pathologische Veränderungen brauchen keinerlei schmerzhafte Empfindungen hervorzurufen. Auf der anderen Seite kennt die Magenpathologie eine Fülle der verschiedensten Schmerzarten, die vom Magen ausgehen. Wir dürfen heute mit Sicherheit annehmen, daß vorwiegend im *Sympathicus* (auf dem Wege des *Splanchnicus,* nach Anschauung einiger Autoren auch auf dem Wege des *Vagus?*) afferente Impulse vom Magen nach dem Gehirn gelangen. Stärkere *Zusammenziehungen,* ebenso wie *Dehnung* des Magens lösen unbestimmte Empfindungen aus. Säureverätzungen können heftigen Schmerz hervorrufen. In besonderem Maße tun das natürlich stärkere peristaltische und antiperistaltische Bewegungen. Durch das Röntgenverfahren sind heftige peristaltische Bewegungen des Magens als Ursache von Kolikschmerzen mit Sicherheit erkannt worden. Sicherlich handelt es sich auch beim Hunger- und beim Spätschmerz um analoge Vorgänge, die sich besonders im Antrum abspielen.

Die bei *tiefgreifenden Schleimhautveränderungen* beobachteten Schmerzen haben, wie es scheint, ihre Ursache in der dabei häufig vorhandenen entzündlichen Mitbeteiligung des *Peritoneum,* es ist aber auch eine Reizung der spinalen Nerven am Geschwürsgrund mit zu berücksichtigen. Leicht erklärbar sind Schmerzen bei Miterkrankung des Pankreas und anderer Nachbarorgane.

Des weiteren können Magenschmerzen zustande kommen durch Überspringen eines Reizes von den *viscerosensiblen Nerven* auf die *sensiblen Bahnen,* die von der *Haut* in das entsprechende Rückenmarksegment eintreten. Diese von HEAD zuerst studierte und beschriebene *Hyperalgesie* besteht in einer Überempfindlichkeit der Haut des 6.—8. Dorsalsegments (und zwar wenn der Reiz vom Fundus und Korpus ausgeht, der *linken,* wenn er vom Pylorus und Duodenum ausgeht, der *rechten* Seite) und ist am deutlichsten nachweisbar bei Anwendung schmerzhafter Hautreize. Unter Umständen ist die Empfindlichkeit aber auch schon deutlich bei einfacher Berührung oder bei Bestreichen der Haut. Diese auch als *viscerosensible Reflexe*[1] bezeichneten Erscheinungen sind, wie ich auf Grund eigener sehr sorgfältiger Beobachtungen bestimmt sagen kann, außerordentlich flüchtig und wechselnd. Sie können an einem und demselben Tage in wechselnder Stärke vorhanden sein, ja sogar verschwinden und wieder auftreten. Ein tieferer Einblick in die diesen wechselnden Befunden zugrunde liegenden Vorgänge fehlt uns zur Zeit vollkommen.

Den *viscerosensiblen* Reflexen wären die *visceromotorischen* an die Seite zu stellen: Die in das Hinterhorn einstrahlende Erregung kann auf das Vorderhorn übergreifen und zu Kontraktionen entsprechender Muskelgruppen führen — *défense musculaire*.

Schließlich gibt es noch *viscerovisceral*e Reflexe, worunter wir die bei einer starken Erregung im Bereich eines Organs sich geltend machenden Reizerscheinungen in einem anderen Gebiete des vegetativen Nervensystems zu verstehen haben — *Speichelfluß, Schweißausbruch, Erblassen des Gesichtes, Pupillenerweiterung, Harn- und Stuhlentleerung* usw.

Mit einem kurzen Wort wäre noch die Frage zu berühren, wie es zu erklären ist, daß der gesunde Magen so ganz schmerz- und unempfindlich ist, während der kranke Magen Ausgangspunkt so vielfältiger Beschwerden ist. Eine klare Antwort kann hierfür zur Zeit noch nicht gegeben werden. GOLDSCHEIDER erörtert die Möglichkeit einer *Nervenumstimmung* in dem Sinne, daß der pathologisch veränderte Magen eine Empfindlichkeit bekäme, die er vorher nicht besitzt; auch an Summierung von zahlreichen unterschwelligen Reizen hat man zur Erklärung dieser merkwürdigen Erscheinung gedacht.

Vitamine und Magenpathologie. Die Reindarstellung und Konstitutionsermittlung einiger Vitamine hat die Möglichkeit zur Prüfung der Frage gegeben, ob auf dem Wege des Magen-Darmkanals eine Zerstörung von Vitaminen unter bestimmten Bedingungen stattfindet. Die Antwort lautete bejahend, und zwar konnte für das *Vitamin C (Askorbinsäure)* gezeigt werden, daß bei *Achylia gastrica* — bei alkalischer Reaktion — mit einer Zerstörung durch eine vorzeitige Oxydation gerechnet werden muß; es kann so eine Verarmung des Körpers an C-Vitamin eintreten, wie an der Hand des GÖTHLINSCHEN *Capillartestes* gezeigt werden konnte (RAGNAR und SCHNELL). Das gleiche kann bei *pathologischer Keimbesiedlung des Magens* eintreten (STEPP und SCHRÖDER). Intravenöse Zufuhr des Vitamins kann das Defizit beseitigen.

Die Wichtigkeit dieser Feststellung für das Verständnis der Genese von *Hypovitaminosen* liegt auf der Hand; möglicherweise verhält es sich mit den anderen Vitaminen ähnlich wie mit dem C-Stoff.

Allgemeine Therapie der Magenerkrankungen.

Das wichtigste therapeutische Mittel bei Magenerkrankungen ist die Diät. Ihre Aufgabe ist es, den Kranken nicht nur qualitativ hochwertig, sondern auch quantitativ ausreichend so zu ernähren, daß an die motorische wie an die sekretorische Leistung des Magens nur geringe Ansprüche gestellt werden. Die Speisen sollen in mechanisch gut zerkleinertem Zustande dem Magen angeboten werden, so daß ihre Verweildauer im Magen möglichst verkürzt wird. Unter diesen, wie man sagt, *leicht verdaulichen* Speisen stehen an erster Stelle

---

[1] Das Überspringen erfolgt vermutlich im Hinterhorn.

die verschiedenen Schleime (Reis, Hafer, Gerste usw.), die Breie (Grieß, Hafer, Reis usw.), die besonders in Verbindung mit Milch hochwertige Nahrungsmittel darstellen, während die Milch selbst infolge ihrer Neigung zu klumpiger Gerinnung nicht immer sehr gut vertragen wird. Trotzdem können wir auf die Milch als solche, da sie alle wichtigen Nährstoffe in zweckmäßiger Mischung enthält, kaum ganz verzichten. Durch Zugabe von Zucker oder Sahne, je nach Geschmack, kann ihr Nährwert erheblich erhöht werden. Zwischen den Schleimen und Breien stehen die Suppen, die, zunächst unter Verzicht auf Fleischbrühe, mit reinem Wasser unter Verwendung von Butter, evtl. Sahne hergestellt werden. Butter wird in Schleimsuppen oder Breien meist ausgezeichnet vertragen, und das gleiche gilt in der Regel auch für Eier in dieser Verwendungsform.

All den genannten Nahrungsmitteln fehlt indessen das C-Vitamin, das nicht nur für die Erholung stark heruntergekommener Kranker, sondern auch für die Heilungstendenz lokaler Prozesse von so großer Wichtigkeit ist. Die Gebundenheit des C-Vitamins an frische Pflanzen und Früchte, die bei Schleimhautdefekten des Magen-Darmkanals nicht ohne weiteres gegeben werden können, hat früher oft Schwierigkeiten bereitet, wenn man genügende Mengen des lebenswichtigen Stoffes einer „Magendiät" beimengen wollte. Ausreichende Versorgung mit dem Vitamin C, das in reiner Form zur Verfügung steht, macht heute keine Schwierigkeiten; da aber gerade bei Magen- und Darmerkrankungen mit der Möglichkeit einer Zerstörung des C-Vitamin gerechnet werden muß, empfiehlt sich die parenterale (intravenöse oder intramuskuläre) Darreichung; später kann man dann das Vitamin C in Citronensaft (der hier anscheinend eine Schutzfunktion ausübt) peroral nehmen lassen. Trotzdem sollte man, wo dies möglich ist, auch Gemüse- oder Fruchtsäfte geben und bei Lockerung des Diätzettels zu Gemüsepürees greifen (von Karotten, Spargel, Blumenkohl).

Verhältnismäßig gut vertragen wird Fleisch im gekochten (nicht im gebratenen) Zustand, vor allem das von Hühnern und Tauben, dann vom Kalb, auch Kalbsbries, Kalbshirn usw.

Von den Kohlehydratträgern ist neben den Schleimen und Breien am leichtesten verträglich Zwieback, aber auch Nudeln in kleinen Mengen bekommen im allgemeinen gut.

Mit Früchten sei man stets vorsichtig und gestatte sie erst in späterer Zeit der Diätbehandlung, und zwar in gekochtem Zustande. Der Saft von Citronen und Apfelsinen ist bei Zuständen von Superacidität nur vorsichtig, bei Anacidität, besonders in Verbindung mit Breien, unbedenklich gestattet; sehr gut vertragen wird Citronensaft mit reichlich Zucker und einem leicht alkalischen Wasser, wie etwa dem *Fachinger*.

Als den Magen reizend sind im allgemeinen zu verbieten alle scharf gesalzenen, gewürzten, mit Essig angemachten Speisen, scharfe Saucen, Räucherwaren, alle Würste, fette Speisen, ferner ganz allgemein die Alkoholica, von denen nur Kognak in starker Verdünnung mit Mineralwässern, versuchsweise vielleicht auch leichte Weiß- oder Rotweine erlaubt sind.

Von Getränken sind Mineralwässer, wie Fachinger, ohne Bedenken erlaubt; dünner Tee mit reichlich Milch wird meist gut vertragen, schlecht dagegen Kaffee und Kakao.

Fast ebenso wichtig, wie die Auswahl und Zubereitung der Speisen selbst, ist die Zufuhr in kleinen Mengen und langsames und sorgfältiges Kauen. Auch die Aufnahme größerer Flüssigkeitsmengen auf einmal ist schädlich und muß streng verboten werden.

Viele Magenkrankheiten werden günstig beeinflußt durch das Trinken schwach alkalischer, schleimlösender Wässer. Über sie ist das Nötige in den einzelnen

Diätschema nach v. Bergmann-Kalk (aus Mohr-Staehelin, Handb. d. inn. Medizin, Bd. 3/I, S. 792, 2. Aufl., Berlin: Julius Springer 1926).

	Tag	1.	2.	3.	4.	5.	6.	7.	8.	9.	10.	11.	12.	13.	14. bis 15.	16. bis 17.	18.	19. bis 22.	23. bis 27.
intravenös	50%ige Traubenzuckerlösung intravenös	3×20 ccm	3×20 ccm	3×20 ccm	2×20 ccm	1×30 ccm	—	—	—	—	—	—	—	—	—	—	—	—	—
per rectum	Tropfeinlauf 5,4%ige Invertzuckerlösung	1000 ccm	1000 ccm	1000 ccm	1000 ccm	1000 ccm	1000 ccm	—	—	—	—	—	—	—	—	—	—	—	—
per os	5%ige Rohrzuckerlösung	—	200 ccm	400	400	300	200	100	—	—	—	—	—	—	—	—	—	—	—
	Milch	—	—	—	100 ccm	200	300	300	400	500	500	500	500	500	500	500	500	500	500
	Mondamin	—	—	—	—	10 g	20	20	20	20	20	20	20	20	20	20	20	20	20
	Zucker	—	—	—	—	10 g	15	15	—	—	—	—	—	—	—	—	—	—	—
	Haferschleimsuppe	—	—	—	—	200 ccm	400	500	500	500	500	500	—	—	—	—	—	—	—
	Eier	—	—	—	—	—	1	2	2	2	2	2	2	3	3	3	3	3	3
	Grießbrei	—	—	—	—	—	—	200 g	200	—	—	—	—	—	—	—	—	—	—
	Mondamin oder Reisstärke	—	—	—	—	—	—	—	20 g	20	20	20	20	20	—	—	—	—	—
	Zwieback, aufgeweicht in Milch	—	—	—	—	—	—	—	2	2	4	6	6	6	6	6	2	—	—
	Grießbrei oder Reisbrei	—	—	—	—	—	—	—	—	400	—	—	—	—	—	—	—	—	—
	Butter (ungesalzen)	—	—	—	—	—	—	—	—	20 g	30	40	40	50	50	60	60	60	60
	Grießbrei, Reisbrei oder Haferbrei	—	—	—	—	—	—	—	—	—	400	400	500	500	500	300	300	300	300
	Kartoffelbrei	—	—	—	—	—	—	—	—	—	—	100	200	200	200	200	200	200	200
	Schleim-, Grieß- oder Reissuppe	—	—	—	—	—	—	—	—	—	—	—	500	500	—	—	—	—	—
	Schinken (roh, entsalzt, geschabt)	—	—	—	—	—	—	—	—	—	—	—	—	40 g	40	40	—	—	—
	Schleim-, Grieß-, Reis- oder Nudelsuppe	—	—	—	—	—	—	—	—	—	—	—	—	500 ccm	500	500	—	—	—
	Weißbrot (ohne Rinde)	—	—	—	—	—	—	—	—	—	—	—	—	—	100g	100	150	150	150
	Nudeln	—	—	—	—	—	—	—	—	—	—	—	—	—	—	200	200	200	200
	Alle Suppen (außer Fleischbrühe, Erbsen-, Bohnen-, Linsensuppe, Fruchtsuppe)	—	—	—	—	—	—	—	—	—	—	—	—	—	—	—	500	500	500
	Leichte Mehlspeisen, Pudding (ohne Fruchtsoßen), Creme	—	—	—	—	—	—	—	—	—	—	—	—	—	—	—	200	200	200
	Zartes gewiegtes Fleisch (Kalb, Huhn, Taube)	—	—	—	—	—	—	—	—	—	—	—	—	—	—	—	50 g	100	100
	Gemüse (keine Rüben, Rettig, Salat, Karotten, Weißkraut, Rotkraut, rote Rüben, Bohnen, Linsen)	—	—	—	—	—	—	—	—	—	—	—	—	—	—	—	—	—	100
		260	300	340	405	571	822	1036	1187	1647	1808	2091	2491	2571	2756	2862	etwa 3100	etwa 3200	

Kapiteln gesagt, und das gleiche gilt für die *Applikation von Wärme* in den verschiedenen Anwendungen.

Die *medikamentöse Therapie* der Magenkrankheiten findet sich im speziellen Teil, besonders in den Kapiteln Ulcus ventriculi und Gastritis, dargestellt.

Eine in neuerer Zeit wieder häufiger benutzte Therapie stellen die *Magenspülungen* dar, die in früherer Zeit fast ausschließlich bei Stenosen des Magenausgangs angewandt wurden. Die einfache Auswaschung des Magens mit mehreren Litern körperwarmen Wassers, das man allmählich in kleinen Portionen unter mäßigem Druck einfließen läßt, bis die Spülflüssigkeit völlig klar abläuft, ist oft von überraschend günstiger Wirkung. Leichte Grade der Pylorusstenose gehen dabei oft erstaunlich schnell zurück. Aber auch bei carcinomatösen Stenosen bringen die Spülungen den unglücklichen Kranken große Erleichterung. Geradezu lebensrettend wirken sie bei der akuten Magendilatation. In neuerer Zeit verwendet man die Magenauswaschung mit allerbestem Erfolg bei hartnäckigen Gastritiden; ein entscheidender Vorzug der Spülungen mit Salzsäure (n/20—n/10 HCl) oder mit Argentum nitricum (0,5:1000) hat sich nicht gezeigt.

Diätschemata für die Behandlung des Ulcus ventriculi und duodeni.
A. Kussmaul-W. Fleinersche Kostform[1].

Beginn der Ernährung entweder mit gekühltem lockeren Fleischgelee oder in der Regel mit zwei- bis dreistündlicher Gabe von je 50 ccm gekühlter Milch.

Nach erwiesener Bekömmlichkeit allmähliches Steigen der Milchgabe auf stündlich je 100 ccm, etwas später alle $1^1/_2$—2 Stunden 150—200 ccm, nach der 2. Woche zweistündlich je 250—300 ccm. Einzelne Milchgaben werden ersetzt durch 1 Ei mit etwas Milch verquirlt.

Des weiteren nach guter Bekömmlichkeit Steigerung des Nährwertes der Einzelgabe durch Einkochen von Reismehl, Arrowroot, Maizena, Racahout, Hygiama, Haferkakao oder Zumischen von 1—2 Eidotter.

Nach erwiesener Bekömmlichkeit dieser Stufe: morgens nüchtern 100—150 ccm Vichywasser und $^1/_2$ Stunde später 300—400 ccm durchgesiebten *Haferbreies* (bereitet aus 60 bis 70 g schottischer Hafergrütze für 600—700 ccm fertiges Gericht; ausgiebiges Kochen erforderlich; Haarsieb!); nach 2—3 Stunden 300 ccm Milch; nach weiteren 2—$2^1/_2$ Stunden ein Teller durchgetriebene Fleischbrühschleimsuppe aus Gerste, Hafer, Grünkern oder Reis; nachmittags noch zweimal je 250—300 ccm Milch; abends Schleimsuppe oder leichter Mehlbrei; vor dem Schlafen nochmals 250—300 ccm Milch.

Nach der 4. Woche Versuch mit Hühnerfleisch, gewiegt, in Schleimsuppe. Nach guter Bekömmlichkeit desselben zum Mittagessen langsam steigende Mengen weißen Fleisches (Huhn, Rebhuhn, Taube, Fisch, Kalbsmilcher, zartes Kalbfleisch) mit etwas ungeschmälztem Kartoffelbrei, weichgekochtem und durchpassiertem Reis, in Fleischbrühe gekochten Nudeln oder Makkaroni; bei gutem Fortgang der Dinge auch Auflauf aus Milch, Mehl und Eiern.

Übergang zur Dauerkost. Erst von der 6. Woche ab oder besser noch später rotes Fleisch, aber nur mittags. Abends weißes Fleisch oder eine leichte Eierspeise oder einen Mehl-, Grieß- oder Reisbrei. Um 10 und 5 Uhr Milch als Zwischenmahlzeit. Allmählich treten in die Kost ein: Mus von grünen Erbsen, Karotten, Spinat, Blumenkohl, Spargelköpfchen. Gekochtes Obst nur, wenn es kein Säuregefühl veranlaßt. Vor Mittag- und Abendessen je ein kleines Glas Vichy.

Zwischen 4. und 6. Woche erstmaliges Aufstehen. Nach jeder Nahrungsaufnahme müssen sich die Kranken hinlegen und dies nach jeder Hauptmahlzeit noch Monate hindurch fortsetzen.

Die von dem Amerikaner Sippy angegebene Kostform ist im Kapitel „Ulcus" auf S. 728 besprochen.

Spezieller Teil.
1. Geschwür des Magens und des Zwölffingerdarmes.

Ätiologie und Pathogenese. Trotz intensiver Forschungstätigkeit auf dem Gebiete der Magenpathologie, besonders während der letzten Jahrzehnte, ist man nicht zu einer einheitlichen Auffassung über die Entstehung des Magen- und Duodenalgeschwürs gekommen. Aber, wenn man früher vielfach bestrebt

---
[1] Aus C. v. Noorden-Salomon: Handbuch der Ernährungslehre, Bd. 2, Magen. Berlin: Julius Springer 1929.

war, einen Faktor als ätiologisch entscheidend in den Vordergrund zu stellen, ist man jetzt nach sorgfältiger abwägender Betrachtung des ganzen Tatsachenmaterials zu der Einsicht gekommen, daß jeweils eine ganze Reihe von Momenten zu berücksichtigen ist. In einem Punkte jedoch sind Kliniker wie Pathologen, unbeschadet ihrer sonstigen Stellung zur Frage der Ulcusentstehung, einig, nämlich in der Bejahung der Bedeutung der verdauenden Wirkung des Magensaftes für die Entstehung und das Chronischwerden eines Geschwürs, wobei freilich gleich betont werden muß, daß nur schwer veränderte Teile der Schleimhaut der peptischen Wirkung des Magensaftes zugänglich sind. Die Tatsache, daß man einem Ulcus ventriculi auch bei schwerer Achylia gastrica begegnet, kann nicht dagegen geltend gemacht werden, solange man nicht beweisende Beobachtungen über das Entstehen eines frischen Geschwürs bei dauerndem Säuremangel beigebracht hat; was bisher nicht geschehen ist.

Eine Beobachtung GUTZEITS aus meiner Breslauer Klinik kann freilich mit diesen Anschauungen nicht in Einklang gebracht werden. GUTZEIT konnte bei der Gastroskopie eines Kranken mit typischer perniziöser Anämie, bei dem Magenbeschwerden zwar nicht bestanden, bei dem indes das Aussehen der Magenschleimhaut mit Rücksicht auf die bestehende histaminresistente Achylie interessierte, ein typisches *Ulcus rotundum* feststellen. Dieser Befund, der zwar vereinzelt dasteht, aber doch völlig sichergestellt ist, gibt natürlich Anlaß zum Nachdenken; jedenfalls wird man weiter auf solche Dinge achten müssen. Darüber, daß ein einmal vorhandenes Ulcus bestehen bleiben kann, auch wenn eine peptische Verdauung nicht mehr möglich ist, ist man sich allgemein einig.

Für die Rolle des Magensaftes bei der ersten Entstehung des *peptischen* Geschwürs, wie es QUINCKE zuerst genannt hat, spricht im allgemeinen jedenfalls sehr stark die Tatsache, daß nur da, wo saurer Magensaft einwirken kann, sich Geschwüre dieser Art finden, nämlich außer im Magen selbst im Anfangsteil des Duodenum, wo der saure Magensaft noch nicht neutralisiert durch Pankreassaft und Galle auf die Schleimhaut einwirkt (also in dem Stück zwischen Pylorus und Papilla *Vateri*), ferner in den unteren Partien des Oesophagus und in denjenigen Teilen der zur Anlegung einer *Gastroenterostomie* benutzten *Jejunalschlinge*, die von den sauren Schüssen des Mageninhaltes getroffen werden *(Ulcus pepticum jejuni)*, weiter sprechen die Form der Ulcera, die glatte Beschaffenheit des Grundes und der Ränder des Geschwürs vollkommen für das Vorhandensein einer Verdauungswirkung.

Während also die Rolle des Magensaftes bei der Ulcusentstehung heute allgemein anerkannt ist, insoweit ein typisches Ulcus nicht ohne die Mitwirkung der Salzsäure und des Pepsins entstehen kann (womit freilich der soeben erwähnte Ulcusbefund bei der perniziösen Anämie nicht in Einklang gebracht werden kann), besteht andererseits keine Meinungsverschiedenheit darüber, daß dieser ätiologisch so bedeutsame Faktor nur in Gemeinschaft mit anderen wirksam wird.

Eine *Theorie der Ulcusentstehung* muß nicht nur die *erste Entstehung einer peptischen Läsion, sondern auch ihr Chronischwerden erklären*, und sie muß weiter der *Lokalisation und der Häufung des Leidens in gewissen Familien* Rechnung tragen (v. BERGMANN).

Bezüglich des ersten Zustandekommens eines peptischen Ulcus scheint ein Punkt von besonderer Wichtigkeit, nämlich die Tatsache, daß die Magenschleimhaut in außerordentlichem Maße die Fähigkeit der Regeneration besitzt. Im *Tierexperiment* ist es bisher trotz aller Bemühungen noch niemals gelungen, durch Schleimhautverletzungen aller Art ein typisches Geschwür zu erzeugen, obwohl hierbei die Substanzdefekte der verdauenden Einwirkung des Magensaftes ausgesetzt waren. Nun ist nicht zu verkennen, daß bei der reichlichen Faltenbildung im Magen ein Schleimhautdefekt unter dem Schutze der ihn deckenden Falten leicht zur Heilung gelangen kann, andererseits zeigt die Erfahrung, daß diejenigen Teile des Magens, an denen die Faltenbildung fehlt oder gering ist, der Lieblingssitz der Geschwüre sind, wie die kleine Kurvatur und die ganze

Magenstraße. Die *große Schutzwirkung der Schleimhautfalten darf jedenfalls als erwiesen gelten,* und man darf den negativen Befunden bei den Versuchen, die sich mit der experimentellen Erzeugung von Magengeschwüren beschäftigen, kein allzu großes Gewicht beilegen; soferne die Verletzungen der Schleimhaut nicht an den faltenarmen Teilen des Magens gesetzt werden.

Wenn wir uns nun zu der *ersten Entstehung eines peptischen Defektes* wenden, der, wenn er oberflächlich bleibt, als *Erosion,* sobald er in die Submucosa greift, als *Ulcus* zu bezeichnen ist, so wird man sowohl hinsichtlich der akuten Entstehung (die manchmal nur wenige Stunden bis zur Entwicklung eines vor der Perforation stehenden Ulcus braucht) als auch des Chronischwerdens immer wieder auf das Vorliegen einer umschriebenen *Ernährungsstörung durch Gefäßverschluß* hingewiesen, der besonders im Bereich der kleinen Kurvatur, wo die Anastomosenbildung gering ist, zu *ausgedehnter Infarcierung* mit Nekrose führt; die nekrotische Schleimhaut wird dann durch den Magensaft verdaut, und die Erosion bzw. das Ulcus ist fertig. Ein solcher Gefäßverschluß kann außer durch *Embolie, Thrombose,* sowie *endarteriitische Prozesse,* durch *Gefäßspasmen* (wie sie vom Morbus Raynaud bekannt sind), *Kompression der Gefäße* von außen, z. B. Spasmen der Magenmuskulatur, und andere Einwirkungen zustande kommen.

So einleuchtend die Vorstellung ist, daß eine peptische Läsion aus einer umschriebenen Nekrose der Magenschleimhaut — *Infarktgeschwür* — entsteht (wobei das Zustandekommen der Ernährungsstörung, wie im vorhergehenden ausgeführt wurde, auf die verschiedenste Weise gedacht werden kann), so bedarf das Bestehenbleiben eines Ulcus angesichts der sonst bekannten Regenerationsfähigkeit der Magenschleimhaut einer besonderen Erklärung. Es mag vorweg bemerkt werden, daß eine wirklich befriedigende zur Zeit nicht gegeben werden kann, immerhin vermag die Theorie v. BERGMANNs, die *Störungen im vegetativen Nervensystem* in den Vordergrund stellt, sowohl die Genese der ulcerativen Schleimhautläsion wie ihre Neigung zur Chronizität zu erklären. Diese Theorie nimmt an, daß bei Menschen eines bestimmten Typus mit *vererbbarer Neigung zu einer „Dysharmonie im vegetativen Nervensystem",* die auch sonst vielfach Zeichen einer vasoneurotischen Diathese aufweisen, auf irgendwelche Einflüsse hin *Spasmen im Bereich der Magenmuskulatur* entstehen, die zu Abklemmung der Gefäße mit Ischämie und deren Folgen führen; solche Spasmen können durch nervöse oder körperliche Reize der verschiedensten Art — nach RÖSSLE auch im Zusammenhang mit Erkrankungen anderer Bauchorgane, weshalb er das *Ulcus ventriculi als „zweite Krankheit"* bezeichnet — ausgelöst werden.

Für die große Bedeutung nervöser Einflüsse sprechen übrigens auch die Ergebnisse zahlreicher Tierversuche, in denen es durch Eingriffe am vegetativen Nervensystem, insbesondere an den Nervi vagi, gelang, typische Ulcera ventriculi hervorzurufen.

In jedem Falle aber müssen wir annehmen, daß sich die nervösen Störungen am Gefäßsystem auswirken und zu ungenügender Ernährung bestimmter Partien der Magenwand führen mit folgender Nekrobiose, bzw. Nekrose und Verdauung des nekrotischen Gewebes.

Behält man diesen Gesichtspunkt im Auge, so versteht man die vielartigen Möglichkeiten der Ulcusentstehung, so z. B. auch die bei *Periarteriitis nodosa,* wobei ich einmal ein fast handtellergroßes Ulcus ventriculi sah, bei *Arteriosklerose der Magengefäße,* nach *schweren Traumen* der Bauchwandung usw., man begreift weiter die *Lokalisation der Ulcera* an der kleinen Kurvatur, die falten- und gefäßarm ist, die überdies noch besonderen Druckwirkungen ausgesetzt ist (Mieder, Leibriemen, dauernder Druck bei bestimmten Berufen, wie Tischlern, Schustern); freilich wird die Bedeutung dieses letztgenannten Faktors von angesehenen Autoren bestritten.

Auf die nicht sicher begründete Vorstellung, daß die Entstehung des Ulcus auf einen ungenügenden Gehalt der Magenwand bzw. des Blutserums an *Antipepsin* beruhe, kann hier nur kurz verwiesen werden, ebenso wie auf die Anschauungen ASKANAZYS von der Rolle des *Soorpilzes* für die Ulcusgenese; dem von ihm erhobenen Befund von Soorpilz in frischen, durch Operation gewonnenen Ulcuspräparaten stehen zahlreiche negative Ergebnisse anderer Autoren gegenüber; andererseits verdienen die Versuche, in denen es gelang, durch Einreiben von soorhaltigem Material aus einem Geschwürsgrund in lädierte Magenschleimhaut beim Tier in der Hälfte der Fälle Ulcera zu erzeugen, Beachtung.

Von großer praktischer Bedeutung erscheint uns dagegen die Frage, inwieweit entzündliche Veränderungen der Magenschleimhaut, d. h. die verschiedenen Formen der *Gastritis* zur Ulcusentstehung Beziehung haben. Hier ist in den letzten Jahren sehr reichliches Material beigebracht worden, teils durch anatomische Untersuchung von Resektionspräparaten, teils durch *röntgenologische Studien* und *gastroskopische Untersuchungen*. Unsere Stellung in der stark umstrittenen Frage, bei der wir uns auf eine sehr große Zahl von sorgfältigen vergleichenden röntgenologischen und gastroskopischen Beobachtungen meiner Klinik stützen können, ist die folgende. Es gibt unzweifelhaft typische Magengeschwüre ohne die geringsten gastritischen Veränderungen in der unmittelbaren oder weiteren Umgebung. Meist handelt es sich hier um akute Ulcera. Es gibt ferner Ulcera mit allen Graden einer Begleitgastritis in der nächsten Umgebung und daneben entzündliche Veränderungen in anderen Teilen des Magens. Sicher steht auf Grund wiederholter Gastroskopien bei ein und demselben Kranken fest, daß eine Gastritis einem Ulcus vorausgehen, daß in einem gastritisch veränderten Bezirk ein Geschwür sich entwickeln, daß dieses wieder verschwinden und daß in der Nachbarschaft ein neues auftreten kann. Und weiter ist mit aller Sicherheit beobachtet worden, daß gastritische und ulceröse Prozesse einander ablösen können.

Uns scheinen die engen Beziehungen, die zwischen Gastritis und Ulcus aufgedeckt worden sind, hinsichtlich der Pathogenese keine neuen Überlegungen zu verlangen. Daß auf *vasoneurotischer Basis* entzündliche Veränderungen sich entwickeln können, zeigen Erkrankungen, wie die *Colica mucosa* und das *Asthma bronchiale;* die erstere beispielsweise macht zuweilen einer schweren Entzündung mit ausgedehnten Ulcerationen Platz.

Soweit hier ein Urteil überhaupt möglich ist, möchte man glauben, daß bei den aus einer *Gastritis* hervorgegangenen Geschwüren schädigende Einwirkungen auf die Magenschleimhaut durch Nahrungsmittel und Genußmittel, die eine sehr starke Reizwirkung ausüben (wie stark gewürzte Speisen, konzentrierte Alkoholica), weiter Insulte physikalischer Art (sehr grobe, sehr heiße und sehr kalte Nahrung) in höherem Maße Berücksichtigung verdienen, als bei dem typischen Ulcus ohne Gastritis. Weiter ist die bei Besprechung der Gastritis zu würdigende Wirkung aller möglichen *Gifte* (Nicotin, Blei usw.), von *Infektionen des Magen-Darmkanals* selbst, sowie von *Allgemeininfektionen* zu nennen. Daß Chemikalien mit ausgesprochener *Ätzwirkung*, die schwere Veränderungen des Oesophagus erzeugen, hier auch noch in Betracht zu ziehen sind, ist selbstverständlich; freilich, das Krankheitsbild liegt hier in seiner ganzen Entwicklung klar zutage. Erinnert sei noch in diesem Zusammenhang an die *gastritischen und ulcerösen Veränderungen der Magenschleimhaut bei Kälbern, die zu frühe mit Rauhfutter gefüttert werden*. Hier ist die Bedeutung des *mechanischen Moments für die Entstehung oberflächlicher Epitheldefekte ganz in den Vordergrund gerückt*, dem unzweifelhaft eine gewisse Rolle im Rahmen der zahlreichen ursächlichen Faktoren für die Genese des Ulcus auch beim Menschen zukommt. Sicher ist, daß *unter den Ulcuskranken ein großer Prozentsatz von starken hastigen Essern sich findet,* deren Ernährung unregelmäßig und unzweckmäßig ist (schwer verdauliche Nahrung!). Daß bei Menschen mit labilem vegetativen System die Harmonie dieses Systems leicht gestört werden kann, liegt auf der Hand; wir erinnern dabei an bereits Gesagtes.

Der Hinweis auf die später im Kapitel „Therapie" zu erörternde Bedeutung der Diätbehandlung genügt, um zu zeigen, daß Außerachtlassung aller Regeln der Hygiene des Essens und der Ernährung einen bedeutsamen, allerdings nur in Verbindung mit anderen Momenten wirksamen Faktor in der Ulcusgenese darstellt.

Schließlich muß noch auf die Möglichkeit einer *traumatischen* Entstehung eines Ulcus hingewiesen werden. Es liegen heute genügend sichere Beobachtungen vor, so daß ein Zweifel nicht mehr erlaubt ist. Aber im ganzen spielen Traumen in der Ulcusgenese nur eine geringe Rolle. Neben direkten Schleimhautzerreißungen sind Gefäß- und Nervenverletzungen von Wichtigkeit.

In den letzten Jahren ist die große Bedeutung einer *ausreichenden Versorgung des Körpers mit Vitaminen* (insbesondere mit A, B_1 und C) *für die ungestörte Funktion des Magendarmkanals* immer klarer erkannt worden. Es zeigte sich, daß sowohl Mangel an B_1 wie auch an C Entzündungsbereitschaft des Magens und des Dünndarms und Neigung zu Geschwürsbildung im Gefolge hat. SCHIÖDT meint, daß bei der skandinavischen Bevölkerung die Vitaminarmut der Nahrung, insbesondere in bezug auf B_1, eine wichtige Rolle bei der Ulcusentstehung spielt. HARRIS macht den reichlichen Zuckergenuß (mit relativem B_1-Mangel) für die große Ulcushäufigkeit in Amerika verantwortlich.

Mit einigen Worten muß noch nach Besprechung des *peptischen Ulcus im allgemeinen* die verschiedene Lokalisation im Magen, im Zwölffingerdarm und im Jejunum nach Gastroenterostomie berücksichtigt werden. Es wurde bereits erwähnt, daß die *kleine Kurvatur des Magens* mit ihrer Faltenarmut, ihrer verhältnismäßig schlechten Gefäßversorgung zur Entstehung und zum Bestehenbleiben eines peptischen Defektes besonders disponiert ist. Es ist nun geltend gemacht worden, daß bei der Füllung des Magens nach Nahrungsaufnahme gerade die kleine Kurvatur einer nicht zu vernachlässigenden Zugwirkung ausgesetzt ist, ein Moment, das der Überhäutung und Schließung eines Defektes entgegenwirkt, und weiter hat man darauf verwiesen, daß das gerade für *asthenische Individuen* mit ihrer Angelhakenform des Magens ganz besonders gilt, und daß das Ulcus ventriculi bei ihnen besonders häufig sei.

Demgegenüber soll das *Ulcus duodeni* kräftige, robust aussehende Menschen mit nicht unbeträchtlicher Fettansammlung im Bauch bevorzugen; bei ihnen findet man dementsprechend keinen Lang-, sondern einen Quermagen mit sog. *Stierhornform*. Diese Kranken sind Freunde einer reichlichen und stark gewürzten Kost (SOUPAULT), sie neigen zu übermäßiger Säurebildung, und man nimmt daher an, daß ein peptischer Defekt im Duodenum besonders leicht entsteht und chronisch wird. Unserer Meinung nach ist diese Formulierung (Magenulcus bei asthenischem, Duodenalulcus bei untersetztem Habitus) sicherlich nicht von allgemeiner Gültigkeit, und wir haben genügend Abweichungen davon gesehen. Nach KALK ist das Ulcus ventriculi etwa doppelt so häufig wie das Ulcus duodeni.

Bei dem in der Hauptsache nach Gastroenterostomie auftretenden *Ulcus pepticum jejuni*, das einmal die Verbindungsstelle von Magen und Darm, vor allem aber diejenige Stelle der Jejunalschleimhaut befällt, die von den sauren Magenschüssen getroffen wird, steht der peptische Faktor ganz im Vordergrunde des krankhaften Geschehens; wird es doch bei Gastroenterostomien nach Magencarcinom (wo also die Säurewirkung wegfällt) regelmäßig vermißt[1]. Ob es bei

---

[1] Je ausgiebiger die Antrumresektion ist, um so seltener ist die Entstehung eines peptischen Ulcus, weil die für die Anregung der Salzsäuresekretion maßgebende Schleimhautfläche verkleinert ist, bzw. fast ganz wegfällt.

Ulcuscarcinom sich findet, ist nicht bekannt. Daneben spielen sicherlich auch andere Faktoren eine Rolle. Unter den Operationen, die das geringste Kontingent stellen, ist die nach BILLROTH I an erster Stelle zu nennen.

Pathologische Anatomie. In dem voraufgegangenen Abschnitt wurde schon darauf hingewiesen, daß zwischen Erosion und Ulcus ein Unterschied lediglich hinsichtlich der Tiefe des Defektes, der bei letzterem bis in die Submucosa geht, besteht. Die meist runden oder ovalen Ulcera sind stets scharf begrenzt, sie durchsetzen treppenförmig die verschiedenen Schichten der Magenwand derart, daß ihr Grund den geringsten Durchmesser hat, die Achse ist dabei meist kardiawärts gerichtet; so kann das Ulcus durch die Muscularis bis zur Serosa vordringen. Abgesehen von den ganz akut entstehenden Geschwüren, die multipel sein können, findet sich das Ulcus häufiger solitär auftretend; doch sahen wir durchaus nicht selten neben einem Ulcus ventriculi ein Ulcus duodeni vorkommen, unter Umständen auch mehrere. *Gastroskopisch* wurde zuweilen auf dem Rande eines größeren Geschwürs ein kleiner Defekt (Ulcus oder Erosion) gesehen. Die überwiegende Mehrzahl der Geschwüre bevorzugt das Gebiet der *kleinen Kurvatur*, besonders die Gegend des *Angulus* oder dicht vor dem *Pylorus*, während die Ulcera duodeni in der Pars horizontalis superior an der Vorder- und Hinterwand sitzen.

Die *Magengeschwüre* zeigen eine recht verschiedene Größe, von der einer Erbse bis zum Umfange eines Handtellers, am häufigsten trifft man solche mit einem Durchmesser von 1—2 cm. Erreichen die Geschwüre eine erhebliche Größe bis zu der eines Handtellers, so geht die regelmäßige Gestalt verloren, auch verlieren die Ränder ihre Weichheit, sie können sich starr schwielig umwandeln, und auf dem harten Ulcusboden finden sich neben stehengebliebenen Gefäßästen geringe nekrotische Gewebsmassen. Während diese auf ein rasches Fortschreiten des Prozesses deuten, ist das Auftreten von Granulationsgewebe Zeichen einer Heilungstendenz.

Je nach Dauer, Intensität der Veränderungen, Heilungstendenz hat man verschiedene Typen beim Ulcus ventriculi unterschieden. Bei der als *Ulcus simplex* bezeichneten Form besteht der einfache Defekt ohne reaktive Vorgänge in der Umgebung; kommt es hier zu starker Rundzelleninfiltration mit bindegewebiger Verdickung der Ränder, die dem Geschwür unter Umständen ein tumorartiges Aussehen geben, so spricht man von *Ulcus callosum*. Beim sog. *Ulcus penetrans* durchsetzt das Ulcus alle Schichten des Magens, macht auch vor der Serosa nicht Halt, und ist von dem frei in die Bauchhöhle durchbrechenden *Ulcus perforans* nur dadurch unterschieden, daß ein anderes Organ (Pankreas, Milz, Leber, vordere Bauchwand usw.) den Defekt deckt.

Symptomatologie und Krankheitsverlauf. Die Symptome des Magengeschwürs sind in ihrer Mannigfaltigkeit und ihrer Stärke nicht nur bei den einzelnen Kranken, sondern auch bei ein und demselben so außerordentlich wechselnd, daß man geneigt sein könnte, der Anamnese nur eine geringe Bedeutung beizumessen. Die Erfahrung zeigt indessen, daß die Anamnese schon deshalb von großer Wichtigkeit ist, weil sie uns über die Notwendigkeit, alle diagnostischen Maßnahmen aufs sorgfältigste anzuwenden, nachdrücklich belehrt. Eines freilich ist sicher, daß es eine für eine bestimmte Erkrankung des Magens charakteristische Anamnese nicht gibt, also auch nicht für das Ulcus ventriculi. Dieser Anschauung, zu der besonders die Studien über die Gastritis, nicht zuletzt die Untersuchungen mit dem Gastroskop geführt haben, möchte auch ich ganz beitreten, vielleicht mit der Einschränkung, daß das Ulcus duodeni (das hier ja mit dem Magengeschwür zusammen besprochen wird) in *manchen* Fällen Beschwerden hervorruft, die in der charakteristischen Form bei einer anderen Magenerkrankung kaum vorkommen.

Im Vordergrunde der Beschwerden steht der *Schmerz,* der häufig als drückend und brennend, seltener als stechend oder krampfartig bezeichnet, meist im Epigastrium oder rechts oder links davon empfunden wird, zuweilen mit Ausstrahlen nach oben oder nach hinten in die Wirbelsäule, bzw. seitlich davon. In der Regel steht er in zeitlicher Beziehung zur Nahrungsaufnahme, wobei die Qualität der Speisen (mechanische Beschaffenheit, Gehalt an reizenden Stoffen usw.), vor allem ihre Verdaulichkeit, auf Stärke und Dauer des Schmerzes von Einfluß ist. Sehr verschieden ist die Zeit, innerhalb welcher der Schmerz im Anschluß an die Nahrungsaufnahme auftritt, und man unterscheidet deshalb zwischen *Frühschmerz, Spätschmerz* und *Nüchternschmerz.* Wirklich charakteristisch sind eigentlich nur Spätschmerz und Nüchternschmerz insofern, als sie auf krankhafte Veränderungen am Pylorus oder im Duodenum hinweisen. Während man früher geglaubt hatte, diese Symptome als recht sichere Kennzeichen eines Ulcus vor oder jenseits des Pförtners betrachten zu dürfen, weiß man heute, daß auch rein entzündliche Veränderungen ohne Ulcus das gleiche Bild erzeugen können. Größere Bedeutung hat vielleicht die sog. *Periodizität* der Schmerzen, ihr Kommen und ihr Stärkerwerden in der kalten, ihr Zurückgehen in der warmen Jahreszeit, weil sie sich mit bemerkenswerter Regelmäßigkeit beim Ulcus duodeni findet, wobei dann auch der Spät- und Nüchternschmerz meist vorhanden sind; freilich auch die Beschwerde der Gastroduodenitis hat periodischen Charakter. Tritt der Nüchternschmerz in der Form des *Nachtschmerzes* auf, bei dem höchstwahrscheinlich eine starke Supersekretion von Bedeutung ist, so hat er Anspruch auf besondere Beachtung. In die Faktoren, die die Periodizität des Schmerzes bestimmen, haben wir keinen sicheren Einblick; möglicherweise spielen Schwankungen im Tonus des vegetativen Nervensystems, vielleicht bedingt durch Änderungen des Ionenmilieus, hier hinein.

Bei aller Bedeutung, die dem Magenschmerz als Symptom eines kranken Magens zukommt, darf darüber die Tatsache nicht vergessen werden, daß Schmerzen bei allen möglichen Erkrankungen der Bauchhöhle vom Kranken auf den Magen bezogen werden.

Das bei den verschiedensten Magenkrankheiten vorkommende *Aufstoßen* ist auch beim Ulcus keine Seltenheit und findet sich, wie es scheint, besonders bei den mit Gastritis komplizierten Fällen. Mit ihm zusammen geht häufig das recht lästige *Sodbrennen (Pyrosis),* dessen Ursache aber durchaus nicht immer eine *Superacidität* oder *Supersekretion* ist. Von Interesse ist hier eine Beobachtung Gutzeits aus meiner Breslauer Klinik, der bei Kranken mit heftigstem Sodbrennen bei der Gastroskopie nach oben und unten von der Kardia (also in den unteren Teilen des Oesophagus, wie in den oberen Teilen des Magens) richtige *Ätzschorfe* fand.

Der *Appetit* ist vorwiegend bei denjenigen Ulcuspatienten gestört, die eine stärkere Gastritis haben, ihre *Zunge* ist dann meist *belegt,* während sonst die Zunge, *besonders* bei den gleichzeitig an Superacidität leidenden Kranken, im allgemeinen sehr rein ist. Bei eben diesen Kranken — und noch regelmäßiger vielleicht bei denen mit Ulcus duodeni — besteht recht häufig eine *spastische Obstipation,* die man wohl nur als Ausdruck der im Bereiche des ganzen Darmes vorhandenen Neigung zu Spasmen aufzufassen hat. Eine beim Ulcus ventriculi, *besonders* aber beim Ulcus duodeni nicht seltene Erscheinung ist das *Erbrechen,* das sich meist bei heftigen Magenschmerzen einstellt und — je nach Lage des Falles — kleinere oder größere Mengen teils speisehaltiger, teils vorwiegend flüssiger (und dann meist stark saurer) Massen zutage fördert; *besonders* beim Ulcus duodeni finden wir das letztere häufiger, zuweilen auch verbunden mit richtigem Heißhunger, der sich zu ausgesprochenem Hungerschmerz steigern kann. Kommt es hierbei zu Erbrechen, so bringt die Entfernung des fast aus reinem Magensaft bestehenden Inhalts ausgesprochene Erleichterung. Bei hochsitzenden Magengeschwüren sowie bei Gastritis ist das Erbrechen verhältnismäßig selten.

Während Blut in den erbrochenen Massen völlig fehlen oder doch nur in einzelnen bräunlichen, dem Mageninhalt beigemengten Fäserchen oder Krümeln nachweisbar sein kann, wird zuweilen auch *Erbrechen reinen Blutes — Hämatemesis —* beobachtet. Meist ist der Blutfarbstoff dabei allerdings durch die Einwirkung der Salzsäure in salzsaures Hämatin umgewandelt, und die erbrochenen Massen sehen „kaffeesatzartig" aus. Das Blutbrechen erfolgt nicht selten aus anscheinend völliger Gesundheit heraus, d. h. auch eine noch so sorgfältige Anamnese vermag nichts von Magenbeschwerden in der Zeit vorher ausfindig zu machen. So kann, besonders wenn die Blutung nicht ärztlich beobachtet wurde, und die Angaben über die Einzelheiten nicht genau sind (z. B. hinsichtlich der Frage, ob gleichzeitig Husten bestand, ob das Erbrechen die Folge vorausgegangenen Hustens war u. dgl.), die Entscheidung, ob Magen- oder Lungenbluten vorlag, vorübergehend gewisse Schwierigkeiten machen. Meist kommt man indes sehr rasch zu einer klaren Diagnose, zumal wenn man beachtet, daß ausgehustetes Blut in der Regel schaumigen Charakter hat. Wichtig ist, daß *massiges Bluterbrechen bei schwerer Gastritis ebenso vorkommt wie beim Ulcus;* und schließlich muß der *Blutungen aus geplatzten Oesophagusvaricen* bei Lebercirrhose gedacht werden. Über die *Häufigkeit des Blutbrechens* beim Ulcus lauten die Angaben recht verschieden. Die statistischen Erhebungen aus älterer Zeit können keinen Anspruch auf Genauigkeit erheben, da das Ulcus nach den in letzter Zeit mit der modernen Diagnostik durchgeführten Untersuchungen viel häufiger gewesen sein muß, als man früher angenommen hatte. Neuere Statistiken liegen aber nicht vor.

Die Blutmengen, die bei Magenblutungen zum Teil erbrochen werden, zum Teil in den Darm nach abwärts gehen, sind häufig sehr erheblich, können zu schwerster Ausblutung mit tiefstem Kollaps, ja zu vorübergehender Erblindung und schließlich zum Tode führen. *Die Hauptsymptome einer größeren Blutung sind: Schwindelgefühl, Ohnmachtsanwandlungen, Neigung zum Gähnen, plötzlich auftretende Blässe und frequenter Puls.*

Daß der Nachweis des Blutes im Erbrochenen und vor allem auch im Stuhl sehr sorgfältig geführt werden muß (fleischfreie Kost!), bedarf keiner besonderen Betonung; bezüglich der Methodik sei auf die entsprechenden Lehrbücher verwiesen.

Während bisher im wesentlichen der beim Ulcus meist vorhandene Beschwerdekomplex geschildert wurde, sollen nunmehr die für die *Diagnose unzweifelhaft bedeutungsvolleren objektiven Zeichen* besprochen werden. Die *Inspektion des Abdomens* läßt, außer wenn sich Komplikationen eingestellt haben (wie z. B. Steifungen bei *Pylorusstenose* oder reflektorische Stillegung des Epigastriums bei circumscripter Peritonitis), nichts Charakteristisches erkennen. Ähnlich liegen die Dinge bei der *Palpation* des Magens, die zuweilen bei Pylorusspasmus den Pylorus als walzenförmigen Tumor zu tasten erlaubt. Von Wichtigkeit kann unter Umständen die Feststellung einer epigastrischen Hernie sein, obwohl eine solche in der Regel keine erheblichen Beschwerden verursacht, was vor allem aus Beobachtungen hervorgeht, bei denen auch nach der Operation die Beschwerden nicht verschwanden, und schließlich ein Ulcus ventriculi als die Quelle der Schmerzen ermittelt werden konnte. In früherer Zeit wurde dem umschriebenen *Druckschmerz* im Epigastrium oder in unmittelbarer seitlicher Umgebung des Nabels eine große Bedeutung zugeschrieben; der Druckschmerz ist übrigens von dem *Spontanschmerz,* über den im allgemeinen Teil nähere Ausführungen gemacht wurden, völlig zu trennen. Seitdem man systematisch bei Röntgendurchleuchtungen das Verhalten der Druckpunkte geprüft hat, ist man zu der sicheren Feststellung gelangt, daß genau die *Stelle eines Ulcus bei tiefem Druck umschrieben schmerzempfindlich ist.* Man wird also, wenn man bei der Palpation des Abdomens eine circumscripte schmerzhafte Stelle findet, immer an die Möglichkeit eines Ulcus denken müssen, während allgemeine diffuse Empfindlichkeit des Epigastriums und evtl. der beiden Hypochondrien entweder auf einen diffusen entzündlichen Prozeß des Magens hinweist oder auf Veränderungen an anderen Bauchorganen (linker Leberlappen, Pankreas, Gallenblase, Colon, Netz usw.); zuweilen ist eine umschriebene Peritonitis die Ursache einer solchen Empfindlichkeit. Von manchen Autoren wird besonders darauf geachtet, ob der bei Druck auf die Bauchdecken empfundene Schmerz von den *Bauchdecken* selbst oder von den tief in der Bauchhöhle gelegenen Organen ausgeht; diese Unterscheidung soll sich vor dem Röntgenschirm durch Drehen des Kranken, wobei der Magen aus der Richtung des Druckes entfernt wird, ermöglichen lassen.

Im übrigen ist die Empfindlichkeit der Bauchdecken — ganz entsprechend dem Spontanschmerz — vielfach nichts anderes als ein *viscerosensibler Reflex,* Ausdruck der sog. HEADschen Zone, über deren Pathogenese im allgemeinen Teil einiges gesagt ist. Am Rücken ist von BOAS beiderseits vom Dornfortsatz des 10.—12. Brustwirbels bei Ulcus nicht selten ein *Druckpunkt* gefunden worden; Fehlen dieses Phänomens hat keinerlei Bedeutung.

Die Untersuchung auf *Klopfempfindlichkeit,* die bei völliger Entspannung des Leibes durch Beklopfen mit dem Perkussionshammer ausgeführt wird, hat den Zweck eine etwa vorhandene Überempfindlichkeit des Peritoneum parietale (ganz im Sinne der HEADschen Hautzone) zu ermitteln.

Eine als *viscerometorischer Reflex* aufzufassende *Défense musculaire* kann, wenn sie deutlich ausgesprochen ist, ebenso wie bei Appendicitis, auf *peritoneale Erscheinungen* deuten. Als einfaches Ulcussymptom hat sie geringe Bedeutung, da sie ebenso bei Erkrankungen der Gallenwege, des Colon usw. sich finden kann.

Hat man die Möglichkeit, *Erbrochenes* von Menschen mit Magenbeschwerden zu untersuchen, so ist der Nachweis von Blut natürlich immer von großer Bedeutung, obwohl es sich auch bei gewöhnlichen *Gastritiden* findet; bei Neoplasmen ist sein Nachweis die Regel.

Die Untersuchung der *Säureverhältnisse* im Mageninhalt nach Probefrühstück ist von wesentlich größerer Bedeutung, als wenn gelegentlich Erbrochenes zur Verfügung steht. Die früher, besonders unter dem Einfluß RIEGELs geltende Anschauung, daß das Ulcus durch übermäßige Säurebildung gekennzeichnet sei, ist von allen genaueren Kennern des Gebietes verlassen worden. Man fand bei sorgfältiger Durchforschung aller mit modernen Methoden untersuchten Ulcusfälle Supersekretion bei weniger als der Hälfte; wobei freilich die Einschränkung gemacht werden muß, daß da, wo eine exzessive Supersekretion bei leerem Magen (besonders nachts) unter gleichzeitig vorhandenen Schmerzen besteht, meist ein Ulcus duodeni gefunden wird.

Für die Untersuchung der Säureverhältnisse ist die *fraktionierte Magenaushebung* mittels Magenverweilsonde nach Eingießen einer Coffeinlösung (0,2 Coffein. pur. auf 300 Wasser) insofern diagnostisch angenehm, als man dabei eine richtige *Sekretionskurve* erhält, die unter Umständen bestimmte Formen, wie z. B. die des sog. Klettertyps (der bei Ulcus duodeni nicht selten vorkommt) erkennen läßt. Wo diese nur im klinischen Betriebe anwendbare Methode nicht in Frage kommt, empfiehlt sich noch am meisten das alte EWALD-BOASsche Probefrühstück.

Okkulte Blutungen. Die Untersuchung des Stuhles auf okkultes Blut (okkulte Melaena) hat heute vielleicht nicht mehr die große diagnostische Bedeutung wie früher. Das erklärt sich einmal aus der inzwischen immer und immer wieder erhärteten Tatsache, daß auch bei einfacher Gastritis recht erhebliche

Blutungen auftreten können, daß sie sich in geringerem Maße auch bei Erkrankungen der Gallenwege, des Dünndarmes finden und ebenso bei Veränderungen des Oesophagus, von den Tumoren des Magens, des Dünndarmes usw., von Zahnfleischblutungen gar nicht zu reden. Andererseits beweist das Fehlen von okkultem Blut durchaus nichts gegen das Vorliegen eines Ulcus. Es gibt Ulcera, die kaum jemals bluten. Und doch sollte man die Untersuchung des Stuhles nicht unterlassen; denn ganz abgesehen davon, daß dauernder Blutbefund im Stuhl bei strenger Schonungskost den Gedanken an ein Carcinom immer wieder auftauchen läßt, ist es uns wichtig, zu wissen, ob bei etwa neu auftauchenden Beschwerden nach längerem schmerzfreiem Intervall eine Verschlechterung des anatomischen Befundes angenommen werden muß.

Röntgenuntersuchung. Trotz der großen Bedeutung, die das Röntgenverfahren für die Ulcusdiagnose gewonnen hat, muß die Besprechung dieses Abschnittes mit einer einschränkenden Bemerkung begonnen werden: *Oberflächliche Schleimhautdefekte sind röntgenologisch nicht nachweisbar,* vielmehr nur die tiefer greifenden Ulcera unter der Voraussetzung der Beherrschung der modernen Technik.

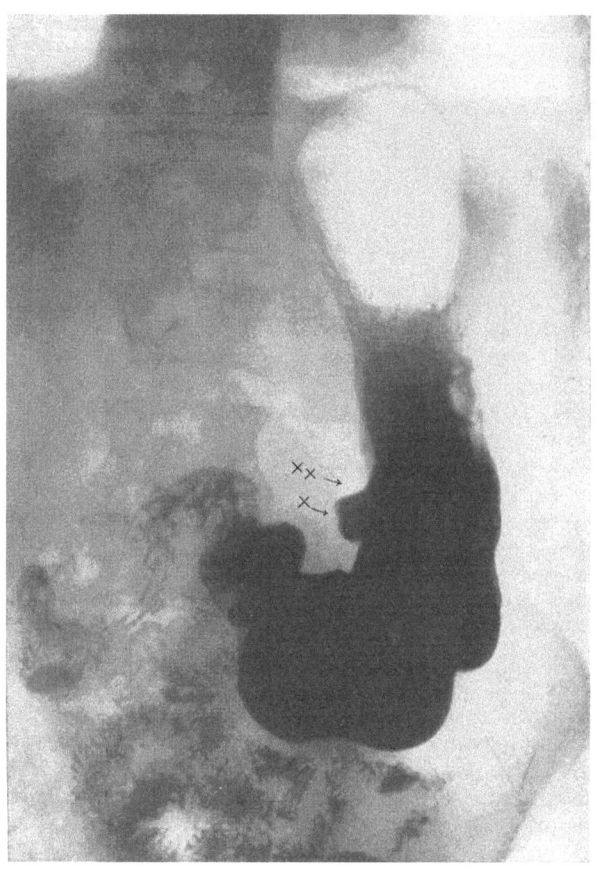

Abb. 7. Ulcus ventriculi. × Nische. ×× Luftblase.

Man unterscheidet zwischen direkten und indirekten Symptomen, von denen die ersteren die wichtigeren sind. Entscheidend für den Nachweis ist der Befund einer HAUDEKschen *Nische,* die entweder als Profil- oder en face-Nische am Magen wie am Duodenum nachgewiesen wird (Abb. 7).

Die *meisten Nischen* sitzen *vorzugsweise an der Vorder- und Hinterwand* der kleinen Kurvatur. Soweit sie größere Ausdehnung haben, werden sie schon bei dorso-ventraler Durchleuchtung sichtbar, kleinere Hinterwandgeschwüre erst bei starker Drehung in den 1. Schrägdurchmesser, so daß sie aus dem Magenschatten herausprojiziert werden. Wenn sie mehr nach vorne zu sitzen, bekommt man sie am besten zu Gesicht bei Drehung in den 2. Schrägdurchmesser. Das gilt aber nur für Geschwüre des Korpusteiles. Die Ulcera im horizontalen Teil der kleinen Kurvatur kann man meist nicht durch Drehung im Profil darstellen, außer wenn sie direkt an der Magenkontur sitzen, da hierbei der Korpusschatten sich mitverschiebt. Man hilft sich hier am besten durch Kompression, wobei die Nische als konstanter Schattenfleck sichtbar wird, und zwar als en face-Nische. Die Darstellung der Geschwüre im horizontalen Teil der kleinen Kurvatur gelingt vielleicht noch besser bei Rückenlage des Kranken, weil der Brei in dieser Lage die Nische besser ausfüllt. Kleinere Geschwüre jeder Lokalisation sind häufig nur unter Berücksichtigung der Schleimhautbilder (Faltenverlauf, en face-Nischen) zu diagnostizieren.

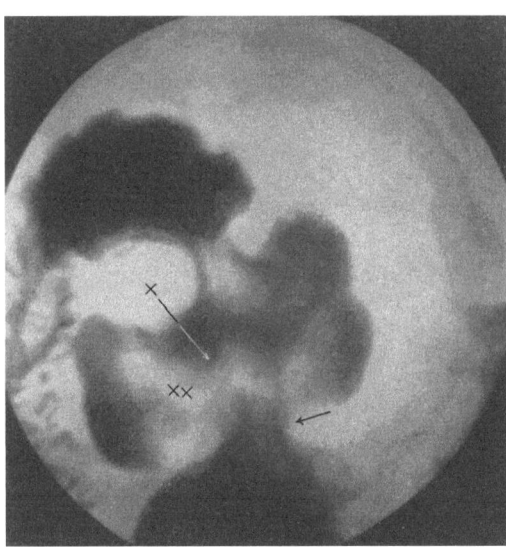

Abb. 8. Ulcus duodeni. × Nische. ×× Schwellungen am Rande des Ulcus. ↓ Pylorus.

Das *anatomische Substrat der Nische* ist der Substanzdefekt der Magenwandung (woraus sich erklärt, daß ganz oberflächliche Ulcera sich nicht kenntlich machen) und die para-ulceröse Schleimhautverdickung, welch letztere zustande kommt durch ein echtes entzündliches Ödem oder durch einen Spasmus der Muscularis mucosae. Verschwinden der Nische bedeutet nicht Verschwinden des Ulcus, sondern erklärt sich vielfach aus dem Abschwellen des Schleimhautringes oder dem Nachlassen des Kontraktionszustandes der Muscularis mucosae.

Die *Pylorusulcera* sind röntgenologisch häufig nur sehr schwer darzustellen.

Die *Duodenalulcera*, die meist an der Pars horizontalis superior duodeni sitzen, sind ebenfalls durch das Nischensymptom darstellbar; sie können sowohl an der Hinterwand wie an der Vorderwand sitzen, finden sich jedoch meist an der ersteren. Sie werden ebenso wie die Magenulcera durch Drehungsmanöver als Profilnische dargestellt. Diese Ulcera machen meist gewisse Verbildungen des Bulbus duodeni, die in gewissem Sinne typisch sind. Zur Sicherung des flüchtigen Durchleuchtungsbildes werden gezielte Serienaufnahmen mit dosierter Kompression angefertigt (Abb. 8). Die Ulcusverbildungen des Bulbus duodeni sind schon länger bekannt als Schmetterlingsfiguren, Kleeblattformen usw. Im Verlauf und nach Abheilung eines Ulcus bilden sich Bulbusdeformierungen aus, die mit Erweiterung bestimmter Bulbusabschnitte in Form eines *Divertikels* einhergehen. So werden Divertikel in der Pars horizontalis superior fast ausschließlich auf Ulcusbildungen zurückzuführen sein; diese Divertikel sind als echte Divertikel aufzufassen (vgl. auch den Abschnitt über „Duodenaldivertikel").

Von den *indirekten Röntgenzeichen* des Ulcus sei zuerst der sog. *spastische Sanduhrmagen* erwähnt, worunter man Einziehungen an der großen Kurvatur gegenüber dem Ulcus versteht; die Einziehung soll, wie man sagt, in Form eines Fingers auf das Ulcus an der gegenüberliegenden Seite deuten. Wichtig ist ferner das von FRÄNKEL beschriebene sog. *Riegelsymptom:* Das Stillstehen desjenigen Magensegmentes bei der Peristaltik, in dessen Bereich das Ulcus sich findet. Die des weiteren beim Ulcus nicht selten beobachtete *grobe Zähnelung der großen Kurvatur* beweist nur eine Verbreiterung der Magenfalten, die sich besonders häufig bei der Gastritis findet. Bei einfachen Reizzuständen des Magens ohne gastritische Veränderung kann es auch zu Zähnelung der großen Kurvatur kommen, die dann aber mehr feinfiedrig ist.

Beim *Ulcus duodeni* ist die sog. duodenale Motilität ein indirektes Ulcussymptom; man versteht darunter eine Häufung der peristaltischen Wellen und ihren Beginn in einem höheren Magenteil als unter normalen Verhältnissen, die Peristaltik setzt hier also schon hoch im Korpus ein.

Trotz des hohen Standes der Röntgendiagnostik ist in manchen Fällen die *Gastroskopie* nicht zu entbehren. Es sei auf das ausgezeichnete Werk von GUTZEIT und TEITGE (Urban & Schwarzenberg, Berlin-Wien 1937) verwiesen.

Verlauf des Ulcus. Unsere Kenntnis vom Verlaufe des Ulcus ist durch systematisch durchgeführte vergleichende röntgenologische und gastroskopische Kontrolluntersuchungen bedeutend gefördert worden. Wir wissen heute, daß der Verlauf des Magen- und Zwölffingerdarmgeschwürs sehr vielgestaltig ist. Während es bei dem einen Menschen bei geeigneter Behandlung, vernünftiger Lebensweise in einigen Wochen restlos abheilt — Ulcus simplex —, bleibt es bei den anderen unter gleichen äußeren günstigen Bedingungen lange Zeit hindurch unverändert bestehen, ja es können weitere Ulcera sich in der Nachbarschaft des ersten entwickeln. Die *Beschwerden* können völlig unabhängig von dem Zustande des Geschwürs sein, sie können nachlassen, nach einiger Zeit neu exacerbieren, dann wieder nachlassen; bei diesem Wechsel können äußere Faktoren, wie psychische Erregungen, anstrengende körperliche und geistige Arbeit, ungenügender Schlaf, selbstverständlich auch Fehler in der Ernährung, sowohl richtige Diätfehler, wie auch Unregelmäßigkeit in der Nahrungsaufnahme eine Rolle spielen, aber vielfach vollziehen sich die gleichen Vorgänge an dem Kranken, ohne daß solche Einflüsse sich irgendwie sicher fassen lassen. Eine gewisse Erklärung geben uns für diese zunächst schwer erklärbaren Dinge röntgenologische und gastroskopische Beobachtungen an den Ulcusnischen. Eine Ulcusnische kann schon nach wenigen Tagen nicht mehr darstellbar sein, und man hat in der ersten Zeit solcher Beobachtungen geglaubt, mit dem Verschwinden der Nische sei auch das Ulcus zur Ausheilung gekommen. Daß das nicht zutrifft, davon mußte man sich überzeugen, als man die verschwundene Nische kurze Zeit später an der gleichen Stelle wieder auftreten sah; dieser Wechsel erklärt sich durch Änderungen im Schwellungszustand der Schleimhaut.

Für den Verlauf des Ulcus ist noch ein weiterer Faktor von Bedeutung, der erst in der letzten Zeit die gebührende Beachtung gefunden hat, nämlich das sehr häufige Vorhandensein einer *Begleitgastritis*, von der weiter unten die Rede sein wird. Diese Gastritis, mit der auch *Sekretionsstörungen* des Magens in engem Zusammenhang stehen, schwankt in ihrer Stärke ganz außerordentlich, und es ist sicher, daß sie an den Beschwerden der Ulcuskranken bedeutenden Anteil hat. Wie wir aus neueren Arbeiten wissen, kann eine Gastritis durch alle möglichen Einwirkungen, die den Gesamtkörper treffen (unter anderem Infektionen) zum Aufflammen gebracht werden; das gibt uns also für das Neuauftreten lebhafter Beschwerden bei Ulcuskranken eine Erklärung.

Wichtig ist es jedenfalls, sich vor Augen zu halten, daß ein *Ulcus latent* werden kann, daß für längere Zeit alle Erscheinungen fehlen können, bis dann unter dem Einfluß psychischer Traumen, Fehler in der Lebenshaltung (Überanstrengung, Diätfehler), interkurrenter Infektionen usw. das Ulcus sich mit Beschwerden aller Art wieder meldet.

Komplikationen. Unter den Komplikationen wäre an erster Stelle die nicht seltene und immer gefährliche *große Blutung* zu nennen. Sie kann sich durch einen plötzlichen Kollaps, unter Umständen eine tiefe Ohnmacht oder — in weniger schweren Fällen — eine starke Schwächeanwandlung mit Flimmern vor den Augen, Schweißausbruch mit nachfolgender schwerer sekundärer Anämie bemerkbar machen, häufiger aber durch das Erbrechen großer Blutmengen, wobei das Blut entweder in unverändertem Zustande (wenn die Blutung sehr stark ist) oder in Form braunschwarzer Massen (durch Bildung von Hämatin) entleert wird. In der Regel erscheint nach einiger Zeit spontan oder nach Einlauf der charakteristische tiefschwarze *Teerstuhl,* bei dessen Anrühren mit Wasser nicht selten die tiefrote Blutfarbe (durch Beimengung unveränderten Blutes) zum Vorschein kommt. Gar nicht so sehr selten führt die Blutung durch Verbluten zum Tode, ein Ereignis, das jeder erfahrene Kliniker in früherer Zeit nicht ganz selten erlebt hat; heute kann, wenn Hilfe rechtzeitig kommt, durch *Bluttransfusion* ein solch trauriger Ausgang verhütet werden. Zuweilen tritt während der Blutung ein starkes Nachlassen der Sehkraft, ja sogar Erblindung ein. Es gibt Ulcusträger, die alle paar Jahre von schweren Blutungen befallen werden und sich fast völlig verbluten, die sich allen Mahnungen zum Trotz einer energischen (evtl. operativen) Behandlung widersetzen, bis sie eines Tages das Verhängnis ereilt. Von jeher ist im Volke die Meinung verbreitet, daß im Anschluß an eine schwere Blutung — „das Aufgehen des Geschwürs" — eine Periode der Besserung einsetzt. Hieran ist unzweifelhaft etwas Wahres! Lebhafte Beschwerden, hartnäckige, kaum zu beeinflussende Schmerzen können, wie vielfache ärztliche Erfahrungen zeigen (darunter auch Selbstbeobachtungen von Ärzten!), mit einer Blutung verschwinden, wobei sicherlich das Abschwellen der Schleimhaut eine Rolle spielt. Reichliches Blutbrechen spricht mehr für ein Geschwür des Magens als des Zwölffingerdarmes, welch letzteres mehr zu Blutungen nach unten neigt. Eine weitere, immer gefährliche Komplikation des Ulcus ist die *Perforation — Ulcus perforans.* Nach neueren Statistiken kommt es bei etwa *10% aller Fälle von Ulcus ventriculi und duodeni* zur Perforation. Da die Mehrzahl der Geschwüre mehr nach hinten zu sitzt, ist glücklicherweise der Ausgang einer Perforation nicht immer tödlich. In der Regel haben sich schon längst vor dem Durchbruch peritonitische Verwachsungen gebildet, und es kommt zur Entwicklung umschriebener peritonealer Abscesse, die sich nach dem Pankreas, nach der Leber oder unter das Zwerchfell erstrecken können. In den Fällen, in denen das Ulcus ganz allmählich nach der Tiefe dringt und entzündliche Reaktionen der Nachbarorgane hervorruft, so daß feste Verwachsungen entstehen, die einen Durchbruch unmöglich machen, sprechen wir von einem *Ulcus penetrans.* Für einen tiefgreifenden Geschwürsprozeß im Sinne eines *Ulcus perforans* spricht ein *konstanter Dauerschmerz* mit Exacerbation nach den Mahlzeiten. Seltener sind Durchbrüche in die Pleurahöhle, in das Quercolon, ins Perikard usw. Bei den an der Vorderwand des Magens oder Duodenum gelegenen Geschwüren führt die Perforation meist zu tödlicher *allgemeiner Peritonitis,* wenn nicht rechtzeitig, d. h. innerhalb weniger Stunden, operativ eingegriffen wird, und nur selten bilden sich schützende Adhäsionen an der vorderen Bauchwandung, woraus sich schließlich ein Abszeß der Bauchdecken mit Durchbruch nach außen und eine Magen-Bauchwandfistel entwickeln kann. Die Perforation kündigt sich an durch schwerste peritonitische Erscheinungen: Kollaps, heftigste Leibschmerzen, Erbrechen, Auftreibung des Leibes, reflektorische Bauchdeckenspannung u. dgl. Das Herannahen einer Perforation kann sich durch peritoneale Symptome anzeigen. Bei geeignetem Verhalten kann die Perforation ausbleiben, und es kommt zur Entwicklung von *perigastritischen,* meist lebhafte Beschwerden verursachenden *Adhäsionen.*

Wenn ein Ulcus nicht zur Ausheilung gelangt, so entwickeln sich in ihm Veränderungen, die das Bild des *callösen Ulcus* ausmachen; es sei hierbei auf das in dem Abschnitt über pathologische Anatomie Gesagte verwiesen. Die Ausheilungsmöglichkeit ist bei dieser Form des Magengeschwürs außerordentlich gering.

Tiefgreifende Ulcerationen des Korpusteiles können durch narbige Schrumpfung den Magen in zwei Teile zerlegen, die miteinander häufig nur durch eine ganz dünne Straße verbunden sind; wir sprechen dann von einem *organischen Sanduhrmagen*. In seltenen Fällen können auch sehr hochgradige Verwachsungen mit der Umgebung gelegentlich einmal zur Bildung eines Sanduhrmagens führen.

Auch der viel häufigere *spastische Sanduhrmagen* ist meist Ausdruck eines Ulcus, das besonders in seiner penetrierenden Form einen *Zirkulärspasmus* verursacht. Dieser Spasmus, der den Magen in gleicher Weise zweiteilt wie eine tiefgreifende Narbe und bei der Röntgendurchleuchtung sich nicht sofort bemerkbar zu machen braucht, stellt sich manchmal erst nach einiger Zeit ein.

Bei jedem länger bestehenden Ulcus ist die Befürchtung nicht ganz von der Hand zu weisen, daß *aus dem Ulcus ein Carcinom sich entwickelt*, und das gilt insbesondere für Ulcusträger, in deren Familie Carcinom gehäuft auftritt, ganz besonders wenn die Veranlagung sowohl bei der Familie des Vaters wie der der Mutter sich findet; es wird darauf noch bei der Beschreibung des Carcinoms einzugehen sein.

Von weiteren Komplikationen wären noch Veränderungen der Gallenblase und der größeren Gallenwege mit anschließender Cirrhose zu nennen, besonders wenn das Ulcus mit sehr ausgesprochenen entzündlichen Schleimhautveränderungen einhergeht. So ist dann auch ein Ikterus im Verlaufe eines Ulcus ventriculi oder duodeni keine allzu große Seltenheit. Freilich ist er immer das Zeichen von sekundären Prozessen im Bereiche des Duodenum, der Gallenwege usw. Die Ulcerationen am Pylorus oder im Pyloruskanal selbst führen, wenn sie längere Zeit bestehen, meist zur Entwicklung eines ganz charakteristischen Krankheitsbildes, der sog. *Pylorus-* oder *Duodenalstenose*, die besonders besprochen werden soll.

Die *Prognose* des Ulcus ventriculi und duodeni ist, wie aus dem Gesagten hervorgeht, im allgemeinen günstig zu stellen. In den meisten Fällen, wo das Ulcus frühzeitig erkannt und entsprechend behandelt wird, darf mit einer glatten Heilung gerechnet werden. Freilich, die Neigung zu Rezidiven und zum Auftreten eines frischen Ulcus ist bei der Mehrzahl der Ulcuskranken gegeben durch deren besondere konstitutionelle Eigentümlichkeit. Wie in dem Abschnitt über Therapie ausgeführt werden wird, sind bestimmte diätetische Maßnahmen für die Ausheilung des Ulcus von entscheidender Bedeutung. Sie spielen weiter eine wichtige Rolle in prophylaktischer Beziehung, d. h. die Prognose wird aufs stärkste beeinflußt von dem Verhalten der Kranken über die eigentliche Zeit der Behandlung hinaus. Je länger ein Ulcus besteht, um so mehr muß man damit rechnen, daß es callöse Beschaffenheit gewinnt, und das ganze Heer von Komplikationen bedroht das Leben des Ulcuskranken in höherem Maße, je unvorsichtiger er lebt. Deshalb ist die *Prognose des chronischen callösen Ulcus, des Ulcus penetrans*, eine sehr viel weniger günstige, als die des einfachen Ulcus, des sog. *Ulcus simplex*.

Diagnose und Differentialdiagnose. Eine absolut sichere Diagnose des Ulcus ventriculi ist nur möglich durch das Röntgenverfahren (wenn der Nachweis der Nische gelingt) oder durch die Gastroskopie, wenn der Defekt im Bereiche der gastroskopischen Sicht liegt. Alle anderen subjektiven und objektiven Ulcuszeichen finden sich auch bei der Gastritis. Selbst das für die Ulcusdiagnose früher als sicher geltende Symptom der okkulten Melaena hat an Bedeutung verloren, seitdem man weiß, daß auch bei Gastritiden profuse Blutungen vorkommen können. Damit soll freilich nicht gesagt sein, daß man nicht in bestimmten Fällen, bei denen sich bei einer charakteristischen Anamnese okkulte Blutungen mit typisch umschriebenem Schmerzpunkt nachweisen lassen, mit großer Wahrscheinlichkeit ein Ulcus diagnostizieren darf, und das gilt ganz besonders für das

Ulcus duodeni mit dem typischen Nachtschmerz und der starken Supersekretion des Magens.

Differentialdiagnostisch ist bei Vorhandensein einer charakteristischen Anamnese in erster Linie in Betracht zu ziehen die Gastritis, die Cholecystitis, unter Umständen auch die chronische Appendicitis. Um hier zur Klarheit zu kommen, gehen wir bei derartigen Kranken mit unseren Untersuchungen in ganz bestimmter Weise vor. Wir geben zunächst ein *Probefrühstück* (nach EWALD-BOAS) oder nehmen eine *fraktionierte Magenaushebung* vor. Am folgenden Tag wird die *Röntgendurchleuchtung des Magens und Duodenum* ausgeführt, wobei ein Duodenaldivertikel sich der Beobachtung nicht entziehen kann. Die Erkennung eines Carcinoms, sofern es nicht ganz in den ersten Anfängen seiner Entwicklung steht, macht meist keine Schwierigkeiten. Haben sich dabei keine Anhaltspunkte für ein Ulcus oder ein Carcinom ergeben, so schließen wir am nächsten Tag eine Duodenalsondierung an, prüfen den Gallenblasenreflex mit Magnesiumsulfat oder Karlsbader Salz und geben zur völligen Entleerung des Darmes durch die Sonde noch eine größere Menge 10%iger Magnesiumsulfatlösung. Am Abend des gleichen Tages geben wir *Tetragnost* (intravenös oder peroral) und photographieren nach 14, 16 und 19 Stunden die Gallenblase in der üblichen Weise. Hat sich im Laufe der Untersuchung der Verdacht auf eine chronische Appendicitis ergeben, so versuchen wir die Appendix mittels der später zu beschreibenden Methode darzustellen. Bei Verdacht auf Pankreaserkrankung untersuchen wir den Duodenalsaft näher auf Diastase und Trypsin.

In manchen Fällen verbirgt sich hinter dem Bild eines Ulcus ventriculi eine beginnende *Lungentuberkulose*. Es bedarf wohl keines besonderen Hinweises, daß die Allgemeinuntersuchung des Körpers nicht zurücktreten darf hinter der Anwendung der Magen-Darmdiagnostik, und daß man nicht die Prüfung der Pupillen und gegebenenfalls die Untersuchung des Blutes auf Wa.R. unterlassen darf, wenn man nicht tabische Magenkrisen übersehen will.

Die *größten differentialdiagnostischen Schwierigkeiten* bereiten zuweilen Kranke, bei denen Beschwerden, wie beim Ulcus oder bei hartnäckiger Gastritis, bestehen, und bei denen diese Beschwerden sehr stark beeinflußt werden von psychischen Vorgängen. In Fällen dieser Art wurde früher mit Vorliebe die Diagnose *Magenneurose* gestellt. Durch die Arbeiten der v. BERGMANNschen Schule wurde in überzeugender Weise nachgewiesen, daß diesem Krankheitsbild, bei dem der nervöse Faktor so stark im Vordergrunde steht, recht häufig ein Magen- oder Zwölffingerdarmgeschwür zugrunde liegt; ebenso oft findet sich auch eine Gastritis. Die engen Beziehungen der Funktion des vegetativen Nervensystems zur Pathogenese des Magengeschwürs und der Gastritis wurden oben sehr ausführlich erörtert. Wenn sich hartnäckige Magenstörungen über Jahr und Tag hinziehen, so wird sich bei sorgfältiger Untersuchung mit den genannten Methoden in der Regel ein organischer Prozeß in Gestalt eines Ulcus oder einer Gastritis erweisen lassen.

Auf das gleichzeitige Vorkommen von Ulcus und Gastritis mit Veränderungen an den Gallenwegen wurde bereits aufmerksam gemacht.

Von Einzelheiten der Differentialdiagnose gegenüber dem Carcinom wird im Kapitel Magencarcinom noch Näheres auszuführen sein.

Therapie. Die Behandlung des Ulcus darf nur dann von einem wirklichen Erfolg sprechen, wenn sie ihr Ziel nicht nur sieht in der Beseitigung des vorhandenen Ulcus, sondern wenn sie gleichzeitig auch eine wirksame Prophylaxe treibt, d. h. versucht, in jedem einzelnen Fall die Vermeidung diätetischer Schädlichkeiten zu erzwingen und darüber hinaus durch Regulierung von Störungen im vegetativen Nervensystem und durch Beeinflussung der Konstitution mit Hilfe allgemeiner Maßnahmen dem Auftreten eines Rezidives oder eines neuen Ulcus entgegenzuwirken.

Die Therapie wird sich im Einzelfall nach dem jeweiligen Zustand des Kranken zu richten haben. Sie wird sehr verschieden sein, je nachdem es sich um einen Kranken handelt, bei dem unmittelbar vorher eine schwere Blutung bestanden hat, oder etwa um einen Patienten, der seit Wochen und Monaten über gewisse Magenbeschwerden klagt und bei dem ein Ulcus mit Sicherheit festgestellt wurde.

Wir wollen zunächst das Vorgehen im letzteren Fall, d. h. beim *chronischen Ulcus*, besprechen, das sich für den Praktiker, dem nicht die diagnostischen Methoden des Klinikers zur Verfügung stehen, auch da empfiehlt, wo die Diagnose Ulcus oder Gastritis nur mit Wahrscheinlichkeit gestellt werden kann. Ist das Allgemeinbefinden nicht stark beeinträchtigt, sind die Beschwerden erträglich und sind keine Anzeichen für stärkere Blutungen vorhanden, so ist Bettruhe nicht unbedingt erforderlich, sondern ein Versuch mit ambulanter Behandlung erlaubt. Unter allen Umständen ist aber zu verlangen das Einhalten körperlicher Ruhe, nach Möglichkeit liegende Stellung nach der Nahrungsaufnahme; das Sitzen nach dem Essen ist zu vermeiden. Nach Erledigung der Berufsarbeit ist frühzeitiges Aufsuchen des Bettes anzuraten. Abendliches Ausgehen ist am besten ganz zu verbieten. Psychische Erregungen sind, soweit es irgend geht, zu vermeiden.

Im Vordergrunde steht die *Regelung der Diät*. Hier gilt es eine Kost zusammenzustellen, die, mechanisch möglichst gut zerkleinert, an die Tätigkeit des Magenmotors keine großen Ansprüche stellt, die chemisch den Magen wenig reizt und schnell in den Darm weiterbefördert wird. Nach dem, was über die Prädilektionsstelle des Magengeschwürs ausgeführt wurde, ist streng darauf zu achten, daß die einzelnen Mahlzeiten klein sind, daß sie den Magen nicht vollkommen entfalten, weil dann der Faltenschutz des Geschwürs mehr oder weniger in Wegfall kommt. Auch die bereits empfohlene Rückenlage nach den Mahlzeiten vermeidet den Zug an der Magenstraße, wodurch das Geschwür gedehnt oder gezerrt wird.

Unter den für die Diätbehandlung des Ulcus wichtigsten Nahrungsmitteln steht seit CRUVEILHIER an vorderster Stelle die *Milch*. Wenn sie auch selbst nicht immer gut vertragen wird, zumal sie im Magen in groben Klumpen gerinnt, so ist sie doch ausgezeichnet zu verwenden zur Herstellung aller möglicher Speisen; mit Sahne vermischt ist sie oft besser verträglich als in reinem Zustande. Besonders gut vertragen werden Suppen aus Hafer, Grieß, Reis, Weizen, Mondaminmehl, die mit Milch zubereitet sind, und zwar sind Schleime aus den genannten Cerealien ganz besonders empfehlenswert. Durch Zugabe von Butter oder Sahne steigert man sowohl den Wohlgeschmack wie den Caloriengehalt dieser Suppen; schon weniger leicht sind die Breie aus Reis, Grieß, Mehl usw. Kartoffelbrei macht häufig Beschwerden und ist deshalb erst später zu gestatten. Es ist nicht zweckmäßig, die Suppen oder Breie in größeren Mengen (über 150—200 g) auf einmal nehmen zu lassen. Sehr wertvoll sind wegen ihres Eiweiß- und Vitamingehaltes die Eier, sie enthalten allerdings kein C-Vitamin; nur besteht bei ihnen die Schwierigkeit, daß man selten mehr als eine beschränkte Zahl von ihnen (3—4) geben kann. Der Bedarf an C-Vitamin kann außer durch das reine Vitamin (Askorbinsäure) selbst gedeckt werden in der Zeit, wo Trauben zur Verfügung stehen, durch frisch ausgepreßten Traubensaft (am besten mittels einer gewöhnlichen Fruchtpresse). Auch der durchgetriebene Saft frischer Tomaten, am besten in Suppe eingerührt, aber nicht mit aufgekocht, ist in der Regel sehr gut verträglich. Man versuche des weiteren Karottenpuree und fein gekochten Blumenkohl, beides wird meist gut vertragen. Alle anderen Gemüse, insbesondere der Spinat, reizen schon etwas stärker und machen häufig lästige Flatulenz. Wenn wir in den letzten Jahren über die

Deckung des Vitaminbedarfs hinaus (die alte Magendarmkost ist ausgesprochen vitaminarm und geradezu kontraindiziert, wenn man sie nicht ergänzt!) zu einer systematischen Vitaminkur übergegangen sind, so deswegen, weil ein sehr reichlicher Vitaminbestand des Körpers geradezu die Voraussetzung der Heilung ist. Wir geben regelmäßig zu Beginn Vitamin C intravenös (300—500 mg in Form von Cebion, Cantan, Redoxon) oder intramuskulär das Natriumsalz der Askorbinsäure; bei peroraler Darreichung des Vitamin C ist man nicht sicher, ob es unversehrt zur Resorption kommt. Gleichzeitig geben wir ein *Hefepräparat*, am besten aus abgetöteter Hefe, in der jedoch alle Vitamine der B-Gruppe erhalten sind; ein solches Präparat ist das *Philocytin* der Cenovis-Werke, das überdies noch durch einen hohen Gehalt an *Glutathion* ausgezeichnet ist. Später lasse ich Vitamin C peroral und zwar in Citronensaft nehmen, dessen Säure durch einen schwach alkalischen Brunnen, etwa Fachinger Wasser, abgestumpft ist; das Getränk schmeckt ganz ausgezeichnet, und man darf erwarten, daß das Vitamin zur Resorption kommt. Die Heilung des Ulcus wird dadurch unzweifelhaft beschleunigt (vgl. die Ausführungen auf S. 714).

Fleisch, das man — je nach dem einzelnen Fall — allmählich zulegen kann, macht die geringsten Beschwerden in Form von Puree, evtl. mit einer leichten Mehlschwitze. In erster Linie kommt Kalbfleisch, Kalbsbries und Geflügel in Frage. Auch Forellen und Schleien werden gut vertragen. Roher, schwach gesalzener Schinken wird von manchen Autoren gleichfalls gestattet, ich persönlich lasse ihn zunächst noch vermeiden. Streng zu verbieten sind starke Bouillon, sowie kräftige Fleischsuppen, scharf gebratene und grobe Fleischsorten, vor allem auch die kleinen appetitanregenden Fischchen usw.

Die anfangs strengeren Kostvorschriften, die die Kranken — je nach Lage des Falles — zunächst 3—6 Wochen durchführen sollen, lockere man allmählich, indem man, wie v. BERGMANN richtig sagt, sich im wesentlichen auf Verbote beschränkt; alle scharfen, stark reizenden Speisen bleiben auch jetzt streng verboten, wie gepfefferte und gewürzte Fleischsuppen (einschließlich Fleischextrakt und andere Reizstoffe), insbesondere auch Würste, geräuchertes Fleisch (mit Ausnahme von schwach gesalzenem Schinken), Fischkonserven, Räucherfische, dann rohes Obst, Marmeladen usw.; rohe Salate, Kohle aller Art bleiben weiter zu meiden. Blumenkohl wird meist gut vertragen. Feines Weizenbrot kann als Toast mit reichlich Butter erlaubt werden; bei den geringsten Beschwerden muß auf Zwieback zurückgegangen werden.

Von Wichtigkeit ist eine vernünftige Regelung der *Getränkefrage*. Kaffee, auch Coffeinfreier, ist in der ersten Zeit streng zu meiden, dünner Tee mit Sahne probeweise gestattet, als Tafelwasser ist *Fachinger Wasser* besonders zu empfehlen. Mit allem Nachdruck setze man durch, daß niemals große Flüssigkeitsmengen auf einmal aufgenommen werden. Alle Alkoholica sind in der ersten Zeit zu verbieten, später ist guter Kognak in Fachinger Wasser in ganz kleinen Mengen erlaubt. Es sollte streng darauf gesehen werden, daß das *Rauchen* vollkommen unterbleibt; es sei daran erinnert, daß starkes Rauchen zu sehr unangenehmen Zuständen führen kann, die an ein Ulcus duodeni erinnern.

Während die hier gegebenen Grundsätze für die Diätbehandlung des chronischen Ulcus zu gelten haben, bei dem weder größere Blutungen noch stärkere Schmerzen bestehen, ist eine *ganz strenge Diätvorschrift am Platze für die erste Zeit nach einer stärkeren Blutung*. Es sei hierbei auf den allgemeinen Teil verwiesen. Bei schwer ausgebluteten bzw. noch blutenden Ulcuskranken ist Nahrungszufuhr per os am besten vollkommen zu vermeiden. Um dem starken Durst der Patienten zu begegnen, verordne man ein Tropfklysma mit Normosallösung unter Zusatz von 5% Traubenzucker oder mit Kamillentee. Die wirksamste Therapie ist selbstverständlich eine *große Bluttransfusion von 400 ccm* und darüber. Nach ausgedehnten und von vielen Seiten bestätigten Erfahrungen meiner Klinik ist eine der wirksamsten Maßnahmen zur Stillung einer schweren Blutung intravenöse Darreichung großer Dosen (300—500 mg) von Vitamin C; daneben kann man die üblichen blutstillenden Mittel verwenden. Bei sehr quälender Trockenheit des Mundes lasse man Eisstückchen im Munde zergehen. Nach 2—3 Tagen vollständiger peroraler Nahrungskarenz beginne man mit Darreichung kleiner Mengen lauwarmer Sahne oder Sahne-Milchmischung, um dann in den nächsten Tagen rascher mit der Nahrungszufuhr, die freilich vorläufig sich auf flüssige Speisen zu beschränken hat (am besten in Form von Schleimen mit Butter und Eiern), zu steigern. Am besten bediene man sich eines der bekannten Schemata von A. KUSSMAUL-W. FLEINER, G. V. BERGMANN-KALK usw.[1]. Bei Verwendung des v. BERGMANN-KALKschen Diätschemas waren wir nicht selten gezwungen, gegen Ende der 2. Woche zurückzugehen auf die Kostvorschrift des 9. oder 10. Tages, da Beschwerden auftraten. Es empfiehlt sich deshalb, die Kranken je nach Verträglichkeit der einzelnen Stufe allmählich vorwärts schreiten zu lassen. Unter allen Umständen ist bei der Zusammenstellung der Speisen nach Möglichkeit auch auf die Neigungen der Kranken Rücksicht zu nehmen, ohne daß dabei die Erfordernisse einer ausreichenden Ernährung in qualitativer und quantitativer Hinsicht zu kurz kommen. So früh, als es irgend möglich ist, beginne man auch mit der Zufuhr von Nahrungsmitteln, die das antiskorbutische Vitamin C enthalten. Denn ein durch Erkrankung und evtl. Blutungen geschwächter Körper braucht in noch höherem Maße als ein gesunder entsprechende Mengen des C-Vitamins, wenn eine rasche Ausheilung des Ulcus eintreten soll; dabei erinnern wir an bereits Gesagtes. Die Diätbehandlung, die unzweifelhaft den wichtigsten Faktor in der Ulcustherapie darstellt, hat daneben die *übrigen Heilfaktoren* stets im Auge zu behalten. Von nicht geringer Bedeutung ist das Trinkenlassen eines geeigneten *Mineralwassers*. Durch viele Jahrzehnte erprobt ist die Wirkung des *Karlsbader Mühlbrunnens,* des *Vichy-Wassers,* sowie der *Mergentheimer Karlsquelle* (evtl. verdünnt), die am besten lauwarm in einer dem Einzelfall angepaßten Menge von etwa 200—300 g nüchtern verordnet werden mit der gleichzeitigen Anweisung, die folgende Mahlzeit nicht früher als $^3/_4$ Stunden nach Beendigung des Brunnentrunkes einzunehmen. Infolge ihrer schwach alkalischen Reaktion wirken diese Wässer schleimlösend und schwach neutralisierend, dabei durch ihren Gehalt an Natriumsulfat (bzw. Magnesiumsulfat) gleichzeitig die Säurebildung hemmend; es ist eine alte Erfahrung, daß ein gesunder Magen auf monatelanges Einnehmen des Karlsbader Mühlbrunnens (besonders mit Zusatz von Karlsbader Salz) mit Sub- bzw. Anacidität reagiert, andererseits steht es ebenso fest, daß bei vorhandener Sub- oder Anacidität ein mehrwöchiger Gebrauch keinen Schaden stiftet. Mit dem Beginn der Trinkkur kann sehr wohl schon bald nach einer Blutung begonnen werden. Beim Ulcus mit starker Übersäuerung, wobei in der Regel eine erhebliche Obstipation besteht, empfiehlt es sich, größere Mengen des Brunnens unter Zufügung von Karlsbader Salz oder Vichy-Salz (etwa 1 Teelöffel auf 250—300 g) nehmen zu lassen. Hier sind besonders die bittersalzhaltigen Quellen, wie die *Mergentheimer Karlsquelle,* am Platze.

In den Fällen, in denen aus irgendwelchen Gründen die natürlichen Brunnen keine Anwendung finden können, verordne man die entsprechenden künstlichen Salze, von denen die Dr. SANDOWschen Präparate und die von SCHERING-KAHLBAUM hergestellten sich durch besondere Güte auszeichnen. Neben dem künstlichen Karlsbader Salz verordne ich persönlich gerne das künstliche Vichy-Salz.

Als weiterer wichtiger Faktor ist die Anwendung der *Wärme* in den verschiedenen Formen von großer Wichtigkeit; am besten heutzutage in Form

---

[1] Vgl. die allgemeine Therapie.

der *elektrischen Heizkissen*, die auch in besonderer Konstruktion für *feuchtwarme* Umschläge zu haben sind. Die Hitzeeinwirkung soll die Zeit unmittelbar nach dem Essen vermeiden, am wirksamsten ist sie bei möglichst leerem Magen. Sehr heiße Umschläge werden von manchen Kranken wegen Auftretens von Herzklopfen nicht vertragen, und man hat häufig den Eindruck, daß auch mäßige Wärme günstig wirkt. Vortrefflich bewährt hat sich mir in letzter Zeit das *Enelbin*.

Von *Medikamenten* gehört an die erste Stelle das *Atropin*, das bei heftigen Schmerzen besonders in den ersten Tagen nach einer Blutung am besten subcutan (in einer Dosis von dreimal 0,5—1 mg) gegeben wird. Später verordne man zweckmäßig die bekannten Kompretten à 0,5 mg (dreimal täglich 1—2 Tabletten). Die beste Atropinwirkung bekommt man, wenn man die Dosierung so wählt, daß eben leichte Intoxikationserscheinungen (wie abnorm trockene Haut, Trockenheit des Mundes) sich zeigen. Statt Atropin kann man auch *Extract. Belladonnae* oder *Bellafolin* verordnen. Sie leisten indes kaum mehr als das Atropin. Will man die perorale Zufuhr vermeiden, so empfiehlt sich auch die Darreichung in Form von Suppositorien, z. B. der Belladonna-Exkludzäpfchen. Auch das *Eumydrin* (1—2 mg), evtl. in Verbindung mit *Papaverin* (0,03—0,04), mehrmals täglich ist brauchbar.

Mit ein paar Worten wäre dann auf die *Neutralisationsbehandlung mittels Alkalien* einzugehen. Während man sie bei den Bettruhe einhaltenden Kranken meist entbehren kann, kann man auf sie meiner Überzeugung nach nicht verzichten bei Ulcuskranken, die ihrem Berufe nachgehen. Man muß ihnen irgend etwas in die Hand geben, das sie bei auftretenden Säurebeschwerden nehmen können. Ganz besonders gut ist die alte erprobte Verordnung: Rp. Natr. sulf. puriss. sicc. 20,0, Natr. phosph. Natr. bicarb. āā 40,0. Von diesem Pulver kann man vor und nach dem Essen, aber auch zu den Mahlzeiten einen kleinen Teelöffel in einem Glase lauwarmen Wassers nehmen lassen. Weiter kommen für die Neutralisation in erster Linie Calc. carb. puriss. Merck und Magnesia usta in Betracht. In den Fällen, wo Neigung zu Obstipation besteht, ist das Hauptgewicht auf die Verabreichung von Magnesia usta zu legen, bei Neigung zu Durchfällen ist das Calc. carb. zu bevorzugen. Gegen die Verwendung sehr großer Dosen Natr. bicarb. ist mit Recht Stellung genommen worden, obwohl die Befürchtungen einer Giftwirkung im allgemeinen als übertrieben erscheinen. Die Magnesia usta bleibt jedenfalls im wesentlichen im Darm und kann zu einer übermäßigen Alkaliaufnahme im Körper keinesfalls führen. Neben Magnesia usta ist auch das 25%ige *Magnesiumperhydrol* Merck entweder als Pulver (2—3mal täglich 1 Tee- bis 1 Eßlöffel nach den Mahlzeiten) oder in Form von Tabletten zu empfehlen. Meiner Erfahrung nach ist das Magnesiumperhydrol das beste Magnesiumpräparat.

Viele Anhänger hat die Alkalitherapie in Form der *Sippykur* gefunden; dabei werden stündlich von 7 Uhr morgens bis 7 Uhr abends 100 g eines Milch-Sahnegemisches (zu gleichen Teilen) gegeben. Zu den Milch-Sahnegaben wird $1/2$ Stunde nach der ersten Mahlzeit abwechselnd eines der beiden folgenden Pulver verabreicht: *Pulver 1:* Magnes. usta, Natr. bicarb. āā 0,5. *Pulver 2:* Calc. carb. 0,5, Natr. bicarb. 1,5[1], von Stunde zu Stunde den ganzen Tag bis in die Abendstunden. Sehr bald werden zu dieser Standardkost Zulagen von Eiern, Reis oder Haferbrei erlaubt. Bei schweren Fällen können die Alkaligaben noch gesteigert werden. Besonderes Gewicht wird bei der Sippykur auf die kleinen häufigen Mahlzeiten und die dauernde Neutralisation der Magensäure gelegt. Die *Sippykur* soll bis zu einem Jahre und darüber durchgeführt werden.

---

[1] Die Calciumcarbonat enthaltende Mischung führt oft zu starker Obstipation, wir verordnen deshalb an ihrer Stelle die oben empfohlene Natr. sulfur.-Mischung.

Die Meinungen über die Erfolge dieser Kur sind geteilt; in letzter Zeit hat sie uns besonders bei Kranken mit starker Übersäuerung treffliche Dienste geleistet.

Die von KUSSMAUL eingeführte Therapie mit bedeckenden Mitteln, wie *Wismutsalzen*, wird zwar noch viel geübt, hat sich aber allgemeine Anerkennung nicht erringen können. Es ist fraglich, ob das Wismutsalz in Gestalt des Bismuthum subnitricum, das besser durch Bismuth. carb. zu ersetzen wäre (wegen dessen gänzlicher Ungiftigkeit und der bei ihm fehlenden schwarzen Färbung des Stuhles, die zu Verwechslungen mit okkulten Blutungen Anlaß geben könnte), wirklich zur Bildung eines Deckschorfes führt, unter dem das Ulcus vor Reizung geschützt liegt, oder ob nicht die adstringierende Wirkung auf gastritische Prozesse in der Umgebung des Ulcus die Hauptrolle spielt. In neuerer Zeit ist die alte *Silbertherapie* mit ihrer adstringierenden Wirkung wieder in Aufnahme gekommen; man kann Argent. nitric. selbst (in einer Lösung von 0,3 : 150,0 steigend bis zu 0,5 : 150,0) geben oder besser $2^1/_2$—3%ige Kollargollösung dreimal täglich 1 Eßlöffel in den leeren Magen.

Immer wieder begegnet man Ulcuskranken, bei denen alle die erwähnten Maßnahmen ohne Erfolg bleiben, und die Beschwerden nicht weichen wollen. Hier haben wir recht oft Ausgezeichnetes von der *Sondenernährung* gesehen. Entscheidend dabei ist, daß die Olive der Sonde (aus allerdünnstem Gummi) jenseits der Flexura duodeno-jejunalis liegt; eine reflektorisch bedingte Steigerung der Magensaftabsonderung konnte dann (an der Hand einer zweiten Sonde) nicht beobachtet werden. Als Nahrung benützen wir: 400 g peptonisierte Milch, 100 g Sahne, 150 g Butter, 50 g Zucker, 5 Eier, 50 g Citronensaft, 10 g Pankreonpulver. Diese Mischung, die 2570 Calorien enthält, soll in 5 Portionen nach Anwärmung langsam durch die Sonde eingespritzt werden; hinterher spritzt man die Sonde mit je 100 ccm 5%iger Traubenzuckerlösung durch. Der Körper erhält dann genügend Flüssigkeit [1]. Die Nahrung soll in kleinen Mengen warm durch die Sonde eingespritzt werden. Eine Reizung des Rachens kann durch Mentholöl in erträglichen Grenzen gehalten werden. Der Erfolg einer solchen *transduodenalen* Ernährung ist oft erstaunlich. Wir sahen große Ulcera sich in 2—3 Wochen (länger führen wir diese Ernährung nicht durch) bis auf kleine Reste zurückbilden.

Die *parenterale Reizbehandlung* insbesondere mit Novoprotin (in Form von intravenösen Injektionen) erzielt, wenn man von der öfter beobachteten schmerzlindernden Wirkung absieht, keine besseren Erfolge als die gewöhnliche Ulcustherapie. Das neuerdings viel angewandte *Larostidin* scheint uns keinen besonderen Nutzen zu bringen; zuzugeben ist, daß die Schmerzen nicht selten günstig beeinflußt werden. In ähnlicher Weise schmerzstillend wie die Proteinkörpertherapie wirkt auch die Röntgenbestrahlung.

Man vergesse bei der Ulcusbehandlung allgemein kräftigende Maßnahmen nicht, deren Anwendung besonders dann angezeigt ist, wenn das Ulcus ausgeheilt bzw. zur Latenz gekommen ist. Licht, Luft, Wasser, Aufenthalt an der See oder im Hochgebirge (wo das nicht möglich ist, künstliche Höhensonne) in Verbindung mit einer energischen Arsenikkur können von großem Nutzen sein.

Chirurgische Therapie. So günstig die Heilungsaussichten beim gewöhnlichen Ulcus simplex sind, wenn eine energische Therapie getrieben wird, so zurückhaltend wird man in der Prognose hinsichtlich des Erfolges einer internen Behandlung sein müssen, wenn das Geschwür zu einem Ulcus penetrans oder callosum geworden ist, wenn es in Nachbarorgane perforiert ist, oder wenn eine Stenose des Magenausgangs sich entwickelt hat. Hier ist meist von der internen

---

[1] Die Herstellung der peptonisierten Milch erfolgt in der Weise, daß man 1 Liter Milch mit 1 Tabl. Acidolpepsin (stark sauer) versetzt und bei 38° 24 Stunden im Brutschrank stehen läßt.

Therapie keine Heilung mehr zu erwarten, und die chirurgische Therapie tritt in ihr Recht.

Bevor wir die Indikationen des operativen Vorgehens besprechen wollen, sei indes nochmals betont, daß das Messer wohl ein Geschwür zu entfernen vermag, daß jedoch die konstitutionellen Momente, die die Voraussetzung der Ulcuskrankheit sind, bestehen bleiben, und daß somit für den Kranken die Möglichkeit, ein neues Ulcus zu bekommen, unverändert weiter gegeben ist.

Unter den Indikationen zum operativen Eingriff steht an erster Stelle der *akut lebensbedrohende Zustand, der durch die Perforation in die freie Bauchhöhle* gegeben ist. Hier ist sofort zu operieren, jede Stunde Zuwartens verschlechtert die Prognose, die verhältnismäßig günstig ist, wenn der Bauch innerhalb der ersten 12 Stunden nach dem Durchbruch geöffnet wird. Bei der sog. „*gedeckten Perforation*", d. h. wenn die Perforationsstelle mit einem Nachbarorgan verklebt, so daß sich ein Absceß entwickelt, entscheidet der klinische Befund über die Frage des Zeitpunktes der Operation.

Außer in den genannten Fällen, in denen nur das Messer des Chirurgen Aussicht auf Erhaltung des Lebens gibt, erscheint ein *operatives Vorgehen angezeigt:*

Wenn trotz mehrfacher, entsprechend durchgeführter Kuren und lange fortgesetzter Schonung ein Rezidiv dem anderen folgt,

wenn trotz wiederholter strengster Kuren und lange fortgeführter vorsichtiger Diät das Ulcus röntgenologisch unverändert bleibt, wenn infolgedessen und mit Rücksicht auf das Bestehenbleiben schwerer Schmerzen ein *Ulcus callosum* angenommen werden muß,

wenn die Beschwerden trotz sachgemäßer Kuren nicht schwinden und der Kranke dauernd arbeits- und leistungsunfähig wird,

wenn infolge sich immer wiederholender Blutung eine fortschreitende Erschöpfung sich einstellt,

wenn Verdacht auf carcinomatöse Entartung des Ulcus entsteht,

wenn eine schwere Magenausgangsstenose sich entwickelt hat mit allen ihren Folgezuständen.

Damit sind nur die wichtigsten Indikationen kurz umrissen, die Zahl der Möglichkeiten ist bei weitem nicht erschöpft.

Der Entschluß, dem Kranken zur Operation zu raten, sei getragen von *strengstem Verantwortungsgefühl,* vor allem aber muß die *Diagnose Ulcus absolut sichergestellt sein.* Die traurigen Erfahrungen, in denen Fehldiagnosen Veranlassung zu einem unnötigen operativen Eingriff gegeben haben, sind Grund genug, auf diese Selbstverständlichkeit hier nochmals hinzuweisen. Würdigung der verschiedenen Art des operativen Vorgehens liegt außerhalb des Gebietes dieses Buches. Nur soviel sei erwähnt, daß die Gastroenterostomie, die lange Zeit hindurch die meist geübte Operation war, heute mit Recht in Mißkredit gekommen ist wegen der großen Häufigkeit, mit der schwere Gastritiden infolge des Rückflusses von Jejunalsekret in den Magen sich entwickelten, und wegen der Gefahr der Entstehung eines *Ulcus pepticum jejuni.*

Anhang: Einige Bemerkungen zum peptischen Geschwür des Jejunum. (Ulcus jejuni pepticum.)

Das peptische Jejunalgeschwür nimmt insofern eine besondere Stellung gegenüber dem Magen- und Zwölffingerdarmgeschwür ein, als es sich wohl ausschließlich im Anschluß an Operationen am Magen oder Zwölffingerdarm findet, besonders häufig nach Gastroenterostomie und nach unilateraler Pylorusausschaltung. Der peptische Charakter des Jejunalgeschwürs erhellt so recht durch die Tatsache, daß diese Form des Ulcus nach Gastroenterostomien wegen Magencarcinom praktisch niemals zur Beobachtung kommt. Daß traumatische

Einwirkungen, Besonderheiten der Technik, sowie eine unvorsichtige postoperative Ernährung ätiologisch mit von Bedeutung sind, ist nicht zu bezweifeln. Das Ulcus sitzt außer im Gastroenterostomiering meist an der ihm gegenüberliegenden Stelle des Jejunum.

Die *klinischen Erscheinungen* sind vielfach recht heftig, erinnern an die Schmerzen bei Geschwüren der Pylorusgegend, nicht selten findet sich auch Erbrechen saurer galliger Massen.

Die *Diagnose* läßt sich stellen aus der meist stark ausgesprochenen Druckempfindlichkeit der Gegend des Gastroenterostomieringes mit okkulten Blutungen; im Röntgenbild gibt das Vorhandensein einer Nische die sichere Entscheidung (Abb. 9). In schwierigen Fällen kann die Gastroskopie Klarheit bringen.

Therapeutisch ist eine strenge Ulcuskur unter reichlicher Verwendung von Alkalien, besonders in den Fällen, wo die Übersäuerung sehr stark ist, meist von Erfolg; unserer persönlichen Erfahrung nach wirken hier Magenspülungen ganz besonders gut.

2. Gastritis.

Vorbemerkungen. Die Möglichkeit, die Gastritis in ihrer Bedeutung als klinisches Krankheitsbild besser als bisher zu würdigen und ihre Beziehungen zu anderen Magenkrankheiten zu klären, wurde erst in den letzten Jahren durch die Entwicklung

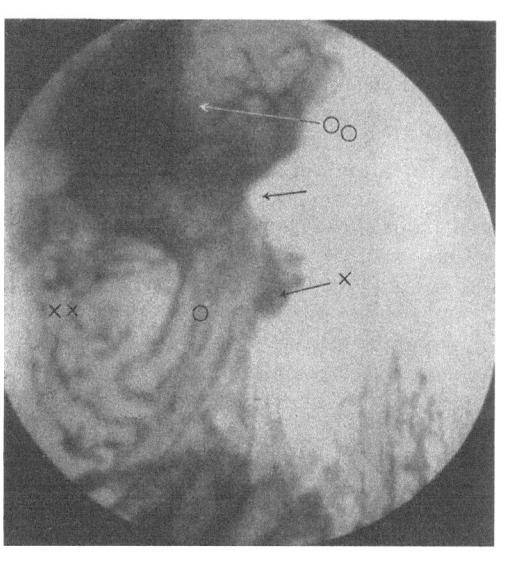

Abb. 9. Ulcus pepticum jejuni bei Gastroenteroanastomose. × Ulcusnische an der abführenden Jejunalschlinge (○). ← G.E.-Stelle. ×× Zuführende Jejunalschlinge. ○○ Magen.

einer röntgenologischen Schleimhautdiagnostik und die ausgedehntere Anwendung der Gastroskopie gegeben. Die umfassende Benutzung dieser Methoden hat in kurzer Zeit zu wertvollen Ergebnissen geführt. Schon jetzt ist die Gastritis als eine außerordentlich häufige Komplikation des Ulcus mit Sicherheit erkannt worden, und umgekehrt hat man ulceröse Prozesse auf dem Boden einer Gastritis bei der gastroskopischen Kontrolle entstehen, wieder verschwinden und wieder neu auftreten sehen. Das Kapitel der chronischen Gastritis ist daher von dem Ulcuskapitel unmöglich streng zu trennen, und es muß hier ständig auf die Abhandlung über das Magengeschwür verwiesen werden.

Wenn trotzdem in der Darstellung an der strengen Trennung zwischen Ulcus und Gastritis festgehalten wurde, obwohl sich dabei vielfach Wiederholungen nicht vermeiden lassen, so geschah das einmal, um der Entwicklung der in vollem Fluß befindlichen Fragen nicht vorzugreifen, und dann, weil die Gastritis unzweifelhaft nicht nur in ihrer akuten Form, sondern auch in manchen chronischen Formen eine Krankheit darstellt, die mit dem Ulcus nicht im Zusammenhang steht, auch wenn die klinischen Erscheinungen vielfach dieselben sind.

Akute Gastritis *(Gastritis simplex).* *Ätiologie.* Die häufigste Form der akuten Gastritis, wohl jedem Menschen bekannt als „verdorbener Magen", bedeutet die Reaktion des Magens auf ein Übermaß von Nahrung überhaupt, oder die Antwort auf eine unzweckmäßig zusammengesetzte Mahlzeit, die allzuviel Fett, Zucker oder dgl. enthält. Aber schon hier macht sich die bei den einzelnen Menschen sehr verschiedene Leistungsfähigkeit des Magens bei ungewohnter Beanspruchung geltend. Es gibt Familien, in denen ein schwacher Magen zu Hause ist, und wiederum Familien, bei deren Mitgliedern der Magen schlechthin allen, auch den unerhörtesten Zumutungen gewachsen ist. Recht ausgeprägt ist auch die Differenz zwischen den einzelnen Menschen gegenüber den Magenwirkungen gewisser Gifte, wie des Alkohols, des Nicotins, bestimmter Narkotica, der Opiate usw. Wohl jeder an das Nicotin nicht gewöhnte Mensch reagiert auf größere Nicotinmengen mit Symptomen einer Gastritis, und die bei wiederholter Zufuhr des Giftes eintretende Gewöhnung zeigt so recht, wie ein Organ an einen zunächst toxisch wirkenden Stoff sich gewöhnen kann.

Eine besondere Form der akuten Gastritis, die gleichzeitig mit einer Enteritis einhergeht und überhaupt richtiger als *Gastroenteritis* bezeichnet wird, ist die durch Infektion mit dem Paratyphusbacillus, dem Bacillus Gärtner, dem Bacterium coli und anderen Erregern hervorgerufene.

Bei allen *fieberhaften Infektionskrankheiten* kommt es unter dem Einfluß des Fiebers, bzw. der Fieber erzeugenden Ursache, zu Gastritiden; im Experiment sind solche Prozesse neuerdings von KAUFFMANN erzeugt worden.

Auch alle möglichen *Stoffwechselstörungen, Nierenerkrankungen,* weiter Krankheiten, die zu *Stauungen im Magen* führen, ferner Erkrankungen des *Herzens* und der *Leber* rufen Gastritiden mit den charakteristischen Symptomen hervor, und das gleiche gilt für *Bluterkrankungen* usw. Hier können akute Schübe sich entwickeln, wieder verschwinden, um schließlich in das Bild der chronischen Gastritis überzugehen.

Auch toxische Einwirkungen der verschiedensten Art beim *Gebrauch von Medikamenten* (Arsen, Jod, Quecksilber, Salicylsäure, Antipyrin usw.) können mit gastritischen Veränderungen einhergehen, und das gleiche gilt von einer Reihe von *Giften, die teils unabsichtlich, teils zu Selbstmordzwecken* aufgenommen und schließlich auch in *verbrecherischer Absicht* zugeführt werden.

Auch die die Schleimhaut verätzenden Stoffe, *Säuren, Basen, Schwermetallsalze usw.* gehören hierher.

Klinisches Bild und Diagnose. Schwere akute Gastritiden beeinträchtigen stets das Allgemeinbefinden in erheblichem Maße. Blässe des Gesichtes, Kopfschmerzen, unter Umständen verbunden mit Schwindelgefühl, leichte Temperatursteigerungen, zuweilen mit Albuminurie und Urobilinurie, kennzeichnen das allgemeine Bild. Von Symptomen des Magen-Darmkanals stehen im Vordergrunde: eine stark belegte Zunge, schlechter, pappiger Geschmack im Munde, Foetor ex ore, starke Appetitlosigkeit, verbunden mit Druckempfindlichkeit in der Magengegend, Völlegefühl, Neigung zu Erbrechen, wobei frisches oder verändertes Blut zum Vorschein kommen kann.

Die *Diagnose* wird bei der meist charakteristischen Anamnese und den ausgesprochenen Symptomen keine Schwierigkeiten machen. Die Untersuchung der Magenfunktion durch Probe-Frühstück ergibt meist Fehlen freier Salzsäure und reichlich Schleimbeimengungen.

Auffällig ist, daß bei den schweren Fällen von akuter Gastritis auch immer Erscheinungen von seiten des Zentralnervensystems vorhanden sind, was wohl so zu deuten ist, daß die die Gastritis auslösende Schädlichkeit regelmäßig auch das Zentralnervensystem erheblich affiziert.

Besonders eindrucksvoll ist das Bild bei einer akuten Nicotinvergiftung oder der Zustand, der bei überempfindlichen Menschen durch Opiate ausgelöst wird, und nicht wesentlich anders sind die Erscheinungen nach einem Übermaß von Alkohol. Immer sehen wir hier die schweren Magenerscheinungen, gepaart mit großer Blässe des Gesichtes (bei der Alkoholvergiftung erst in den späteren Stadien), Kleinhirnerscheinungen, wie Schwindel, taumelnder Gang und schließlich Großhirnsymptome und Unfähigkeit zu geistiger Arbeit. Am Kreislauf fällt die Kleinheit des Pulses und eine erhöhte Frequenz auf. Über den Zusammenhang der cerebralen und der reinen Magensymptome ist vorläufig noch nichts Sicheres bekannt; daß es sich nicht etwa um eine einfache cerebrale Störung handelt, möchte man daraus schließen, daß das rein cerebrale Erbrechen, wie etwa bei Hirntumoren, niemals erhebliche Nausea hervorruft, und daß unmittelbar nach dem Erbrechen wieder vollkommenes Wohlbefinden bestehen kann. Die Erfahrungen der Pharmakologie über den Mechanismus der Apomorphinwirkung ermöglichen vielleicht die richtige Deutung; sieht man dabei doch das Sistieren der normalen Peristaltik und das Auftreten von Antiperistaltik im Dünndarm und im Magen. Man würde sich dann vorzustellen haben, daß Dünndarminhalt in den Magen übertritt, worauf der Magen mit extremer Schleimproduktion reagiert.

Die *Therapie* der akuten Gastritis wird gemeinschaftlich mit der der chronischen besprochen werden.

Chronische Gastritis und Duodenitis. *Vorbemerkungen.* In der Einschätzung der chronischen Gastritis hinsichtlich Häufigkeit und Bedeutung haben die Anschauungen in den letzten Jahrzehnten sehr gewechselt. Während die Ärzte in den ersten Dezennien der zweiten Hälfte des vorigen Jahrhunderts die Gastritis für ein häufiges Leiden hielten, hat man unter dem Eindruck der durch die Einführung des Magenschlauches ermöglichten Untersuchungen die Störungen der Sekretion ganz in den Vordergrund gestellt, man hat aus ihnen eigene Krankheitsbilder formuliert, und die Diagnose „Gastritis" wurde nur sehr selten gestellt. Eine Änderung trat erst wieder ein, wie in den Vorbemerkungen zum Abschnitt „akute Gastritis" ausgeführt wurde, als Neuerungen in den Methoden ein eingehendes Studium der Magenschleimhaut ermöglichten. In dem Kapitel „Ulcus" wurde bereits ausgeführt, in wie engen Beziehungen die Gastritis zum Ulcus steht. Sie ist ebenso wie das Ulcus eine zu Chronizität neigende Erkrankung.

Ätiologie. Die Tatsache, daß Ulcus und Gastritis so häufig zusammen vorkommen, daß fast bei jedem Ulcus zu irgendeiner Zeit auch gastritische Veränderungen sich nachweisen lassen, daß sie sich in nächster Umgebung des Ulcus abspielen können (gastritischer Schwellungsring), daß andererseits selbständige gastritische Prozesse in einiger Entfernung von dem Geschwür sich zeigen können, und schließlich die Tatsache, daß ein Ulcus auf der Basis einer Gastritis entstehen, daß diese ein Ulcus ablösen kann, und daß auch das Umgekehrte vorkommt, beweist, daß die für das Geschwür maßgebenden Faktoren auch für die Gastritis von erheblicher Bedeutung sind. Wir müssen daher auf unsere entsprechenden Ausführungen im Ulcuskapitel verweisen. Es mögen aber an dieser Stelle nochmals die engen Beziehungen zwischen Schleimhauterkrankung und Nervensystem hervorgehoben werden. Der Begriff der *„Myxoneurose"* ist uns von der Schleimhaut des Bronchialbaumes, der Nase, aber auch des Rectum außerordentlich geläufig. Es ist bekannt, daß vollkommen gesunde Menschen durch psychische Erregungen völlig appetitlos werden, in Verbindung mit Trockenheit des Mundes, pappigem Geschmack, Foetor ex ore und belegter Zunge, weiter, daß eine in diesem Zustande aufgenommene Nahrung zu Erscheinungen führt, wie wir sie von der akuten Gastritis kennen, mit Übelkeit, Aufstoßen, unter Umständen Erbrechen. Es besteht also unzweifelhaft eine Abhängigkeit der Magenfunktion von der Psyche. Es ist bekannt, daß bei vielen Menschen übermäßige Anstrengungen, insbesondere geistige, zu vollkommener Appetitlosigkeit führen können und zu Erscheinungen, wie sie eben beschrieben wurden. An diese Dinge wird man anknüpfen müssen, wenn man die Entstehung der Gastritis in ihren Beziehungen zum Nervensystem in Analogie zu den Verhältnissen beim Ulcus verstehen will. Im übrigen kommen alle die *Schädlichkeiten, die bei der Beschreibung der akuten Gastritis erwähnt wurden, auch hier in Frage*. Neuerdings ist man auf die bei gewissen gewerblichen Vergiftungen (wie z. B. durch *Blei*) vorkommenden Gastritiden aufmerksam geworden. *Weiter können chronischer Mißbrauch von Alkohol und Nicotin, der gewohnheitsmäßige Genuß starker Würzmittel, chronische Stauung im Pfortaderkreislauf bei Leber- und Herzerkrankungen, Stoffwechselstörungen aller Art, Fernwirkungen von Darmkrankungen, z. B. Ruhr, Erkrankungen der Gallenwege, chronische mit Fieber einhergehende Infektionen* aller Art eine Gastritis hervorrufen, und schließlich können akute Katarrhe chronisch werden.

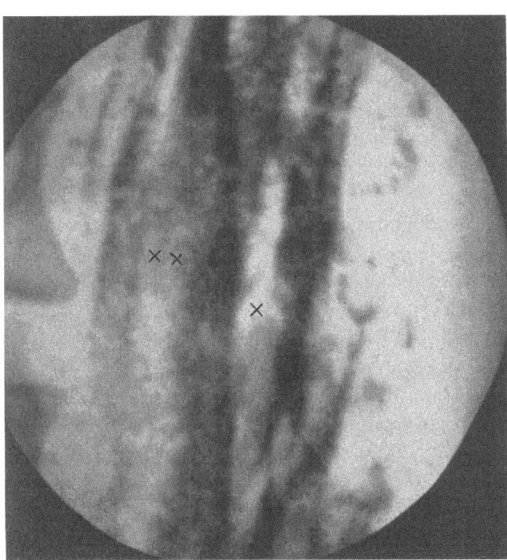

Abb. 10. Schleimhautrelief im Korpus des Magens bei hypertrophischer Gastritis. × Breite Schleimhautfalte. ×× Körnelung des Schleimhautschattens infolge von Höckerungen der Magenschleimhaut.

Nicht zu vergessen sind als Ursachen von Magenkatarrhen schlechte Angewohnheiten bei den Mahlzeiten, wie sehr *hastiges Essen, ungenügendes Kauen*, besonders bei *schlechter Beschaffenheit des Gebisses*, und schließlich können *krankhafte Prozesse im Nasenrachenraum, Kieferhöhleneiterungen*, bei denen der Eiter nach unten läuft und verschluckt werden kann, ferner *Erkrankungen des Oesophagus* (Carcinom, Divertikel usw.) eine Schädigung der Magenschleimhaut hervorrufen. Auch das Verschlucken von Sputum bei *Erkrankungen der Bronchien oder der Lungen* kommt für das Entstehen einer Gastritis in Frage. Die Ätiologie hat nicht zuletzt auch konstitutionelle Faktoren zu berücksichtigen, wobei auch hier — wie beim Ulcus — der Einfluß des nervös-vegetativen Moments zu betonen ist. Im Kapitel „Ulcus" wurde bereits erwähnt, daß durch ungenügende Vitaminzufuhr in der Nahrung (insbesondere von A, B_1 u. C) sämtliche Funktionen von Magen und Darm beeinträchtigt werden und eine Bereitschaft zu entzündlichen Veränderungen gesetzt wird. Diese können nun ihrerseits eine Vitaminzerstörung im Gefolge haben oder aber die Resorption der lebenswichtigen Stoffe schädigen. Auf diese Weise kann ein höchst bedenklicher Circulus vitiosus entstehen (STEPP).

Wenn wir vom „schwachen Magen" bei der akuten Gastritis sprechen, so muß man sich dieser Zusammenhänge erinnern und sich vor Augen halten, daß primärer Vitaminmangel Magendarmstörungen hervorrufen kann, ebenso wie umgekehrt primäre Magen-Darmstörungen die Vitaminaufnahme beeinträchtigen und so zur Ursache von Vitaminmangel werden können (STEPP).

Ulcus duodeni und Ulcus ventriculi wurden trotz mancher Verschiedenheiten im Beschwerdekomplex gemeinsam behandelt. So gehören auch Gastritis und Duodenitis zusammen. Die Klagen bei Duodenitis sind ähnlich wie beim Ulcus duodeni, insbesondere häufig mit starker Säurebildung verbunden. Auf die Beziehungen des Duodenum zu den Gallenwegen und zum Pankreas soll hier nicht eingegangen werden.

In neuerer Zeit ist man dann auf Beziehungen zwischen der Entstehung einer Gastritis und allergischen Vorgängen aufmerksam geworden. Bei der mikroskopischen Untersuchung des Sediments des Mageninhalts hat man öfters, und zwar besonders bei *superacider Gastritis* massenhaft *eosinophile* Zellen gefunden (DIEHL). Es liegt in solchen Fällen ein *eosinophiler Magenkatarrh*[1] vor, der in Analogie zu den entsprechenden Zuständen im Bronchialbaum und im Dickdarm zu setzen wäre; *Gastroenterocolitiden*, ebenfalls auf allergischer Basis, können sehr stürmisch verlaufen; fast stets ist in allen diesen Fällen eine *Eosinophilie des Blutes* nachweisbar.

Pathologische Anatomie, Röntgenbild, Gastroskopie. Die Ergebnisse der Untersuchungen an Leichenmägen, die zwar mit kadaverösen Veränderungen rechnen müssen, die aber trotzdem in bezug auf die tieferen Strukturveränderungen von allergrößter Bedeutung sind, wurden wesentlich ergänzt durch die Untersuchungen des Schleimhautreliefs mittels des *Röntgenverfahrens* (nach FORSSELL, BERG und GUTZEIT u. a.), sowie durch das *gastroskopische Bild* (SCHINDLER, HOHLWEG, GUTZEIT u. a.). Diese beiden, den lebenden Magen untersuchenden Verfahren ergänzen einander auf das beste.

Makroskopisch sind am auffallendsten Veränderungen am *Innenflächenrelief*. Die Zahl der Falten ist verringert, und die Falten selbst sind ungewöhnlich breit (Abb. 10). Die ganze Schleimhaut ist ödematös durchtränkt mit fast glatter Oberfläche. Über Einzelheiten der Schleimhautoberfläche wird im Abschnitt Diagnose noch zu sprechen sein. *Histologisch* finden sich Zellinfiltrationen in der Schleimhaut, die das Drüsengewebe auseinanderdrängen. Das Zwischengewebe ist durch Ansammlung von Rundzellen (darunter auch eosinophile Zellen) und Exsudat vermehrt. Die Zellen, wie das Exsudat, können zwischen den Epithelzellen an die Schleimhautoberfläche gelangen. Bei stärkeren entzündlichen Veränderungen findet man Epithelläsionen mit Austritt von Exsudat, Veränderungen, die das Bild der klinischen Erosionen machen (KONJETZNY). In späteren Stadien kann es zu Schleimhauthypertrophie durch Drüsen- und Epithelwucherungen kommen, ein Zustand, der schließlich durch ein Stadium der Atrophie — vollkommene *Anadenie* — abgelöst wird. In manchen Fällen von hartnäckiger chronischer Gastritis entwickelt sich eine starke Hypertrophie der Muscularis mucosae, und zwar besonders im Pylorusteil, so daß der ganze Pylorus verdickt erscheint und man von einer *Hypertrophie des Pylorus* spricht. Von mancher Seite werden ähnliche Magenwandverdickungen, die durch Wucherung von derbem Bindegewebe hervorgerufen werden, als *Linitis plastica* bezeichnet; die selbständige Existenz dieses Krankheitsbildes wird aber von anderen Autoren geleugnet, und es wird angenommen, daß es sich hierbei um fibröse Magencarcinome handelt. Auch bei *Lues* sind zuweilen ähnliche Befunde erhoben worden, worauf noch einzugehen sein wird.

Klinisches Bild und Diagnose. Es ist kaum möglich ein Bild der chronischen Gastritis zu zeichnen, das sich irgendwie, auch nur in einzelnen Zügen, sicher abgrenzen ließe von dem des Ulcus. Das periodische Kommen und Gehen der Beschwerden, Aufstoßen, Sodbrennen, Druck nach dem Essen, unter Umständen häufige kolikartige Schmerzen bis zum Erbrechen, Blutungen usw. finden sich bei der Gastritis genau wie beim Ulcus. Auch die Appetitstörungen können alle Skalen durchlaufen von der vollkommenen Appetitlosigkeit mit belegter Zunge bis zum Heißhunger mit reiner, vielfach übertrieben roter Zunge. Und auch

---

[1] Der Nachweis der eosinophilen Zellen im Magensaft gelingt am besten, indem man den Magen mit dünner Natriumbicarbonatlösung spült und nach einiger Zeit mit der gleichen Lösung etwas Inhalt gewinnt.

die Prüfung des *Sekretionsmechanismus* — es gibt *subacide, normacide* und *superacide Gastritiden* — haben uns nicht weiter gebracht.

Der Gedanke, eine Lokalisation der Gastritis durchzuführen an der Hand der Säureverhältnisse, hat sich nicht verwirklichen lassen.

Für die klinische Diagnose ist von Bedeutung die starke *Schleimproduktion*, die man im Magen bei der nüchternen Aushebung findet. Verhältnismäßig charakteristisch scheint uns weiter der regelmäßig nach der Nahrungsaufnahme

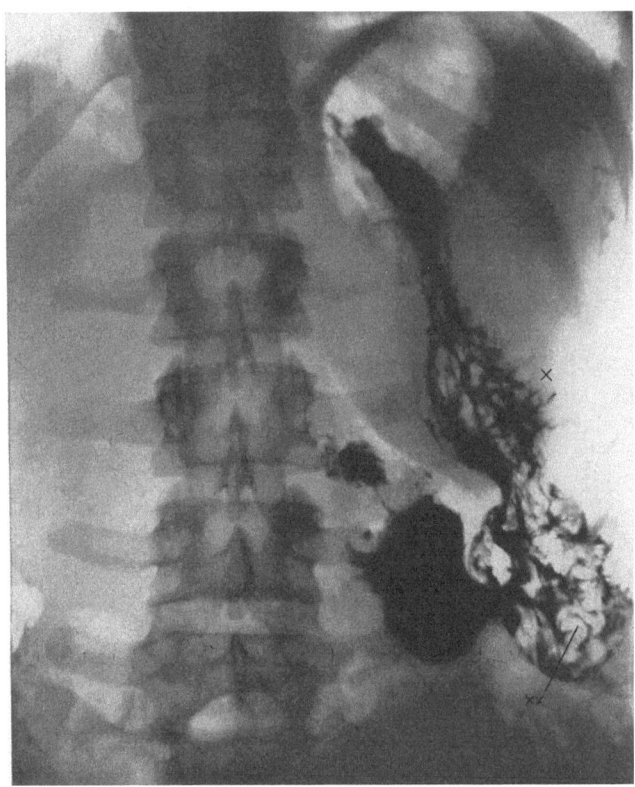

Abb. 11. Wirre und verbreiterte Schleimhautfalten bei hypertrophischer Gastritis (Wabenstruktur).
× Zähnelung der großen Kurvatur. ×× Breite und geschlängelte Falte.

sich einstellende *Druck in der Magengegend* zu sein, der aber seltener als Schmerz bezeichnet wird. Auch das *Aufstoßen* nach dem Essen ist mehr ein Gastritis- als ein Ulcussymptom, und weiter scheint uns eine *diffuse Druckempfindlichkeit* der ganzen Magengegend besonders häufig bei der Gastritis vorzukommen.

Ein Teil der Gastritiden läßt sich *röntgenologisch* diagnostizieren, und zwar sind es diejenigen, bei denen eine Verbreiterung, ein abnormer Verlauf und eine gewisse Starrheit der Magenfalten ausgesprochen sind (Abb. 11). In manchen einzelnen Fällen kommen allerdings auch besonders zarte Falten vor, die aber nicht beweisend sind; ihre Entstehung ist durch atrophische Prozesse in der Magenschleimhaut oder durch Tonusveränderungen der Magenwandung zu erklären. Bestimmte Formen der hypertrophischen Gastritis, nämlich die *granulöse* und *polypöse* Form, lassen sich bei Schleimhautaufnahmen in Form von Aussparungen von Hanfkorn- bis Gerstenkorngröße nachweisen. Der als sog. „état mamelonné" bekannte Zustand der Schleimhaut, der durch Verdickung und Wulstung und felderartig angeordnete Erhebungen der Schleimhautoberfläche charakterisiert ist, ist entweder gleichbedeutend mit einer bestimmten Form der hypertrophischen Gastritis oder durch einen besonderen Kontraktionszustand der Muscularis mucosae bedingt. Die *Gastroskopie* enthüllt mit einem Schlage das Vorhandensein oder das Fehlen einer Gastritis. Eine entzündlich veränderte Magenschleimhaut zeigt mehr oder weniger ausgedehnte Rötungen und Schwellungen, Auflockerung der ganzen Schleimhaut, abnormen Schleimbelag, unter Umständen auch bestimmte Verfärbungen, wie z. B. graue Verfärbung bei Atrophie mit besonderem Hervortreten der Gefäße und warzenförmige Erhebungen der Schleimhaut. Erosionen und Ulcerationen lassen sich, soweit sie in der Blickrichtung des Gastroskops liegen, auch mit absoluter Sicherheit erkennen.

Verlauf und Prognose. Der Verlauf der chronischen Gastritis ist äußerst wechselnd. Vernünftige Lebensweise vermag zwar — wenigstens in den nicht so schweren Fällen — verhältnismäßig rasch eine bedeutende Linderung der Beschwerden herbeizuführen, aber diese hält in der Regel nicht lange an, da die Patienten sehr bald wieder ihren kranken Magen vergessen und die alten Schädlichkeiten von neuem auf ihn einwirken lassen. So ist das Leben eines Gastritiskranken ein ewiges Hin und Her, Perioden mit strenger Diät wechseln ab mit Diätfehlern. Nicht selten entwickeln sich mit der Zeit ernstere Erscheinungen, und nach Jahren wird ein Carcinom nachweisbar.

Daß eine schwere, nicht oder nicht genügend behandelte Gastritis schließlich die gesamte Leistungsfähigkeit bedeutend herabsetzt, ist begreiflich.

Therapie. Die *akute Gastritis* ist am schnellsten und sichersten durch Nahrungskarenz zu beheben; nach Einschaltung einer kurzen Schonungskostperiode kann rasch zur gewöhnlichen Diät zurückgekehrt werden. Unterstützt wird dieses Vorgehen durch morgendliches Trinken eines schwach alkalischen Wassers, wie des *Karlsbader Mühlbrunnens,* oder eines ähnlichen Wassers, einer Auflösung von *Vichy-Salz* usw., warm genommen. Bei Mitbeteiligung des Darmes ist Kalomel oder *Ricinusöl* zu empfehlen. Am radikalsten wäre die akute Gastritis durch eine *Magenspülung* zu beheben, wozu man sich freilich nur in besonderen Fällen entschließen wird. Bei stärkerem Darniederliegen des Appetits empfiehlt sich Darreichung von Salzsäure.

Bei der *chronischen Gastritis* sind zunächst die für ihre Entstehung verantwortlich zu machenden *Schädlichkeiten* auszuschalten. Wo ein anderes Leiden (Herz-, Lungen-, Nieren-, Stoffwechselerkrankung) die primäre Ursache darstellt, versuche man, dieses zu beeinflussen. Auf schlechte Zähne, Zahndefekte, Erkrankungen der Mundhöhle, der Nase und ihrer Nebenhöhlen, des Rachens (Mandeln!), der Bronchien usw. ist ebenso zu achten, wie auf hastiges Essen, ungenügendes Kauen (Sorge für gut sitzendes künstliches Gebiß!).

Die *Diätbehandlung* folgt in ihren Grundzügen der beim *Ulcus,* auf die wir hier ausdrücklich verweisen. Es gibt keine besondere Diätbehandlung der Gastritis. Daß wir ebenso wie beim Ulcus individuelle Wünsche in bezug auf bestimmte Speisen berücksichtigen können, bedarf keiner besonderen Betonung, aber an dem Grundsatze: „Vorsicht mit scharfen und gewürzten Speisen" muß festgehalten werden. Immer wieder erlebt man es, daß allzu große Nachgiebigkeit in diesem Punkte, wenn die Beschwerden nahezu oder ganz verschwunden sind, sich rächt. Fleisch, besonders die zarten Sorten (Geflügel, Kalbfleisch, Forelle usw.), aber auch Kalbsbries usw. werden gut vertragen, schlecht dagegen alle Würste, von Gemüsen ist zu empfehlen Karottenpuree, Blumenkohl, Spinat in kleinen Mengen, Kartoffelbrei. Streng zu vermeiden sind stärkere Alkoholica, vor allem Rauchen; im übrigen vergleiche die Diätvorschriften im

Ulcuskapitel! Auf die reichliche Zufuhr von *Vitaminen* sei hier nochmals ausdrücklich hingewiesen; bezüglich der Einzelheiten bittet man, im Abschnitt „Ulcustherapie" nachzulesen.

Sekretionsstörungen bedürfen natürlich besonderer Berücksichtigung. Bei *Superacidität* mit sehr lästigem Sodbrennen wird man vielfach nicht ohne alkalisierende Mittel mit und ohne Atropin auskommen, ebenso wie Salzsäure bei *Sub-* und *Anacidität* angezeigt ist; auch hier sei auf das Kapitel Ulcus verwiesen.

Kuren in Karlsbad, Mergentheim, Neuenahr, Homburg, Kissingen, Schuls-Tarasp-Vulpera und ähnlichen Bädern wirken vielfach ganz ausgezeichnet, besonders dann, wenn der Darm in Mitleidenschaft gezogen ist; es ist jedoch notwendig, bei der Auswahl des Kurortes auf die jeweiligen Sekretionsverhältnisse des Magens Rücksicht zu nehmen. *Wärme* in Form von heißen Kataplasmen usw. hat fast immer einen günstigen Erfolg.

Weitaus die besten Erfolge haben wir bei Gastritiden mit regelmäßigen *Magenspülungen* erzielt. Man kann die Spülungen morgens oder auch abends vornehmen. Besonders die letzteren haben sich uns ganz besonders bewährt, man muß nur dafür sorgen, daß die Kranken ihre abendlichen Mahlzeiten früh bekommen. Wenn man dann in den späteren Abendstunden spült, so wird der Magen nicht nur von allen Magenresten, sondern auch von Schleim und Magensekret befreit und kann sich nun erholen. Man spült am besten mit Wasser von Körpertemperatur, dem bei erheblicher Superacidität etwas Natriumbicarbonat, Vichy-Salz, Karlsbader Salz oder dergleichen zugesetzt werden kann.

Bei *anacider Gastritis* kann als Spülflüssigkeit $^1/_{20}$—$^1/_{10}$ Normalsalzsäure benützt werden. Wir sind davon indessen wieder abgekommen, da die Erfolge nicht besser sind, als bei Verwendung von reinem Wasser. Von Spülungen mit Argentum nitricum, von welchem wir Konzentrationen von $^1/_4$—$^1/_2$—1 pro Mille verwendet haben, haben wir im Verlaufe längerer Erfahrungen keine wesentlichen Vorteile gesehen; manche Kranke vertragen diese Spülungen nicht besonders gut. *Kamillentee* oder *Kamillosanlösungen* als Spülflüssigkeit werden von manchen Kranken sehr geschätzt.

Bei Gastritiden und Duodenitiden, die sich bei der üblichen Behandlung gar nicht bessern wollen, empfehlen wir einen Versuch mit *transduodenaler Sondenernährung* und verweisen auf das im Kapitel „Ulcus" Ausgeführte. Ist das Duodenum bevorzugt ergriffen, so wirken Spülungen des Duodenums mit 5% Magnesiumsulfatlösung vortrefflich.

3. Der Reizmagen.

Im Kapitel „chronische Gastritis" wurde ausgeführt, daß es kaum möglich sei, an der Hand der Beschwerden sowie des klinischen Bildes das Geschwür des Magens oder des Zwölffingerdarmes von den rein katarrhalischen Zuständen abzugrenzen. Nun hat vor einigen Jahren K. WESTPHAL auf Grund sorgfältiger Studien zeigen können, daß man häufig Kranken begegnet, die zwar alle Beschwerden darbieten, wie man sie immer wieder von Geschwürs- oder Gastritiskranken geschildert bekommt, jedoch weder bei der röntgenologischen noch bei der gastroskopischen Untersuchung ein Ulcus oder eine Gastritis erkennen lassen. Die chemische Prüfung des Mageninhaltes nach Probefrühstück ergab meist erhöhte Säurewerte (oft sehr beträchtlichen Grades), die mikroskopische Untersuchung etwa 100—1000 Zellen in 1 cmm mit 20—40% Leukocyten (gegenüber 1000—6000 Zellen pro cmm mit 40—80% Leukocyten bei der echten Entzündung). Eine genaue Röntgenuntersuchung, besonders die Darstellung des Schleimhautreliefs, zeigte Erhöhung und Verbreitung der Schleimhautfalten sowie Verstärkung der Peristaltik. Diese Befunde, die alle auf eine Steigerung der Magenfunktionen hinweisen (wozu noch die Vermehrung der Magensaftmenge und Verstärkung der Schleimhautproduktion gehören), haben WESTPHAL veranlaßt, den Begriff des *Reizmagens* in die Klinik einzuführen. Er begegnete dem Reizmagen am häufigsten bei Individuen, die wir als vegetativ stigmatisiert zu bezeichnen gewöhnt sind. In den Familien solcher Kranker war das Ulcus ventriculi nicht selten anzutreffen, ebenso wie die chronische Gastritis und wenn man des weiteren feststellen konnte, daß die Träger eines Reizmagens oft später an einem Ulcus erkranken, so werden die Zusammenhänge deutlich.

Für das Verständnis der Pathogenese des Reizmagens hat WESTPHAL durch tierexperimentelle Untersuchungen recht interessante Beiträge liefern können. An Hunden, bei denen in tiefer Narkose nach operativer Eröffnung des Magens die gesamte Schleimhaut der Beobachtung zugänglich gemacht worden war, konnte nach Freilegung und Durchschneidung des Vagus am Hals durch schwache faradische Reizung des peripheren Stumpfes eine Veränderung in dem Verhalten der Schleimhautfalten (Höherwerden mit Verschmälerung und stärkerer Schlängelung, später deutlicher Verbreiterung), sowie im Corpusteil das Auftreten neuer Falten festgestellt werden; im ganzen war das Gesamtrelief der Schleimhaut viel stärker ausgeprägt.

Die Bilder des Reizmagens können nicht selten auch beobachtet werden im Zusammenhang mit anderen abdominellen Erkrankungen (wie Gallenleiden, chronische Appendicitis, auch epigastrische Hernien, Nephrolithiasis usw.); sie sind dann vielleicht als viscero-visceraler Reflex zu deuten. Auch psychische Vorgänge, ferner Nicotinabusus können bei der Entstehung des Krankheitsbildes eine Rolle spielen.

Die Therapie kann nützliche Arbeit leisten durch Ausschaltung von Schädlichkeiten, die klar zutage liegen (Nicotinabusus, Fehler in der Ernährung und bei der Nahrungsaufnahme, um nur einiges zu nennen), Beseitigung von psychischen Spannungen. Im großen und ganzen wird man nach den gleichen Grundsätzen zu verfahren haben wie beim Ulcus und bei der chronischen Gastritis. WESTPHAL empfiehlt als besonders wirksam die Zufuhr kleiner Mengen Olivenöl $1/4$ Stunde vor der Mahlzeit und Atropin in den üblichen Dosen. Zu der Zeit, in der die Beschwerden besonders stark hervortreten (im Frühjahr und Herbst), kann zweckmäßigerweise einige wochenlang Schonkost verabfolgt werden.

4. Achylia gastrica (Magensaftmangel).

Als Achylia gastrica bezeichnet man heute kurzweg das Fehlen oder die ungenügende Absonderung von Salzsäure im Magen, während zu dem früheren Begriff der Achylie der gleichzeitige Fermentmangel gehörte. Es erscheint fraglich, ob man heute noch berechtigt ist, die Achylie als selbständiges Krankheitsbild bestehen zu lassen, nachdem die wissenschaftliche Forschung der letzten Jahre immer stärker erkennen ließ, daß Störungen der Salzsäuresekretion im Sinne einer Verminderung und Aufhebung[1] wohl in der überwiegenden Mehrzahl der Fälle Ausdruck einer organischen Magenerkrankung sind, und zwar meist einer Gastritis.

Wenn wir trotzdem der Achylia gastrica ein besonderes Kapitel weihen, so deswegen, weil die Frage, ob es ein angeborenes Fehlen der Salzsäure, also eine konstitutionelle Achylie gibt, noch nicht endgültig entschieden ist und weil des weiteren mit der Möglichkeit einer reinen funktionellen Achylie gerechnet werden muß. Daß es eine konstitutionelle Sekretionsschwäche des Magens gibt, scheint sicher zu sein. Wir verstehen darunter eine konstitutionelle Neigung zu

---

[1] Vgl. hierzu die Ausführungen im allgemeinen Teil, aus denen die verschiedenen Bezeichnungen wie *Subacidität* und *Anacidität*, *Hyperchlorhydrie* und *Achlorhydrie* ohne weiteres verständlich sind; hier nur soviel, daß *An- und Subacidität* Verminderung und Fehlen der Salzsäure im Mageninhalt, *Hypo- und Achlorhydrie* Verminderung und Fehlen der Salzsäureabsonderung bedeutet.

Sub- und Anacidität, die sich bei nur geringer Überbeanspruchung geltend macht. Hierher gehören diejenigen Fälle, bei denen eine geringe Mehrbelastung des Magens gefolgt ist von Magenstörungen, häufig verbunden mit Durchfällen. Für diese Fälle läßt es sich natürlich sehr schwer entscheiden, ob nicht regelmäßig ein katarrhalischer Zustand vorhanden ist; wobei dann mit der Möglichkeit gerechnet werden müßte, daß die Sekretionsstörung das Primäre, der Katarrh das Sekundäre ist. Das gleiche gilt für das *psychisch bedingte Sistieren* der Salzsäuresekretion, wie man es z. B. bei Probefrühstücken nicht selten findet (Angst vor der Aushebung usw.).

Ganz kurz möge noch erwähnt werden, daß Achylia gastrica sich außer bei der *Gastritis der verschiedensten Ätiologie* beim *Magencarcinom* findet, weiter bei *Carcinomen aller möglicher anderer Organe*, bei *innersekretorischen Störungen*, wie beim *Diabetes*, beim *Basedow*, bei den verschiedensten *Erkrankungen der Bauchorgane (Erkrankungen des Darmes und der Gallenwege)*, des *Bauchfells*, bei *akuten und chronischen Infektionen*, ferner bei *Vergiftungen* usw.

Es ist des weiteren selbstverständlich, daß die *Atrophie der Magenschleimhaut* als Folge einer chronischen Gastritis mit vollkommener *Verödung des Drüsenapparates* (Anadenie) zum endgültigen Sistieren der Salzsäure- und Fermentproduktion führt. Die einfache *Narkose*, jeder *operative Eingriff* an den Bauchorganen bringt die Salzsäureproduktion vorübergehend zum Versiegen.

Von großer praktischer Bedeutung ist die Tatsache, daß die normalerweise *apathogene Flora des Magens von einer Dickdarmflora verdrängt wird, wenn längere Zeit hindurch die Säurebildung sistiert.*

Bezüglich der Achylia gastrica bei *perniziöser Anämie,* die als obligates Symptom dieser Erkrankung gilt, ist sichergestellt, daß die Sekretionsstörung lange vor Beginn der Anämie besteht; andererseits ist bei Remissionen der BIERMERschen Anämie — freilich nur in ganz vereinzelten Fällen — Wiederkehr der Magensalzsäure beobachtet worden. Meist bleibt die Achylie auch bei maximaler Remission mit fast völlig normalen Blutwerten bestehen. Die *perniziöse Anämie* kommt zustande durch ungenügende Bildung des ,,intrinsic factors" im Magen; in dieser Betrachtungsweise würde die Erkrankung also als innersekretorische Störung anzusehen sein.

Bei manchen Kranken mit lange bestehender Achylie entwickelt sich eine mehr oder minder schwere Anämie, die man als *achlorhydrische Anämie* bezeichnet hat; man erklärt sich ihr Zustandekommen durch Störung der Eisenresorption infolge des Salzsäuremangels. Diese achlorhydrische Anämie hat hypochromen Charakter, sie kann jedoch plötzlich in den hyperchromen Typ umschlagen, d. h. es entwickelt sich dann aus der achlorhydrischen Anämie eine *echte* BIERMERsche *perniziöse Anämie*. Diese läßt sich durch Leberextrakte bekanntlich ausgezeichnet beeinflussen, der dann häufig verbleibende Restzustand (der achlorhydrischen Anämie) durch große Dosen Eisen beseitigen. Die sog. *agastrische Anämie* (MORAWITZ), wie sie nach großen Magenresektionen auftritt, ist eine echte ,,Perniciosa", da hier die Bildung des ,,intrinsic factor" fehlt. Im letzten Abschnitt des allgemeinen Teils aus dem Kapitel Magen (S. 707) wurde ausgeführt, welche weitgehenden Folgen die Zerstörung von Vitaminen, insbesondere von Vitamin C, in einem achylischen Magen haben kann; genannt seien nur die Verarmung des gesamten Körpers an dem lebenswichtigen Stoff mit allem, was sich daraus ergibt, dann aber auch Störungen der Blutbildung. Von dem Einfluß des Vitaminmangels auf die Korrelation der Vitamine untereinander und mit den Hormonen sei hier nicht die Rede.

Die klinischen Erscheinungen der Achylia gastrica entsprechen im wesentlichen denen der chronischen Gastritis, richtiger vielleicht der Gastroenteritis, da bei längerem Bestehen einer Anacidität fast regelmäßig auch Darmstörungen im Sinne einer Enteritis entstehen.

Manche Kranke mit Neigung zu Anacidität, von denen wir nicht immer sagen können, ob sie auch an Gastritis leiden, entsprechen dem *Typus asthenicus* (mit allgemeiner Enteroptose und Zeichen von Nervosität). Mager sind diese Menschen häufig zum Teil wohl auch deswegen, weil sie mit Rücksicht auf den „schwachen Magen" mit der Nahrungsaufnahme allzu ängstlich sind, zum Teil auch deshalb, weil die Ernährung vielfach infolge gleichzeitig vorhandener Darmstörungen erschwert ist.

Die *Diagnose* ergibt sich aus dem Aushebungsbefund des Magens; nach EWALD-BOASschem Probefrühstück ist der Magen entweder leer, weil er sich infolge des fehlenden Säurereflexes durch den offenen Pylorus vorschnell entleert hat, oder man bekommt infolge Verstopfung der Sonde durch die unverdauten groben Brotkrumen (fehlende Lösung des Pektin!) entweder so gut wie nichts oder Massen, in denen der grobe Brotrückstand überwiegt: das Brot ist in dem Zustand zu erkennen, in dem es nach dem Kauen geschluckt wurde, und im flüssigen Anteil tritt die unveränderte Teefarbe deutlich hervor. Der säuerliche Geruch des normalen Mageninhaltes fehlt ganz, die Reaktion ist gegen Lackmus neutral oder schwach sauer, die in der üblichen Weise in 10 ccm Mageninhalt bestimmte Acidität liegt bei schweren Fällen meist unter 10. Die Reaktion auf freie Salzsäure ist negativ, häufig besteht erhebliches Salzsäuredefizit. Die *Histaminprobe,* die bei der fraktionierten Magenaushebung leicht vorgenommen werden kann, ergibt überall, wo noch Reste von Sekretion vorhanden sind, freie Salzsäure, während sie bei schwerer Schleimhautatrophie völlig fehlt. Auch die Fermente (Pepsin und Lab) sind häufig frühzeitig vermindert; eine größere Bedeutung hat die Fermentprüfung indessen nicht erlangt. Schleim ist bei den Achylien auf gastritischer Basis reichlich vorhanden (untermischt mit neutrophilen und eosinophilen Leukocyten), während er in anderen Fällen (bei nicht gastritischer Achylie?) fast oder ganz fehlt.

Unkomplizierte Achylien geben im Mageninhalt meist keine erhebliche *Milchsäurereaktion,* im Gegensatz zum Carcinom. Für diese letztere Diagnose spricht auch der Befund dauernder okkulter Blutungen bei fleischfreier Schonkost, obwohl gelegentlich auch bei Achylie und Gastritis Blut in den Faeces auftritt.

Der Röntgenbefund bei der Achylie ergibt nichts Charakteristisches; eine vorhandene Gastritis ist meist leicht zu erkennen (vgl. dieses Kapitel). Beschleunigte Magenentleerung ist häufig.

Stets sollte bei Achylia gastrica nicht nur der gesamte Körper sorgfältigst untersucht werden (chronische Infektionskrankheiten, wie Tuberkulose, Stoffwechselkrankheiten, Neoplasmen!), *sondern vor allem auch das Blut und der ganze Verdauungskanal einschließlich der Gallenwege.*

Sofern es sich nicht um allerschwerste Formen der Erkrankung handelt, ist die *Prognose* der Achylia gastrica günstig. Freilich, die Leistungsfähigkeit des Magens wird immer eine begrenzte sein; Diätfehler und besondere Ansprüche an Psyche und Körper führen leicht Verschlimmerungen herbei.

Die *Therapie* der Anacidität fällt im wesentlichen zusammen mit der Therapie der Gastritis. Besonders zurückhaltend sei man mit roher Nahrung, schon mit Rücksicht auf den Ausfall der desinfizierenden Wirkung der Salzsäure. In den Diätverordnungen berücksichtige man die hypochondrische Einstellung vieler Kranken und verbiete nicht allzuviel, während man vor allzu scharfen und gewürzten Speisen warne. Leichte alkoholische Getränke, sowie Tee werden im allgemeinen gut vertragen, mit Kaffee sei man vorsichtig. Die *Salzsäuretherapie* ist von größter Bedeutung wegen ihrer anregenden Wirkung auf die Salzsäureproduktion. Am besten gibt man die Salzsäure mit Pepsin zusammen, entweder als Mixtura acida (Rp. Acid. hydrochl. dil. Pepsin āā 4,0, Sir. Rub. Idaei 30,0, Aqu. dest. ad. 180,0 [1] DS. 1—2 Eßlöffel vor den Mahlzeiten) oder nach LEO (Acid. hydrochl. Pepsin āā 20,0, Aqu. dest. ad 100,0, DS. 1 Eßlöffel auf ein Weinglas Wasser, während der Mahlzeit mit Glasrohr zu nehmen; Beimengung mit Himbeersaft macht diese Verordnung sehr schmackhaft). Auch die Tinct. Pepsin. F.M.B. ist zu empfehlen. Vortrefflich ist weiter das Acidolpepsin, es ist aber notwendig, entsprechend große Dosen zu nehmen. In gewissen Fällen, in denen Salzsäure die nach dem Essen auftretenden unangenehmen Sensationen mit Aufstoßen nicht zu beseitigen vermag, gebe man nach dem Essen ein Bittermittel (Tinct. amar. Tinct. Chin. compos. āā 20,0. DS. 20 Tropfen in 1 Eßlöffel Wasser). Inwieweit die Vitamintherapie auf die Achylie selbst günstig einzuwirken vermag, ist noch nicht entschieden; von BOLLER aus der EPPINGERschen Klinik wurde zur „Normalisierung" der Salzsäuresekretion das Vitamin A (z. B. in Form des Vogans) empfohlen. Wir geben regelmäßig Vitamin C intravenös oder intramuskulär und daneben die Vitamine der B-Gruppe in Form des Philocytin (peroral) mit reichlich Salzsäure; später lasse ich Vitamin C in Citronensaft nehmen. Daß ungenügende Aufnahme von Vitamin B_1 Versiegen des Magensaftes im Gefolge hat, weiß man längst. Ein Versuch mit einigen Injektionen des reinen Stoffs (etwa 10 mg) ist neben den erwähnten Maßnahmen zu empfehlen.

Pankreaspräparate (Pankreon Rhenania, Pankreasdispert, Pankrofirm, Pankrophorin usw.) kommen besonders bei Achylia pancreatica in Frage.

Bei Komplikationen von seiten des Darmes sind *Tanninpräparate* (Eldoform, Tannigen, Tannalbin, Tannismut (eine Kombination mit Wismut), ferner Wismutpräparate (Bismut. subnitricum, Dermatol) zu empfehlen.

Über der Diät und medikamentösen Therapie vernachlässige man nicht die allgemeine Therapie. Es sei hier auf das im Kapitel Gastritis Gesagte verwiesen.

Eitrige Magenentzündung *(Gastritis phlegmonosa).* Die sehr seltene Erkrankung, deren Diagnose in vivo kaum gestellt werden kann, tritt auf unter dem Bilde einer schweren Allgemeinerkrankung mit heftigen Magenschmerzen, Druckempfindlichkeit im Epigastrium und Erbrechen und scheint meist tödlich zu verlaufen. *Pathologisch-anatomisch* findet sich entweder ein circumscripter Magenabsceß oder eine Magenphlegmone, deren Sitz in der Regel die Submucosa ist. Die Ursache ist entweder ein Ulcus oder Carcinom des Magens, eine vom Pharynx ausgehende Eiterung oder eine Metastase bei schwerer allgemeiner Sepsis. In einem kürzlich von mir beobachteten Falle bot die Röntgenuntersuchung das Bild eines Magencarcinoms mit großen knolligen Defekten. Nach W. LÖHR fehlt in solchen Mägen stets die Salzsäure; als Erreger isolierte man vor allem *hämolytische* Streptokokken, dann *Colibacillen, Staphylococcus aureus* usw.

5. Magenkrebs *(Carcinoma ventriculi).*

Der Magenkrebs steht unter den beim Menschen vorkommenden Carcinomen wohl an erster Stelle; nach einer Schätzung KONJETZNYS ist etwa jedes zweite Carcinom ein Magencarcinom. Damit ist die außerordentlich große praktische allgemeine Bedeutung dieser Erkrankung ins rechte Licht gerückt.

Ätiologie. Es ist heute vollkommen sichergestellt, daß das *Vorkommen von Carcinom in der Aszendenz,* besonders in der väterlichen und mütterlichen Linie, eine gewisse Disposition zur Erkrankung an Krebs anzeigt. Man braucht hier gar nicht auf die in der Literatur beschriebenen Fälle, unter denen das Beispiel der Bonapartes besonders bekannt ist, zurückzugreifen, jeder erfahrene Arzt kennt aus seiner Tätigkeit derartige hereditäre Beziehungen.

---

[1] Bei heftigen gastrogenen Diarrhöen nach einem Diätfehler kann man (vorausgesetzt, daß der Darm wirklich völlig entleert ist) 0,15—0,2 Extr. Op. hinzufügen.

Aber die Heredität ist unzweifelhaft nur einer von mehreren Faktoren, von denen die Bedeutung des *chronischen Reizes* vielleicht an die erste Stelle zu setzen ist. Es sei hier nur erinnert an die nicht seltene Carcinomentwicklung in Oesophagusdivertikeln, an das Lippen- und das Zungencarcinom bei Pfeifenrauchern usw. Ganz allgemeiner Anerkennung erfreut sich weiter die Lehre HAUSERs von dem Entstehen eines Carcinoms auf dem Boden eines *alten Ulcus*. Uns selbst sind Fälle von Magencarcinomen ganz geläufig, bei denen über 10 Jahre Magenbeschwerden, zum Teil recht heftiger Art, bestanden hatten, die für eine chronische Gastritis sprachen; das Carcinom konnte nach dem ganzen Krankheitsverlauf erst am Ende der langen Leidenszeit entstanden sein. *Chronisches Ulcus und chronische Gastritis* (KONJETZNY) *scheinen also bei dem Vorliegen einer entsprechenden Erbanlage für die Carcinomentstehung von ganz besonderer Bedeutung zu sein.* Aber man darf darüber keinesfalls die gleichfalls nicht seltenen, eher häufigeren Fälle vergessen, bei denen der Krebs in einem während des ganzen Lebens ungewöhnlich gesunden und leistungsfähigen Magen entsteht und wo in der Aszendenz nichts von Carcinom bekannt ist.

Pathologische Anatomie. Ebenso wie beim Ulcus sind auch beim Carcinom die kleine Kurvatur und der Pylorus bevorzugt, seltener werden Fundus und Kardia befallen. Das Carcinom tritt in Form knotiger oder pilzförmiger, an der Oberfläche leicht zerfallender Tumoren, oder auch flächenhaft in der Submucosa und Muskulatur sich ausbreitender, die Schleimhaut intakt lassender, zu Bildung von diffuser Verhärtung der Magenwand führender Massen auf; zuweilen ist so die ganze Magenwand in toto ergriffen.

Histologisch sind diese Krebse teils Zylinderepithelcarcinome vom Charakter des *Adenocarcinoms* oder des *Medullarkrebses,* teils vom Charakter des Scirrhus, der wegen des Überwiegens des zur Schrumpfung neigenden bindegewebigen Stroma fast knorpelharte Beschaffenheit annehmen kann. Verhältnismäßig recht selten ist der durch Neigung zu schleimiger Entartung ausgezeichnete *Gallertkrebs*. Die Neigung zur Metastasierung ist bei den Magenkrebsen besonders groß; sie erfolgt sowohl auf dem Lymphwege, wie durch den Ductus thoracicus und die Blutbahn. So erkranken die regionären Lymphdrüsen, entferntere Lymphdrüsen (z. B. in den Achselhöhlen und Supraclaviculargruben, letztere als VIRCHOWsche Drüsen besonders bekannt), Leber, Peritoneum usw. Bei Frauen werden merkwürdig häufig auch die Ovarien ergriffen (KRUKENBERG-Tumoren).

Symptome. Bei der Mehrzahl der Kranken stehen Magenbeschwerden im Vordergrunde der Klagen. Wenn sie sich bei älteren Leuten einstellen, die früher niemals irgendwelche Magenstörungen gekannt, ja, wie man oft zu hören bekommt, „Kieselsteine" vertragen haben, so haben sie eine besonders ominöse Bedeutung, vor allem, wenn gleichzeitig starke Appetitlosigkeit (mit ausgesprochener Abneigung gegen Fleisch) und Gewichtsabnahme vorhanden sind. Diese letzteren Erscheinungen wird man auch in den Fällen zu würdigen haben, in welchen schon Jahre und Jahrzehnte Magenbeschwerden bestanden hatten, ohne daß ein progressiver Gewichtsverlust zu verzeichnen war. Zuweilen auch fehlen Klagen vollkommen.

Starke Schmerzen sind beim Magencarcinom nicht die Regel. Sie werden eher als *heimliche* Schmerzen bezeichnet, die den Kranken dauernd darauf aufmerksam machen, daß ein ernstes Leiden vorliegt. Merkwürdigerweise werden die Beschwerden dem Arzte gegenüber oft eher als zu harmlos als zu ernst dargestellt. Während beim Ulcus und bei der Gastritis die Beeinflussung der Beschwerden durch psychische Vorgänge stark in die Augen fällt, fehlt diese beim Carcinom meist vollkommen. Es ist, als ob der Kranke in der düsteren Vorahnung seines schweren Leidens glaubt, der Beschwerden Herr zu werden, indem er versucht, sie zu ignorieren. Über Erbrechen und besonders über das Erbrechen kaffeesatzartiger Massen wird meist erst geklagt, wenn der Beginn der Erkrankung schon weit zurückliegt.

Objektiver Befund. Während der Allgemeinzustand bei vielen Kranken sehr rasch notleidet, so daß schon die erste Untersuchung eine mehr oder weniger schwere Anämie oder auch Kachexie erkennen läßt, kann in anderen Fällen das Aussehen der Kranken lange Zeit blühend sein, so daß man zunächst nicht an ein malignes Neoplasma denken möchte. Die Untersuchung des Leibes, die man bei Palpationsschwierigkeiten wegen starken Meteorismus nach ausgiebiger Darmentleerung immer wiederholen sollte, gibt häufig schon frühzeitig den Befund eines bald oberflächlich, bald tiefer gelegenen harten, meist etwas druckempfindlichen *Tumors,* der meist quer im Epigastrium, im Mesogastrium, oder im linken Hypochondrium zu fühlen ist, manchmal erst bei tiefer Inspiration dem suchenden Finger entgegenkommt. Die Verschieblichkeit bei der Atmung ist in der Regel deutlich, und es gelingt, wenn keine Verwachsung mit der Leber besteht, den bei der Einatmung tiefer tretenden Tumor durch die untersuchende Hand festzuhalten. Niemals versäume man die Untersuchung in rechter Seitenlage, in welcher ausgedehnte Fornixcarcinome deutlich fühlbar werden können. Ein nicht unerheblicher Teil der Carcinome entzieht sich der Palpation, wie z. B. manche diffus die Magenwand infiltrierende Krebse, wobei man vielfach über das Gefühl einer unbestimmten Resistenz nicht hinauskommt, dann die Tumoren der Kardia und sehr hochsitzende im Fornix. *Pyloruscarcinome* sind meist etwas nach rechts vom Nabel zu fühlen, zuweilen (bei abgemagerten Kranken) auch zu sehen. Hat der Pylorustumor eine Stenose herbeigeführt, so sind *Magensteifungen* mit Leichtigkeit zu sehen und zu fühlen.

Die Abgrenzung des Magencarcinoms von anderen Bauchtumoren durch die Palpation allein ist oft nicht einfach. Fühlbare Tumoren und Metastasen gehören nicht selten dem Netz an, während der Primärtumor nicht mit Sicherheit getastet werden kann.

Bei Verdacht auf Magencarcinom versäume man niemals, sofort auch die Leber sorgfältig zu palpieren, des weiteren rectal zu untersuchen, um ein Mastdarmcarcinom und Douglasmetastasen auszuschließen. Bei Frauen sollten immer sorgfältig die Ovarien nachgesehen werden (Metastasen in den Ovarien, KRUKENBERG-Tumoren!), schließlich taste man oberhalb der Clavicula nach kleinen harten Drüschen, die bei allen möglichen Carcinomen der Bauchorgane, besonders aber beim Magencarcinom in nicht seltenen Fällen hier gefunden werden, die bereits erwähnten VIRCHOWschen *Drüsen.* Auch die Möglichkeit der *Nabelmetastasen* ist zu erwägen, weswegen man die Umgebung des Nabels sorgfältig abzusuchen hat.

Die Perkussion, die über fühlbaren Magentumoren meist gedämpft-tympanitischen Schall liefert, erlaubt einen Magen- von einem Lebertumor zu unterscheiden. Gar nicht so selten kann man schon frühzeitig einen *Ascites* nachweisen.

Von großer Bedeutung ist nach wie vor die *Untersuchung des Mageninhaltes* nach Probefrühstück (entweder nach EWALD BOAS oder nach Coffein-Probetrunk), die aber keinesfalls die nüchterne Magenaushebung überflüssig machen soll. Wenn sich hierbei noch starke Speiserückstände ergeben, womöglich mit Nahrungsresten, die von Mahlzeiten der vorhergehenden Tage stammen, wenn die herausbeförderten Massen übel faulig riechen, wenn ferner freie Salzsäure fehlt, so ist klar, daß eine schwere motorische Insuffizienz des Magens mit Verdacht auf ein Carcinom vorliegt. Das in der überwiegenden Mehrzahl der Magencarcinome nachweisbare *Fehlen der freien Salzsäure,* das häufig auch von einem Fehlen des Pepsins begleitet wird, ist besonders charakteristisch für einen Magenkrebs. Was das Verschwinden der Salzsäure verursacht, ist noch nicht völlig klargestellt, sicherlich ist es nicht allein die häufig gleichzeitig vorhandene Gastritis. Vielfach ist das Fehlen der freien Salzsäure von einem erheblichen Salzsäuredefizit begleitet, ein Befund, der wohl zu erklären ist durch die Bindung der Salzsäure durch Eiweißkörper oder aus dem Carcinomgewebe stammende Abbauprodukte. Zwar findet man auch bei einfacher Gastritis eine erhebliche Pufferung der freien Salzsäure, indes ist sie beim Carcinom unzweifelhaft besonders stark.

Die mikroskopische Untersuchung hat nach den BOAS-OPPLERschen Milchsäurebacillen, nach Sarcinen, evtl. nach Geschwulstpartikelchen zu fahnden.

Von den *chemischen Untersuchungen* des Mageninhaltes, die uns diagnostisch wertvoll sind, sei in erster Linie der Nachweis der *Milchsäure* genannt. Obwohl uns die Milchsäure zunächst nichts weiter anzeigt, als eine Gärung bei Fehlen von freier Salzsäure und bei Stagnation des Mageninhaltes, die auch bei einfachen, nicht carcinomatösen Pylorusstenosen beobachtet wird, so findet sich doch die positive Milchsäureprobe besonders beim Carcinom häufig. Aus eigenen Erfahrungen sind uns Fälle bekannt, wo bei erheblicher Stauung und bei Fehlen freier Salzsäure die Milchsäurereaktion nur angedeutet war, und wo die Operation eine gutartige Pylorusstenose ergab und andererseits Fälle von sicherem Carcinom, wo eine sehr starke Milchsäureprobe bestand bei Fehlen einer Pylorusstenose. Es scheint uns also fraglich, ob nicht noch ein anderer Faktor hierbei eine Rolle spielt. Jedenfalls ist der *positive Milchsäurenachweis von erheblich praktischer Bedeutung*. Die starke Milchsäurebildung bei ulceriertem Magencarcinom ist zurückzuführen auf die dabei freiwerdenden löslichen Eiweißkörper; inwieweit die Milchsäure dem Stoffwechsel des Carcinoms selbst entstammt — es sei hier nur an die Arbeiten von O. WARBURG erinnert —, muß erst noch weiter klargestellt werden.

Der *Nachweis von Blut* im Mageninhalt hat besonders dann Bedeutung, wenn er im Verein mit den übrigen Symptomen und in der Form der charakteristischen kaffeesatzartigen Massen sich findet; an sich beweisen diese ja nichts anderes als eine Blutung mit nachträglicher Veränderung des Blutfarbstoffes, die sich natürlich auch bei andersartigen Erkrankungen finden kann. *Immerhin ist der Nachweis einer okkulten Melaena, die auch bei Schonungskost nicht verschwindet, gerade für den Praktiker von hohem diagnostischem Werte, und das gleiche gilt für das Umgekehrte; wenn man bei täglicher sorgfältiger Untersuchung mindestens eine Woche hindurch oder noch länger kein Blut findet, so spricht das unzweifelhaft mehr gegen Carcinom.* Der Befund des Vorhandenseins von Blut in den Faeces hat wirkliche Beweiskraft nur, wenn weder Fleisch noch Wurst in den Tagen vor der Untersuchung aufgenommen wurde. Zahlreiche andere Proben, die zur Diagnose des Magencarcinoms angegeben worden sind, haben heute wohl nur noch historische Bedeutung und ihretwegen muß auf die Spezialbücher verwiesen werden.

Die Untersuchung der *motorischen Magenfunktion* nehmen wir in der zweckmäßigsten Form bei der Röntgenuntersuchung vor. Immerhin gibt die morgendliche Aushebung nach einem Probeabendessen einen recht guten Einblick in die Leistungsfähigkeit des Magens.

Röntgenbefund. Drei Feststellungen sind es im wesentlichen, die im Röntgenbild das Vorhandensein eines Carcinoms erweisen oder im höchsten Maße wahrscheinlich machen: Einmal das *Fehlen der Peristaltik in dem infiltrierten Teil*, dann *Füllungsdefekte an der Magenkontur* in Form mehr oder weniger großer Aussparungen, Deformation der Magenblase (Abb. 12); soweit die Tumoren nicht der kleinen und großen Kurvatur angehören, kann man sie (z. B. beim Korpusteil und bei der Kardia) durch Drehung sichtbar machen oder durch Compression auch im Reliefbild zur Darstellung bringen. Schließlich können auch *Veränderungen im Magenreliefbild* sonst, wie Abbruch der normalen Magenfalten vor dem häufig schüsselförmigen Carcinomdefekt, die Diagnose ermöglichen (Abb. 13).

Röntgen-Differentialdiagnose. Das *Ulcus* ist als Ausbuchtung *(Nische)* des Bariumschattens meist leicht erkennbar, das *Carcinom* hingegen ist durch Aussparung, das ulcerierte Carcinom durch seine zerklüfteten Ränder charakterisiert. Für *perigastritische* Adhäsionen sprechen: Verlagerung eines Magenabschnittes, Zähnelung beider Kurvaturen und häufig auch Querfaltenbildung im Antrum. *Extraventrikuläre* Eindellungen (Leber, Milz, Pankreas usw.)

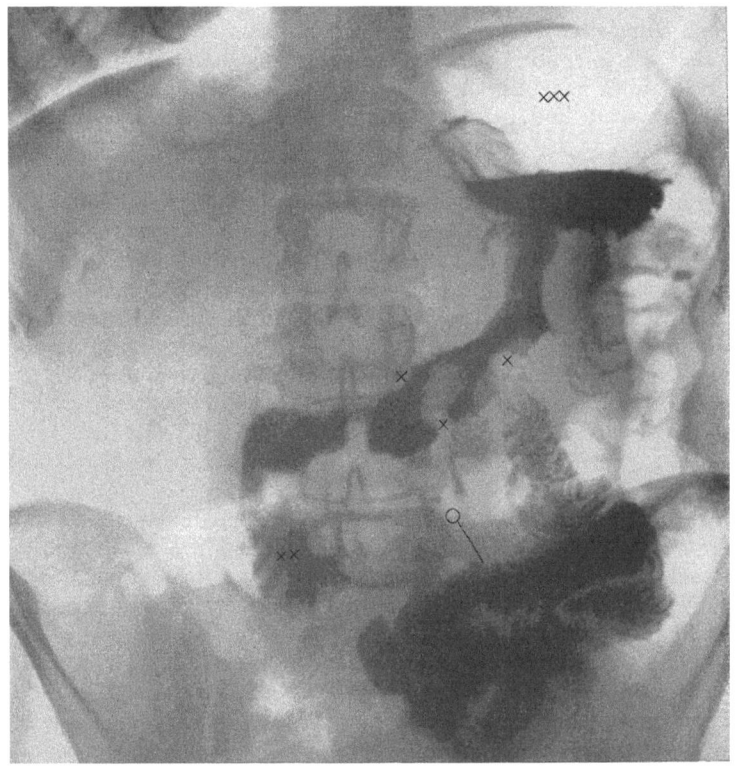

Abb. 12. Scirrhus des Magens mit starker Schrumpfung. × Füllungsdefekte infolge der ins Lumen hineinragenden Carcinomknoten. ×× Duodenum. ××× Magenblase. ○ Dünndarmschlingen.

zeichnen sich durch scharfe Begrenzung und Abhängigkeit von der Lage des Patienten aus (Abb. 14). *Von entscheidender Bedeutung ist die Analyse des Schleimhautreliefs.* Erhaltenes Relief spricht gegen Neoplasma.

Über die Befunde bei Pylorusstenose wird in dem entsprechenden Abschnitt Näheres mitgeteilt werden.

Weitere Allgemeinerscheinungen. An den übrigen Organen finden sich, je nach den allgemeinen Auswirkungen der Erkrankung auf den ganzen Körper, die Erscheinungen einer mehr oder weniger starken sekundären Anämie, die besonders in den Fällen, in welchen an ihrer Entstehung Blutungen beteiligt sind, den Charakter der posthämorrhagischen sekundären Anämie hat. In ganz seltenen Fällen erlebt man auch das Bild der Perniciosa, und zwar gerade bei nicht blutenden Scirrhen, wo man eine schwere Toxinwirkung des Carcinoms annehmen muß.

Je nach der Schwere der Anämie findet man mehr oder weniger stark ausgesprochene sekundäre Beeinflussungen des Kreislaufs.

Im *Urin* findet sich in der Regel nichts Besonderes, auch keine Urobilinurie.

Leichtes *Fieber*, zuweilen mit stärkerem Anstieg bis zu 39⁰ ist ein sehr häufiger Befund und fast regelmäßig in allen Fällen vorhanden, wo starke Metastasierungen aufgetreten sind, besonders auch im Bauchraum mit dem Bild der Peritonitis carcinomatosa, die gar nicht selten schon zu einer Zeit auftritt, wo von seiten des Magens kaum Erscheinungen bestehen.

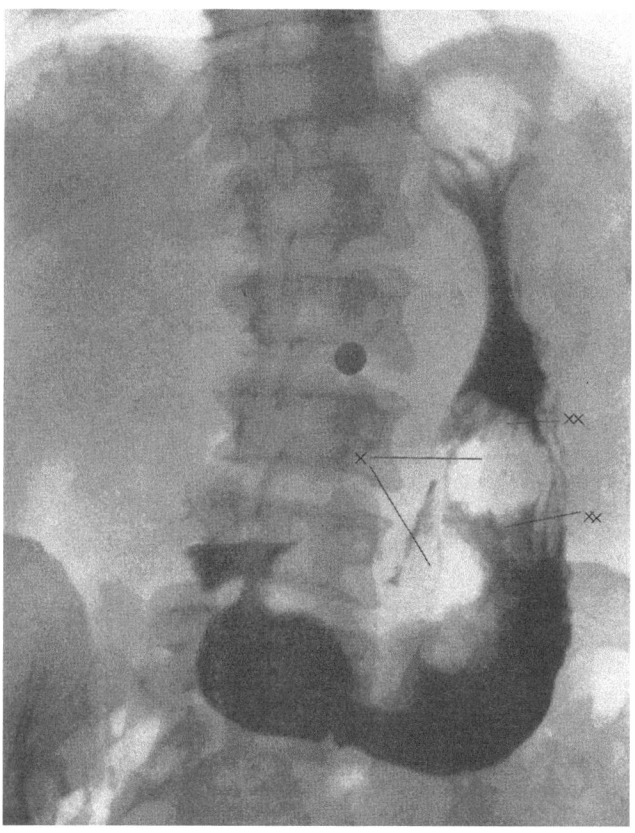

Abb. 13. Knolliges Corpuscarcinom des Magens. × Carcinomdefekte. ×× Abbruch der Schleimhautfalten vor und hinter dem Carcinomdefekt.

Verlauf der Krankheit. Bei der überwiegenden Mehrzahl der Kranken führt das Magencarcinom in zwei Jahren zum Tode. Die Appetitlosigkeit zusammen mit der durch die schwere Störung der Magenfunktion behinderten Nahrungszufuhr, die Einwirkung von seiten des Carcinoms auf den Gesamtkörper, sowie die bei ulcerierenden Tumoren regelmäßig vorhandenen Zersetzungsprozesse haben den unheilvollsten Einfluß auf den Allgemeinzustand und führen im Verein mit den Blutverlusten zu fortdauernder Schwächung und zunehmender Kachexie. Der Tod selbst erfolgt meist durch die extreme Schwäche, manchmal unter den Erscheinungen eines komatösen Zustandes, zu dem sich dann eine tödliche Pneumonie gesellen kann. Komplikationen, wie Perforationsperitonitis, tödliche Blutungen sind seltenere Ereignisse. Das Krebsleiden kann durch heftigste neuralgische Schmerzen, deren Erklärung manchmal durch den Befund von

Metastasen möglich ist, ganz besonders quälend werden, in anderen Fällen wiederum siechen die Kranken ohne erhebliche Beschwerden ganz allmählich dahin.

Diagnose. Die Diagnose ergibt sich aus den im objektiven Befund geschilderten Symptomen meist ohne erhebliche Schwierigkeiten. Sie ist absolut sicher, wenn ein Tumor nachweisbar ist und gleichzeitig der charakteristische Röntgenbefund

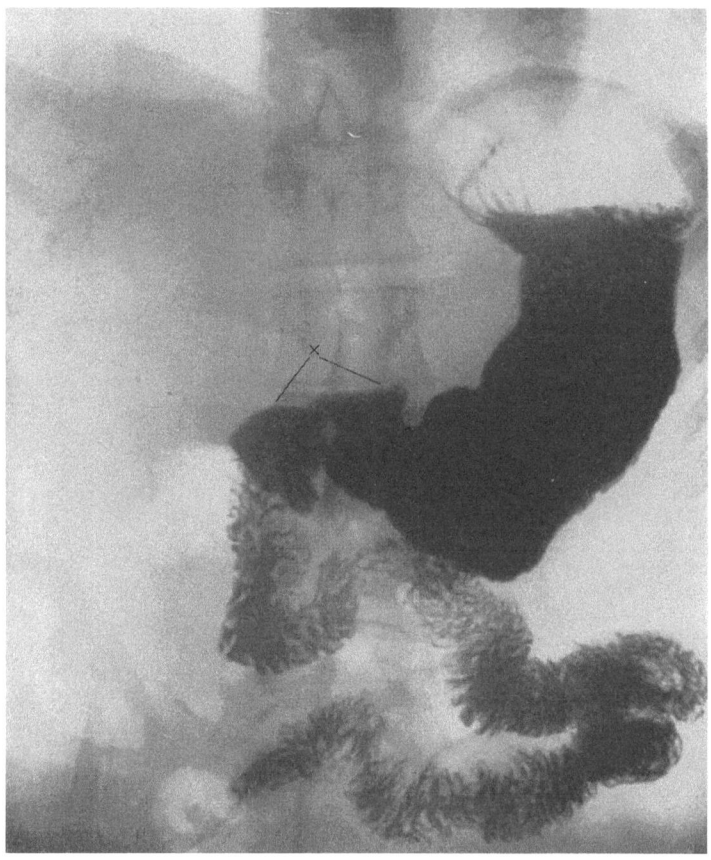

Abb. 14. Hochziehung und Rechtsverlagerung des Antrum ventriculi und des Bulbus duodeni infolge von Verwachsungen nach Leberruptur. × Adhäsionsstelle zwischen Magen und Bulbus einerseits und Leberrand andererseits.

erhoben werden kann. Wo die genannten Untersuchungen keine sichere Entscheidung geben, bringt manchmal die *Gastroskopie*, die natürlich nur von besonders geschulter und erfahrener Seite ausgeführt werden kann, mit einem Schlage Klarheit. Von den sonstigen objektiven Zeichen seien nochmals die wichtigsten zusammengefaßt: Fehlen freier Salzsäure, hohes Salzsäuredefizit, stark positive Milchsäurereaktion im Ausgeheberten, motorische Insuffizienz des Magens, fauliger Geruch des Ausgeheberten (aus dem manchmal erfahrene Diagnostiker schon die Diagnose gestellt haben), okkulte Melaena trotz sorgfältigster Schonungskost. Wenn bei diesen Symptomen die Anamnese ergibt, daß in früherer Zeit niemals Magenbeschwerden vorhanden waren, daß diese aufgetreten sind mit fortschreitender Appetitlosigkeit (besonders Widerwillen gegen Fleisch!), mit starker Körpergewichtsabnahme und subjektiven Magenbeschwerden, so muß jedes Verfahren angewendet werden, das die mit Wahrscheinlichkeit gestellte Diagnose über jeden Zweifel zu sichern erlaubt. Bei optimaler Röntgentechnik ist eine *Probelaparotomie* wohl nur in den allerseltensten Fällen erforderlich.

Therapie. Dem vom Magencarcinom befallenen Kranken droht der sichere Tod, wenn es nicht gelingt, durch eine frühzeitig ausgeführte Operation den Tumor im Gesunden zu entfernen; alles hängt also von der rechtzeitig gestellten Diagnose ab. Man wird sich zu dem radikalen Eingriff besonders dann entschließen können, wenn die sorgfältige Untersuchung des ganzen Bauchraumes und des Netzes, besonders auch des DOUGLASschen Raumes nichts von Metastasen erkennen läßt; leider kommt es auch dann, wie auch wir auf Grund eigener reicher Erfahrungen sagen können, meist zu *Rezidiven*. Das Bestreben wird also dahin gehen, die Frühdiagnose des Magencarcinoms immer mehr zu vervollkommnen. In Fällen, wo das Carcinom zu einer Pylorusstenose geführt hat (oder auch wo eine solche droht), wirkt eine Gastroenterostomie oft überraschend günstig. Die infolge der schweren Pylorusstenose fast verhungerten Kranken können sich in geradezu erstaunlicher Weise erholen, und das Leben der Kranken kann so um Jahre verlängert werden. Bei inoperablen Carcinomen wird man auf die Regelung der Diät sein besonderes Augenmerk zu richten haben und nach den Grundsätzen vorgehen, die in der Therapie des Ulcus ventriculi und der Gastritis beschrieben wurden. Leicht verdauliche, gut mechanisch zerkleinerte, hochwertige Nahrung ist die Losung! Die oft recht schwere Anorexie erfordert Salzsäure und Pepsin vor dem Essen, das lästige Aufstoßen nach der Mahlzeit bekämpfe man mit Bittermitteln wie Tct. Chinae compos. Tct. amar. āā 3mal täglich 20—30 Tropfen (auch Extract. Condur. fluid., Vials tonischer Wein, evtl. verdünnt sind zu empfehlen); bei Schmerzen kann man die bekannten schmerzlindernden Mittel in ihren verschiedenen Formen und Zusammensetzungen (Morphium, Pantopon, Codein, Dionin, Dilaudid, Gelonida antineuralgica usw.) nicht entbehren neben der Anwendung hydriatischer Prozeduren und von Wärme (Umschläge, Thermophor usw.). In manchen Fällen, besonders bei zerfallenden Tumoren, die zu schwerer Begleitgastritis führen, wirken oft Magenspülungen subjektiv außerordentlich wohltuend. Das gleiche gilt in noch höherem Maße für Pylorusstenosen. Am besten werden die Magenspülungen in den Abendstunden vorgenommen, bei zeitig eingenommener Abendmahlzeit (zwischen 5 und 6 Uhr nachmittags). Die Sauberspülung des Magens hat einen außerordentlich günstigen Einfluß auf den Schlaf der Kranken.

Die *Röntgentherapie* läßt für die Zukunft bedeutende Erfolge erwarten. Schon jetzt können wir höchst erfreuliche Ergebnisse der Bestrahlungsmethode nach HOHLFELDER mit hohen Dosen (bis 360% d. H.E.D. im Zeitraum von etwa 4 Wochen) verzeichnen. Entscheidend scheint hierbei die Verteilung der Strahlendosis über eine längere Zeit.

6. Verengerungen des Magenausganges.
(Pylorus- und Duodenalstenose.)

Obwohl die in diesem Abschnitt zu behandelnden Zustände in der Hauptsache den Kapiteln Ulcus ventriculi et duodeni, sowie dem Kapitel Magencarcinom zugehören, seien sie doch hier gesondert beschrieben, weil sie ein ganz bestimmtes, scharf umschriebenes Krankheitsbild darbieten. Nicht jede Verengerung des Pylorus oder des Zwölffingerdarmes braucht sogleich erhebliche Erscheinungen zu machen, jedenfalls nicht das charakteristische Krankheitsbild, da der Magen in ähnlicher Weise, wie wir das beim Herzen bei Veränderungen der Klappen so überaus klar beobachten können, auf jede Erhöhung des Widerstandes zunächst mit vermehrter Arbeitsleistung und Hypertrophie der Muskulatur reagiert; das Bild der Pylorus- und Duodenalstenose entwickelt sich vielmehr erst, wenn der Magen gegenüber der von ihm verlangten Arbeit insuffizient wird.

Pylorusstenose. *Ätiologie.* Das Bild der Pylorusstenose kann durch alle möglichen Prozesse unmittelbar vor dem Pylorus, im Pyloruskanal selbst (Ulcerationen, Tumoren), durch Veränderungen in der Umgebung des Magens, die am Pylorus ziehen oder ihn abdrücken, schließlich auch durch spastische Zusammenziehungen des Pylorus selbst — *Pylorusspasmus* — hervorgerufen werden; letzterer ist übrigens, von seltenen Ausnahmen abgesehen (Fremdkörper), meist durch organische Veränderungen bedingt. So ist also die anatomische Grundlage der Pylorusstenosen meist in einem Ulcus (bzw. den entzündlichen Schleimhautveränderungen in der Umgebung), in einer alten Ulcusnarbe oder einem Carcinom zu suchen, sehr viel seltener sind es gutartige Tumoren, Entzündungsprozesse besonderer Art, wie Tuberkulose, Lues, schwere akute Gastritiden (auch Ätzgastritiden) und Erkrankungen der Nachbarorgane, die den Pylorus abklemmen oder spastische Kontraktionen des Pylorus auslösen.

Bezüglich der *Pylorusstenosen der Säuglinge* sei auf die Lehrbücher der Kinderheilkunde verwiesen.

Pathologische Anatomie. In den Fällen, in denen die Pylorusstenose, bzw. ihre Folgeerscheinungen, die Ursache des Todes sind, findet man als Ausdruck der Unmöglichkeit, Wasser und Nahrungsstoffe zur Resorption zu bringen, neben einer Abmagerung höchsten Grades eine ungeheure Wasserverarmung des ganzen Körpers. Am Magen selbst ist die Wand durch Hypertrophie der Muskulatur verdickt, ganz besonders im Antrum- und Pylorusteil. Die Schleimhaut zeigt neben den Veränderungen, die die Ursache der Pylorusstenose sind, meist eine erhebliche Gastritis, die auf den Reiz der Zersetzungsvorgänge entstanden ist.

Klinisches Bild und Diagnose. Die Pylorusstenose macht sich klinisch erst erkennbar, wenn es zu einer Dekompensation gekommen ist, d. h. wenn der anfangs gesteigert tätige Magen, der eine Zeitlang das Hindernis zu überwinden und den Mageninhalt in der normalen Zeit, ja unter Umständen beschleunigt zu entleeren vermag, schließlich erlahmt. Es entwickelt sich dann das Bild der *Stauungsdilatation*. Bis dieser Zustand zur vollen Entwicklung gelangt ist, d. h. im Stadium der noch kompensierten Stenose, findet sich eine starke Vermehrung und Vertiefung der peristaltischen Wellen, die häufig durch die Bauchdecken hindurch als Magensteifungen zu sehen und zu fühlen sind. Der Magen wird in seinen Konturen dann deutlich erkennbar, und man sieht die Wellen in der charakteristischen Beschaffenheit unter dem linken Rippenbogen hervorkommen und nach dem Pylorus zu ablaufen. Der Kranke empfindet die Magensteifungen als mehr oder minder starke Schmerzen. Wenn aus dem Pylorus so gut wie nichts mehr entleert wird, tritt in der Regel Erbrechen großer Mengen ein, was dem Kranken bedeutende Erleichterung bringt. Das Erbrochene schmeckt und riecht eigenartig sauer. Bei Carcinom als Ursache der Stenose ist der Geruch mehr von fauligem Charakter. Das große Volumen der erbrochenen Massen zeigt, in wie hohem Grade der Magen dilatiert ist. Bei der Untersuchung des Abdomens läßt sich der volle Magen als plätschernder schwabbelnder Sack ohne weiteres erkennen. In dem Erbrochenen finden sich Speisereste aller Art, häufig von Mahlzeiten, die schon tagelang zurückliegen, und man erfährt auf entsprechende Fragen von den Kranken, daß sie selbst solche Beobachtungen wiederholt gemacht haben. Die *chemische Untersuchung* ergibt beim Ulcus in der Regel große Mengen freier Salzsäure; bei manchen nicht zu absolutem Verschluß führenden Stenosen entwickelt sich eine starke Supersekretion mit Schmerzen, wobei das Erbrochene aus fast reiner Salzsäure bestehen kann — REICHMANNsches *Syndrom*.

Die Gesamtacidität zeigt hohe Werte, und man kann in den Fällen, wo man die Sekretion bei vorher gereinigtem Magen durch fraktionierte Magenaushebung nach Coffein-Probefrühstück verfolgt, eine starke Supersekretion finden. Mikroskopisch lassen sich in den Nahrungsresten regelmäßig reichliche Mengen von Hefezellen und Sarcinen nachweisen.

Bei Pylorusstenose durch Carcinom, wo freie Salzsäure fehlt, ist die Milchsäureprobe sehr stark positiv.

Während anfangs bei den Kranken der Appetit gut, ja vielfach gesteigert ist, besonders nach starkem Erbrechen, leidet im weiteren Verlaufe die Appetenz erheblich oder der zu Beginn einer Mahlzeit vorhandene Hunger verschwindet sehr rasch nach dem ersten Bissen. Ein Gefühl von Völle und ständigem Aufstoßen belästigt den Kranken dauernd. Der Allgemeinzustand leidet sehr stark, es kommt zu rascher Abmagerung, zu vollkommenem Fettschwund, die Haut verliert ihren Turgor, wird schlaff und grau und läßt sich in großen Falten abheben. Die starke Wasserverarmung verursacht quälenden Durst, der auch durch Abführmittel nicht zu erzielende Stuhlgang wird immer spärlicher. Hand in Hand mit diesen Erscheinungen entwickelt sich eine immer stärker werdende Mattigkeit. Gegenüber dem Zustand des reinen Hungerns, bei dem der Leib eingezogen ist, ist hier durch die extrem mageren Bauchdecken der überfüllte Magen ohne weiteres zu erkennen, die Peristaltik, die bei der vollkommenen Dekompensation, d. h. der schwersten Form der motorischen Insuffizienz, nur von Zeit zu Zeit sich zeigt, kann ausgelöst werden durch mehrfachen tiefen Druck auf die Magengegend oder durch den Kältereiz des Chloräthylsprays.

Die *Röntgenuntersuchung* vermag die vorher schon zu stellende Diagnose zu bestätigen und zu ergänzen. Sie gibt uns vor allem Aufschluß über den Grad der Dilatation des Magens, über seine Form und seine Funktion. Wenn der Magen nicht vollkommen leer ist, sondern (selbst nach vorausgegangener Ausspülung) noch etwas Sekret enthält, so sieht man die Bariummassen sofort in der Flüssigkeit untersinken, und nach Verzehren der üblichen Breimenge läßt sich der intensive Bariumschatten sehr gut von der darüberliegenden Flüssigkeit abgrenzen. Man bekommt meist nur sehr schwer eine richtige Füllung des Magens, weil die gewöhnlich verwendeten Breimengen zu klein sind. Der Brei sammelt sich in caudalen Magenpol in Schalenform an, das Antrum ist nach rechts überdehnt und die sonst bei schlaffem Magen vorhandene Taille, die den unteren gefüllten Teil von der Magenblase scheidet, fehlt ganz. Der Breischatten hat überdies einen weit nach rechts hinüber sich erstreckenden Fortsatz. Die peristaltischen Wellen, soweit sie sich überhaupt zeigen und nicht einer vollkommenen peristaltischen Ruhe gewichen sind, treten in unregelmäßigen Abständen gehäuft auf und sind sehr tiefgreifend — sog. *Widerstandsperistaltik*. Die Ursache der Pylorusstenose, das Ulcus (das vor oder hinter dem Pylorus, aber auch im Pyloruskanal selbst sitzen kann) oder die aus ihm hervorgegangene Narbe ist im Röntgenbild meistens nicht darzustellen; von entscheidender Bedeutung ist die Tatsache, daß der Bariumbrei weit über die gewöhnliche Zeit hinaus (noch nach 8, nach 12, nach 24 Stunden, ja noch nach mehreren Tagen), wenn auch in verminderter Menge, im Magen nachweisbar ist (Abb. 15).

Verlauf. Wenn nicht durch energische Therapie, durch Spülungen und strenge Diät eine Besserung erzielt wird, verlieren die Kranken mehr und mehr an Kräften. Sie sind, da neben der Stenose des Magenausgangs mit allen ihren Folgen das Ulcus meist weiter besteht, allen Komplikationen des Ulcus ausgeliefert, die bei der schweren Schädigung des Allgemeinzustandes hier besonders ernst zu nehmen sind; des weiteren besteht die Gefahr der *Tetanie*. Diese ist ganz besonders in den Fällen gegeben, wo die Stauung eine sehr hochgradige ist, und wo es zu schwerer Wasserverarmung kommt. Da die Tetanie letzten Endes auf eine Verminderung des ionisierten Kalkes im Blute zurückzuführen ist [1], ist es das wahrscheinlichste, daß die Störung des Ionengleichgewichts auf den Chloridverlust zurückzuführen ist. (Näheres über Tetanie siehe in dem Kapitel „Tetanie" an anderer Stelle des Buches.)

Therapie der Pylorusstenose. Die leichtesten Grade der Erkrankung können durch eine strenge Ulcusdiätkur mit Verabreichung entsprechender Dosen von Atropin, Papaverin und ähnlichen Medikamenten, sowie durch regelmäßige

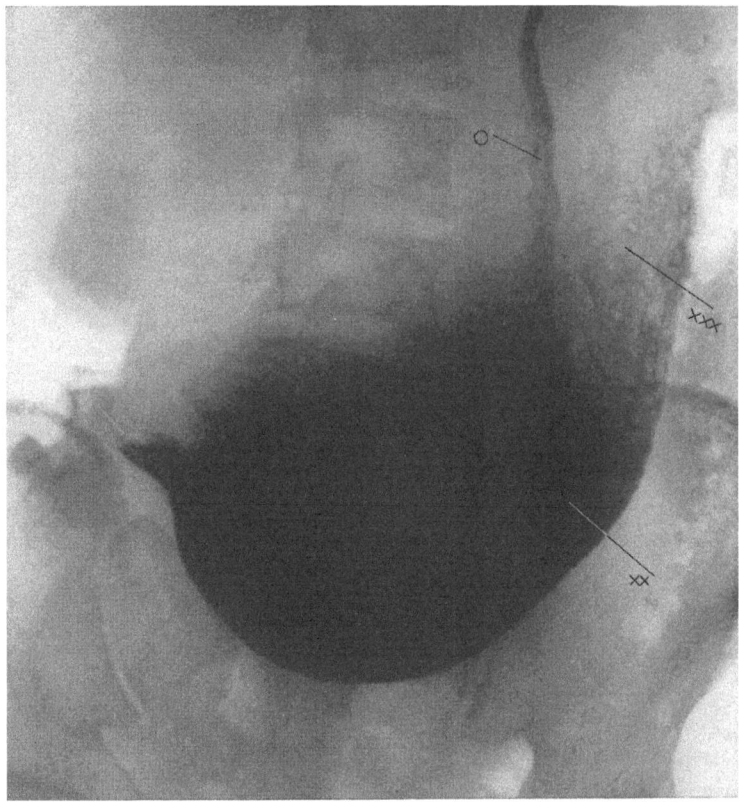

Abb. 15. Pylorusstenose mit hochgradiger Gastrektasie infolge von altem Ulcus ad pylorum ×× Sedimentierende Kontrastbreischicht. ××× Flüssigkeit mit Luft und alten Speiseresten oberhalb der Kontrastschicht. o Kontrastbreistraße.

Magenspülungen günstig beeinflußt werden. Auch bei schweren Formen kann man, wenigstens für kurze Zeit, einen Versuch mit Magenspülungen machen. Die subjektive Besserung ist häufig sehr ausgesprochen. Man lasse sich dadurch aber nicht täuschen über den tatsächlichen Befund, der nicht geändert zu sein braucht. In diesen Fällen rate man energisch zur operativen Therapie.

Duodenalstenosen (mit tiefem Sitz des Hindernisses). Die unmittelbar jenseits des Pförtners gelegenen hochsitzenden Duodenalstenosen, die sich aus einem *juxtapylorischen Ulcus* entwickeln können, unterscheiden sich in ihrem klinischen Verhalten kaum von den Pylorusstenosen im engeren Sinne. Im Röntgenbild ist die differentialdiagnostische Abgrenzung meist mit genügender Sicherheit

---

[1] Bzw. auf eine Veränderung des Quotienten $\dfrac{k,\ \text{Phosphat, OH}}{\text{Ca, Mg, H}}$.

möglich. Für die Operation selbst ist es von nicht geringer Bedeutung, die Verhältnisse bis ins einzelne klargestellt zu haben.

Das in diesem Abschnitt zu besprechende Bild der tiefen Duodenalstenose im engeren Sinne ist charakterisiert durch die Beimengung von Galle zum Mageninhalt und durch den Röntgenbefund, der die Erweiterung des Duodenum leicht erkennen läßt.

Pathologische Anatomie und Ätiologie. Der anatomische Befund bei tiefer Duodenalstenose hat der das Duodenum kreuzenden Radix mesenterii eine besondere Bedeutung zugewiesen. Mechanische Zug- und Druckvorgänge, Drüsenpakete tuberkulösen oder carcinomatösen Charakters, Schrumpfungsvorgänge usw. können zu völligem Verschluß des Duodenum führen; in besonderen Fällen spielen auch noch angeborene Anomalien eine Rolle.

Krankheitsbild und Diagnose. Wenn wir von den perakut verlaufenden Krankheitsfällen absehen, in denen eine Duodenalstenose mit akuter Magendilatation in kurzer Zeit ein allerschwerstes, mit peritonealen Erscheinungen einhergehendes Krankheitsbild erzeugt, das zu sofortiger chirurgischer Intervention Veranlassung gibt und daher dem Chirurgen bekannter ist als dem Internisten, so sind die Erscheinungen meist die der Pylorusstenose, die sich im Verlaufe längerer Zeit mit wiederholten Kolikanfällen und wiederum schmerzfreien Intervallen entwickeln. Besichtigung und Palpation ergeben, abgesehen von oft schwer deutbaren, peristaltischen Phänomenen nichts Sicheres. Entscheidend ist die *Röntgenuntersuchung,* die das stark erweiterte Duodenum mit Widerstandsperistaltik (oder auch Antiperistaltik) erkennen läßt. Zuweilen macht die Differentialdiagnose gegenüber der akuten Magendilatation Schwierigkeiten.

Prognose und Therapie. Soweit nicht eine Komplikation mit akuter Magendilatation vorliegt, ist die Prognose nicht ungünstig; anders liegen die Dinge freilich, wenn die Ursache Lymphome bei Tuberkulose, Hodgkin, Carcinom usw. sind. Die Therapie hat bei Verdacht auf tiefsitzende Duodenalstenose eine bestimmte Lagerung (Bauchlage, Knieellenbogenlage) anzuwenden, bei der Zug- und Druckwirkungen am Duodenum beseitigt werden, ferner zunächst strenge Nahrungskarenz. Doch wird man meist ohne operativen Eingriff nicht auskommen können.

7. Störungen der Lage, des Tonus und der Motorik des Magens.

Gastroptose. Die Lage des Magens ist innerhalb gewisser Grenzen gegeben durch den Habitus, sie ist verschieden beim Manne und bei der Frau, sie kann wechseln auch bei ein und demselben Individuum, je nach dem Ernährungszustand und nach der allgemeinen körperlichen und seelischen Verfassung. Die Dinge liegen hier, besonders auch hinsichtlich des Tonus, in gewisser Beziehung ähnlich wie beim Herzen: Menschen mit kräftiger Skeletmuskulatur haben meist auch einen recht kräftigen Herzmuskel, während bei muskelschwachen Individuen auch der Herzmuskel schwächer entwickelt ist. Für die Lage des Magens ist des weiteren von großer Bedeutung die Lage und Größe der übrigen Bauchorgane und die Beschaffenheit der Bauchdecken.

So ist es verständlich, daß die Abgrenzung der Gastroptose als eines krankhaften Tiefstandes des Magens Schwierigkeiten macht, ja, es hat eigentlich nur dann Sinn, von einer Störung der Magenlage zu sprechen, wenn ganz bestimmte, mit Sicherheit auf sie zu beziehende Beschwerden vorhanden sind.

Das Charakteristikum der Gastroptose ist die vermehrte Längsausdehnung des Magens, wobei die große Kurvatur, statt etwa in Nabelhöhe zu stehen, fast bis ins kleine Becken hinabreichen kann. Läßt der Tonus nach, so entsteht das Bild der *Atonie,* auf welches wir noch zu sprechen kommen. Neben den bereits genannten konstitutionellen Faktoren hat man den Einfluß der Kleidung, des Korsetttragens usw. erwogen, ohne daß jedoch diesen Dingen heutzutage noch eine besondere Bedeutung zugemessen würde. Viel wichtiger scheinen die Verhältnisse im Bauchraum zu sein, denen sich die Lage und Stellung des Magens in weitgehendem Maße anpaßt; einwandfreie Belege hierfür liegen genügend vor.

So ist die Gastroptose ein Befund, der überwiegend beim weiblichen Geschlechte angetroffen wird und — abgesehen von den besonderen konstitutionellen Verhältnissen — die Frauen mit schlaffen Bauchdecken (wie nach mehrfachen Geburten, nach rapider Abmagerung usw.) bevorzugt. Meist findet sich dann die Gastroptose nur als Teilerscheinung einer allgemeinen *Enteroptose,* insbesondere mit starker Senkung des Quercolon, Fühlbarkeit und evtl. Beweglichkeit der rechten Niere.

Wir betrachten heute die Gastroptose nicht mehr in dem Maße, wie das früher von Kussmaul, Glenard, Stiller u. a. geschah, als ein selbständiges Leiden, das einer besonderen Behandlung bedarf, sondern nur als Ausdruck einer konstitutionellen oder erworbenen Körperverfassung, die in ihrer Gesamtheit zu beurteilen und evtl. zu behandeln ist. Übrigens ist *mit der Gastroptose* recht häufig auch ein *Tiefstand des Quercolon — Coloptose —* verbunden. Und da nicht selten auch die rechte Niere tiefsteht, bzw. abnorm beweglich ist — *Ren mobilis* —, so hat man mit Glenard in solchen Fällen von *Enteroptose* gesprochen.

Das Äußere solcher Patienten, bei denen im Stehen die stärkere Ausdehnung des Unterbauches mit dem flachen Epigastrium kontrastiert, ist häufig schon durch den „Habitus asthenicus" charakterisiert. Die *Röntgendurchleuchtung* erlaubt die Diagnose sofort mit genügender Sicherheit zu stellen. Wo, wie das meist der Fall ist, die Magenentleerung in der gewöhnlichen Zeit erfolgt und die Prüfung der Sekretionsverhältnisse einen normalen Befund ergibt, wird man — wohl meist mit Recht — die geklagten Beschwerden als nervös ansprechen dürfen, soweit sie nicht durch die meist vorhandene Obstipation zu erklären sind. Aber daneben mag es Fälle geben, wo gewisse Magenbeschwerden tatsächlich ihre Ursache in einer Gastroptose haben. Wenn es hier durch entsprechende Maßnahmen, wie Leibbinden, Gürtel u. dgl. gelingt, einem vorhandenen Hängebauch einen Halt zu geben, und die Beschwerden zum Verschwinden zu bringen, so ist der Zusammenhang ziemlich eindeutig geklärt.

Die bei allgemeiner Enteroptose so häufig geklagten *Allgemeinstörungen,* wie Leistungsunfähigkeit, Neigung zu Müdigkeit, Kopfschmerzen, Schwindel, werden von Wenckebach auf die dabei regelmäßig gestörte Blutverteilung bezogen (vermehrter Blutgehalt der Bauchorgane) und sollen sicher zu beheben sein durch eine mechanische Bauchstütze, die diesem Zustand ein Ende macht.

Die *Behandlung* der Gastroptose und Enteroptose hat, entsprechend der hier geschilderten Auffassung ihres Wesens, die Allgemeinbehandlung in den Vordergrund zu stellen. Vor Operationen, die die Fixation der Eingeweide zum Ziele haben, ist dringend zu warnen. Allgemeine Kräftigung des ganzen Körpers, Verbesserung der Leistungsfähigkeit der Muskulatur mit allen Mitteln (Licht, Luft, Sonne, Wasser, Turnen, sportliche Betätigung), Beeinflussung der nervösen Allgemeinbeschwerden, daneben eine kräftige und leicht verdauliche Kost, die den Erfordernissen der modernen Ernährungslehre Rechnung trägt, das sind die Forderungen, die zunächst zu berücksichtigen sind. Bei starker Schlaffheit der Bauchdecken und bei richtigem Hängebauch ist das Tragen einer gutsitzenden Leibbinde mit Schenkelriemen dringend zu empfehlen. Extreme Magerkeit und rasch entstandene Abmagerung verlangen an sich schon eine entsprechende Behandlung (vgl. die entsprechenden Kapitel).

Magenatonie. Bei den im vorigen Abschnitt geschilderten Kranken mit dem tiefstehenden Langmagen kommt es häufig zu einem mehr oder minder starken

Nachlassen des Tonus, und es entwickelt sich dann das Bild des *atonischen Senkmagens,* von dem hier vorwiegend die Rede sein soll. Die Atonie des nicht ptotischen Magens ist (wenn wir von dem noch zu besprechenden Bild der akuten Atonie bzw. akuten Magendilatation absehen) verhältnismäßig selten.

Das Nachlassen des Tonus gegenüber dem optimalen Zustand, die *Hypo-* bzw. *Atonie* des Magens (mit dem Gegenstück des Hypertonus, dem wir als Reaktion auf alle möglichen Reizzustände im Magen-Darmkanal begegnen), kann Folge der verschiedensten den ganzen Körper wie den Magen selbst treffenden Schädlichkeiten sein, kann sich aber auch bei übermäßiger Arbeitsleistung des Magens bei Pylorus- bzw. Duodenalstenose entwickeln; dieser letztere Zustand ist in dem betreffenden Kapitel ausführlich erörtert.

Unter sonst gleichen Verhältnissen besteht bei gesunden Menschen ein gewisses Parallelgehen zwischen allgemeinem Muskeltonus und Tonus des Magens. Bei den sog. vegetativ stigmatisierten Menschen dagegen mit ihrer starken Reaktionsfähigkeit im Bereiche des vegetativen Nervensystems ist der Tonus des Magens in hohem Maße von psychischen Vorgängen abhängig; hiervon kann man sich bei Röntgenuntersuchungen immer wieder von neuem überzeugen. Wenn hier von Atonie gesprochen wird, so haben wir freilich mehr solche Fälle im Auge, wo der Tonusverlust des Magens nicht nur eine Augenblickserscheinung, vielmehr mindestens über einen längeren Zeitabschnitt hindurch nachweisbar ist.

Nun ist ein atonischer Magen stets ein verhältnismäßig großer Magen, so daß hier also die *Magengröße* auch mit zu berücksichtigen ist. Am klarsten erhellt das, wenn man sich an das geschilderte Bild der hochgradigen Pylorus- (bzw. Duodenal-) Stenosen erinnert, wobei schließlich stets eine schwerste motorische Insuffizienz mit maximaler Dilatation des Magens zustande kommt. Hier erscheint der Magen schließlich als schlaffer Sack, in den die Nahrung, ohne Widerstand zu finden, hineinfällt. Es gilt also, allerdings nur bis zu einem gewissen Grade und mit gewissen Einschränkungen, der Satz: Je geringer der Tonus, um so größer der Magen!, wobei freilich nicht übersehen werden darf, daß unter sonst völlig gleichen Verhältnissen Faktoren, wie das gewohnheitsgemäß aufgenommene Nahrungsvolumen, Trinkgewohnheiten usw., von sehr großer Bedeutung sind. Bei vorwiegend an Pflanzenkost gewöhnten Menschen wird also der Magen im Laufe der Zeit ein viel größeres Fassungsvermögen erwerben, als bei Anhängern einer gemischten Kost, die reichlich Fleisch und Fett enthält. Freilich, genaue anatomische Untersuchungen, die die Fragen zu beurteilen erlaubten, liegen hier nicht vor. Nach neueren Untersuchungen von GUTZEIT aus meiner Breslauer Klinik scheint die *Atonie* in vielen Fällen ein Gastritissymptom zu sein; denn bei der Mehrzahl von Kranken mit Atonie, die gastroskopiert wurden, fand sich eine deutliche Gastritis.

Für das *klinische Bild der Magenatonie* gilt im wesentlichen das, was bei der Besprechung der Ptose ausgeführt wurde, da sich die Erscheinungen vorzugsweise bei den gleichen Individuen finden und unter den gleichen Verhältnissen zur Entstehung gelangen. *Als selbständigem Krankenbild möchten wir der Magenatonie keine erhebliche Bedeutung beilegen.* Sie kann vorübergehend als Teilerscheinung einer den ganzen Körper betreffenden Allgemeinschwäche nach schweren Infektionen, schweren seelischen Erregungen u. dgl. auftreten, dabei sind aber stets alle möglichen anderen Organfunktionen mitgestört. Nicht ganz selten haben wir sie ganz plötzlich bei Gastritiden auftreten sehen.

Die *Diagnose* kann mit Sicherheit röntgenologisch gestellt werden; am häufigsten begegnet man der Atonie unter dem Bilde des *atonischen Senkmagens* (Abb. 16). Ausgedehntes Plätschern über dem Abdomen beweist bekanntlich nicht viel, wenn man es kurz nach der Nahrungsaufnahme findet. Zu anderer

Zeit festgestellt, muß es eher den Verdacht auf eine Pylorusstenose als auf eine einfache Magenatonie wachrufen.

Die *Therapie* ist im wesentlichen die gleiche wie bei der Gastroptose. Zur allgemeinen Tonisierung mag man neben Arsenik das Strychnin anwenden, entweder in kombinierter Form (mit Eisen, z.B. als Kompretten MBK. Ferr. c. acid. arsenicos.

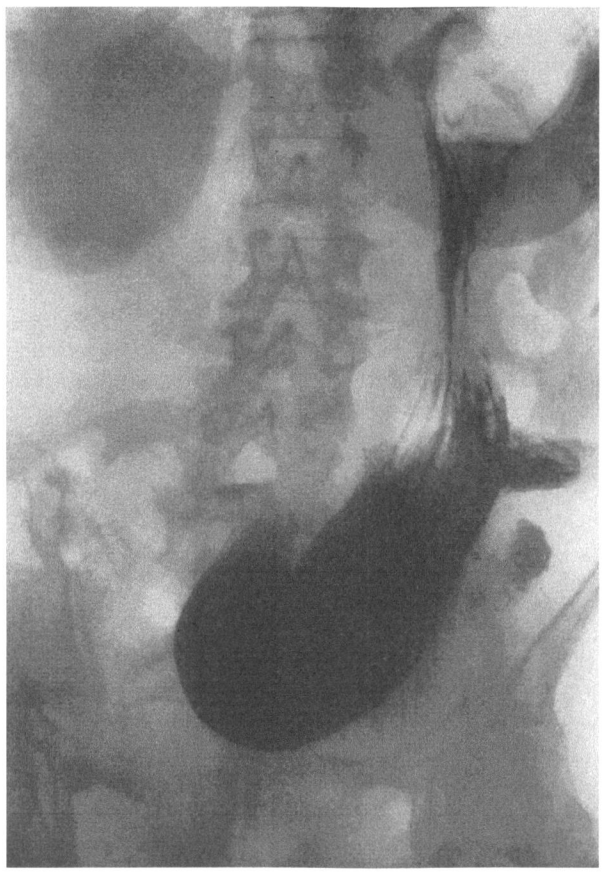

Abb. 16. Ptotisch-atonischer Magen. Hochgradiger Tiefstand des caudalen Magenpols infolge von kyphoskoliotischer Verkürzung der Lendenwirbelsäule.

compos.) oder in folgender Form: Rp. Tinct. Strychni. 2,0, Tinct. amar. Tct. Chin. comp. āā ad 20,0 DS. 3mal täglich 20 Tropfen in Wasser zu den Mahlzeiten.

Der **Hypertonus des Magens** kommt als selbständiges Krankheitsbild wohl selten zur Beobachtung, ist dagegen eine sehr häufige Erscheinung bei allen möglichen Erkrankungen nicht nur des Magens, sondern auch des Darmes, der Gallenwege usw.; ganz besonders häufig wird er bei der Gastritis angetroffen. Es ist sicher, daß die Anpassungsfähigkeit des Magens an die aufgenommene Nahrungsmenge in dem Sinne gestört ist, daß der krampfhaft kontrahierte Magen den in ihn eintretenden Speisen einen gegenüber der Norm vermehrten Widerstand entgegensetzt. In solchen Mägen pflegt dann auch die Peristaltik besonders tief einzuschneiden.

Chronische Gastroparese. Neben der motorischen Insuffizienz des Magens bei Verengerung des Magenausgangs gibt es noch eine Form der Magenschwäche bei freiem Pylorus (E. SCHLESINGER), die bisher wenig bekannt ist, und deren Ursache entweder schwerste Schädigungen des Gesamtorganismus (infektiös, toxisch?) oder Störungen im extragastralen oder intramuralen Nervensystem sind. Sicherlich sind aber bei der Entstehung des Krankheitsbildes auch organische Magenveränderungen mitbeteiligt, insbesondere solche gastritischer Art (vgl. die Ausführungen bei der Atonie), aber auch das Ulcus und das Carcinom darf nicht vergessen werden. Gerade bei letzterem ist bekannt, daß die Motilität auch bei völlig freiem Pylorus schwer notleiden kann.

Die *Symptome* sind, abgesehen von dem für die Diagnose wichtigen *Gallegehalt* des Erbrochenen, nicht charakteristisch. Röntgenologisch kann die *Diagnose* gestellt werden aus dem Befund der motorischen Insuffizienz (Entleerungsverzögerung und Ektasie) bei offenem Pylorus.

Die *Therapie* hat den Magen nach Möglichkeit zu schonen; also kleine häufige Mahlzeiten, Liegen nach den Mahlzeiten (um den Zug des Gewichtes der Speisen auszuschalten), die Kost selbst sei möglichst leicht verdaulich, etwa in der Art der Ulcusdiät!

Akute Magenlähmung *(akute Magendilatation)*. Die innerhalb kürzester Frist eintretende maximale Erschlaffung des Magens mit absolutem Versagen der Motorik, wodurch der Magen ein riesiger, zuweilen den ganzen Bauchraum ausfüllender Sack wird, tritt am häufigsten nach Operationen im Bauche, besonders an den Gallenwegen, auf und ist daher mehr ein dem Chirurgen bekanntes Krankheitsbild; indessen kommt es auch im Verlaufe schwerster Infektionskrankheiten ohne vorausgegangene Operation vor, und zwar nach besonderer Überladung des Magens durch unmäßiges Essen und Trinken. Am meisten betroffen wird das jüngere und mittlere Lebensalter. Bei den postoperativ auftretenden Fällen ist eine gleichzeitig bestehende Peritonitis von größter Bedeutung; hier wäre dann die Magenatonie nur Teilerscheinung des beginnenden allgemeinen Ileus. Sonst wird der Narkose, besonders aber dem nach den Operationen häufig zu reichlich gegebenen Morphium eine große Bedeutung beigemessen.

Ganz ungeklärt ist die fast regelmäßig beobachtete ungeheure Flüssigkeitssekretion in das Magenlumen, der zufolge der Magen gewaltige Flüssigkeitsmengen enthält, die entweder durch die Sonde entleert oder erbrochen werden und die Diagnose mit Leichtigkeit ermöglichen.

Das *Krankheitsbild* ist das einer schwersten *abdominalen* Erkrankung, die sofort an eine Perforationsperitonitis oder an eine Pankreasfettgewebsnekrose denken lassen muß. Das Gesicht ist verfallen, die Augen liegen tief in den Höhlen, der Puls ist klein, sehr frequent, fliegend, die Zunge trocken. Der Kranke, der den schweren Charakter seines Leidens fühlt, klagt über rasenden Durst und über Schmerzen im Oberbauch. Der Leib ist in seinen oberen und mittleren Partien, seltener in toto, stark aufgetrieben, man fühlt durch die passiv (nicht reflektorisch) gespannten Bauchdecken die stark schwappende Flüssigkeit.

Die Flüssigkeitsmengen, die bald sauer, bald alkalisch reagieren und bis über 20 l pro Tag betragen können, werden ohne eigentliches Erbrechen zutage befördert, sie riechen nie fäkulent (im Gegensatz zum richtigen Ileus). *Bewegungen am Bauche fehlen ganz*. Der große Flüssigkeitsverlust hat maximale Gewebsaustrocknung zur Folge.

Nicht selten führt die akute Magenlähmung zu einer *sekundären tiefsitzenden Duodenalstenose* (vgl. den betr. Abschnitt).

Ob, wie manche Autoren glauben und durch Tierexperimente beweisen wollen, eine *Vaguslähmung* der Erkrankung zugrunde liegt, ist nicht sicher.

Die Therapie des bei voller Entwicklung prognostisch absolut infausten Leidens hat nur bei sehr frühzeitiger Erkennung Aussicht auf Erfolg. Sie besteht in vorsichtiger Magenspülung und äußerster Einschränkung der Nahrungszufuhr mit Nähr- bzw. Kochsalzklysmen und intravenösen Normosalinfusionen. Auf diese Weise kann sich der Tonus des Magens wiederherstellen.

Ist das Krankheitsbild voll entwickelt, so wird man gleichfalls den Magen zu entlasten suchen durch Einführung der Magensonde; von Spülungen sehe man hierbei lieber ab, da die Gefahr besteht, daß die eingeführte Flüssigkeitsmenge sich nicht mehr entfernen läßt.

Auf Grund neuerer Forschungen (MAGNUS und seine Schüler, KLEE u. a.) ist man berechtigt, einen Versuch mit *Cholin* zu unternehmen (Cholin chlorat. ,,Merck", Acetylcholinchlorid ,,Hoffmann-La Roche"), um dem Magen seinen Tonus wiederzugeben. Sichere Erfolge sind damit indes noch nicht mitgeteilt worden. Von manchen Autoren wird die *Einhaltung* einer *besonderen Lage*, besonders der *Bauchlage*, empfohlen, und zwar vor allem in den Fällen, in denen ein sekundärer tiefer Duodenalverschluß sich als Komplikation entwickelt hat; hier sollen die Erfolge sehr augenfällig sein. Die *Knieellenbogenlage* gilt unter Umständen als noch wirksamer.

Im übrigen mache man vorsichtige Versuche mit Physostigmin, evtl. Strychnin.

Hiatushernien entstehen, wenn durch den Hiatus oesophagei meist in einem peritonealen Bruchsack Bauchorgane einschließlich des subdiaphragmalen Teils des Oesophagus in die Brusthöhle gelangen. Unter der Bezeichnung *Hiatusinsuffizienz* hat sich in die Klinik eine Veränderung eingeführt, bei der das Antrum cardiacum aus der normalen subdiaphragmalen Lage in den thorakalen Raum hinaufrückt. Diese *Dystopie des Antrum cardiacum* wird besonders bei Männern in mittlerem und höherem Alter angetroffen; ihre Ursache ist das Insuffizientwerden des Hiatus oesophageus. Anatomisch wie röntgenologisch findet man das Antrum cardiacum oberhalb des Zwerchfells, d. h. *epiphrenal* gelegen und glockenartig erweitert. Klinisch braucht dieser Zustand außer unbestimmten Druckbeschwerden im Epigastrium keine erheblichen Störungen zu verursachen. Es kommen dabei aber auch Angina pectoris-ähnliche Zustände zur Beobachtung, die besonders in Horizontallage auftreten. Die Diagnose wird durch die Röntgenuntersuchung gestellt (vgl. auch den Abschnitt Zwerchfell von H. EPPINGER).

8. Magen- und Duodenaldivertikel.

Die erst durch das Röntgenverfahren eingehender studierten, früher nur dem Pathologen näher bekannten Divertikel des Magens und Duodenum, die klinisch kein charakteristisches Symptomenbild liefern und sich deswegen früher der klinischen Diagnose entzogen, müssen, was ihre Entstehung anlangt, in Analogie gesetzt werden zu den Divertikeln der übrigen Teile des Verdauungsrohres.

Auf ihre Trennung in *angeborene* und *erworbene*, *wahre* und *falsche* (bei welch letzteren im Gegensatz zu den echten nicht die ganze Wand, sondern nur die Schleimhaut, und zwar durch eine Lücke der Muskelschicht, vorgestülpt ist) kann hier nicht eingegangen werden; auch kann nicht nach Pulsions- und Traktionsdivertikeln unterschieden werden; zuweilen werden Pulsion und Traktion gemeinschaftlich wirken.

Für einen Teil der *Duodenaldivertikel,* die aber hier nicht zu besprechen sind, weil sie Folgezustände des Ulcus duodeni sind, ist die Entstehung durch mechanische Verhältnisse ziemlich klar, und bei ihnen handelt es sich um echte Divertikel, d. h. um sackartige Ausweitung der ganzen Duodenalwand. Die nicht auf ein Ulcus zurückzuführenden Divertikel bestehen aus hernienartigen, sich zwischen den Muskelschichten hindurchdrängenden Vorstülpungen der Schleimhaut. Am *Magen* ist nach H. H. BERG die Gegend der Kardia, und zwar die Hinterwand bevorzugt, am *Duodenum* die Gegend der Papilla Vateri; die Bevorzugung der letzteren Stelle erklärt sich wohl durch die in der Gegend des Durchtritts des Choledochus dünnere Wandung. Seltener sind Divertikel an der *Pars horizontalis inferior duodeni* und an der *Flexura duodeno-jejunalis*. Wir haben bei einem Kranken an den drei genannten Stellen je ein Divertikel gesehen. Über den Zusammenhang der Duodenaldivertikel mit gleichzeitig gefundenen Veränderungen an den Gallenwegen, am Pankreas usw. besteht noch keine Klarheit. Sicher ist,

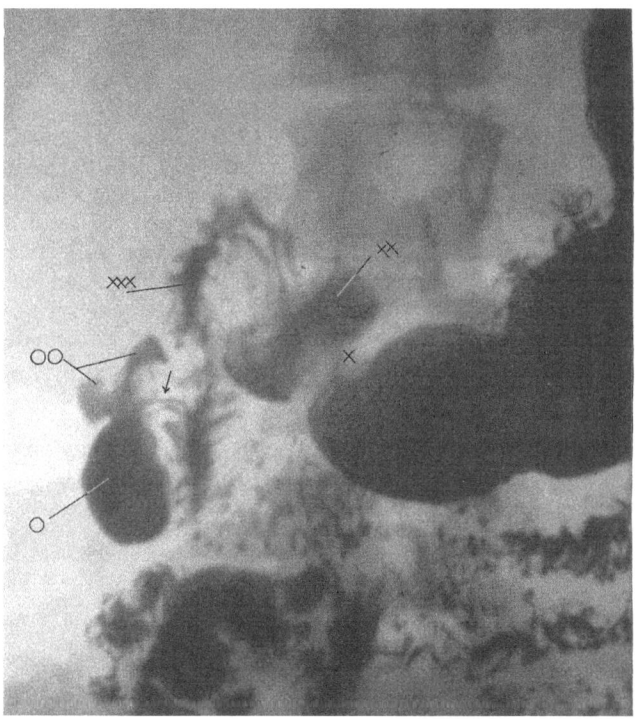

Abb. 17. Großes Divertikel in der lateralen Wand der Pars desc. duodeni. × Pylorus. ×× Bulbus duodeni. ××× Pars desc. duodeni. ↓ Eingang zum Divertikel. o Divertikelsack. oo Obere Ausstülpungen des Divertikels.

daß das Moment der Stauung zusammen mit Verstärkung der Kontraktionen eine Rolle spielen kann.

Die *klinischen Erscheinungen* sind wenig charakteristisch, sie werden vielmehr meist bestimmt durch die gleichzeitig vorhandenen Veränderungen der Umgebung. Diese geben dann meist Veranlassung zu einer *Röntgenuntersuchung*, die das Divertikel dann zu erkennen erlaubt (Abb. 17). Ihre klinische Bedeutung läßt sich heute noch nicht voll übersehen, eines jedoch darf schon mit Sicherheit gesagt werden, daß jedes größere Divertikel gewisse Gefahren in sich birgt. Stagnation von Speisen mit Zersetzung kann zu schwerer Entzündung und Perforation führen, die überall da, wo kein Schutz durch Verwachsungen besteht, den Tod herbeiführen kann. Weiter kann ein gefülltes Divertikel durch Druck auf die Nachbarschaft Störungen verursachen (etwa den Choledochus komprimieren und Ikterus hervorrufen). So kann also ein Divertikel zu Verwechslung mit einer Erkrankung der Gallenwege Veranlassung geben.

Die *Diagnose* ist nur möglich auf Grund des *Röntgenbefundes*, im Magen auch mit Hilfe des Gastroskops. Eine Verwechslung zwischen Ulcusnische und

Divertikel kommt im Bulbus duodeni wohl kaum vor. Die Divertikel sind hier stets Folge oder Begleitzustände des Ulcus duodeni. Im Röntgenbild macht sich das Divertikel kenntlich durch das Auftreten eines runden, länglich ovalen Schattens im Verlaufe des Weges, den der Brei nimmt, bzw. seitlich davon. Wenn ein größeres Divertikel längere Zeit hindurch gefüllt bleibt, so wird über der Flüssigkeitsschicht eine Gasblase sichtbar. Das *Schleimhautrelief* zeigt nach dem Schatten zu konvergierende Falten, ähnlich wie beim Ulcus. Am *Magen* macht die Unterscheidung zwischen Divertikel und Nische unter Umständen Schwierigkeiten. Die Lage in unmittelbarer Nähe der Kardia, wo Ulcera sehr selten sitzen, des weiteren etwaige Peristaltik an der Schattenumrandung sprechen mehr für Divertikel.

Die *Therapie* versucht durch Diät und Darreichung von alkalischen und schwefelsauren Wässern (Karlsbader, Mergentheimer, Vichy, Neuenahr usw.) auf die meist gleichzeitig vorhandenen Veränderungen im Magen-Darmkanal einzuwirken. Durch Beseitigung entzündlicher Zustände und Herstellung normaler Motilität gelingt es häufig, auch die Stagnation im Divertikel zu beseitigen. Vor Diätfehlern, insbesondere vor schlechtem Kauen und hastigem Essen, muß dringend gewarnt werden.

In besonderen Fällen, wenn das Divertikel an der Pars descendens duodeni nach vorne und unten zu gelegen ist, kann die Entfernung auf operativem Wege gelingen.

9. Seltene Erkrankungen des Magens und des Duodenum.

Magensarkom. Nach Konjetzny sind 1—2% aller Magentumoren *Sarkome* (teils reine Sarkome, teils Mischtumoren), die entweder *exogastrisch* oder *endogastrisch* sich entwickeln.

Die Erscheinungen sind im wesentlichen dieselben wie beim Carcinom, vielleicht mit dem Unterschied, daß die Sarkome etwas weniger bluten und der Milchsäurebefund im Ausgeheberten seltener ist, was sicherlich durch das häufige Fehlen der Achylie zu erklären ist. Die *Diagnose* wird in manchen Fällen ermöglicht durch Aushebung eines Geschwulstpartikelchens. Differentialdiagnostisch ist *Lymphogranulom* und *Lymphosarkom* in Betracht zu ziehen.

Die *Therapie* ist selbstverständlich in erster Linie eine chirurgische. Bei inoperablen Fällen kann, wenn es sich um ein Kleinrundzellensarkom handelt, die Röntgentherapie wenigstens vorübergehend etwas erreichen.

Benigne Magentumoren. Die vom Schleimhautepithel ausgehenden gutartigen Geschwülste, die im Magen ebenso angetroffen werden, wie in allen mit Schleimhaut ausgekleideten Organen (besonders Nasenhöhlen, Dickdarm, Blase u. a.), und in Form von einzelnen oder zahlreichen umschriebenen gestielten Polypen oder flächenhaft sich ausbreitenden *Adenomen* auftreten, finden sich (entsprechend der Genese der *Polypen* überhaupt) besonders in *gastritisch* veränderten Mägen (*Gastritis polyposa* nach Schindler). Daß bei der Neigung der Adenome zu maligner Entartung *(Adenocarcinom)* diese Beziehungen hier ganz besonders berücksichtigt werden müssen, ist selbstverständlich; wir verweisen hier auf die Ausführungen im Kapitel „Gastritis".

Die *klinischen Erscheinungen* sind häufig die einer Gastritis oder eines Ulcus. Blutungen sind nichts Seltenes. Bei gestielten Polypen in der Nähe des Pylorus kann durch Einklemmung Pylorusverschluß auftreten.

Die *Diagnose* ist röntgenologisch zu stellen. Es werden rundliche, oft gestielte Gebilde mit glatter Oberfläche bei intakter regionärer Schleimhaut gefunden. Die Malignität solcher Tumoren ist schwierig, häufig überhaupt nicht auszuschließen. Die Gastroskopie hat auch hier ihren hohen diagnostischen Wert.

Die *Therapie* hat bei schweren gastritischen Prozessen zunächst die Aufgabe, die Gastritis zu beseitigen; unter Umständen, besonders bei Vorkommen von Carcinomen in der Aszendenz, ist ein radikales chirurgisches Vorgehen empfehlenswert.

Der Vollständigkeit halber sei noch das Vorkommen von *Myomen, Fibromen, Mischgeschwülsten* usw. erwähnt; wegen ihrer Seltenheit ist ihre praktische Bedeutung gering.

Magenlues. Trotz der großen Häufigkeit der Lues während des Krieges und in der Nachkriegszeit, die die Möglichkeit gab, die Frage der Magenlues eingehend zu studieren, ist der Standpunkt der auf diesem Gebiete besonders erfahrenen Autoren ein zurückhaltender geblieben, und die *Syphilis* des Magens muß nach wie vor als höchst seltene Erkrankung gelten. Sie kann auftreten als *luische Gastritis* (schon im Sekundärstadium) und in Form von *Gummiknoten,* die die Magenwandung oder die Schleimhaut infiltrieren (im letzteren Falle sogar ulcerativ zerfallen können) und durch Narbenschrumpfung bestimmte Veränderungen hervorrufen.

Ein etwas größeres *klinisches* Interesse hat die den Pylorus stenosierende Form (durch ulceröse Gastritis, Gummieinlagerung in den Pylorus oder retroperitoneale Drüsenschwellung); so kann bei Pylorusschrumpfung das Bild der *Linitis plastica* entstehen. Das *klinische Bild* der Magenlues ist also außerordentlich verschieden, und die *Diagnose* macht meist sehr große, wenn nicht unüberwindliche Schwierigkeiten. Man darf nie vergessen, daß auch ein Luiker ein gewöhnliches Ulcus ventriculi erwerben kann, und bei der großen Bedeutung der Gefäßspasmen (in der Ulcusgenese) ist man nicht berechtigt, ohne weiteres eine luische Endarteriitis anzunehmen, obwohl an sich die Möglichkeit in Betracht gezogen werden müßte. Für die Diagnose liegen also die Dinge so, daß man bei ulcerativen und gastritischen Prozessen, ferner bei Pylorusstenosen mit palpablem Tumor auch an Lues denken sollte. Man halte aber an dem Grundsatze fest, daß man bei der Erwägung, ob Carcinom, ob Lues, niemals kostbare Zeit mit antiluischen Kuren verlieren, sondern unter allen Umständen operieren sollte.

Die *Therapie* hat nach den Grundsätzen der heute üblichen antiluischen Behandlung zu verfahren und dabei den gegebenen speziellen Magenveränderungen Rechnung zu tragen. Da, wo man auch sonst die operative Therapie für gegeben hält, wie bei Carcinomverdacht, wird man chirurgisch vorzugehen haben.

Magentuberkulose. Im Vergleich zu der ungeheuren Verbreitung der Lungentuberkulose ist die tuberkulöse Erkrankung des Magens eine Rarität ersten Ranges. Wenn man bedenkt, in wie hohem Maße der Magen durch Verschlucken von Tuberkelbacillen mit dem infektiösen Material in Berührung kommt, wie infolge der Rückwirkung der Lungenerkrankung auf den ganzen Körper Sekretionsstörungen im Sinne einer Achylie entstehen, von denen man denken sollte, daß sie den Magen einer Erkrankung besonders leicht zugänglich machen, so ist die Seltenheit der spezifischen Erkrankung des Magens noch unbegreiflicher. Am häufigsten tritt die Magentuberkulose in Form von Ulcerationen auf, seltener findet sich die produktive, zu Tumorbildung führende, die unter dem Bild der Sklerose zur Ausheilung kommen kann.

Die *Diagnose* wird meist wohl nur vermutungsweise in vivo gestellt werden, wenn im Verlaufe einer bacillären Lungenphthise plötzlich schwere Magenerscheinungen (mit Blutung usw.) sich einstellen. Bei der tumorartigen Form macht die Abgrenzung gegenüber dem Carcinom Schwierigkeiten. Im letzteren Falle ist selbstverständlich operativ vorzugehen, sonst folgt die *Therapie* den Grundsätzen der Ulcusbehandlung.

Die **Aktinomykose des Magens** macht große Tumoren, die zunächst an Carcinom denken lassen, von denen aber das Fehlen der Blutung stutzig machen muß. Die Neigung zu Absceß- und Fistelbildung nach außen kann in den Fällen, in denen sie besonders hervortritt, den Gedanken an Aktinomykose wachrufen. Die Erkennung der Erkrankung ist deswegen praktisch wichtig, weil die Aktinomykose sich durch große Dosen von Jodkali (bis über 10 g pro die) und Röntgentiefenbestrahlung gut beeinflussen läßt.

Gefäßerkrankungen des Magens. Die *Arteriosklerose des Magens* ist eine außerordentlich seltene Erkrankung, an die man, besonders in früherer Zeit (meist zu Unrecht), oft bei heftigen Epigastralgien gedacht hat. Man erwäge hier in erster Linie, wenn man nicht Gefahr laufen will, eine Fehldiagnose zu stellen, die Möglichkeit, daß eine der häufigeren Magenerkrankungen vorliegt, übersehe keine Stauungsleber, Lebercirrhose, Angina pectoris usw. Vor allem vergesse man nicht, daß Ulcera auf der Basis einer Gefäßerkrankung entstehen können (v. BERGMANN). Eine Thrombose der Vena coronar. ventr. kann unter schweren stürmischen Koliken mit Kollaps verlaufen und unter Entwicklung einer Pfortaderthrombose zum Tode führen (eigene Beobachtung!).

Fremdkörper und Parasiten im Magen. Im Magen können Fremdkörper aller Art gefunden werden; ein besonderes Interesse haben die sog. *Bezoare* (Phyto- und Trichobezoare), aus Pflanzenfasern und Haaren entstandene Steinbildungen; hierüber sei des näheren auf die chirurgischen Lehrbücher verwiesen. Von *Parasiten* ist *Ascaris lumbricoides,* der durch Erbrechen auch nach außen entleert werden kann, keine Seltenheit. Ein dicker Knäuel von *Ascariden* kann unter Umständen *Duodenalileus* hervorrufen.

10. Magenneurosen.

Es ist bei dem gegenwärtigen Stande der Forschung nicht möglich, das Kapitel „Magenneurosen" mit der wünschenswerten Schärfe und Klarheit zu umreißen. Die letzte Zeit hat soviel von seinem früheren Inhalt in das Gebiet der organischen Magenkrankheiten verweisen müssen (Ulcus ventriculi et duodeni, Gastritis, Erkrankungen der Gallenwege usw.), daß manche Forscher die Existenz selbständiger Magenneurosen überhaupt leugnen. Das ist sicherlich zu weit gegangen, aber man wird andererseits zugestehen müssen, daß die großen Fortschritte im Ausbau der Untersuchungstechnik (vor allem auf röntgenologischem Gebiete) bei einem überraschend großen Prozentsatz von „nervösen Magenstörungen" ein organisches Leiden aufgedeckt haben (v. BERGMANN). Aus dieser Tatsache ergibt sich nun sofort die Frage: Wieweit erlaubt die moderne Diagnostik organische Erkrankungen des Magens und Duodenum zu erkennen? Ist zu erwarten, daß weitere Verbesserungen der bisherigen Methode oder die Auffindung neuer den Prozentsatz von Kranken, bei denen ein organischer Befund nicht zu erheben ist, noch weiter verkleinern? Man möchte geneigt sein, diese Frage zu bejahen, wenn man die Ergebnisse der Gastroskopie heranzieht und sich vergegenwärtigt, daß dieses Verfahren Veränderungen festzustellen erlaubt, die mit keiner anderen Methode nachzuweisen sind; ich denke hier besonders an leichte gastritische Veränderungen, die im Röntgenbild nicht zur Darstellung zu bringen sind und auch sonst sich dem Nachweis entziehen, wenn man nicht gerade die Endoskopie selbst anwendet. Wenn man in derartigen Fällen an eine Magenneurose denkt, so ist das nicht verwunderlich. Das würde freilich bedeuten, daß man hier eine Diagnose „per exclusionem" stellt; ein Vorgehen, gegen das man unter allen Umständen Bedenken geltend machen muß, und wir stimmen v. BERGMANN zu, wenn er meint, daß man die Neurose „direkt" diagnostizieren soll. Aber ganz abgesehen davon, wir stellen heute mit v. WEIZSÄCKER, wenn wir von Neurosen sprechen, nicht mehr die Frage „organisch oder neurotisch", sondern wir sehen das Wesen der Neurose in dem besonders gearteten Ablauf von normalen (oder auch gestörten) Funktionen unter dem Einfluß bestimmter, tief in unser Leben eingreifender Ereignisse.

Da jede Krankheit, wie v. WEIZSÄCKER treffend ausführt, neurotisch oder nicht neurotisch bewältigt werden kann, so begreifen wir die ungeheure Mannigfaltigkeit der Erscheinungen bei den organischen Magenkrankheiten. Wir verstehen aber auch, daß bei Menschen, bei welchen eine besondere psychische Beanspruchung einen abnormen Ablauf ihrer Organfunktionen zur Folge hat, Störungen in dem betreffenden Organ sich leicht entwickeln können. Das würde also besagen, daß eine Organneurose von einer anatomisch faßbaren Erkrankung des betreffenden Organs gefolgt sein kann — eine Schlußfolgerung, die in der klinischen Erfahrung überall eine Stütze findet.

So würde es sich für die Frage der Magenneurose darum handeln, festzustellen, ob es neben den ausführlich erörterten Magenerkrankungen mit bestimmten anatomischen Veränderungen selbständige Krankheitsbilder gibt, bei denen das Charakteristikum der Neurose, die Abhängigkeit von psychischen Belastungen sich einwandfrei erkennen läßt.

Krankheitsbilder dieser Art gibt es unzweifelhaft, und sie sollen hier kurz skizziert werden unter Übergehung all der neurotischen Züge, die sich im Verlaufe von organischen Magenerkrankungen finden, und die ja nichts anderes sind als Ausdruck der „neurotischen Bewältigung" einer Krankheit (v. WEIZSÄCKER), wie das schon angedeutet wurde. Aber mit einem Worte muß flüchtig die Frage berührt werden, welche Faktoren den Magen als das Organ bestimmen, an dem die Neurose sich auswirkt, denn die Neurose ist ja schließlich eine in der Psyche des Kranken wurzelnde Störung. Von manchen Autoren wurde eine angeborene Organminderwertigkeit dafür verantwortlich gemacht, während andere eine erworbene „Magenschwäche", d. h. eine periphere Überempfindlichkeit des Magens gegen psychische Einflüsse annehmen. Die gleiche Organüberempfindlichkeit soll aber auch zentral entstehen können, dadurch, daß die Aufmerksamkeit auf den Magen gerichtet wird.

Die Klarlegung der zunächst völlig dunklen Beziehungen zwischen psychischen Vorgängen und Empfindungen von seiten des Magens ist natürlich nur möglich, wenn man den Kranken nicht nur in seiner gesamten Psyche voll erfaßt, sondern die Entstehung und das Haften der engen Beziehungen zwischen psychischen Vorgängen und Funktionsstörungen des Magens aufzudecken vermag. Diese Klärung ist schon deswegen wichtig, weil sie allein uns den Schlüssel zur therapeutischen Beseitigung der Neurose geben kann.

Das Studium der Magenneurose in letzter Zeit hat nun gezeigt, daß neben sog. *Vorstellungsneurosen* (wobei eine ganz bestimmte Vorstellung — Furcht vor einer Krankheit, der Gedanke eines ganz bestimmten Zusammenhanges — eine Rolle spielt) und *Bedingungsneurosen* (nach Art der bedingten Reflexe) die sog. *Ausdrucksneurosen* von großer Bedeutung sind (HANSEN, HEYER, KATSCH u. a.); zu diesen letzteren gehören die *Ekelneurosen* mit starkem Erbrechen, *Appetitstörungen* mit verminderter oder fehlender Salzsäureproduktion u. a.

Klinisches Erscheinungsbild und Diagnose. Neben dem nervösen Allgemeineindruck fallen dem aufmerksam beobachtenden Arzt die vegetativen Stigmata (v. BERGMANN) besonders in die Augen, die feuchten Hände, Neigung zu Erythemen und Tachykardie usw. Bei Erhebung der Anamnese zeigt sich der Mangel an psychischer Ausgeglichenheit häufig sehr schnell, teils besteht eine Neigung zu erregter Darstellung aller Einzelheiten des Leidens (wobei man häufig den Eindruck hat, daß die vielen Worte dazu dienen sollen, manches, was die Kranken innerlich stark beschäftigt, zu verbergen), auf der anderen Seite die verschlossene Schweigsamkeit des depressiv Eingestellten; in anderen Fällen wiederum besteht zunächst der Eindruck der vollkommenen Beherrschtheit. Von ganz besonderer Bedeutung ist hier ein vorsichtiges Eingehen auf das persönliche Leben des Kranken, auf die Familienverhältnisse, das Berufsleben (Erstrebtes und Erreichtes), Konflikte in seinem Triebleben, wobei die innerlich vertretenen Anschauungen zu moralischen Fragen eine Rolle spielen usw.; so wird man hier häufig, vielleicht auch erst nach langsamem, vorsichtigem und taktvollem Fragen in die Art des Kranken, wie er mit Konflikten in seinem Leben fertig wird, einen Einblick gewinnen.

Da, wie aus den Anfangsbemerkungen zu diesem Kapitel hervorgeht, auch organische Erkrankungen „neurotisch" bewältigt werden können, so ist es von großer Wichtigkeit, eine möglichst umfassende Durchuntersuchung vorzunehmen, um sicher zu sein, daß nicht eine ernstere Organerkrankung übersehen wird. Insbesondere müssen Magen-, Darm-, Gallenwege, Pankreas auf das genaueste durchuntersucht werden. Sehr häufig wird man gastritische oder gastroenteritische Störungen noch auszuschließen haben, bis man zu reinen funktionellen Bildern gelangt. *Störungen der Motorik und Sekretion sind außerordentlich häufig.* Finden wir sie in enger Abhängigkeit von psychischen Vorgängen, ohne daß irgendwelche Anhaltspunkte für organische Veränderungen vorhanden sind, so werden wir an eine reine Neurose denken müssen, wobei nochmals betont sei, daß der Gedanke an die Neurose schon vorher aufgetaucht sein sollte, und daß die methodische Durchuntersuchung die schon gestellte Diagnose zu stützen hat.

Einige besondere Formen der Magenneurose seien noch eigens erwähnt, nämlich die *Brechneurosen* (die zu verstehen sind als Flucht in die Krankheit), *das*

Luftschlucken, das Regurgitieren von Mageninhalt u. a. (vgl. die Bemerkungen über das Wiederkäuen usw. im Kapitel „Oesophaguskrankheiten").

Zu einer sicheren Diagnose wird man am besten kommen, wenn man die Kranken zuerst sorgfältig methodisch durchuntersucht. Dabei ergibt sich am leichtesten Gelegenheit, in ihr psychisches Leben einen tieferen Einblick zu gewinnen.

Therapie. In den Fällen, in denen der Kranke zu seinem Arzte restloses Vertrauen hat, ist eine rückhaltlose Aussprache mit Aufklärung und Belehrung häufig von ausgezeichneter Wirkung, aber dem Kranken ist damit natürlich nicht die robuste Psyche des Gesunden gegeben. Überall da, wo bei nicht allzu widerstandsfähigem Nervensystem durch starke Anforderungen an die Leistungskraft eine gewisse seelische Zermürbung eingetreten ist, kann man durch vollkommene Ausspannung im Verein mit Maßnahmen, die den Menschen in seiner Gesamtheit widerstandsfähiger machen, auch die Neurose günstig beeinflussen. In anderen Fällen wieder ist es nötig, innere Konflikte, die die Kranken aufreiben, wegzunehmen; ob dies auf dem Wege vertrauensvoller Unterhaltung möglich ist oder auf dem Wege einer methodisch durchgeführten Psychoanalyse, muß im Einzelfall entschieden werden.

Daß die Diätbehandlung nicht zu kurz kommen darf, erscheint selbstverständlich. Es empfiehlt sich, wenn schwere Speisen schlecht vertragen worden sind, zunächst mit einer vorsichtigen Kur zu beginnen, indem man die Kranken darauf hinweist, daß ein leicht erregbarer Magen zunächst einmal ruhiggestellt werden muß. Es ist vielfach nicht notwendig, in dieser Diätkur lange Zeit allzu streng zu sein, man kann vielmehr, wenn die Beschwerden nachlassen, rasch mit der Nahrung vorwärtsgehen. Vor stark reizenden Speisen soll sich der Kranke noch längere Zeit hindurch hüten, auch starke Alkoholica und besonders das Rauchen verbiete man in besonderen Fällen, sei sich jedoch bewußt, daß diese Verbote nicht generell streng anzuwenden sind. Physikalische Prozeduren aller Art, Bäder, warme Kompressen, Güsse usw., Diathermie können außerordentlich nützlich sein. Bei Sekretionsstörungen verfahre man in der in den früheren Kapiteln beschriebenen Weise.

III. Pathologie und Therapie der Erkrankungen des Darmes.

Allgemeiner Teil.

Anatomie. Die besondere Aufgabe des Dünndarms, nämlich die Resorption der Nährstoffe, wird schon bei oberflächlicher Betrachtung der anatomischen Verhältnisse verständlich. Die *Plicae circulares Kerkringi* in ihrer besonderen spiraligen Anordnung dienen offenbar dazu, den Darminhalt in Spiraltouren nach abwärts zu befördern, die zahlreichen Darmzotten (Villi intestinales), die der Dünndarmschleimhaut ihr sammetartiges Aussehen verleihen, geben nicht nur die Gewähr einer starken Oberflächenvergrößerung, sondern auch die einer innigen Berührung zwischen Chymus und Schleimhaut. Erwähnenswert sind dann die tubulären Bau zeigenden *Glandulae intestinales Lieberkuehni*, die den Darmsaft liefern und die Anhäufung von massenhaften Lymphknötchen teils in isolierter Form, teils in Form ovaler, erhabener Platten.

Die Trennung zwischen Dünndarm und Dickdarm bildet die *Ileocöcalklappe (Valvula coli Bauhini);* ihr Abschluß ist allerdings kein absolut dichter.

Für die Pathologie des Dickdarms bedeutungsvoll ist die Tatsache, daß Coecum, Appendix, Colon transversum und Colon sigmoideum völlig vom Peritoneum überzogen sind.

Innervation. Wie beim Magen, so beherrschen auch beim Darm Sympathicus und Vagus die Motorik, die Wirksamkeit des letzteren freilich findet ihr Ende an der Flexura coli sinistra, von wo ab Fasern aus dem unteren Sacralmark die Innervation übernehmen. Ganglion coeliacum und Nervi splanchnici, ferner Plexus mesentericus superior und inferior entsenden die sympathischen Fasern. Auch die *intramurale Innervation* (Plexus myentericus Auerbach zwischen Längs- und Ringmuskulatur und Plexus submucosus Meißner innerhalb der Schleimhaut) gleicht der des Magens. Beide Systeme stehen übrigens noch mit einem unter der Serosa gelegenen, ganglienzellenfreien Nervengeflecht in Verbindung. Typische sensible Nervenendigungen sind in der Darmwand des Menschen bisher noch nicht gefunden worden.

Motorik und *Sekretion* werden im wesentlichen von dem AUERBACHschen und dem MEISSNERschen Plexus beherrscht, und Vagus und Sympathicus tragen ihnen ganz wie am Magen erregende und hemmende Impulse zu. Die motorischen Funktionen des Darmes bestehen in *Tonusveränderungen, Pendelbewegungen* und *peristaltischen Kontraktionen.* Mechanische Reize der Ingesta (durch Dehnung) bilden neben der Einwirkung chemischer Substanzen die Reize für die Darmbewegung; sicherlich sind noch andere Einflüsse (Hormone, Blutreaktion usw.) von Bedeutung. Unter den chemischen Substanzen spielt wahrscheinlich das wohl aus Phosphatiden entstehende *Cholin* die Hauptrolle (vielleicht als *Acetylcholin,* das eine mehrere tausendmal so starke Wirkung hat).

Ist somit das *Cholin als das auf den Plexus myentericus wirkende Hormon zu betrachten,* so ist über die Beeinflussung des MEISSNERschen submukösen Plexus noch wenig bekannt. Seine Aufgabe besteht in der Auslösung von Bewegungen der Muscularis mucosae zur Durchmischung des Darminhaltes, zur Mitwirkung bei der Resorption und zur Einstellung von spitzigen Fremdkörpern in die Längsrichtung.

Die seit langem bekannte Einwirkung psychischer Vorgänge auf den Darm erfolgt auf dem Wege von Sympathicus und Vagus; Unlustempfindungen, Kummer, Sorge, Ärger wirken bei vielen Menschen peristaltikhemmend, Erregungen anderer Art, wie Angst, Schreck peristaltikvermehrend. Unzweifelhaft ist die Reaktionsfähigkeit der verschiedenen Menschen außerordentlich wechselnd. Den sog. vegetativ Stigmatisierten, die außerordentlich stark reagieren, steht eine Gruppe von vegetativ sehr wenig empfindlichen Menschen gegenüber.

Mehr und mehr wurden in den letzten Jahren Beobachtungen im Tierexperiment mitgeteilt und durch Erfahrungen an kranken Menschen bestätigt, daß die *Vitamine des B-Komplexes* unentbehrlich sind für die normale Funktion des ganzen Darms. Insbesondere die Faktoren der B_2-Gruppe scheinen die Intaktheit des Dickdarms zu garantieren; fehlen sie, so entstehen schwere *ulceröse Colitiden.*

Von großer klinischer Bedeutung sind gewisse Besonderheiten der *Peristaltik im Dickdarm.* Im Coecum, Colon ascendens und im proximalen Drittel des Colon transversum tritt neben der Peristaltik eine kräftige Antiperistaltik hervor, die den Darminhalt nach rückwärts gegen die BAUHINsche Klappe bewegt, und deren Aufgabe im Verein mit den auch hier vorhandenen Pendelbewegungen die Eindickung des Darminhaltes ist.

Der Defäkationsdrang wird ausgelöst durch Übertritt von Dickdarminhalt ins Rectum, unter Umständen auch schon durch Drucksteigerung infolge Übertritts von Gasen. So kann bei manchen Darmstörungen mehrmals am Tage Defäkationsdrang zustande kommen, ohne daß beim Versuch einer Stuhlentleerung außer Flatus Stuhl selbst entleert wird. Bei der Stuhlentleerung spielen außer dem Entleerungsreflex willkürliche Bewegungen der Bauchpresse mit, die den Darminhalt nach abwärts drängt und so die Muskulatur des Rectum zu kräftiger Kontraktion anregt. Die *willkürliche Hemmung des Defäkationsreflexes,* die beim Säugling noch fehlt, wird in der späteren Lebenszeit erlernt.

Störungen der motorischen Funktionen des Dünndarmes und des Dickdarmes. Auftreten eines Hindernisses für die peristaltische Weiterbeförderung des Darminhalts führt zunächst zu vermehrter Peristaltik in Form von *Darmsteifungen,* die durch die Bauchdecken sowohl zu sehen, wie zu fühlen sind. Bei allmählicher Entstehung des Hindernisses entwickelt sich eine Erweiterung des vor dem Hindernis gelegenen Darmteils mit Hypertrophie der Muskulatur. Ist das Hindernis unüberwindlich, so weicht der Darminhalt unter dem Einfluß der kräftigen Peristaltik nach oben aus (NOTHNAGELS Rückstoßkontraktion), der gestaute Darminhalt zersetzt sich faulig, und die hinsichtlich Aussehens und Geruchs an Faeces erinnernden Massen können erbrochen werden — *Miserere.* Die zuweilen beobachteten außerordentlich großen Mengen flüssigen Darminhalts zwingen zur Annahme einer vermehrten Darmsekretion.

Interessant ist die im Tierexperiment von MORAWITZ und LANGE erhobene Feststellung, daß beim Ileus ein völliger Zusammenbruch des Kohlehydratstoffwechsels erfolgt: Aglykogenie der Leber, Hypoglykämie, Aufhören der Lactacidogenbildung und schwerste Muskelschwäche (analog der Myasthenia pseudoparalytica).

Röntgenologisch ist die Darmstenose an dem Auftreten von Spiegeln mit Luftblasen in den erweiterten Darmschlingen zu erkennen (Rückstauung von verflüssigtem Inhalt). Die *Dünndarmschlingen* zeigen auseinandergedrängte Querfalten (Rippenbildung), die *Dickdarmschlingen* Haustrenzeichnung. Auch nach der Lage kann die Zugehörigkeit der erweiterten Schlingen zum Dünndarm oder Dickdarm beurteilt werden. Die Prüfung der Breipassage ist *beim Dünndarmileus* wegen der die Operation erschwerenden Darmfüllung kontraindiziert; beim *Dickdarmileus* erfolgt die Feststellung des Hindernisses durch den Kontrasteinlauf.

Vermehrung der Peristaltik ist im Dünndarm wie im Dickdarm ein sehr häufiger Befund. Alle möglichen Stoffe in den Speisen oder zu besonderen Zwecken eingenommene können peristaltikvermehrend wirken. Soweit der Dünndarm allein betroffen wird, braucht noch nicht Durchfall die Folge zu sein, hierüber entscheidet vielmehr der Dickdarm. Vermehrte Dickdarmperistaltik kann mit und ohne Durchfall verlaufen; letzteres gilt für den Fall, daß der Darminhalt in den der Wasserresorption dienenden Teilen (Coecum, Colon ascendens und proximales Drittel des transversum) normal lange verweilt. Von der Wirkung der Abführmittel auf die Peristaltik von Dünn- und Dickdarm wird weiter unten noch die Rede sein.

Für die Entstehung von *Durchfall* kann eine ganze Reihe von Faktoren entscheidend sein: ungenügende Verweildauer in den wasserresorbierenden Anteilen des proximalen Dickdarmes, Störungen in der Wasserresorption selbst, Anwesenheit wasserbindender, schwer resorbierbarer Stoffe (Natriumsulfat, Magnesiumsulfat usw.), und schließlich, was wohl immer von Bedeutung ist, Vermehrung der Darmsekretion — *Verdünnungssekretion.*

Von Faktoren, die die Peristaltik vermehren, seien genannt: eine voluminöse, schlackenreiche Kost, bestimmte, auf den Darm reizend wirkende Nahrungs- und Genußmittel (Fruchtsäuren, Kaffee usw.), Zersetzungsprodukte der Nahrung bei Magendarmstörungen (Achylie, Gastritis, Duodenitis usw.), entzündliche Veränderungen der Schleimhaut, bzw. der ganzen Darmwand, bakterielle Giftstoffe, Pharmaca aller Art. In anderen Fällen ist die Ursache von Durchfällen in einer erhöhten Reizbarkeit des Darmes durch lokale Krankheitsprozesse (Ulcera, Tumoren), durch Einwirkung vom Blutwege bei Allgemeinerkrankungen, durch Hormone usw. zu suchen. Schließlich ist der Einfluß psychischer Vorgänge nicht zu vergessen.

Das Gegenstück der hier besprochenen Zustände ist *Verminderung der Peristaltik*, die besonders im Bereich des Dickdarms bedeutungsvoll ist, und deren Folge das Krankheitsbild der Obstipation ist. Die Ursache dieses Zustandes ist äußerst vielgestaltig; ihre eingehende Darstellung erfolgt im Kapitel Obstipation.

Den höchsten Graden von Hemmung der Peristaltik begegnen wir beim dynamischen (paralytischen) Ileus, der durch alle möglichen peritonealen und retroperitonealen Prozesse, infektiöse und toxische Einwirkungen bei Allgemeinerkrankungen, durch viele Medikamente ausgelöst werden kann.

Sekretion unter normalen und pathologischen Verhältnissen. Über die Sekretion des Darmsaftes unter normalen und pathologischen Bedingungen ist nicht sehr viel bekannt. Er ist von dünnflüssiger Beschaffenheit (von alkalischer Reaktion etwa entsprechend einer 0,21%igen Sodalösung), und wird auf mechanische und chemische Reize, unter welchen neben den im Darminhalt stets vorhandenen Stoffen (wie Salzsäure und Seifen) die bei der Verdauung entstehenden Stoffe eine besondere Rolle spielen, abgesondert; daneben kann auch durch im Blut enthaltene Substanzen, wie Medikamente (z. B. Pilocarpin usw.), die Darmsekretion in Gang gebracht werden. An Fermenten enthält der Darmsaft das besonders auf Eiweißspaltprodukte eingestellte *Erepsin*, dann *Lipase, Diastase, Saccharase, Maltase, Lactase, Nucleinacidase* und schließlich als Aktivator des Trypsinogens die *Enterokinase*.

Das *Dickdarmsekret* ist schwächer alkalisch als das des Dünndarms (entsprechend einer 0,04%igen Sodalösung), es ist dünnflüssig, mit feinen Klümpchen durchsetzt und dient der Ausscheidung von *Kalk, Magnesium, Eisen, Phosphorsäure* und *Cholesterin*. Aber auch viele Giftstoffe gelangen durch den Dickdarm zur Ausscheidung. Zu *vermehrter Dickdarmsekretion* kommt es, wenn ungenügend vorbereiteter Chymus (mit reichlichen Zersetzungsprodukten der Nahrungsstoffe und Mikroorganismen) in den Dickdarm gelangt, aber auch viele andere Einflüsse müssen berücksichtigt werden: pathologische Veränderungen des Darmes (Entzündung, Tumor, Ileus usw.), alle möglichen Reizmittel (wie z. B. Abführmittel, Giftstoffe), pathogene Mikroorganismen, wiederholte Klystiere u. a. Noch nicht sichergestellt ist, ob sich unter den geschilderten Verhältnissen nicht auch die Qualität des Darmsaftes (stärkerer Eiweißgehalt?) verändert. Bei manchen Krankheitszuständen kommt es schon im Dünndarm zu starker Gärung und Fäulnis, und die dabei entstehenden Produkte verursachen eine starke Reizwirkung.

Resorption unter normalen und pathologischen Verhältnissen. Hand in Hand mit der Sekretion gehen die Resorptionsvorgänge, die von ihr nicht abgetrennt werden können. Der Resorption zugänglich sind die Nahrungsstoffe im wesentlichen erst nach Aufspaltung in ihre Bausteine: Die Eiweißkörper werden als Aminosäuren und Polypeptide, die Kohlehydrate als Monosaccharide, die Fette größtenteils als Fettsäuren und Glycerin resorbiert; die frühere Annahme einer Resorption der Fettsäuren in Form von Seifen ist wegen der (nach neueren Untersuchungen im oberen Dünndarm vorhandenen) sauren Reaktion nicht mehr aufrechtzuerhalten. Der weitaus größte Teil der Fettsäuren dürfte mit Hilfe der Gallensäuren als Gallensäureadditionsverbindungen resorbiert werden, die auch bei saurer Reaktion stabil und diffusibel sind; die Reaktion im oberen Dünndarm entspricht einer Wasserstoffionenkonzentration von p_H 5,9 bis 6,6, im mittleren von 6,2—6,7 und im unteren von 6,2—7,3. Die in erster Linie in Betracht gezogenen *Diffusionsvorgänge* reichen zur Erklärung mancher merkwürdiger Beobachtungen (z. B. der schwer resorbierbare Rohrzucker gegenüber seinen leicht resorbierbaren Spaltungsprodukten, der Glucose und Fructose) nicht aus, und man ist zu der Annahme gezwungen, daß die Durchlässigkeit der Zellgrenzschichten — an sich schon keine konstante Größe — besonders unter pathologischen Verhältnissen stark wechselt.

Unter pathologischen Verhältnissen kann die Resorption verstärkt sein, wie z. B. bei frisch entzündlichen Prozessen (was für Fett von NONNENBRUCH und für natives Eiweiß von GUTZEIT nachgewiesen wurde) oder vermindert, wie bei den meisten chronischen Erkrankungen des Darms und des Peritoneum (Amyloid, Darmtuberkulose, Stauungszustände bei Herzinsuffizienz, Lebercirrhose, Pfortaderthrombose, Peritonitis usw.), durch toxische und infektiöse Einflüsse, durch das Fehlen von Galle im Darm, durch allzu rasche Weiterbeförderung des Chymus, vor allem aber auch durch ungenügende fermentative Spaltung der Nahrungsstoffe selbst. In neuerer Zeit ist die *große Bedeutung der Vitamine für die Resorption der Nährstoffe,* vor allem auch im Hinblick auf die Pathologie, mehr gewürdigt worden; eine besondere Rolle scheint das *Vitamin C* zu spielen, von dem nachgewiesen wurde, daß es in großer Menge *im Darm gespeichert* wird; kaum geringer als die Bedeutung des C-Stoffes ist die des Vitamin B_1. Bei ungenügendem Vitaminangebot in der Nahrung (oder bei Vitaminzerstörung im Darm) leiden nicht nur die resorbierende Kraft des Darms, sondern auch seine anderen Funktionen. Die ganze Frage bedarf dringend der weiteren Bearbeitung.

Die Rolle der Darmbakterien. Beim gesunden Erwachsenen ist der Mageninhalt keimfrei oder keimarm. Die in ihm etwa vorhandenen Mikroorganismen, Milchsäurebildner, die mit dem Sammelnamen Bacillus lacticus bezeichnet werden, ferner der Streptococcus lacticus (Enterococcus, Mikrococcus ovalis) sind obligat *apathogen,* machen aber beim Verschwinden der Salzsäure aus dem Magen sehr schnell einer Dickdarmflora Platz. In dem an und für sich keimarmen *oberen Dünndarm* finden sich vorwiegend grampositive lange und kurze Stäbchen, lanzettförmige Diplokokken, die, ebenso wie der Acidophilus, der Milchsäuregruppe zugehören, in geringer Menge auch gramnegative sowohl aerob wie anaerob züchtbare Keime der Aerogenesgruppe, die vorwiegend Essigsäure und wenig Milchsäure bilden. Im *mittleren* und noch mehr im *unteren Dünndarm* überwiegt die gramnegative Flora, im *Dickdarm* sind neben den fakultativ aeroben Kohlehydratvergärern reichlich Anaerobier, wie der Bacillus putrificus, der FRÄNKEL-WELCHsche Gasbacillus u. a. anzutreffen; zuweilen wurden auch Tetanusbacillen gefunden. Diese Darmflora ist durch die Ernährung nur schwer zu ändern, abgesehen davon, daß bei kohlehydratreicher Kost im Dünndarm die Milchsäurebildner, bei vorwiegender Eiweißkost die Colikeime zahlreicher werden.

Unter *pathologischen Verhältnissen* sind alle möglichen Veränderungen der Darmflora festgestellt worden, so bei der BIERMERschen Anämie ein Hochwandern von Anaerobiern mit Zurücktreten der Milchsäurebildner, derart, daß der Dünndarm sozusagen von einer Dickdarmflora besiedelt ist. Mit Sicherheit ist heute in manchen Krankheitsfällen der Darm als Ausgangspunkt schwerer Allgemeininfektionen erkannt worden.

Die *Darmbakterien haben ihre besonderen Aufgaben* zu erfüllen. Sie bieten nicht nur Schutz gegen das Eindringen fremder pathogener Keime, die sie überwuchern, sondern durch ihren Stoffwechsel erzeugen sie ganz bestimmte, die Darmfunktion anregende Stoffe verschiedenster Art. Sie vermögen die Cellulose in Lösung zu bringen und führen — das gilt für die Dickdarmbakterien, in erster Linie für das Bacterium coli — das Bilirubin in Urobilin über.

Daß die enorme Menge von Bakterien im Darme, deren größte Zahl im Dickdarm allerdings als tot anzusehen ist, nicht zu schweren Gesundheitsschädigungen führt, dafür sorgen kräftige bactericide Eigenschaften der Darmwandung. In Krankheitsfällen kann diese Bactericidie ganz erheblich absinken, so z. B. bei der BIERMERschen Anämie, bei schweren Enteritiden usw.

Autointoxikationen vom Darme aus. Der Gedanke, daß durch Resorption von Giftstoffen aus dem Darm krankhafte Störungen hervorgerufen werden könnten, ist in dem Streit um die sog. *Autointoxikationen* eingehend erörtert worden, und besonders die Feststellung, daß aus den Aminosäuren durch Kohlensäureabspaltung Amine mit einer um 1 geringeren Kohlenstoffzahl entstehen können, hat die Frage erneut aktuell werden lassen. Unzweifelhaft werden Stoffe, wie das *Tyramin,* das *Histamin,* aber auch *Diamine* und daneben die anderen Produkte der Eiweißfäulnis (Indol, Skatol, Phenol, Kresol u. a.) resorbiert. Die letztgenannten Stoffe werden in der Leber durch Paarung an Schwefelsäure und Glucuronsäure entgiftet.

So gern man annehmen möchte, daß in der Lehre von der intestinalen Autointoxikation ein richtiger Kern steckt, so fehlt doch leider noch immer ein schlüssiger Beweis, wenn auch in bestimmten Fällen, wie z. B. bei der perniziösen Anämie durch Bothriocephalus latus, diese Zusammenhänge klar zutage liegen. An der Auffassung, daß auch bei der Genese der perniziösen Anämie eine Giftwirkung von seiten des Darmes eine Rolle spielt, hält heute eine ganze Reihe von Autoren fest.

Die Bildung des Kotes. Die der Aufschließung und der Resorption nicht zugänglichen Nahrungsreste im Verein mit Schleimflöckchen, abgestoßenen Zellen, Bakterien, den Resten der Verdauungssekrete und dem teils unveränderten, teils durch Reduktion in Urobilin übergeführten Bilirubin wandeln sich im Dickdarm in den *Kot* um. Bemerkenswert ist, daß der etwa 5—10% Trockensubstanz enthaltende Inhalt des unteren Dünndarms noch nicht den typischen Faecesgeruch hat, den er erst im Dickdarm unter dem Einfluß der die Fäulnisprozesse in erster Linie verursachenden Colibakterien erhält. Die Bildung des Kotes des normalen Menschen geschieht einmal durch die mit Hilfe von Peristaltik und Antiperistaltik erfolgende Wasserentziehung und dann durch die Durchknetung des Darminhaltes mit Dickdarmschleim. Volumen und Zusammensetzung der Faeces unterliegen je nach der Nahrung stärkeren Schwankungen. Die Ausnutzung der einzelnen Nahrungsmittel ist außerordentlich verschieden. Bei den Gemüsen können bis über 30% des Eiweiß zu Verlust gehen; indessen scheint, daß durch Gewöhnung die Ausnutzung erheblich verbessert werden kann.

Von Wichtigkeit ist die Tatsache, daß die Faeces bis zu 30—50% aus lebenden und abgestorbenen Bakterien bestehen.

Allgemeine Therapie der Darmerkrankungen.

Auch bei der Therapie der Darmkrankheiten gilt der Satz von der Schonung des erkrankten Organs. Eine Nahrung, die für den Magen nur eine geringe Belastung bedeutet, ist im allgemeinen auch eine Schonungskost für den Darm; dieser Satz bedarf jedoch der Einschränkung dahin, daß unter bestimmten pathologischen Verhältnissen selbst leicht aufschließbare Kohlehydrate im Darm vergoren werden und Eiweißspaltungsprodukte zur Fäulnis gelangen.

Bei der engen Verbundenheit der Funktionen des Magens mit der Absonderung von Galle und Pankreassaft müssen unter allen Umständen erst Störungen in den genannten Funktionen berücksichtigt werden, bevor man den Darm selbst zu beeinflussen sucht.

Jede strenge Schonungskost, die für Magen und Dünndarm erstrebenswert ist, hat ihre unangenehme Seite dadurch, daß infolge ihrer Armut an Schlacken die Dickdarmtätigkeit ungenügend angeregt wird. Das Umgekehrte, nämlich die Fernhaltung von Reizen bei überstark reagierendem Dickdarm, gilt für krankhafte Prozesse eben dieses Darmteils.

Über die Therapie der Störungen der Darmmotorik finden sich ausführliche Angaben in den Kapiteln des speziellen Teils. Auch über die Behandlung mit Abführmitteln, die in zweckmäßiger Weise je nach dem Angriffspunkt ihrer Wirkung unterschieden werden, ist dort alles Nähere zu ersehen. Hier genügt der Hinweis, daß bei der häufigsten Form der Obstipation sonst gesunder Menschen, die zustande kommt durch willkürliche Unterdrückung des Stuhlreizes, der sich zu ungelegener Zeit bemerkbar macht, es unzweckmäßig ist, die Abführmittel ständig zu wechseln, daß es im Gegenteil sich empfiehlt, ein dem Kranken jeweils angepaßtes morgens wirkendes schwaches Abführmittel zu verordnen, um so den Kranken zu normaler Stuhlentleerung zu erziehen.

Das Gegenstück der Abführmittel, die Schar der Stopfmittel, kann bei Diarrhöen erst dann zur Anwendung kommen, wenn man sicher ist, daß die durchfallerzeugenden, häufig toxischen Stoffe den Darm verlassen haben; also selbst in frischen Fällen von Diarrhöe kann noch ein Abführmittel in Gestalt von Kalomel (0,2—0,5) zweckmäßig sein; nach gründlicher Darmentleerung kann dann von den adstringierenden, gerbenden Mitteln Gebrauch gemacht werden. In anderen Fällen sind giftabsorbierende Stoffe, wie Bolus usw. von besonderem Erfolg. Desinfektionsmittel in dem strengen Sinne gibt es für den Darm nicht; solche, wie Thymol, β-Naphthol, Resorcin, haben sich nicht entscheidend bewährt. In manchen Fällen gelingt es, durch Bevorzugung der Kohlehydrate in der Kost und durch Milchsäurebildner, wie sie im Yoghurt und im Kefir enthalten sind, eine Veränderung der Darmflora hervorzurufen.

Unentbehrlich sind in der Therapie der Darmkrankheiten die natürlichen Mineralquellen, die alkalisch-salinischen Wässer mit und ohne Gehalt an Sulfaten. Ihre Wirkung ist verschieden je nach dem Sulfat, dem Gehalt an freier Kohlensäure und je nachdem, ob sie kalt oder warm getrunken werden. Genannt seien die Quellen von Karlsbad, Mergentheim, Bertrich, Tarasp, Marienbad, Vichy, Friedrichshall, Kissingen, Homburg, Baden-Baden, Soden usw.

Spezieller Teil.

1. Darmdyspepsien und entzündliche Erkrankungen des Darmes.

Allgemeine Vorbemerkungen über Diarrhöen und Dyspepsien. Bei dem jetzigen Stande unseres Wissens ist es nicht möglich, streng zu unterscheiden zwischen rein funktionellen und entzündlichen Vorgängen im Darm. Man hat in den Dyspepsien, die häufig mit Diarrhöen einhergehen, den Ausdruck einer Funktionsstörung des Darmes gesehen, ohne daß man glaubte, anatomisch faßbare Veränderungen der Darmwand annehmen zu müssen. Es ist aber durchaus fraglich, ob nicht auch bei den einfachen Dyspepsien eine Erkrankung der Darmwandung gleichzeitig besteht. Wohl mit Sicherheit darf man annehmen, daß bei jeder längere Zeit hindurch bestehenden Dyspepsie anatomische Veränderungen der Darmwand sich entwickeln. Es ist weiter eine Frage, zu der man sich verschieden stellen kann, ob man eine Änderung der Darmflora in den Bereich der Funktionsstörungen zu verweisen hat; und daß ein solcher Wechsel in der Darmflora sehr häufig vorkommt und zu allen möglichen Störungen führen kann, ist nach den Forschungen der letzten Jahre wohl als absolut sicher anzunehmen.

a) Diarrhöen.

Als *Diarrhöe* bezeichnet man die Entleerung dünnbreiiger oder wässeriger Stühle, wobei die Häufigkeit meist gesteigert ist. Bei ihrer Entstehung spielt zunächst eine Vermehrung der peristaltischen Bewegungen die Hauptrolle, der flüssige Dünndarminhalt wird nicht, wie unter normalen Verhältnissen, im Dickdarm in der bekannten Weise eingedickt, sondern er wird durch eine große peristaltische Welle alsbald ins Rectum gebracht, wo er Defäkationsreiz und Entleerung hervorruft. Dieser Vorgang wird künstlich durch die auf den Dickdarm wirkenden Abführmittel hervorgerufen. Weiter kann es zu Durchfällen kommen, wenn die Wasserresorption gestört ist, oder wenn eine vermehrte Absonderung von Flüssigkeit ins Darmlumen erfolgt. Die beiden letzteren Vorkommnisse finden sich verwirklicht bei der medikamentösen Darreichung von salinischen Abführmitteln (Glaubersalz, Magnesiumsulfat usw.).

Am häufigsten wird wohl die Veränderung der Peristaltik und der Sekretion bei der Entstehung von Diarrhöen eine Rolle spielen.

Der vermehrte Eiweißgehalt des Darminhaltes gibt leicht zu Fäulnis Veranlassung, und so erklärt sich die meist stinkende Beschaffenheit der diarrhoischen Stühle. In der Regel sind diese von dunkler Farbe und von alkalischer Reaktion. Von den Durchfällen mit sauren Stühlen wird weiter unten noch die Rede sein.

Die *Ursache* der Diarrhöen ist äußerst vielgestaltig; sie kann einmal *im Darm selbst* liegen, dann in *Impulsen des Zentralnervensystems*, und schließlich in *anaphylaktischen Vorgängen* oder in *Beeinflussungen seitens der innersekretorischen Drüsen* zu suchen sein.

Bei den vom Darm ausgehenden Diarrhöen werden die krankhaften Veränderungen der Darmwandung durch katarrhalische Prozesse, Ulcerationen, Neoplasmen usw. in den betreffenden Kapiteln zu besprechen sein. Ebenso werden diejenigen Durchfälle, bei denen Einwanderung pathogener Mikroben die Ursache ist, an anderer Stelle zur Abhandlung kommen. Soweit der Darminhalt selbst Durchfälle verursacht, sei hier nur an die bereits erwähnten *Abführmittel* erinnert, die entweder durch Anregung der Peristaltik und gleichzeitige Sekretionsvermehrung, oder durch Resorptionshinderung wirken. Recht häufig sind die Diarrhöen, die von Zeit zu Zeit bei *spastischer Obstipation* durch verstärkte Transsudation in den Darm auf den Reiz des an bestimmter Stelle längere Zeit liegenden Kotes eintreten. Wenn, wie angenommen wird, bei der Urämie von der Darmwand Harnstoff abgesondert wird, der sich in kohlensaures Ammoniak umwandeln kann, so wären auch die *urämischen Durchfälle* hierher zu rechnen.

Die von TROUSSEAU zuerst beschriebenen *nervösen Diarrhöen* treten bei vegetativ empfindlichen Menschen in strenger Abhängigkeit von psychischen Erregungen auf. Es liegen hier offenbar ähnliche Vorgänge vor, wie im Gebiete des Magens, und wenn man solche Menschen mit nervösen Durchfällen sehr genau untersucht, so findet man bei einer nicht kleinen Zahl Anhaltspunkte für entzündliche Veränderungen im Darm, so daß diese Fälle strenggenommen in das Kapitel der entzündlichen Darmerkrankungen zu rechnen wären. In neuerer Zeit haben die auf *anaphylaktischer Basis* entstehenden Durchfälle eine größere Beachtung erfahren. Bei überempfindlichen Personen ruft die Aufnahme kleinster Mengen eines bestimmten Nahrungsmittels schwere gastrointestinale Erscheinungen, Erbrechen, Diarrhöe (evtl. mit Kollaps) hervor, und man kennt heute eine große Zahl solcher Nahrungsmittel. Insbesondere ist dies bekannt von Eiern, von Schweinefleisch und anderen Fleischsorten, von Fischen, Schalentieren u. a., von gewissen Obstsorten usw. Die Durchfälle sind zuweilen mit Fieber, Herpes labialis, evtl. Albuminurie verbunden.

Es ist nicht unmöglich, daß auch bei vielen Infektionskrankheiten, die zu Durchfällen führen, anaphylaktische Reaktionen mit im Spiele sind. Zu den Diarrhöen, die weder von der Darmwand, vom Darminhalt, noch vom Nervensystem ausgehen, wären die *endokrin* entstandenen zu rechnen, vor allem die bei BASEDOWscher Krankheit. Über den Mechanismus ihrer Entstehung liegt heute noch keine völlige Klarheit vor; bemerkt sei nur, daß bei den Fettstühlen der Basedowiker vielleicht die beschleunigte Peristaltik die Hauptrolle spielt, die nicht genügend Zeit zur Resorption läßt. Für die letztere Annahme kann die Tatsache geltend gemacht werden, daß bei Ruhigstellung des Dünndarms durch Opium die Fettresorptionsstörung sich wesentlich bessert.

b) Dyspepsien.

Wenn man vorläufig noch an dem selbständigen Begriff „Darmdyspepsie" festhalten will, ist es zweckmäßig, der NOTHNAGELschen Formulierung folgend, in der Darmdyspepsie eine ungenügende Verdauung im Darm zu sehen. Jede Störung der dem Darm zugewiesenen Aufgabe, die Nahrungsstoffe abzubauen und der Resorption zugänglich zu machen, würde also unter den Begriff der Dyspepsie fallen, und alle Störungen der Funktionen, die diesem Zwecke dienen, wie motorische, sekretorische und Resorptionsvorgänge, würden hierher gehören. Jede der hier genannten Störungen hat schließlich eine Reizung der Darmwandung im Gefolge; hinzukommt, daß die Darmbakterien in den unresorbierten Nahrungsstoffen ein vortreffliches Substrat für ihre Vermehrung finden. So können bedeutende Veränderungen in der Darmflora eintreten, derart, daß Mikroben, die sonst nicht oder nur in geringen Mengen in bestimmten Darmteilen angetroffen werden, die Oberhand gewinnen und die normale Keimbesiedelung völlig verändern. Saure Gärung oder Fäulnis (mit alkalischer Reaktion) mit Störungen der Darmentleerung (evtl. Durchfällen) sind die Folge; man unterscheidet, worauf im folgenden näher einzugehen sein wird, zwischen *Gärungs-* und *Fäulnisdyspepsie*.

Die Dyspepsien finden sich, wie nach diesen Ausführungen zu erwarten ist, außerordentlich häufig bei den verschiedenen Formen der Gastroenteritis und Gastroenterocolitis; wir verweisen auf die diesbezüglichen Abschnitte.

Die ungenügende Ausnutzung der Nahrung läßt sich am besten erkennen, wenn man dem Magen-Darmkanal eine bestimmte Aufgabe zuweist, indem man etwa die von ADOLF SCHMIDT angegebene Probekost[1] verordnet und im Stuhl, nachdem diese Kost einige Tage genommen worden ist, nach unverdauten Resten der drei Hauptnährstoffe sucht.

Gärungsdyspepsie. Der Gärungsdyspepsie liegt eine ungenügende Ausnutzung der Kohlehydrate zugrunde bei genügender Verdauung und Ausnutzung von Eiweiß und Fett. Und zwar geht vorzugsweise die im Innern der Pflanzenzellen noch unberührt liegende Stärke in Gärung über, während aufgeschlossene Stärke, wie sie sich in feinen Mehlen usw. findet, im allgemeinen besser vertragen wird. Man hat deshalb geglaubt, daß der Gärungsdyspepsie eine Störung der Celluloseverdauung zugrunde liege. Hiergegen ist mit Recht geltend gemacht worden, daß cellulosespaltende Fermente von der Darmwand

---

[1] SCHMIDTsche Probekost: Morgens: $^1/_2$ l Milch oder Tee oder Kakao, dazu 1 Semmel und 1 weiches Ei.
Vormittags: $^1/_2$ l Haferschleim.
Mittags: 125 g gehacktes mageres Fleisch mit Butter leicht überbraten, dazu 250 g Kartoffelbrei.
Nachmittags: wie morgens (ohne Ei).
Abends: wie vormittags, dazu 1 Semmel und 1—2 weiche Eier.

überhaupt nicht geliefert werden, daß vielmehr die Lösung der Cellulose durch Bakterien erfolgt; hierfür kommen in erster Linie unterer Dünndarm und Anfangsteile des Dickdarms in Frage, während der obere Dünndarm meist keimarm oder auch keimfrei ist.

Die folgende Vorstellung dürfte am besten mit den zur Zeit vorliegenden Befunden in Einklang zu bringen sein. Bei der Gärungsdyspepsie kommt die Diastase im oberen Dünndarm nicht ausreichend zur Wirkung, da infolge vermehrter Dünndarmperistaltik der Darminhalt sehr rasch in tiefer gelegene Abschnitte befördert wird. So kommen verhältnismäßig große Mengen unaufgeschlossener, zum Teil in pflanzlichen Zellen eingeschlossener Stärke, in die die Diastase hineindiffundiert, in die untersten Dünndarmabschnitte, zum Teil wohl auch in den oberen Dickdarm. Da die vom Pankreas in vollkommen ausreichender Menge gelieferte Diastase (was aus dem normalen Diastasegehalt des Duodenalsaftes solcher Kranker geschlossen werden darf) ebenso, wie der Dünndarminhalt, abnorm rasch nach abwärts befördert wird, wird dort die Aufspaltung der Stärke unter Vergärung der Spaltungsprodukte in großem Umfang vor sich gehen, da der Chymus in diesen Darmteilen verhältnismäßig lang verweilt. Im Stuhl solcher Kranker findet man auch stets bedeutende Fermentmengen.

Infolge der Gärung kommt es zur Bildung reichlicher saurer Produkte, die zu stürmischen Entleerungen führen können. Daß unter Umständen auch im oberen Dünndarm Gärung in größerem Umfange stattfinden kann, wenn, wie das bei allen möglichen Darmstörungen der Fall ist, eine sehr reichliche Bakterienflora sich dort ansiedelt und die Passage des Darminhaltes nicht so sehr rasch erfolgt, erscheint durchaus plausibel. Eine sorgfältige Untersuchung der Dünndarmflora hat nun in der Tat ergeben, daß in vielen Fällen dieser Art gegenüber der Norm die gramnegativen Bakterien stark vermehrt sind.

Wenn auch die hier aufgeführten Anschauungen einen gewissen Begriff von der Entstehung der Gärungsdyspepsie geben, so ist doch vieles in ihrer Genese vorläufig noch vollkommen unklar. Wenn man sich an die tatsächlichen Feststellungen hält, so ist zu sagen, daß die *Gärungsdyspepsie* meist Menschen befällt, die sehr große Mengen nicht genügend aufgeschlossener Kohlehydrate aufnehmen. So war die Störung während der Kriegszeit infolge der sehr stark cellulosehaltigen Nahrung und des minderwertigen Brotes außerordentlich verbreitet. Bei den von uns in den letzten Jahren beobachteten Fällen, bei denen der Magen-Darmkanal auch röntgenologisch auf das sorgfältigste untersucht wurde, fanden sich fast ausnahmslos die Erscheinungen einer *Gastritis* und *Enteritis,* so daß sich die in Zukunft sorgfältig zu prüfende Frage ergibt, *ob nicht die Gärungsdyspepsie stets auf der Basis katarrhalischer Veränderungen des Magens und des oberen Dünndarms entsteht.*

Die *Erscheinungen* bei Gärungsdyspepsie sind im wesentlichen häufige, breiige oder dünne, schaumig aussehende Stuhlgänge von heller Farbe und saurem Geruch. Gleichzeitig besteht eine starke Neigung zu Flatulenz mit zeitweise sich unangenehm geltend machender Auftreibung des Leibes, Unruhe und kollernden Geräuschen in den Därmen. Von sonstigen Erscheinungen wären zu nennen: Neigung zu Körpergewichtsabnahme, Gefühl allgemeiner Schlappheit, Unlust zur Arbeit, allgemeine Reizbarkeit. Zuweilen wird auch über ödes Gefühl im Magen nach der Nahrungsaufnahme, plötzlich auftretenden Heißhunger, der oft nach Aufnahme nur geringer Nahrungsmengen sehr rasch verschwindet und Appetitlosigkeit Platz macht, und über belegte Zunge geklagt.

Der *objektive Befund* ergibt meist nur eine geringe Ausbeute. Der Leib ist zuweilen etwas aufgetrieben und läßt durch die Palpation vermehrte Darmbewegung erkennen. Bei der Magenuntersuchung finden sich wechselnde Säurewerte, röntgenologisch und gastroskopisch Befunde einer Gastritis.

Die *Diagnose* ist in typischen Fällen leicht. Man findet nach SCHMIDTscher Probekost mäßig hell gefärbte, sauer riechende und Lackmuspapier rötende Stühle, die häufig Blasen aufwerfen und im Gärungsröhrchen starke Gärung zeigen.

Die mikroskopische Untersuchung des Stuhles läßt bei Zusatz von LUGOLscher Lösung massenhaft tief dunkelblau gefärbte Stärkezellen neben granulosehaltigen Fäden (Leptothrix), Stäbchen und Kokken erkennen, während quergestreifte Muskelfasern und Fettsäurenadeln nur in geringer Menge vorhanden sind.

Im Urin findet sich Indican nur dann, wenn sich im Darm gleichzeitig schwere Fäulnisprozesse abspielen.

Therapie. In leichteren Fällen verschwindet die Gärung, wenn man die groben cellulosehaltigen Nahrungsmittel (wie grobes Brot, Kartoffeln, Kohl, Wurzelgemüse, Salat usw.) aus der Kost ausschaltet und die Kohlehydrate in gut aufgeschlossener Form (Suppen, Mehle, Zwieback usw.) zuführt. Mit der Besserung der Toleranz, über die der Ausfall der Gärungsprobe Aufschluß gibt, kann man dann den Kostzettel allmählich erweitern; nur Rohgemüse wird man auf längere Zeit vermeiden müssen.

Mit dieser Behandlung kommt man freilich bei den schweren Fällen nicht zurecht, hier ist es vielmehr notwendig, für kurze Zeit die Kohlehydrate gänzlich zu verbieten, unter Umständen die Kranken 1—2 Tage völlig hungern zu lassen; dem Flüssigkeitsbedürfnis wird durch Zufuhr dünnen, nicht gezuckerten Tees Rechnung getragen. Die *strenge Kost* besteht in den ersten Tagen aus Fleischbrühe, Fleisch in allen Formen (gekocht, gebraten), Eier mit Butter und Käse, Fleischgelee, Quarkspeisen; Rotwein und Kognak in Tafelwasser sind erlaubt. In den folgenden Tagen kann man, immer unter Kontrolle des Stuhles, den Speisezettel erweitern durch Schleim- und Mehlsuppen, Breie, Speisen aus den verschiedenen Kindermehlen. Wird das vertragen, so kann man Weizenmehlgebäck, Keks, Toast, kleine Mengen Sahne, Milch usw. versuchen lassen und dann vorsichtig mit Gemüsepurees (Karotten, Spinat usw.) beginnen. Erst zum Schlusse gehe man zu Kartoffelbrei über; grobe Gemüse, Rohgemüse, frisches Obst müssen oft noch lange Zeit gemieden werden.

Auf *Medikamente* kann man meist verzichten, in schweren Fällen kann man kleine Dosen Opium, evtl. auch Calciumcarbonat zur Neutralisation der im Darm entstehenden sauren Produkte verordnen.

Fäulnisdyspepsie. *Gärungsdyspepsie* kann bei Darreichung großer Eiweißmengen, die man an Stelle der Kohlehydrate gibt, leicht in *Fäulnisdyspepsie* umschlagen; damit ist die Verbindung zwischen den beiden Störungen hergestellt, wobei besonders betont werden muß, daß bei dem Übergang der einen Dyspepsieform in die andere offenbar das Übermaß des in Zersetzung übergehenden Stoffes eine gewisse Rolle spielt, im Falle der Fäulnisdyspepsie das Eiweiß. Sind stärkere entzündliche Erscheinungen von seiten des Darmes vorhanden, so liefert das Eiweiß der entzündlichen Absonderungen reichliches Material für die Fäulnisprozesse.

Im *normalen* Darm finden sich Fäulnisvorgänge nur im Dickdarm, die BAUHINsche Klappe bildet eine allerdings nicht ganz strenge Grenze gegen den von Fäulnisprozessen freien Dünndarm, in welchem der Gallenfarbstoff sich noch in unverändertem Zustande findet, während bereits im Coecum in nach unten zu sich verstärkendem Maße die Umwandlung des Bilirubins in Urobilin (Hydrobilirubin) beginnt. (Im Darm des mit Muttermilch ernährten gesunden Säuglings gibt es bekanntlich kein Urobilin, sondern nur Bilirubin.)

Die Verschiedenheit der Darmbakterien in den einzelnen Darmabschnitten vermag für die Beschränkung der Fäulnisvorgänge auf den Dickdarm keine ausreichende Erklärung zu geben. Man geht wohl nicht fehl, wenn man annimmt, daß die Wirkung der Bakterien sich zunächst ihre Wirkung auf die leicht angreifbaren Kohlehydrate erstreckt, wobei die entstehenden Säuren fäulnishemmend wirken; erst dann, wenn (wie das für den normalen Dickdarm gilt) vergärbare Stärke kaum mehr vorhanden ist, kommt es zur Zersetzung der der Resorption entgangenen Eiweißreste. Wenn bei stärkeren entzündlichen Prozessen des Darmes sehr reichlich Darmsekret abgesondert wird, so bietet dieses den Darmbakterien kein Material zur Kohlehydratvergärung, und es erfolgt nunmehr Fäulnis. Freilich, völlig befriedigend sind diese Vorstellungen nicht.

Unter *pathologischen* Verhältnissen kann die Fäulnis im Darm sehr hohe Grade erreichen. Das Entscheidende dabei ist das Vorhandensein größerer Eiweißmengen im Dickdarm, wenn etwa bei sehr eiweißreicher Kost ein Teil des aufgenommenen Eiweiß der Resorption entgeht, oder wenn bei Erkrankungen des Dünn- und Dickdarmes seröse Flüssigkeit in größerer Menge abgesondert wird. So ist die *Fäulnisdyspepsie* im allgemeinen eine ernster zu nehmende Störung, da sie sich nicht selten auf der Basis schwerer entzündlicher Darmwandprozesse, Tumoren usw. entwickelt; Blut, Schleim, Eiter, seröse Ausschwitzungen bilden dann das Material, an dem sich die Fäulnis abspielt. Daß der Anteil der in den serösen Ausschwitzungen enthaltenen Eiweißkörper an den Fäulnisvorgängen nicht gering ist, beweist die fäulnisherabsetzende Wirkung kleiner Opiumdosen, die die Sekretion einschränken. Eine Zeitlang hat die Anschauung, daß das Primum movens eine *Anacidität des Magens* sei, stärkere Beachtung gefunden. Diese Vorstellung stützte sich besonders auf den Befund von unverdautem Bindegewebe aus dem Muskelfleisch, das für das Pankreastrypsin nicht angreifbar ist und den Bakterien die Möglichkeit gibt, sich anzusiedeln und die nicht gelösten Eiweißkörper im Dickdarme zu zersetzen; hierbei kommt gleichzeitig der Ausfall der desinfizierenden Wirkung der Magensalzsäure zur Geltung. Man hat mit Recht diesen Vorstellungen entgegengehalten, daß für die Entstehung der Fäulnisdyspepsie Salzsäuremangel des Magens keine unerläßliche Voraussetzung sei, da sie auch bei normalen Säureverhältnissen angetroffen werde und umgekehrt Magensalzsäuremangel nicht mit Fäulnisdyspepsie verbunden zu sein braucht. Dabei soll indes nicht *bestritten werden, daß Fehlen von Magen- und Pankreassekret dem Entstehen der Störung Vorschub leistet.*

Das *Krankheitsbild* der Fäulnisdyspepsie ist dem der Gärungsdyspepsie in den wesentlichen Erscheinungen recht ähnlich. Die meist mageren Kranken, die sich oft lange erstaunlich auf ihrem Gewicht halten, später aber auch die Zeichen einer sekundären Anämie aufweisen können, klagen über dunkle, flüssige, faulig stinkende Stühle, mikroskopisch finden sich neben den schon mit bloßem Auge erkennbaren Nahrungsresten meist reichlich quergestreifte Muskelfasern und Bindegewebe. Entscheidenden Wert hat die mikroskopische Untersuchung nur bei vorausgegangener *Probekost.*

Die *Gärprobe*, die für die Gärungsdyspepsie so charakteristisch ist, wird nicht selten *auch bei Fäulnisdyspepsie* positiv gefunden; die beiden Prozesse schließen also einander nicht aus.

Die *bakteriologische* Untersuchung des Stuhles ergibt neben *Bacillus Proteus* und *Bacillus putrificus* vorwiegend *Anaerobier*.

Die *Diagnose der Fäulnisdyspepsie* hat sich mit der Feststellung der Störung nicht zufrieden zu geben, sondern stets sollte eine sorgfältige Untersuchung auf eine organische Erkrankung des Darmes vorgenommen werden.

Das *wirksamste therapeutische Mittel* sind *2—3 Hungertage*. Ein Abführmittel, das unter allen Umständen vermehrte Darmsekretion bewirkt, ist nicht nur nicht nötig, sondern geradezu kontraindiziert. Der Hunger wirkt dadurch, daß er den Fäulniserregern das Nährmaterial entzieht; so wird dem

Wuchern der Bakterien am kräftigsten entgegengewirkt. Die *Ernährung* hat dann neben der Ausschaltung größerer Eiweißmengen auf Darreichung möglichst reizloser, mechanisch gut zerkleinerter und fermentativ gut aufschließbarer Speisen Bedacht zu nehmen; Kaffee und Kakao werden nicht besonders, leichter Tee, guter Rotwein dagegen gut vertragen. v. NOORDEN empfiehlt während der Fasttage dünnen Tee (auch Pfefferminz-, Kamillen-), dann nach 3—4 Zuckertagen (mit 1,5—2 l etwa 10%iger Rohrzuckerlösung) einen vorsichtigen Versuch mit gut vergorenem Kefir oder Joghurt (evtl. mit Sahnezusatz), dann vorsichtigen Übergang zu Mehlsuppen und Breien (Kindermehle, Mondamin usw.), weiter zu Keks, Zwieback, um dann schließlich nach 2 bis 3 Wochen allmählich zu eiweißhaltigen Nährpräparaten, Eiern, feinen Fleischsorten usw. zu gelangen. Erst dann, wenn Gemüsepurees vertragen worden sind, kann man sehen, ob der Kranke wieder zur Normalkost zurückkehren kann.

In allen Fällen, wo Störungen des Magens (im Sinne einer Anacidität) an der Entwicklung einer Fäulnisdyspepsie mitbeteiligt sind, empfiehlt sich die *Darreichung von Salzsäure* bzw. *Acidolpepsin*. Aber man hat auch bei Kranken mit normaler Magensekretion den Eindruck, daß Salzsäure günstig wirkt, und das gleiche gilt von Pankreaspräparaten. Bei akuten stürmischen Erscheinungen geben wir gerne Mixt. acid. mit Extr. Opium (0,1—0,15 zu 200,0), späterhin erweisen sich die Tanninpräparate (Eldoform, Tannigen, Tannalbin, Tannismut, Dermatol u. a.) unter Umständen als recht nützlich.

Da die bei *Behandlung der Gärungsdyspepsie* unvermeidbare Reduktion der Nahrung zu Unterernährung führt, überdies Rückfälle bei Unvorsichtigkeit in der Kost sehr leicht eintreten, so bestehe man streng auf Einhaltung von Bettruhe in der ersten Zeit der Erkrankung, um die Kräfte des Kranken zu schonen. Später kann eine vorsichtige Kur, besonders mit Sulfatwässern (wie Karlsbader, Mergentheimer und ähnliche) gute Dienste leisten, wobei natürlich auch auf Durchführung einer Schonungsdiät geachtet werden soll.

Nicht selten ist die Kombination von *Gärungs- und Fäulnisdyspepsie*. In solchen Fällen suche man erst die Gärungsdyspepsie zu beseitigen, was am besten durch strenge Hungertage gelingt. Die Diät der folgenden 2—3 Tage beschränkt sich auf die Darreichung von 250—300 g Rohrzucker, dann verfahre man in der bei Behandlung der Fäulnisdyspepsie geschilderten Weise.

c) Entzündliche Erkrankungen des Darmes.

Ob es isolierte entzündliche Erkrankungen des Darmes gibt, bei denen der Magen völlig frei bleibt, vermögen wir heute mit Sicherheit nicht zu entscheiden. Wohl aber steht es fest, daß Veränderungen des Magens außerordentlich leicht auch den Dünndarm befallen. Von ihm aus kann die Erkrankung dann auch auf den Dickdarm übergreifen. Die Mitbeteiligung des Dickdarms wird ohne weiteres erkennbar, wenn Durchfälle bestehen. Fehlen diese, so ist es nicht erlaubt, eine Veränderung des Dickdarmes auszuschließen.

Die Einteilung der entzündlichen Erkrankungen des Darmes macht, wie aus diesen kurzen Bemerkungen ersichtlich ist, gewisse Schwierigkeiten. Mit aller Sicherheit läßt sich die akute Gastroenterocolitis als eigenes Krankheitsbild umreißen. Der akute Zustand kann in ein chronisches Stadium übergehen, wobei das eine Mal die Veränderungen vorwiegend Magen und Dünndarm, das andere Mal mehr den Dickdarm betreffen; im übrigen sind auch bei der akuten Gastroenterocolitis nicht immer alle Abschnitte des Magen-Darmkanals in gleicher Weise beteiligt.

Mit Rücksicht darauf, daß die chronische Gastritis außerordentlich häufig von einer entzündlichen Veränderung des Dünndarmes begleitet ist (wobei Dickdarmerscheinungen entweder ganz fehlen oder nur unbedeutend sein können), ist es notwendig, dieser als Gastroenteritis zu bezeichnenden Erkrankung eine besondere Besprechung zu widmen.

Akute Gastroenterocolitis. Die Ursachen können sehr verschiedener Art sein. Am häufigsten kommen *toxische Substanzen* (Genußmittel, verdorbene Nahrungsmittel) oder *infektiöse Schädlichkeiten* (Paratyphusbacillen, Enteritisbakterien [Gärtner, Breslau, Suipestifer] besonders Colistämme, Proteus, ferner Streptokokken, sowie andere Kokken, Bakterien der verschiedensten Art, Milzbrandbacillen, Lamblia intestinalis, Balantidium coli, Würmer usw.) in Frage; letzteres gilt insbesondere für die Enteritiden im *Säuglingsalter*. In anderen Fällen genügt eine Überladung des Magens bei *angeborener Sekretionsschwäche des Magens,* bei *Achylia gastrica, chronischer Gastritis,* um einen schweren Darmkatarrh auszulösen, der dann und wann in eine Colitis gravis übergeht mit Blutungen, Eiterungen und hohem Fieber, wovon in dem Kapitel Colitis noch die Rede sein wird.

Ganz perakut auftretende Gastroenterocolitiden entstehen zuweilen auf der Basis einer *Überempfindlichkeit* (allergische Gastroenterocolitis); jedem erfahrenen Arzt sind solche Zustände, die bei bestimmten Personen nach Aufnahme gewisser Nahrungsmittel auftreten (z. B. nach Eiern, Schalentieren usw.), oft mit hohem Fieber, geläufig. Strengste Vorsicht in der Ernährung ist hier dringendes Gebot. Diese Störungen sind in Parallele zu setzen zu der oben beschriebenen *eosinophilen Gastritis.* Meist findet man eine Vermehrung der eosinophilen Zellen im Blut.

Daß heftige Magen-Darmstörungen (im Sinne der akuten Gastroenterocolitis) auch auf vasomotorisch-vegetativer Basis auftreten können (etwa im Sinne der Rhinitis vasomotoria), wobei freilich eine echte Entzündung nicht vorliegt, erscheint mir nicht zweifelhaft.

Schwere Darmkatarrhe finden sich des weiteren als Teilerscheinung von Allgemeininfektionen (Typhus, Ruhr, Sepsis u. a.). Auf die spezifischen Erkrankungen des Darmes wird, soweit dies nicht, wie z. B. bei der Cholera, anderweitig geschieht, noch besonders einzugehen sein.

Von Wichtigkeit ist weiter die Tatsache, daß viele *Vergiftungen* die Symptome einer schwersten Gastroenteritis darbieten (Arsenik, Antimon, Blei, Quecksilber, Drastica usw.).

Manche Fälle von akuter Gastroenterocolitis verlaufen unter dem Krankheitsbild, das in Erinnerung an die echte asiatische Cholera, *Cholera nostras* benannt, sich von der gewöhnlichen akuten Gastroenterocolitis nur durch die Schwere der Erscheinungen unterscheidet. Die Erkrankung setzt ein mit stürmischem Erbrechen und heftigen häufigen Durchfällen, die im weiteren Verlauf ganz im Vordergrunde stehen. Die Zunge ist dick grauweiß belegt, es besteht starker Foetor ex ore. Fieber ist oft vorhanden, häufig nur kurzdauernd, zuweilen fehlt es ganz. Die anfangs dunkelbraunen dünnen Stühle werden allmählich hellbraun wässerig und gestatten den Nachweis unveränderten Gallenfarbstoffes. Bei der Cholera nostras werden sie schließlich trübe, wässerig, ungefärbt. In den leichteren Fällen von akuter Gastroenterocolitis bleiben die Stühle noch breiigwässerig mit dunkelbrauner Farbe, um dann allmählich wieder normalen Stühlen Platz zu machen. Leibschmerzen sind nur in geringem Maße vorhanden oder fehlen ganz. Sehr bald macht sich, besonders bei der Cholera nostras, die starke Wasserverarmung geltend. Die Kranken verfallen, die Haut wird trocken und kühl, es können sich Muskelkrämpfe einstellen und der Puls wird klein und fadenförmig. Die von heftigem Durst gequälten Kranken bieten über kurz oder lang das Bild eines ausgesprochenen Kollapses. Die hochgradige Wasserverarmung kennzeichnet sich außer durch das Nachlassen der Harnsekretion durch eine erhebliche Bluteindickung mit Zunahme der Blutkörperchen und des Hämoglobins.

Die *Diagnose der akuten Gastroenterocolitis* macht meist keine Schwierigkeiten, indes muß mit aller Sorgfalt die Ätiologie erforscht werden. Man wird deshalb die Ausscheidungen bakteriologisch auf Typhus-, Paratyphusbacillen, Dysenterie, Bacillus Enteritidis, Bact. Bang usw. zu untersuchen und sorgfältig mikroskopisch nach Parasiten und Parasiteneiern zu fahnden haben. Des weiteren müssen mit dem Blut die entsprechenden Agglutinationsproben angestellt werden. Es darf dann auch nicht vergessen werden, daß die akute Gastroenterocolitis häufig nur Ausdruck einer schweren Allgemeinerkrankung ist (Allgemeininfektion, Vergiftung usw.). Sorgfältige Beachtung verdient weiter das Verhalten des Stuhles, in dem man auf Schleim nachsieht. In den dünnflüssigen Entleerungen deuten gallenfarbstoffhaltige Schleimflöckchen auf stärkere Mitbeteiligung des Dünndarmes. In seltenen Fällen setzt ein *Darmverschluß* (z. B. durch eingeklemmte Hernie, Invagination usw.), zuweilen auch eine *akute Peritonitis* mit dem Bild einer schweren Gastroenterocolitis ein.

Die Prognose der akuten Gastroenterocolitis ist trotz des schweren Krankheitsbildes bei Erwachsenen meist günstig.

Pathologisch-anatomisch bietet die Schleimhaut in der Regel Rötung und Schwellung dar, besonders im obersten und untersten Dünndarm, sowie an den Flexuren des Dickdarmes. Die Solitärfollikel und PAYRschen Plaques sind häufig geschwollen. Je nach der Schwere der Erkrankung kann der Prozeß die ganze Darmwand ergreifen und zu ulcerösen Veränderungen der Schleimhaut führen. Bei den chronischen Formen nimmt der Darm eine graue oder graubraune Farbe an (im Dickdarm zuweilen eine schwarze Zottenmelanose). In seltenen Fällen können hypertrophische Zustände mit dem Bilde der Polyposis zur Entwicklung kommen.

Die beste *Therapie* besteht in vollkommener Nahrungskarenz; der Flüssigkeitsbedarf darf nur ganz vorsichtig gedeckt werden: kleine Mengen kalten, schwarzen, ungezuckerten Tees! Von Medikamenten wird, wenigstens im Anfang der Erkrankung, noch vielfach Kalomel (0,3—0,4) oder Ricinusöl gegeben. Obwohl man glauben möchte, daß im Verlaufe der starken Durchfälle der Darm völlig entleert wird, hat man doch immer wieder den Eindruck, daß die nochmalige energische Entleerung des Darmes zu einer vermehrten Ausscheidung der Schädlichkeiten führt. Das Vorgehen wird sich immer nach den Besonderheiten jedes einzelnen Falles richten müssen. Steht starkes Erbrechen im Vordergrund, so wirkt oft eine Magenspülung (mit Kamillentee, Kamillosanlösung, Karlsbader Mühlbrunnen, dünner Vichysalzlösung oder dgl.) ganz ausgezeichnet. Freilich muß der Zustand des Kranken derart sein, daß man ihm die Magenspülung zumuten kann. Dies gilt auch für die Anwendung eines Abführmittels.

In letzter Zeit hat sich die *Apfelkost* sehr stark eingebürgert (vgl. die Ausführungen auf S. 786); sie leistet Ausgezeichnetes. Vorzüglich hat sich mir auch *Haferschleim zusammen mit geriebenen Äpfeln* bewährt. Die alte Verordnung von *Eichelkakao* (mit Rotwein gekocht) habe ich von jeher mit gutem Erfolg nebenher angewendet. Bei bedrohlichen Erscheinungen ist eine intravenöse Infusion einer Normosal- oder Traubenzuckerlösung angezeigt. Daß daneben Cardiaca nach Bedarf anzuwenden sind, versteht sich von selbst. Besteht ein peripherer Vasomotorenkollaps mit kühlen Extremitäten, so verordnet man Wärme (Einpackung in heiße Tücher, Wärmflaschen!) und injiziert Coffein, Cardiazol neben Veritol (eventuell auch Strychnin). Nach unseren Erfahrungen (EINHAUSER) ist sicherlich auch die Anwendung des Nebennierenrindenhormons von Nutzen. Gegen sehr heftige quälende Tenesmen empfehlen sich Stärkeklysmen. Sind die ersten stürmischen Erscheinungen vorüber, so kann man eine vorsichtige Ernährung mit Schleimsuppen beginnen.

Hat der Kranke sehr viel Flüssigkeit verloren, so denke man an die Möglichkeit, daß eine *Hypochlorämie* entsteht mit der Gefahr einer *hypochlorämischen Urämie*. Eine Bestimmung des Kochsalzes und des Reststickstoffes im Blute gibt sofort Aufschluß. Große Mengen von 10%iger Kochsalzlösung (bis zu 500 ccm), intravenös gegeben, beseitigen die Gefahr.

Die **chronische Gastroenterocolitis** kann sich aus der akuten entwickeln, wenn durch unzweckmäßiges Verhalten nach Verschwinden der ersten stürmischen Erscheinungen ein gewisser Restzustand zurückbleibt; oder es kann nach nicht vollkommener Abheilung ein Rezidiv eintreten, entweder durch Neueinwirkung der alten Schädlichkeit oder durch allgemeine Einwirkungen, die die Widerstandsfähigkeit des Körpers herabsetzen.

In anderen Fällen wiederum entsteht entweder schleichend oder unter häufiger Wiederholung akuter geringfügiger, vielleicht nicht genügend beachteter Prozesse die chronische Erkrankung. Von besonderer Bedeutung ist in diesen Fällen die *Magenfunktion*. Es ist ja längst bekannt, daß die Salzsäureproduktion bei manchen Menschen äußerst labil ist, und daß unter dem Einfluß eines Diätfehlers vorübergehend Anacidität auftreten kann. Das gilt ganz besonders für die chronische Gastritis, und so neigen Individuen mit dieser Störung ganz besonders zu entzündlichen Erkrankungen des Darmes.

Betreffen die Veränderungen vorwiegend Magen und Dünndarm, so spricht man von chronischer **Gastroenteritis**. Die Symptome sind zum Teil die einer Gastritis, zum Teil weisen sie auf den Darm hin. Bei der Aushebung kann der Magen super-, norm- oder anacid sein. Meist ist der Schleimgehalt des Magensaftes vermehrt, des weiteren findet man im Sediment mehr oder minder reichlich Leukocyten. Die Verdauung ist sehr unregelmäßig, oft wechseln Zeiten von Verstopfung mit Perioden häufiger Durchfälle ab. Die Stühle sind zum Teil ausgesprochene Gärungs- und Fäulnisstühle; sie können sich in wechselnder Folge bei dem gleichen Patienten finden. Die Kranken werden dabei belästigt durch unbestimmte Beschwerden im Leib, Völlegefühl, Kollern, Abgang von übelriechenden Gasen usw. Neben den Gärungs- und Fäulnisstühlen finden sich zuweilen auch richtige Fettstühle. Nach neueren Untersuchungen aus meiner Klinik findet man bei solchen Kranken nach einer Fettbelastung mit 100 g Olivenöl Verluste durch den Stuhl bis zu 45% des zugeführten Fettes. Die Kotuntersuchung ergibt sowohl Neutralfett, wie massenhaft Fettsäurenadeln und Seifenkrystalle. Daß die Fettresorptionsstörungen nicht auf ungenügender Pankreasfunktion beruhen, läßt sich an der Hand von Pankreasfunktionsprüfungen einwandfrei dartun.

Die Tatsache, daß sich diese Fettresorptionsstörungen durch große Dosen eines Pankreaspräparates nahezu beseitigen lassen, erklärt sich daraus, daß bei allen diesen Erkrankungen eine gesteigerte Peristaltik im Dünndarm besteht, die den Pankreasfermenten nicht genügend Zeit zur Wirkung läßt. Ein Überschuß von Ferment vermag hier Ausgleich zu schaffen.

Die bei der Gastroenteritis bzw. Gastroenterocolitis beschriebenen Erscheinungen müssen als Ausdruck einer echten Entzündung der Schleimhaut des Magen-Darmkanals angesehen werden. Abgesehen davon, daß man die entzündliche Veränderung der Magenschleimhaut mit aller Sicherheit durch das Gastroskop, vielfach auch durch die Röntgenuntersuchung feststellen kann, und daß man allen Grund hat, Veränderungen gleicher Art in den vom Magen abwärts gelegenen Darmteilen anzunehmen, hat man eine Reihe von direkten Darmsymptomen in neuerer Zeit als charakteristisch erkannt, nämlich Störungen der Motilität und Störungen der Sekretion. Hiervon wird in dem Abschnitt Diagnose noch eingehender gesprochen werden. Diese Erscheinungen sind Ausdruck eines Reizzustandes, wie man ihn in ganz ähnlicher Weise auch akut erzeugen kann durch Abführmittel. Es ist ja auch längst bekannt, daß man durch große Dosen eines Abführmittels auf die Dauer schwere entzündliche Veränderungen im Magen-Darmkanal hervorrufen kann.

Von großer Bedeutung ist die in meiner Klinik gemachte Beobachtung, daß bei einem Teil der Kranken mit chronischer Gastroenteritis, die zeitweise das Bild der Gärungs- und Fäulnisdyspepsie darbieten, eine *Schwellung von Leber und Milz* festgestellt werden konnte (GUTZEIT und WENDT). Die Leber fühlt sich nicht selten ausgesprochen derb an und bietet manchmal das Bild einer *beginnenden Cirrhose,* in anderen Fällen wiederum tritt die Leberschwellung ganz zurück gegenüber der Schwellung der Milz. Fast stets zeigen die Kranken mit *stärkerer Milzschwellung* auch eine *Leukopenie,* und da, wo ein sehr bedeutender Milztumor vorliegt, findet sich eine mehr oder minder starke *Thrombopenie.* Es ließen sich alle Stadien von den leichten Leber- und Milzschwellungen bis zum vollentwickelten Bild der Lebercirrhose beobachten, nicht selten fand sich auch das Bild der *splenomegalen Cirrhose* (Hypoleucia splenica). Neuerdings sahen wir an meiner Klinik in seltenen Fällen *Addisonismus* als Folge der chronischen Gastroenteritis, mit großer Hinfälligkeit der Kranken, dunklem Hautkolorit, anhämatogenen Schleimhautpigmentierungen und Blutdruckerniedrigung (DIEHL). Im allgemeinen Teil des Kapitels „Magen" wurde ausgeführt, daß bei Fehlen freier Salzsäure im Magen und bei pathologischer Keimbesiedlung von Magen und Dünndarm ein Defizit an Vitamin C im Körper gefunden wurde, für die Pathologie der Gastroenteritis ist dieser Befund von großer Bedeutung.

Die Untersuchung des Vitaminstoffwechsels hat des weiteren ergeben, daß die Dünndarmstörungen eine Erschwerung der Carotin- und Vitamin A-Resorption im Gefolge haben; sicherlich ist das Entscheidende hierbei der rasche Durchgang des Chymus durch den Dünndarm. Man findet infolgedessen im Blute abnorm niedrige Werte für Carotin und Vitamin A. Die Kranken leiden nicht selten auch an *Hemeralopie.*

In den letzten Jahren wurden Beobachtungen mitgeteilt, die dafür sprechen, daß manche Formen der *Polyneuritis* gastro-enterogen bedingt sind; hierher gehört wahrscheinlich auch die *Alkoholpolyneuritis.* Man nimmt an, daß der der Erkrankung zugrunde liegende Mangel an B_1 entweder durch vermehrten Verbrauch oder ungenügende Resorption des B_1-Stoffes bedingt ist.

Die *Diagnose* der Gastroenteritis muß unter Zuhilfenahme aller modernen Untersuchungsmethoden gesichert werden. Röntgenologisch lassen sich Störungen der Motilität und der Sekretion des Darmes nachweisen. Bei der klinisch leichteren — *supermotorischen* — Form besteht eine Dünndarmpassagebeschleunigung mit ungleichmäßiger Weite der Dünndarmschlingen und klumpiger Kontrastbreiverteilung daselbst (vgl. Abb. 18); bei der klinisch schwereren — *supersekretorischen* — Form lassen sich Spiegelbildungen als Ausdruck der Sekretvermehrung im Dünn- und Dickdarm nachweisen. Die Dünndarmpassage kann dabei auch verlangsamt sein (GUTZEIT).

Die *Prognose* scheint, soweit zur Zeit überhaupt ein Urteil möglich ist, im allgemeinen günstig zu sein, wenngleich vermerkt werden muß, daß die Erkrankung außerordentlich hartnäckig sein kann. Im Verhältnis zu der großen Häufigkeit der Gastroenteritiden mit Leber- und Milzschwellung, wird die Lebercirrhose viel seltener angetroffen, so daß man annehmen muß, daß nur ein Bruchteil der Gastroenteritiden zu Lebercirrhose führt.

Die *Therapie* beschränkt sich vorwiegend auf diätetische Maßnahmen. Je nach der Natur der hauptsächlichsten Störung wird man den einen oder anderen Nahrungsstoff beschränken oder zurücktreten lassen. In jedem Falle aber muß die Kost eine *allgemeine Schonungskost* sein, sie soll auch die intakten Funktionen des Magen-Darmkanals möglichst wenig in Anspruch nehmen; also eine Kost, wie man sie bei geschwürigen Prozessen des Magen-Darmkanals verordnet, wobei die besondere Störung noch speziell berücksichtigt ist; wir verweisen hier auf das bei den Dyspepsien Gesagte.

Gleichzeitig empfiehlt sich ganz wie beim Ulcus ventriculi (bzw. duodeni) und bei der chronischen Gastritis eine energische *Vitamintherapie*; wir verweisen auf die Ausführungen in den entsprechenden Kapiteln.

Neben der Gärungs- und Fäulnisdyspepsie gibt es noch eine andere Form der Dyspepsie, bei der nicht nur die Kohlehydratverwertung, sondern auch

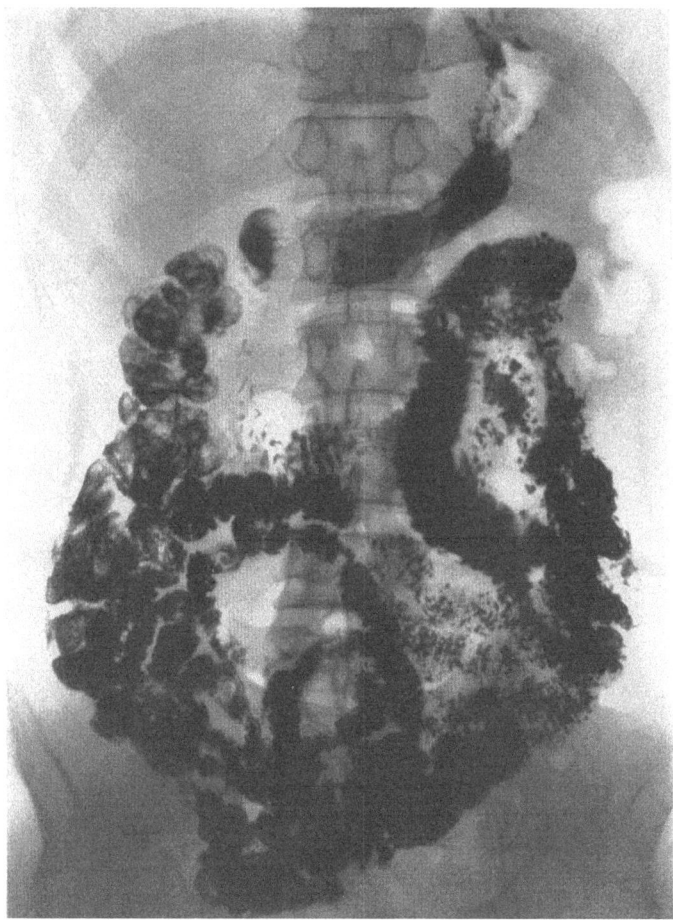

Abb. 18. *Befund bei der Breipassage einer mittelschweren Gastroenteritis.* Aufnahme nach 1³/₄ Stunden nach der Breimahlzeit in Bauchlage. Beschlag im Magen, im Bulbus und im Duodenum, unregelmäßige Breiverteilung über den gesamten Dünndarm, dicke Breiwalzen, abwechselnd mit feinerem Schneeflockenbelag, perlschnurartige Abschnürungen im Ileum. Flächiger Beschlag im Ascendens und im rechten Transversum.

die Fettverdauung besonders notleidet — *Seifendyspepsie* (PORGES). Es scheint, daß hier, ebenso wie bei der Gärungs- und Fäulnisdispepsie, und zwar vielleicht in noch höherem Maße, entzündliche Veränderungen des Dünndarmes gegeben sind, vor allem in den Fällen, bei denen die Erkrankung sich über längere Zeit hinzieht.

Die Abtrennung der Seifendyspepsie von der Sprue ist nach unseren heutigen Anschauungen kaum möglich. Es bestehen hier anscheinend fließende Übergänge von der chronischen Gastroenterocolitis zur echten Sprue.

d) Sprue und Coeliakie.

In engen Beziehungen zu den chronischen Gastroenteritiden steht ein früher nur in tropischen Ländern bekanntes, in den letzten Jahrzehnten auch in Europa beschriebenes und genau studiertes Krankheitsbild, die *Sprue*. Das führende Symptom sind *Fettdiarrhöen*, die sich unschwer gegen pankreatogene Diarrhöen abgrenzen lassen: im Duodenalsaft finden sich nämlich die Pankreasfermente, insbesondere das Steapsin, in völlig normaler Menge. Weitere wichtige Symptome sind Stomatitis (Bläschen an der Mundschleimhaut und an der Zunge) und eine meist *hyperchrome Anämie* oft vom Typus der BIERMERschen Erkrankung. Bei längerer Dauer der Erkrankung kommt es zu schwerster *Abmagerung* mit *Osteoporose*, Veränderungen an der *Haut*, den *Nägeln*, den Haaren, ähnlich wie bei der Pellagra. Das allgemeine Krankheitsbild kann schließlich an das der pluriglandulären Insuffizienz erinnern.

Über die diagnostisch so wichtigen *Fettdiarrhöen* wäre noch kurz einiges zu sagen. Nach den Beobachtungen von THAYSEN, HANSEN und anderen Autoren, sowie nach eigenen sind die Durchfälle durch periodenweises Auftreten ausgezeichnet. Tage mit mäßigen, dünnbreiigen, wässerigen, schmutzigen Stühlen (bis zu einem Gewicht von 2 kg), in denen sich große Fettmengen (50—100 g) finden können, wechseln mit Zeiten, in denen die Stuhlentleerung fast normal ist. Der *Leib* ist sehr stark aufgetrieben durch die stark mit dünnflüssigem Kot und Gas gefüllten Darmschlingen (bei der Coeliakie der Kinder spricht man ja bekanntlich von „*Pseudoascites*").

Ebenso wie den Gärungs- und Fäulnisdyspepsien (zum mindesten bei den Fällen mit länger bestehender Erkrankung) entzündliche Veränderungen des Darmes zugrunde liegen, so dürfte auch die bei der Sprue vorliegende, vorwiegend die Fettresorption betreffende Störung auf entzündliche Darmveränderungen zurückzuführen sein. Man wird nicht fehlgehen, wenn man annimmt, daß die entzündlichen Darmveränderungen bei der Sprue — nach der Stärke der Resorptionsstörung zu urteilen — weit ausgedehnterer und schwererer Natur sind als bei den Dyspepsien. So gehört also auch die *Sprue* unzweifelhaft in das Kapitel der *entzündlichen Darmerkrankungen*.

Die *Stomatitis*, dieses wichtige, zwar nicht regelmäßig, aber doch häufig anzutreffende Symptom, erinnert hinsichtlich der die Zunge betreffenden Veränderungen in mancher Beziehung an die HUNTERsche *Glossitis* bei der perniziösen Anämie. Meist liegt auch eine *hyperchrome Anämie* vom Charakter des Biermer vor; zuweilen auch begegnet man Anämien von hypochromem Typ, der übrigens den hyperchromen für einige Zeit ablösen kann. Megalocyten sind kein seltener Befund, wohl aber fehlt oft die für die Perniciosa charakteristische Bilirubinämie. Die *Abmagerung* kann ungewöhnliche Grade erreichen, es kommt nicht nur zu einem weitgehenden Schwund des Fettes, sondern auch der Muskulatur. Die Erklärung ist wohl in der schweren Resorptionsstörung zu suchen, die die Vitamine in gleichem Maße wie die Hauptnährstoffe betrifft. Die hyperchrome Anämie erklärt man heute durch eine Störung in der Kuppelung des endogenen (intrinsic) Faktors an den exogenen (extrinsic) Stoff der Nahrung. Vielleicht wird sich in Zukunft für die Diagnose das *Fehlen der charakteristischen Hyperglykämie nach Traubenzuckerbelastung* als diagnostisch wichtig erweisen. Die *Blutzuckerkurve* erhebt sich bei Belastung mit 50 g Traubenzucker von dem an und für sich auffallend niedrigen Ausgangswert meist nicht über 40—50 mg-%, verläuft also auffallend *flach*; interessant ist, daß auch bei intravenöser Zuckerapplikation die charakteristische Kurve ausbleibt.

Zum klinischen Bild noch einige Bemerkungen! Die *Entkalkung des Skelets* kann zuweilen zu den schwersten Bildern der Osteomalacie, zu Zusammensacken der Wirbelsäule und Verbiegung des Beckens führen mit erheblicher Reduktion der Körperlänge. Fast alle Kranken zeigen Gebißdefekte, die Genitalfunktionen erlöschen; die Magensaftsekretion bleibt jedoch in der Regel erhalten, nur 30% der Kranken sind achylisch (HANSEN). Der Blutdruck ist fast immer erniedrigt (systolisch so gut wie niemals über 100 mm Hg), der Grundumsatz eher erhöht. Am Nervensystem finden sich Erscheinungen im Sinne einer funikulären Myelose nur selten, dagegen sind Parästhesien etwas häufiger. HANSEN hat typische Tetanie beobachtet, nicht selten sind ferner psychische Veränderungen. Die Pädiater haben bei der kindlichen Sprue regelmäßig das Bestehen einer Azidose nachweisen können, der sie größte Bedeutung beilegen. Im weiteren Verlauf können sich, besonders im Bereich der unteren Körperhälfte, umfangreiche Ödeme einstellen. Auch das charakteristische Bild des *Skorbuts* kann beobachtet werden. Krankheitsbilder, die auf den ersten Blick wie eine Sprue aussehen, findet man nach HANSEN bei *gastrocolischer Fistel*; er stellt sie als „*symptomatische Sprue*" der echten Sprue gegenüber.

Über die Pathogenese der Sprue kann man sich völlig klare Vorstellungen zur Zeit noch nicht machen. RIETSCHEL und FANCONI, die sich mit der *Coeliakie*, der kindlichen Sprue, sehr eingehend beschäftigt haben, sind der Meinung, daß das primäre pathologische Vorgänge im Darmlumen sind. Beim Kind wenigstens beginnt die Erkrankung häufig mit banalen Durchfällen, die in der Regel mit „Schonkost" (vorwiegend Mehle mit Zurückdrängung von Vitaminen und Mineralien) behandelt werden. Es kommt dann zu abnormer Bakterienbesiedlung des Dünndarmes mit Schädigung der bactericiden Kräfte der Darmwand. Jede Nahrungszufuhr löst verstärkte Durchfälle aus, und es entwickelt sich nun ein Circulus vitiosus mit schweren Störungen der Dünndarmresorption, die alle Hauptnährstoffe und vor allem auch die Vitamine betrifft. Ob dann noch weiter eine besondere Störung der Dünndarmzellen (Beeinträchtigung der Resynthese der resorbierten Fettspaltungsprodukte) dazutritt, läßt sich nicht sicher sagen; möglich ist dies. Weiter kommt es zu kombinierten Hypovitaminosen (gleichzeitiger Mangel mehrerer Vitamine). Ich verweise dabei auf meine Ausführungen auf S. 707, aus denen hervorgeht, daß Vitaminmangel die Magen-Darmfunktionen aufs schwerste beeinträchtigen kann, wenn eine primäre Magen-Darmerkrankung eine Verminderung der Vitaminaufnahme im Gefolge hat. Es liegt also bei der Sprue sicher *keine primäre Avitaminose oder Hypovitaminose* vor. *Die Coeliakie*, die Sprue der Kinder, die hier noch besonders erwähnt sei (es war schon mehrmals von ihr die Rede), weil sie uns vielleicht auch wertvolle Fingerzeige gibt für die Behandlung der Erkrankung bei Erwachsenen, weicht von der Sprue in ihren Erscheinungen höchstens insofern ab, als dem Kindesalter die Wachstumsvorgänge besondere Stellung zuweisen. Der Leib der kranken Kinder ist gewaltig aufgetrieben und „schwappt" bei der Palpation (Pseudascites!). Die außerordentlich voluminösen Stühle zeigen nicht nur einen sehr hohen Fettgehalt, sondern lassen auch Störungen der Kohlehydratresorption (positive Gärungsprobe!) und der Eiweißverdauung erkennen (Fäulnisstühle!). *Röntgenologisch* findet man nicht beschleunigte, sondern eher verlangsamte Dünndarmpassage und zahlreiche Spiegelbildungen. Die Kalkausscheidung im Stuhle überschreitet die Kalkresorption, so daß der Organismus allmählich stark an Kalk verarmt. *Osteoporose* mit Knochenschmerzen und *Spontanfrakturen* sind die Folge. Der Kalk- wie der Phosphorsäurespiegel des Blutes sinken ab, und es kann Tetanie auftreten.

Die Behandlung der Coeliakie hat nach FANCONI und RIETSCHEL folgende Ziele zu verfolgen: „Rückgang der Bakterienbesiedlung des Darmes, Herstellung einer normalen Bactericidie des Darmes, Bekämpfung der Azidose" (RIETSCHEL). Da die bakteriellen Zersetzungen im Darm vermieden werden sollen, müssen

Fette und Kohlehydrate in der Nahrung zurücktreten. *Obst und Gemüse* sind, besonders mit Rücksicht auf ihren hohen Vitamingehalt und ihren Basenüberschuß, zu bevorzugen. *Eiweiß* hat sich gleichfalls bewährt. Kinder erhalten deswegen mit Erfolg Eiweißmilch und Buttermilch. Wir geben bei Erwachsenen mit HANSEN eine fett-, zucker- und mehlarme, *eiweißreiche Kost,* daneben frisches Obst und feines Gemüse, wobei offenbar nicht nur der hohe Gehalt an Vitaminen und Mineralstoffen, sondern auch an Pektinen von Bedeutung ist. Erstaunliches leistet bei Kindern Zufuhr von *Frauenmilch!*

Die Sprue der Erwachsenen ist unendlich viel schwerer zu beeinflussen als die Erkrankung der Kinder; HANSEN beispielsweise glaubt nicht an die Möglichkeit von Heilungen. Auf jeden Fall wird man beim Erwachsenen auch in der gleichen Weise vorzugehen haben wie bei der Coeliakie der Kinder.

Nach den *Erfahrungen bei der Sprue in den Tropen* hat sich dann frische Milch und frisches Obst ausgezeichnet bewährt. Es werden sich also Versuche damit empfehlen, ferner wird man die Kranken streng im Bett halten, da sie dabei am ehesten Kräfte sparen. Zur Neutralisation der stark sauren Faeces kann man Calcium carbonic. verordnen. SCHOTTMÜLLER gab große Dosen Eisen in Form des Ferr. reduct. Die Amerikaner haben mit frischer Leber gutes gesehen; und es ist sicherlich ganz interessant, daß die *Lebertherapie* der Perniciosa ihren Ausgang von solchen Beobachtungen genommen hat. Wir geben heute unter allen Umständen Vitamine, und zwar soweit als möglich parenteral, davon Vitamin C in großen Dosen intravenös, ferner Philocytin[1], das alle Vitamine des B-Komplexes, daneben Glutathion enthaltende Präparat der Cenoviswerke, eventuell auch die Vitamine A und D. Schließlich wären wiederholte Bluttransfusionen zu empfehlen.

e) Vorwiegende Erkrankungen des Dickdarmes.

Von der einfachen katarrhalischen Colitis, die so häufig als Rest einer akuten Gastroenterocolitis bestehen bleibt (wobei allerdings auch der Dünndarm häufig nicht als ganz normal zu gelten hat), bis zur schwersten mit tiefgreifenden Geschwüren in allen Teilen des Colon einhergehenden Erkrankung, finden sich alle Übergänge.

Colitis gravis (Colitis ulcerosa). Eine Sonderstellung nimmt die als selbständiges Leiden eine Krankheitseinheit bildende *Colitis gravis* ein, wiewohl die Ätiologie durchaus uneinheitlich ist. Neben chronischen Ruhrinfektionen, bei denen die bakteriologisch sichergestellte Infektion weit zurückliegt, spielen offenbar die gewöhnlichen Darmbakterien, in erster Linie Diplostreptokokken und Colibakterien, die plötzlich pathogene Eigenschaften gewinnen, eine Rolle. Nicht selten entwickelt sich eine Colitis ulcerosa aus einer akuten Gastroenterocolitis, einer Darmdyspepsie usw.

Die im Tierexperiment gewonnene Beobachtung, daß Mangel an den Faktoren des Vitamin B_2-Komplexes zu ulceröser Colitis führt, hat Anlaß gegeben, auch bei der Erkrankung des Menschen an ähnliche Zusammenhänge zu denken, und in der Tat sieht man bei Colitiskranken nicht selten die für B_2-Mangel charakteristischen Symptome, wie Stomatitis, Glossitis, Hautveränderungen (wie bei der Pellagra), Anämie, Aufhören des Wachstums bei Kindern usw.

Pathologisch-anatomisch findet man die ganze Darmwand stark hyperämisiert, geschwollen, mit zahlreichen, hinsichtlich Anordnung, Größe und Gestalt recht verschiedenartigen Geschwüren bedeckt. Die Ulcera können die ganze Darmwandung bis zur Serosa durchsetzen, bald finden sie sich in den distalen, bald nur in den proximalen Abschnitten des Dickdarmes. Zuweilen werden sie Ausgangspunkt von submukösen, nach den Seiten sich weiter ausbreitenden Phlegmonen.

---

[1] Das Philocytin kann auch parenteral gegeben werden.

Die *klinischen Erscheinungen,* die ganz zu Beginn wegen ihrer Geringfügigkeit ihrem Träger keine Sorge zu machen scheinen, setzen ein mit breiig-dünnflüssigen Entleerungen, die zunächst nur Schleim, bald auch Eiter und Blut enthalten, und mit Bauchbeschwerden verschiedenster Art, die sich in allgemeinem Druck oder kolikartigen Empfindungen äußern. Der Leib ist dabei meist aufgetrieben, und der ganze Dickdarm erweist sich als druckempfindlich. Bei Lokalisation der Geschwüre auf einen bestimmten Teil des Colon kann dieser als fest kontrahierter empfindlicher Strang sich der Palpation darbieten. Meist besteht remittierendes, mehr oder weniger hohes Fieber, unter Umständen von septischem Charakter. Der im Beginn noch leidlich gute Ernährungszustand verschlechtert sich nun rasch, der Appetit leidet Not, und die Kranken bieten ein schweres Krankheitsbild dar, bei dem nach einiger Zeit eine hochgradige sekundäre Anämie sich regelmäßig geltend macht. Die Stühle, die, wie erwähnt, im Anfang nur wenig Schleim und vielleicht etwas Eiter enthielten, bestehen schließlich aus einer Mischung von Blut und Eiter, während die Schleimbeimengung ganz zurücktreten kann. Da gleichzeitig fast immer eine Fäulnisdyspepsie besteht, haben die Stühle häufig einen überaus widerlichen Geruch. Der *Urin* solcher Kranken ist bei der starken Wasserverarmung des Körpers in der Regel spärlich, hochgestellt, mit starker Urobilin- und Indicanreaktion.

Bei längerer Dauer der Erkrankung wird der Zustand der Kranken im weiteren Verlaufe ein äußerst elender. Die Zunge kann eine trockene, rissige Beschaffenheit annehmen, die Augen liegen tief in den Höhlen, die Haut ist trocken und welk und läßt sich in hohen Falten abheben. Der Puls ist meist klein, schlecht gefüllt und frequent.

Mit Neigung zu Rückfällen muß man sehr stark rechnen, daher ist die *Prognose* mit großer Zurückhaltung zu beurteilen.

Differentialdiagnostisch ist zunächst bakteriologisch die Frage der Ruhr zu klären, wobei man unter allen Umständen das noch körperwarme Material zur Verimpfung bringen soll; nur so ist es möglich, Infektionen mit Bacillen- oder Protozoenruhr, Tuberkulose und Gonorrhöe abzutrennen. Weiter ist die Frage der Lues und einer Quecksilberintoxikation zu erwägen und durch Rektoskopie, sowie durch Kontrastfüllung des Darmes ein Carcinom auszuschließen. Von großer Bedeutung ist es schließlich, sich über *Magen- und Pankreasfunktion* zu orientieren, und zwar nicht nur mit Rücksicht auf die Sicherstellung der Diagnose, sondern auch auf die zu ergreifenden therapeutischen Maßnahmen. Bei der *Röntgenuntersuchung* mittels rectalen Breieinlaufs ist charakteristisch eine feine Zähnelung der Konturen des Colon im Bereich der Ulcerationen, sowie eine feine Tüpfelung des Reliefs an Stelle normaler Schleimhautfalten (vgl. Abb. 19).

Therapie. Die Therapie hat mit aller Energie die Beseitigung der schweren Darmveränderungen anzustreben, um eine ausreichende Ernährung möglichst schnell wiederherzustellen.

Wenn, wie das nach eigenen Erfahrungen für einen Teil der schweren Colitisfälle zu gelten scheint, die Erkrankung ihren Ausgang nahm von dyspeptischen Erscheinungen auf der Basis einer hartnäckigen Achylie, so wird man durch Darreichung von Salzsäure zunächst die Magenfunktion und damit auch die Pankreasfunktion in Gang zu bringen suchen. In den Fällen, in denen Magen- und Dünndarmverdauung normal funktionieren, darf man erwarten, daß es bei geeigneter Diät den speziell auf den Dickdarm gerichteten Heilmaßnahmen gelingen wird, die schweren Entzündungserscheinungen zum Zurückgehen zu bringen. Da die Erkrankung niemals sofort in ihrer vollen Schwere auftritt, so kommen Hungertage im allgemeinen nicht in Frage. Die schweren

Durchfälle bekämpfe man am besten, wenigstens in den ersten Tagen, durch Darreichung von schwarzem Tee und Haferschleim, der zunächst nur mit Wasser gekocht sein soll. Späterhin kann man vorsichtig mit Breien beginnen (Reis, Grieß, Maizena usw.), zu denen allmählich etwas Milch genommen werden kann, und denen man schon frühzeitig Apfelsinen- und Citronensaft zusetze. Alle chemisch und mechanisch reizenden Speisen sind in der ersten Zeit zu vermeiden, auch Fleisch wird anfangs nicht gut vertragen, späterhin kann man mit mildem, durch die Maschine getriebenem Fleisch (Geflügel, Kalbfleisch, Kalbsbries usw.) beginnen. Je nachdem im Stuhl Gärung oder Fäulnis überwiegt, muß man die Kohlehydrate oder das Eiweiß einschränken. Ganz ausgezeichnet bewährt hat sich in neuerer Zeit bei frischen Erkrankungen die sog. *Apfelkost* nach MORO (bei Erwachsenen 5 Pfd. täglich, geschabt!); die Durchfälle können dadurch schlagartig zum Verschwinden gebracht werden. Von allgemein therapeutischen Maßnahmen ist vor allem, schon mit Rücksicht auf die Erhaltung der Körpersubstanz, strenge Bettruhe zu empfehlen. Wärme in feuchter oder trockener Anwendung wird meist sehr angenehm empfunden. In der Rekonvaleszenz ist das Tragen von Leibbinden empfehlenswert, und jede Abkühlung, insbesondere auch der Füße, zu vermeiden. In neuerer Zeit ist Vitamin C

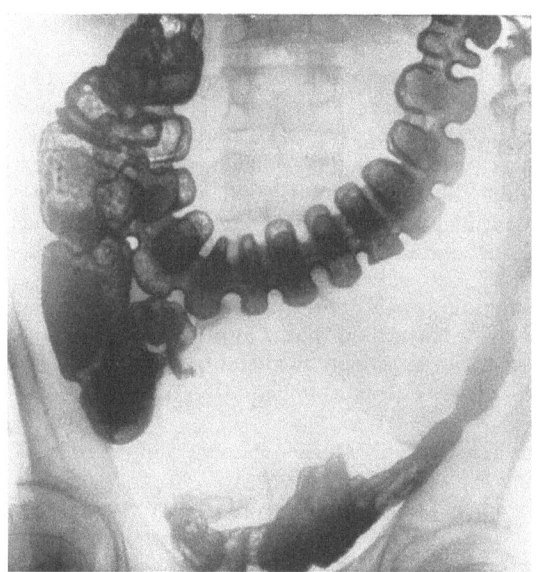

Abb. 19. *Colitis ulcerosa*. Lufteinblasung nach Entleerung des Kontrastbreies. Feine Zähnelung der Konturen und Tüpfelung des Wandbeschlages durch Ulcerationen (deutlich besonders an der lateralen Begrenzung des Colon ascendens).

mit hervorragendem Erfolg (am besten intravenös, 100—300 mg pro die) angewendet worden.

Für die lokale Behandlung des erkrankten Dickdarmes stehen nach meiner Erfahrung an erster Stelle Stärkeklystiere[1] mit oder ohne Zusatz von Dermatol (1 Eßlöffel auf $^{1}/_{2}$ l Einlauf). Die Stärkeklystiere werden meist außerordentlich angenehm empfunden, sie werden häufig durch viele Stunden gehalten, und zuweilen kommen sie überhaupt nicht mehr zum Vorschein. Sind die heftigsten Erscheinungen abgeklungen, so empfehlen sich bei vorwiegender Beteiligung des Rectum Kollargolklysmen (100 ccm einer 5%igen Lösung leicht angewärmt mit 10 Tropfen einer 2%igen Pantoponlösung versetzt); hierbei kommt nicht nur die lokale Wirkung, sondern auch die Allgemeinwirkung des Kollargols zur Geltung. Ich habe das Kollargol in manchen Fällen 2—3 Wochen gegeben, ohne jemals eine Argyrosis erlebt zu haben. Sind die akuten schweren Erscheinungen abgeklungen, so wird man mit energischeren Mitteln vorzugehen

---

[1] Ein Eßlöffel feinster Reisstärke wird mit etwas kaltem Wasser angerührt, nach weiterer Verdünnung mit etwas Wasser erhitzt bis zur Quellung (nicht bis zum Kochen!), dann nach Abkühlung das Ganze mit heißem Wasser auf ein Volumen von 750—1000 g gebracht. Davon wird je nach Lage des Falles $^{1}/_{2}$ l oder mehr als Klysma gegeben, das, wenn möglich, mehrere Stunden gehalten werden soll.

haben, beispielsweise einen Versuch mit Tanninklysmen (1%ig oder Argent. nitric.-Lösung $^1/_2^0/_{00}$ig) machen. Zuweilen geben die Kranken an, daß eine zu diagnostischen Zwecken vorgenommene Bariumfüllung des Darmes ihre Beschwerden gelindert hätte. Von manchen Autoren werden Öleinläufe mit Dermatol nach vorheriger Reinigung des Darmes besonders empfohlen, auch Spülungen mit 2%iger Yatrenlösung.

Von *peroraler Medikation* empfehle ich die bereits genannte Salzsäure in Verbindung mit Opium (Extr. Opii 0,1—0,2 auf Mixtura acida 200; 3mal tgl. 1 Eßl.). Zwischen den Mahlzeiten können Tanninpräparate, wie Eldoform, Tannalbin, Tannigen, Tannismut mit Vorteil gegeben werden. Sehr heftige Schmerzen werden am besten mit Atropin (evtl. subcutan) behandelt. In letzter Zeit ist aus der SCHOTTMUELLERschen Klinik über auffällige Erfolge bei Colitis nach Verabreichung großer Dosen von Eisen (in Gestalt von Ferrum reductum 8—10 g pro die) berichtet worden; unter dieser Behandlung besserten sich nicht nur die Anämie, sondern auch die entzündlichen Darmveränderungen; die Besserung wird durch eine Veränderung der Darmflora erklärt.

Die oben geschilderten Beziehungen zwischen den Vitaminen der B_2-Gruppe und der Funktion des Dickdarmes lassen Versuche mit großen Dosen *Leberextrakt* und *Hefepräparaten* (Philocytin der Cenoviswerke) empfehlenswert erscheinen. Auch *Vitamin A* und *Carotin* wurden in Form öliger Lösungen *lokal* appliziert, und, wie es scheint, mit Erfolg.

Gelingt es durch die hier geschilderten Maßnahmen nicht, die Erkrankung im Verlaufe einiger Wochen wesentlich zu bessern, kommen vielmehr die Kranken in ihrem Ernährungszustand immer weiter herunter, so soll man nicht länger zögern, sondern den erkrankten Darm operativ ausschalten durch Anlegung einer Appendicostomie, einer Coecostomie oder eines Anus praeternaturalis. Bei den beiden ersteren Methoden ist der Darm nicht oder nur wenig funktionell entlastet, jedoch besteht die Möglichkeit, ihn sehr energisch zu spülen. Ihr Vorteil ist, daß bei Anlegung eines gutsitzenden Drains kein Kot aus der Wunde kommt. Das wirksamste, wenn auch unbequemste, ist der Anus praeternaturalis; hier kommt es zu einer absoluten Ruhigstellung des Darmes und die Geschwüre haben dadurch, daß sie von Fäkalien nicht mehr gereizt werden, die Möglichkeit auszuheilen. Freilich darf angesichts der langen Zeit, während der die Fistel bestehen bleiben muß, nicht die Gefahr übersehen werden, daß der kollabierte Darm durch Verwachsung der Geschwürsflächen undurchgängig werden kann, was unter Umständen zu schwierigen Operationen Veranlassung geben würde.

Die günstige Wirkung der Operation zeigt sich meist sehr rasch in Nachlassen des Fiebers, Verschwinden der Leibschmerzen und der blutig-eitrigen Stühle, in Gewichtszunahme und besserem Aussehen der Kranken. Sehr wichtig ist es, mit großer Vorsicht und Energie die Spülbehandlung durchzuführen. Man beginnt etwa mit einem Liter physiologischer Kochsalzlösung oder Kamillentee von Körpertemperatur unter mäßigem Druck und steigt schließlich bis auf zwei Liter. Zur Erleichterung des Ablaufes legt man in den After ein Rohr ein. Wenn die Spülflüssigkeit frei von Blut und Eiter ist und der rectale Befund völlig normal ist, kann man an eine Schließung der Fistel denken; meist nimmt eine völlige Ausheilung freilich ein Jahr in Anspruch.

Akute Appendicitis *(Blinddarmentzündung, Perityphlitis, Entzündung des Wurmfortsatzes). Vorkommen und Ätiologie.* Die Erkrankung bevorzugt das jugendliche Alter, und zwar besonders das zweite und dritte Jahrzehnt, aber auch im frühen Kindesalter und bis ins hohe Alter hinein kommt sie zur Beobachtung. Das gehäufte Auftreten in bestimmten Familien ist offenbar auf vererbte anatomische Besonderheiten (Lage von Coecum und Appendix, deren besondere Länge, abnorme Krümmungen u. dgl.) zurückzuführen. Der große

Reichtum des Wurmfortsatzes an Lymphfollikeln, die Neigung pathogener Keime, sich in ihnen anzuhäufen, haben Veranlassung gegeben, die Erkrankung der Appendix in Parallele zu setzen mit den Erkrankungen der Tonsillen. Unter den Faktoren, die die Disposition der Appendix zu schwerer Erkrankung erklären, ist in erster Linie das im Verhältnis zur Gesamtlänge geringe Lumen (4—6 mm) hervorzuheben. Es kommt hier sehr leicht zu einer Stauung des Inhalts mit Zersetzung, ein Umstand, der auch das Chronischwerden von katarrhalischen Zuständen erklärt. Übrigens ist die Ernährung des Wurmfortsatzes durch das Mesenteriolum keine sehr ausgiebige; da die Arteria appendicularis eine Endarterie ist, so kommt es bei entzündlichen Veränderungen leicht zu Thrombosenbildung, und eine hinzutretende Infektion hat nun leichtes Spiel.

In früherer Zeit hat man in den Wurmfortsatz eingedrungene Fremdkörper, bzw. Nahrungsreste, ferner Parasiten (Oxyuren, Trichocephalen) bei der Betrachtung der Ätiologie in den Vordergrund gestellt und die Möglichkeit der Entstehung von Kotsteinen für besonders bedeutungsvoll gehalten. Neuerdings ist die Wertung von Kotsteinen für die Entstehung der Appendicitis, die von zahlreichen Autoren in Zweifel gezogen war, wieder in den Vordergrund gerückt und auf das enorm rasche Wachstum von Aktinomyceten in dem durch den Kotstein verschlossenen Appendixteil nachdrücklich hingewiesen worden; von der Bakteriologie der Appendix wird weiter unten noch zu sprechen sein. Für manche Fälle ist auch die Rolle der Oxyuren wiederum stärker betont worden.

Eine Appendicitis kann schließlich auch durch Übergreifen von krankhaften Prozessen der Umgebung (Coecum, Adnexe, Gallenblase bei hoch hinaufreichender Appendix), ferner durch Beteiligung der Appendix an allen möglichen, den ganzen Darm betreffenden Prozessen (wie Typhus, Cholera, Influenza) entstehen, wir begegnen ihr als metastatischer Erkrankung bei Furunkeln und Phlegmonen und sehen sie nach Traumen der Ileocöcalgegend auftreten (wobei wohl meist eine latente Appendicitis schon vorlag).

Pathologische Anatomie. Nach den Untersuchungen Aschoffs und seiner Schule greift die Erkrankung von der Schleimhaut aus keilförmig die Wand durchsetzend in die Tiefe, so daß Muscularis und Serosa viel ausgedehnter befallen sind als die Schleimhaut, deren Läsion die Spitze des Keils bildet. Man unterscheidet zwischen der einfachen katarrhalischen Entzündung, *Appendicitis simplex,* bei der die Serosa beteiligt sein kann (aber nicht muß) und das Exsudat nur serös ist, der durch ein Geschwür bedingten *Appendicitis perforativa,* die stets mit eitriger Entzündung einhergeht, die entweder lokal bleibt oder sich weiter auf das Bauchfell ausdehnt, und schließlich der *Appendicitis gangraenosa* mit Neigung zu rasch sich ausbreitender Peritonitis; bei der letzteren ist die Ursache der Gangrän eine hämorrhagische Infarzierung. Je nach der Ausdehnung, in der das Schleimhautepithel zugrunde geht, kommt es später zur völligen oder teilweisen Verödung des Wurmfortsatzes, die unter Umständen zu Hydrops oder Empyem führen kann.

Fast regelmäßig entsteht mit der Beteiligung des Peritoneum ein sog. *Früherguß,* der die Veranlassung zur Bildung schützender Adhäsionen wird. Die Gefahr einer diffusen Peritonitis ist in diesen Fällen geringer. Die Verklebung des Wurmfortsatzes mit den Darmschlingen in der Umgebung, mit dem Netz, evtl. mit der Bauchwandung, bedingt die Entstehung des *Ileocöcaltumors,* innerhalb dessen (je nach dem verschiedenen Verlauf) es zur Entwicklung eines Abscesses, in dem der abgestorbene Wurmfortsatz liegt, oder derber schwartiger Massen kommt. Der Absceß kann durch Durchbruch in den Darm zur Ausheilung gelangen, er kann auch der Ausgangspunkt von subphrenischen

Senkungs- oder Leberabscessen sein, oder aber es kann sich eine Thrombophlebitits mit Pyämie entwickeln.

Die *bakteriologische Untersuchung der Appendixflora* (der gesunden und der kranken) hat folgendes ergeben (W. LÖHR): Von *Aerobiern* fanden sich in erster Linie die Coli-Lactis aerogenes-Gruppe, dann Streptococcus acidi lactici, apathogene zur Diphtheriegruppe gehörige Stäbchen, ferner Aktinomyceten (zum größeren Teil anaerob), von *Anaerobiern* vor allem der WELCH-FRÄNKELsche Gasbacillus, der Bacillus multifermentans tenalbus, der Bacillus amylobacter und von Fäulniskeimen der Bacillus putrificus tenuis (ZEISSLER). Neben diesen Hauptgruppen finden sich zuweilen, aber nicht regelmäßig die verschiedensten Streptokokkenformen, auch Pneumokokken usw. Für das Zustandekommen der Gangrän wird den Anaerobiern, besonders dem Bacillus putrificus tenuis eine große Rolle zugeschrieben. Die Perforationsperitonitis wird unzweifelhaft von sämtlichen Keimen der Appendix, vor allem den Colibakterien, verursacht. Die Prognose bei Infektion mit den Erregern der Coligruppe, die häufig schon allein durch den Geruch bei der Operation sich anzeigt, ist im allgemeinen günstiger zu beurteilen als bei Infektion mit anderen Keimen.

Klinisches Bild. Erkrankungen des Wurmfortsatzes machen sich im wesentlichen erst durch das Übergreifen auf seinen Peritonealüberzug bemerkbar. Das Krankheitsbild entwickelt sich häufig sehr stürmisch, ein plötzlicher Schmerz in der rechten Unterbauchgegend bei vorher völlig gesunden Menschen, nicht selten verbunden mit leichter Brechneigung, eröffnet die Krankheit. Etwas Fieber und Mattigkeit gesellen sich rasch dazu, und die zunehmenden Leibschmerzen veranlassen den Kranken, das Bett aufzusuchen. Oft wird der ileocöcale Leibschmerz diffus, zuweilen auch im Epigastrium geklagt, und die Angaben der Kranken, daß die Schmerzen nach einer ausgedehnten Mahlzeit aufgetreten seien, können irreführen. Die *Untersuchung* stellt freilich auch in diesen Fällen die stärkste Empfindlichkeit in der Gegend des sog. MACBURNEYschen *Punktes*[1] fest, die rechte Unterbauchgegend erscheint leicht aufgetrieben, der Bauchdeckenreflex ebenda abgeschwächt, bei der Palpation fühlt man eine vermehrte Bauchdeckenspannung (défense musculaire); zuweilen ist die Druckempfindlichkeit am stärksten, wenn die tief eindringende Hand ganz plötzlich rasch abgehoben wird (Schnellschmerz); das Phänomen ist häufig auch von der gesunden Seite auszulösen. Die unter keinen Umständen zu unterlassende *rectale Untersuchung*, bei der Frau auch die *vaginale*, stellt meist eine Empfindlichkeit des tief nach rechts oben dringenden Fingers fest. Betrachtet man den Kranken im einzelnen, so findet man die Zunge belegt und trocken, die Atmung häufig von costalem Typ, der Leib erscheint im ganzen meteoristisch aufgetrieben, Urin- und Stuhlentleerung stocken; besonders das Urinlassen ist in den Fällen, wo das Peritoneum mitbeteiligt ist, ausgesprochen schmerzhaft. Die Temperatur, die regelmäßig erhöht ist, zeigt gerade bei peritonealen Prozessen bei rectaler Messung wesentlich höhere Steigerungen als bei axillarer. Die Beurteilung des Pulses ist deswegen besonders bedeutungsvoll, weil ein kleiner frequenter Puls auf einen schweren Allgemeinzustand hinweist, er ist uns häufig wichtiger, als die Temperatur; aber es ist zu bemerken, daß ein ruhiger Puls nicht sicher gegen eine schwere Veränderung spricht. Von großer Bedeutung ist bei der Appendicitis auch der *Allgemeineindruck*, er besagt uns häufig mehr als die Beachtung der einzelnen Symptome. Aber selbst bei zunächst ganz leicht erscheinender Erkrankung kann plötzlich das Bild der schwersten Peritonitis sich entwickeln.

---

[1] Schnittpunkt des äußeren Rectusrandes und der Verbindungslinie zwischen Spina iliac. ant. sup. und Nabel.

Dieses hier kurz skizzierte Bild der frischen Erkrankung kann sich in den nächsten Tagen, unter Umständen auch schon innerhalb weniger Stunden, in der verschiedensten Weise verändern. Was den lokalen Befund anlangt, so kann er bei Rückbildung der Veränderungen vollkommen verschwinden. Oder aber es tritt eine Wendung zum Schlimmen ein mit der Entwicklung schwerer peritonealer Symptome. Kommt es zu frühzeitiger Bildung von Verklebungen, so entsteht das Bild des *Ileocöcaltumors*. Bei der Palpation wird allmählich in der rechten Unterbauchgegend, die zuerst nur eine deutliche Bauchdeckenspannung zeigte, eine Resistenz fühlbar, die bei vorsichtiger Perkussion gedämpften Schall gibt. Der Tumor ist meist von glatter Oberfläche, unverschieblich und läßt sich gewöhnlich gegen das POUPARTsche *Band* abgrenzen. Die anfangs sehr starke Empfindlichkeit, die die Palpation erschwert, läßt im Verlaufe einiger Tage nach, und es ist nunmehr möglich, den Ileocöcaltumor in seiner Lage und Ausdehnung genauer abzugrenzen; auch jetzt ist die Untersuchung per rectum oder vaginam von großer Bedeutung. Das Verhalten des Fiebers gibt meist einen gewissen Aufschluß darüber, ob man mit einer stärkeren Eiterung zu rechnen hat; hohes Fieber und Schüttelfrost machen eine Eiterung wahrscheinlich.

In Fällen, wo nicht operativ eingegriffen wird, und es frühzeitig zur Bildung von Verklebungen kommt, kann im Verlaufe von 1—1$^1/_2$ Wochen das Krankheitsbild abklingen. Der Ileocöcaltumor verkleinert sich unter Nachlassen der Schmerzen, der Darm nimmt seine Funktionen wieder auf, und die Genesung setzt ein. In solchen Fällen ist, wie man annehmen muß, der Abszeß durch Durchbruch in den Darm zur Ausheilung gekommen. Um einen solchen Vorgang nicht zu übersehen, ist die sorgfältige Untersuchung aller Stühle unerläßlich.

Freilich mit diesem günstigen Ausgang der Erkrankung kann man niemals rechnen. Recht häufig nimmt bei anfänglich ganz leichten Erscheinungen das Krankheitsbild unerwartet eine Wendung zum Schlimmen, und der Kranke bietet plötzlich das Bild der schweren diffusen Bauchfellentzündung dar. Diese Entwicklung nehmen meist Erkrankungen, bei denen infolge ausgedehnter Gangrän des Wurmfortsatzes die Perforation eintritt, noch bevor sich schützende Verklebungen bilden können. In sehr seltenen Fällen kommt bei akuter Appendicitis das Bild eines *Darmverschlusses* zur Entwicklung. Eine große Bedeutung für die Beurteilung der Appendicitis, wie aller infektiöser Erkrankungen überhaupt, hat sich die *Blutuntersuchung* erworben. Hohe *Leukocytose* ist immer Ausdruck einer schweren Infektion und kräftiger Reaktion des Körpers; ob der Organismus der Infektion Herr wird, darüber unterrichtet uns das Differentialblutbild. Starke Linksverschiebung beweist, daß alle Reserven des Organismus benötigt werden. Sinkt bei gleichbleibender Linksverschiebung die Gesamtzahl der Leukocyten, so besagt das eine ernste Prognose (Sinken der Widerstandskraft des Körpers), Rückgang der Leukocyten mit Rückgang der Linksverschiebung bedeutet Nachlassen und Überwindung der Infektion.

Nach Abklingen eines akuten Anfalles kann das Bild einer *chronischen Appendicitis* entstehen, indem entweder wechselnde Beschwerden nach einem oder mehreren Anfällen zurückbleiben, oder der erste akute Anfall von neuen in Intervallen auftretenden gefolgt wird — *chronisch rezidivierende Appendicitis*.

Diagnose und Differentialdiagnose. So leicht die Diagnose Appendicitis in typischen Fällen zu stellen ist, so groß sind die Schwierigkeiten bei einer Minderzahl von Kranken. Die Appendix kann nach der Mittellinie zu gelegen sein, der Schmerz wird in der Gegend des Nabels oder unmittelbar über der Symphyse lokalisiert, oder aber der Wurmfortsatz liegt im kleinen Becken oder vor dem Promontorium; im letzteren Falle stellt der vom Rectum aus palpierende Finger eine Druckempfindlichkeit hoch oben fest. Bei hochgeschlagener Appendix besteht die Möglichkeit einer Verwechslung mit einer eitrigen *Cholecystitis*, und zwar besonders dann, wenn infolge einer gegen die Leberpforte sich ausbreitenden Eiterung gleichzeitig sich Ikterus einstellt.

Ebenso wie das Bild der Appendicitis infolge der abnormen Lage der Appendix atypisch sein kann, vermögen andere Erkrankungen eine Blinddarmentzündung vorzutäuschen. So kann eine rechtsseitige *Unterlappenpneumonie*, vor allem bei Kindern, zu Schmerzen in der Ileocöcalgegend und Bauchdeckenspannung führen, weshalb man niemals eine sorgfältige Untersuchung der Lungen vergessen soll. Erkrankungen des *Nierenbeckens* und des Ureters (Pyelitis, Nierenkoliken, Uretersteine usw.), aber auch *paranephritische Abscesse* müssen stets mit erwogen werden. Genaue Untersuchung des *Urins* auf Leukocyten und Erythrocyten ist hier besonders wichtig; vor allem auch zur differentialdiagnostischen Abtrennung der Gallenblasenerkrankungen; bei der Cholecystitis findet sich in der Regel reichlich Urobilin, während bei der Appendicitis die Indicanprobe meist stark positiv ist. Oft genug geben übrigens *rechtsseitige Uretersteine* zu Verwechslung mit Appendicitis Anlaß. Bei Frauen sind Veränderungen der *Adnexe* stets sorgfältig auszuschließen. Die Abtrennung einer *Tubargravidität* oder eines stielgedrehten *Ovarialtumors* gelingt im allgemeinen gut. Jedem erfahrenen Arzte sind ferner Verwechslungen von Appendicitis mit *Typhus-* oder *Paratyphuserkrankungen* bekannt, auch *Ileocöcaltuberkulose* oder *tuberkulöse Peritonitiden* und *Aktinomykose* haben zu der falschen Diagnose Appendicitis geführt; und ebenso die als *Typhlatonie* und *Coecum mobile* bekannten Störungen. Seltener, aber doch von Zeit zu Zeit macht die Differentialdiagnose einer Appendicitis gegenüber einem *Ulcus des Magens*, des *Duodenum* oder einer akuten *Pankreasapoplexie* Schwierigkeiten. In unklaren Fällen vergesse man nicht die Möglichkeit eines *perforierten Darmdivertikels* in Betracht zu ziehen.

Prognose. Bei Stellung der Prognose der Appendicitis empfiehlt sich in jedem Falle zu Beginn größte Zurückhaltung, da, wie erwähnt, ganz harmlos und gutartig erscheinende Erkrankungen plötzlich eine bösartige Wendung nehmen können. Kommt es zu peritonealen Erscheinungen, so hängt der weitere Verlauf einmal davon ab, ob sich frühzeitig Adhäsionen bilden, oder ob die Perforation in die freie Bauchhöhle erfolgt, m. a. W., die Prognose der Appendicitis ist verschieden je nach der Form, unter der sie auftritt. Weiter spielt die Virulenz der Infektionserreger eine bedeutsame Rolle und endlich — wohl der wichtigste, den Verlauf bestimmende Faktor — das rechtzeitige therapeutische Eingreifen. Aber auch bei den zunächst gutartig verlaufenden Fällen muß man mit dem Auftreten neuer Attacken rechnen, deren Verlauf sich niemals voraussehen läßt; oder aber bei Entstehung einer chronischen Appendicitis können sich erhebliche, den Gesamtzustand in hohem Maße störende Verdauungsbeschwerden einstellen. In den zur Bildung eines Abscesses führenden Fällen ist die Prognose immer zweifelhaft, da die Gefahr einer eitrigen Thrombophlebitis hier stets droht.

Therapie. Die auch beim Laienpublikum weitverbreitete Erkenntnis von dem heimtückischen Charakter der Appendicitis hat dazu geführt, daß die Frühoperation, die von der Mehrzahl der Ärzte empfohlen wird, weil die Entwicklung der Erkrankung sich niemals mit einiger Sicherheit voraussagen läßt und der günstige Moment zum Eingriff leicht versäumt wird, fast niemals auf Widerstände stößt. Es besteht kein Zweifel, daß viele Fälle zur Operation kommen, die auch bei konservativer Behandlung glatt geheilt wären. Wenn man berücksichtigt, daß in der allgemeinen ärztlichen Praxis die dauernde Überwachung des Kranken, die jede Veränderung in seinem Zustande sofort festzustellen erlaubt, niemals in dem Maße möglich ist, wie in einem Krankenhaus, so muß man zugeben, daß die Frühoperation bei sichergestellter Diagnose und in all den Fällen das Gegebene ist, wo man nicht sozusagen mit dem Messer in der Hand am Bette des Kranken Wache halten kann. Unter allen Umständen wird man sofort zu operieren haben, wenn peritonitische Erscheinungen vorhanden sind, und zwar auch dann, wenn die Diagnose Appendicitis nicht über jeden Zweifel sicher steht; in dem Abschnitt Differentialdiagnose wurde ausführlich besprochen, welche anderen Erkrankungen mit in Frage kommen, bei denen ebenso operativ eingegriffen werden müßte, wie bei der Appendicitis.

Recht schwierig ist die Frage der Operation in nicht frischen Fällen von Appendicitis, die sich im zweiten oder dritten Tage der Erkrankung befinden. Im besonderen gilt dies, wenn sich ein Ileocöcaltumor entwickelt hat. Ist der Allgemeinzustand derart, daß das Fortschreiten der Erkrankung unverkennbar ist, stellen sich starke peritoneale Erscheinungen ein, verändert sich das Blutbild im ungünstigen Sinne, wobei wir auf die oben gemachten Ausführungen verweisen, so wird man nicht zögern dürfen zu operieren, da hier möglicherweise jeden Augenblick der Durchbruch in die freie Bauchhöhle erfolgen kann. Anders liegen die Dinge, wenn der entzündliche Tumor sich schärfer abgrenzt oder gar kleiner wird. Hier kann man hoffen, bei längerem Zuwarten einen günstigeren Moment zum Eingreifen zu finden. Freilich, das Gesagte kann nur ganz allgemein gewisse Richtlinien geben, jeder Krankheitsfall liegt anders und bedarf einer sorgfältigen Erwägung.

In all den Fällen, wo nicht operativ eingegriffen wird, sorge man für strengste Bettruhe, lasse die Kranken während der ersten beiden Tage am besten ganz hungern und höchstens kleine Mengen schwarzen Tees trinken. In den ersten Tagen lege man eine Eisblase auf die rechte Unterbauchgegend auf (bei Belästigung des Kranken durch den Druck befestige man sie an einem über das Bett gelegten Bogen); wenn die Beschwerden nicht sehr hochgradig sind, tut auch ein PRIESSNITZscher Umschlag gute Dienste. Erst nach dem Verschwinden der akuten Erscheinungen greife man zur Wärmeanwendung (Kataplasmen, Heizkissen u. dgl.). Die Nahrung soll weiterhin nur flüssig sein (Schleimsuppen). Von den früher so häufig benutzten Abführmitteln ist man ganz abgekommen wegen der Gefahr einer Perforation. Zur Linderung etwaiger Schmerzen kommt lediglich Atropin in Frage, bzw. Extr. Belladonna (evtl. in Form von Stuhlzäpfchen). Dagegen ist die Darreichung von Opium und Morphium wegen der Gefahr, daß das Krankheitsbild verwischt wird, dringend zu widerraten. Die Frage der Stuhlentleerung braucht dem Arzt in den ersten Tagen keine Sorge zu machen. Man kann hier bei befriedigendem Allgemeinbefinden des Kranken ohne Schaden bis zu einer Woche zuwarten. Ein vorsichtiger Einlauf (Öl mit Kamillentee, gut durchgerührt) führt in der Regel zum gewünschten Erfolg.

In den Fällen, wo der Kranke nicht im ersten Beginn der Krankheit zur Behandlung kam, und wo man abwarten konnte, tritt nach dem Rückgang der Erscheinungen die Frage der Operation im anfallsfreien Intervall an den Arzt heran. Hat eine nicht ganz leichte Erkrankung vorgelegen, so wird man wegen der Gefahr von Rückfällen und der Wahrscheinlichkeit, daß neue Beschwerden auftreten, den Rat zur Entfernung der Appendix geben müssen.

Chronische Appendicitis. Die chronische Appendicitis kann sich im Anschluß an einen oder mehrere akute Anfälle entwickeln oder aber es können immer wiederkehrende Rezidive einen mehr oder weniger starken Beschwerdekomplex verursachen. Nicht selten erlebt man es, daß die ersten Attacken ganz leicht verlaufen und daß bei den späteren Anfällen schwere, eine sofortige Operation nötig machende Erscheinungen sich einstellen. Für die hier genannten Fälle, die im wesentlichen das gleiche Bild darbieten wie die akute Appendicitis, wenn auch in gemilderter Form, gelten die Ausführungen in dem vorausgegangenen Kapitel.

Neben diesen Formen gibt es nun noch eine ein selbständiges Krankheitsbild darbietende Form der *chronischen Appendicitis*, die von KLEMM als *chronische anfallsfreie Appendicitis* bezeichnet wurde. In der Anamnese solcher Kranken ist auch bei sorgfältigem Nachforschen so gut wie nie etwas über eine vorausgegangene akute Attacke zu erfahren.

Die Beschwerden dieser Appendicitisform sind wenig charakteristisch: Appetitlosigkeit, Völlegefühl, Störungen des Stuhlganges mit Schmerzen sind die wichtigsten. Besonderes Gewicht muß einem häufigen Wechsel zwischen Verstopfung und Diarrhöen beigelegt werden, wenn gleichzeitig über Schmerzen bei der Defäkation geklagt wird, besonders bei Anwendung von Abführmitteln; der Sitz der Schmerzen ist durchaus uncharakteristisch.

Objektive Symptome und Diagnose. Weder das Vorhandensein eines Druckpunktes, noch etwa eine Blähung des Coecum, noch die Temperatursteigerungen (die bald vorhanden sind, bald fehlen) sind wirklich charakteristische Symptome. Bedeutungsvoll sind eher die genannten Stuhlunregelmäßigkeiten mit Schmerzen und das Ergebnis der hier nun kurz zu besprechenden Röntgenuntersuchung.

Gute Füllung des Wurmfortsatzes mit Kontrastbrei[1] und prompte Entleerung auf ein Abführmittel (etwa Ricinusöl) spricht für Intaktheit des Wurmfortsatzes, während die mangelhafte Entleerung des gefüllten Wurmfortsatzes bei sonst guter Darmentleerung auf eine Störung hinweist. Füllt sich der Wurmfortsatz bei Anwendung der genannten Methodik nicht, so muß der Verdacht auf krankhafte Veränderungen aufsteigen (KUTTNER). Freilich, eine sichere Auswertung dieses Befundes ist schon deshalb nicht möglich, weil eine vorausgegangene Appendicitisattacke zu völligem oder fast völligem Verschluß der Appendix geführt haben kann. Jedenfalls wird man die Diagnose nur stellen dürfen, wenn der ganze Magen-Darmkanal und die Gallenblase in der üblichen Weise durchuntersucht sind, wenn Erkrankungen der Harnwege, bei Frauen auch der Genitalien, mit Sicherheit ausgeschlossen werden können. Daneben darf nicht vergessen werden, daß neuropathische Individuen mit Neigung zu spastischen Zuständen am Magen-Darmkanal besonders stark über Beschwerden klagen, für die ein objektiver Befund lange Zeit hindurch nicht gefunden werden kann. Im Hinblick auf die Schwierigkeiten einer sicheren *Diagnose* sei man mit der *Therapie* möglichst zurückhaltend. Atropin in Verbindung mit alkalischen Sulfatwässern wirkt häufig hier ganz ausgezeichnet. In anderen Fällen wird die Entfernung der Appendix nach Erschöpfung aller konservativen Maßnahmen unumgänglich notwendig sein.

Colica mucosa *(Myxoneurosis intestinalis membranacea).* Wie bei jedem Schleimhautkatarrh, so ist auch beim Dickdarmkatarrh die Beimengung von Schleim zum Stuhl das charakteristische Zeichen. Was die Colica mucosa von der leichten Form der gewöhnlichen Colitis unterscheidet, ist die Massigkeit der Schleimabsonderung, ohne daß stärkere Entzündungserscheinungen (starke Hyperämie des Darmes, starke Durchfälle) vorherrschen. Man hat früher geglaubt, eine Colitis mucosa, einen Dickdarmkatarrh mit besonders nervös bedingter Schleimsekretion streng trennen zu sollen von der sog. Colica mucosa, einem Krankheitszustand, bei dem ohne entzündliche Grundlage unter Koliken

---

[1] Die Methodik der Untersuchung ist die folgende: Letzte Abendmahlzeit um 6 Uhr, danach anschließend Karlsbader Salz (2 Teelöffel auf 300 Wasser) und eine Bariumbreimahlzeit $^{1}/_{2}$ Stunde später (wie zur Magenröntgenuntersuchung). Am nächsten Tag früh (ungefähr nach 14—15—16 Stunden) Durchleuchtung, bzw. Aufnahme. Je nach Befund noch eine weitere Durchleuchtung und Aufnahme.

mehr oder minder große Schleimmengen aus dem Darm ausgestoßen werden und den man als *Sekretionsneurose* (Myxoneurose) aufgefaßt hat. Man ist heute von dieser strengen Trennung abgekommen, obwohl es auf der Hand liegt, daß auch bei nicht nervösen Menschen der Dickdarm auf irgendeinen Reiz mit Absonderung ungewöhnlich großer Schleimmengen reagieren kann.

Klinische Erscheinungen. Je nachdem es sich mehr um eine starke Schleimabsonderung bei einem Dickdarmkatarrh oder um die Absonderung großer Schleimmengen ohne sonstige Zeichen eines stärkeren Katarrhs handelt, ist das klinische Bild etwas verschieden. Bei der typischen Colica mucosa erfolgen Entleerungen von Membranen oder röhrenartigen Ausgüssen des Darmlumens, zuweilen erscheinen auch bandwurmartige Gebilde; sie alle bestehen aus Schleim, sind bald von weicher gallertartiger Konsistenz, bald erinnern sie an derbe Membranen wie beim Croup. Stuhl ist diesen Massen meist nicht beigemengt. Bei mikroskopischer Untersuchung findet man besonders nach Essigsäurezusatz Faltenbildung (gefälltes Mucin), daneben Bakterien, Detritus, Nahrungsreste und Zylinderepithelien. Leukocyten fehlen meist, zuweilen sieht man eosinophile Zellen und CHARCOT-LEYDENsche Krystalle.

Die Schleimentleerungen erfolgen meist unter heftigen Koliken, bei deren Auslösung man durch sorgfältige Anamnese fast stets eine psychische Erregung feststellen kann. Das ganze Krankheitsbild erinnert sehr an das Asthma bronchiale (*Darmasthma* nach STRÜMPELL), und man darf wohl mit EPPINGER und HESS einen erhöhten Tonus des parasympathischen Systems als die Grundlage der Störung annehmen. Auch eine Eosinophilie des Blutes wird, wie beim Asthma, häufig gefunden. Mit der Colica mucosa ist in den meisten Fällen eine spastische Obstipation verbunden. Die Neigung solcher Kranker, durch häufige Einläufe Stuhl zu erzielen, vermehrt den hier meist vorhandenen Reizzustand noch weiter.

Ein Beispiel dieser Art bietet eine eigene Beobachtung, bei der eine Frau mit spastischer Obstipation mehr als 20 Einläufe an einem Tag gemacht hatte, worauf schwerste Koliken mit Ausstoßung großer Schleimmengen sich einstellten.

Prognose und Therapie. Daß das auf der Basis einer Neurose entstandene Leiden äußerst hartnäckig ist, bedarf keiner weiteren Betonung. Unter Umständen führt die Angst vor Wiederkehr der Anfälle zu ungenügender Ernährung, und die Kranken kommen sehr zurück. Gelingt es, sie einer vernünftigen Behandlung zuzuführen, so sind die Aussichten einer vollkommenen Ausheilung nicht ungünstig.

Bei der *Behandlung* versuche man den nervösen Allgemeinzustand zu bessern durch physikalische oder hydrotherapeutische Prozeduren, einen Aufenthalt an der See oder im Gebirge, wobei man gleichzeitig Sedativa wie Brom, Baldrianpräparate, unter Umständen auch Kalkpräparate verordnen kann. Gleichzeitig bekämpfe man mit allen Mitteln die vorhandene Obstipation durch Regelung der Diät, Atropin bzw. Belladonna und eine Trinkkur mit geeigneten Quellen (Karlsbader, Mergentheimer, Vichy usw.). Zur Lokalbehandlung empfehlen sich Stärkeklystiere in der Art, wie sie bei der Behandlung der Colitis ulcerosa beschrieben wurden. Aber auch warme Öleinläufe leisten gute Dienste.

Umschriebene Entzündungen des Dickdarmes. Die Trennung des Dickdarmes in einzelne Abschnitte läßt es begreiflich erscheinen, daß entzündliche Prozesse sich mit Vorliebe an dem einen oder anderen Teil des Dickdarmes abspielen können.

Im Bereich des *Coecum* kann sich durch Kotstauung ein entzündlicher Zustand entwickeln, der früher als *Typhlitis stercoralis* bezeichnet wurde, dessen Bestehen man indes später geleugnet hat. Die Fortschritte im klinischen Studium der Appendicitis haben dazu geführt, daß man unter dem Eindruck der überragenden Bedeutung appendicitischer Veränderungen bei krankhaften Zuständen in der rechten Unterbauchgegend die Möglichkeit von Erkrankungen des Blinddarmes und des aufsteigenden Dickdarmes ganz vergessen hat. Das ist durchaus begreiflich, man wird sich jedoch fragen müssen, ob nicht in manchen Fällen, in denen man eine Appendicitis diagnostiziert und bei der Operation keine sichere Veränderung des Wurmfortsatzes gefunden hatte, nicht eine Typhlitis vorgelegen hat, und das gleiche gilt höchstwahrscheinlich auch für Erkrankungen, die als leichte Appendicitis gedeutet wurden und rasch wieder zurückgingen. Die *Diagnose* ist in den Fällen mit einer gewissen Sicherheit zu stellen, wo sofort zu Beginn der Erkrankung das Coecum bzw. das Colon descendens als kissenartige bewegliche Resistenz nachweisbar ist, und die klinischen Erscheinungen (Fieber usw.) nur gering sind. In solchen Fällen ruft häufig ein Abführmittel sehr rasch völliges Verschwinden der Erscheinungen hervor.

In diesem Zusammenhang wäre besonders das von WILMS geschilderte Krankheitsbild des *Coecum mobile* (Typhlatonie) zu nennen, wobei Beschwerden wie bei der chronischen Appendicitis (rezidivierende Schmerzen in der rechten Unterbauchgegend, Stuhlunregelmäßigkeiten usw.) auftreten. Die hier meist vorhandene abnorme Beweglichkeit des Coecum, das in der Regel gebläht erscheint (daher der Name Typhlatonie), soll durch Kotstauung bewirkt sein. Andere Autoren denken an eine habituelle Torsion des Coecum. Regelung der Diät, Beseitigung der Obstipation, Massage, evtl. operative Fixation des abnorm beweglichen Coecum führen Heilung herbei.

Die *Flexura sigmoidea* kann sowohl akut als auch chronisch isoliert erkranken — *Sigmoiditis*. Beide Formen sind selten. Die chronische Form entsteht meist im Verlaufe einer spastischen Obstipation, harte Kotknollen können hier einen entzündlichen Reizzustand mit folgender schwerer Entzündung hervorrufen, die die Wand des Sigmoids in seiner ganzen Tiefe durchsetzt. Häufige Schmerzen in der linken Unterbauchgegend mit Druckempfindlichkeit, nicht selten auch der Befund eines derben walzenförmigen Tumors (des spastisch kontrahierten Darmes), Blutungen, evtl. auch Eiterung kennzeichnen das *klinische Bild*. In manchen Fällen kann, besonders bei Stenoseerscheinungen als Folgezustand der lokalen Veränderungen, die Abtrennung von einem Carcinom Schwierigkeiten machen. Die *Rektoskopie* erlaubt in dem absteigenden Teil des Sigmoids (seines rectalen Schenkels) die Veränderungen zu sehen. Auch *Divertikel* der Schleimhaut, in denen es zu Retention mit nachfolgender Entzündung kommt, können die Ursache einer Sigmoiditis sein. Durch Bariumeinläufe lassen sich die Divertikel wohl stets röntgenologisch gut zur Darstellung bringen. Die *Therapie* besteht zunächst in einer reizlosen Kost, die frei von harten Nahrungsbestandteilen ist, am besten in pürierter Form. Gleichzeitig bekämpfe man die vorhandene spastische Obstipation durch Gleitmittel (wie die verschiedenen Paraffinpräparate), durch Normacol und ähnliche Abführmittel, und lasse dabei eine Kur mit einem Sulfatwasser (Karlsbader, Mergentheimer usw.) durchführen. Daneben empfiehlt sich die Darreichung von Atropin bzw. Belladonna. Lokal sind Einläufe mit Öl, Stärke usw. angezeigt. Hitze in Form von heißen Kataplasmen und Diathermie wird meist gut vertragen. In Fällen, wo ein Carcinom nicht sicher ausgeschlossen werden kann, wird man sich leichter zu einem operativen Eingriff entschließen.

Der *isolierten Entzündung des Mastdarms — Proktitis —* begegnet man am häufigsten bei krankhaften Prozessen am After selbst oder unmittelbar vor der Aftermündung, wie Hämorrhoiden, Analfissuren, Analprolaps, Oxyurasis usw., vor allem aber auch beim Mastdarmcarcinom, bei luischen, gonorrhoischen und tuberkulösen Prozessen, beim Lymphogranuloma inguinale usw., wovon noch die Rede sein wird. Die hauptsächlichsten Erscheinungen sind häufiger Stuhldrang, Schleim-, Eiter- und Blutbeimengungen zum Stuhl. Die oft erst nach Darreichung von spasmenlindernden Mitteln durchführbare Rektoskopie ergibt eine hochrote, geschwollene, mit Schleim bedeckte Schleimhaut, die an manchen Stellen blutet und Substanzdefekte erkennen läßt. Die *Therapie* hat bei dieser als sekundäres Leiden aufzufassenden Erkrankung in erster Linie die Beseitigung des Grundleidens anzustreben.

2. Spezifische Erkrankungen des Darmes mit Geschwürsbildung.

Darmtuberkulose. Die Darmtuberkulose ist die häufigste spezifische Erkrankung des Darmes. Während sie beim Erwachsenen meist ein sekundäres, durch Infektion des Darmes mit tuberkulösem Sputum hervorgerufenes Leiden ist, gibt es bei Kindern eine primäre Darmtuberkulose, wobei wahrscheinlich die Milch perlsüchtiger Kühe eine Rolle spielt.

Pathologisch-anatomisch ist meist die Ileocöcalgegend, also unterstes Ileum und Anfangsteil des Dickdarms, ergriffen, und zwar sind es die PAYRschen *Plaques*, in denen es zur Bildung eines tuberkulösen, in die Tiefe bis zur Serosa sich erstreckenden Infiltrates kommt, wobei infolge von Verkäsung des oberflächlichen Granulationsgewebes die typischen tuberkulösen Geschwüre entstehen. Die häufig zirkulär angeordneten Geschwüre zeigen unterminierte Ränder, auf denen, ebenso wie in der Tiefe, Tuberkelknötchen sichtbar sind. Einer besonderen Erwähnung bedarf die Lokalisation der Tuberkulose in der Ileocöcalgegend. Hier können verdickte, untereinander adhärente Darmschlingen zur Bildung von größeren Tumoren führen, der sog. *Ileocöcaltumoren*.

Krankheitsbild und Diagnose. Nicht alle tuberkulösen Geschwüre brauchen Krankheitserscheinungen zu machen, meist aber kommt es doch zu charakteristischen Durchfällen, die bei Bestehen einer Lungentuberkulose den Verdacht auf eine Darmtuberkulose entstehen lassen. Der Blut- und Eitergehalt des Stuhles ist entweder ganz gering oder wird übersehen. Der Befund von Tuberkelbacillen kann selbstverständlich nur mit aller Reserve für die Diagnose verwendet werden. Etwaiger Meteorismus und starke Indicanreaktion des Harns geben wichtige Fingerzeige. Der Befund eines Ileocöcaltumors verlangt differentialdiagnostische Abgrenzung in erster Linie gegen chronische Appendicitis, perityphlitischen Tumor, Aktinomykose und malignes Neoplasma. Die langsame Entstehung, das Vorhandensein anderer tuberkulöser Manifestationen führen jedoch meist auf die richtige Spur. *Röntgenologisch* findet man bei der tumorbildenden Ileocöcaltuberkulose beim rectalen Breieinlauf sehr häufig einen Defekt im Bereich des Coecum und unteren Colon ascendens (s. Abb. 20), bei der peroralen Breipassage einen abnorm raschen Durchgang des Kontrastmittels durch das untere Ileum und Coecum, so daß gleichzeitig Dünndarm und Colon mit Ausnahme des Coecum gefüllt sind (STIERLINsches Symptom).

Bei einem Teil der Fälle kommt es zur Entwicklung einer chronischen Darmstenose. Meist ist Fieber vorhanden, oft stark remittierend, es kann sich Ascites entwickeln, und das Bild gleicht dann im übrigen der Bauchfelltuberkulose mit besonderer Lokalisation im Ileocoecum.

Bei manchen Kranken zeigen die tuberkulösen Geschwüre eine gewisse Neigung zur Schrumpfung, und es kommt zur Entwicklung einer Dünndarmstenose. In diesen Fällen ist die Diagnose oft außerordentlich schwierig und nicht sicher zu stellen. Wenn Erscheinungen von Darmverschluß auftreten, so wird am besten eine Enteroanastomose ausgeführt. Die Darmtuberkulose der Kinder ist charakterisiert durch einen fieberhaften mit fortschreitender Abmagerung und Entkräftigung einhergehenden, allen Mitteln trotzenden Durchfall. Trotz des vorhandenen Meteorismus gelingt es zuweilen, die geschwollenen

Mesenteriallymphdrüsen durchzufühlen. Die Schwellung der Lymphdrüsen führt häufig zur Verlegung der Lymphbahnen, ein Vorgang, durch den besonders die Fettresorption stark beeinträchtigt wird, da ja bekanntlich das Fett vorwiegend über den Lymphweg resorbiert wird. Schwere Fettdiarrhöen können die Folge sein. Die früher als *Tabes mesaraica* bezeichnete Darmtuberkulose nimmt wohl immer einen tödlichen Verlauf.

Die *Tuberkulose des Mastdarms* mit den begleitenden periproktitischen Abscessen ist merkwürdigerweise mit verhältnismäßig wenig Beschwerden verbunden, nur da, wo Tenesmen oder blutig-schleimige Durchfälle auftreten, werden die Kranken auf ihr Leiden aufmerksam, ja zuweilen kündigt erst eine *Mastdarmfistel* das Vorhandensein der Erkrankung an.

Syphilis und Gonorrhöe des Darmes. Syphilitische Veränderungen des Darmes im sekundären Stadium machen über die Symptome eines einfachen Darmkatarrhs hinaus keine charakteristischen Erscheinungen. Die tertiäre Syphilis dagegen mit ihren submukösen Gummibildungen, die geschwürig zerfallen und dann narbig schrumpfen können, führt schließlich zum Bilde der Mastdarmstriktur und ist dann verhältnismäßig leicht zu erkennen. Man findet bei der digitalen Untersuchung des Mastdarmes eine die ganze Circumferenz des Darmes einnehmende harte, nach oben zu sich trichterförmig verengende Stenose, oberhalb welcher sich die Geschwüre mit Vorliebe finden.

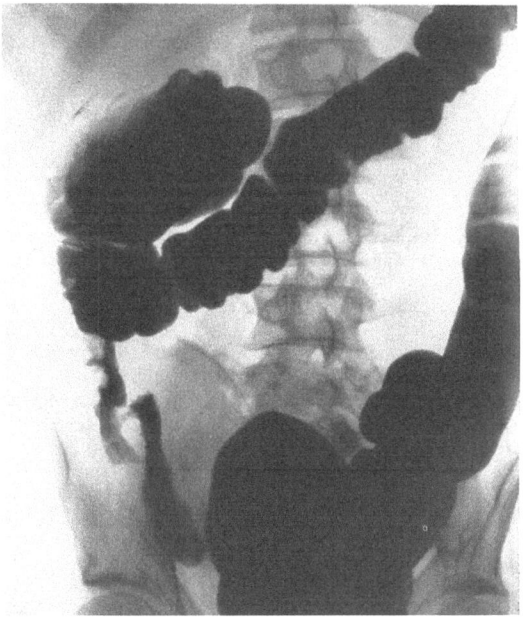

Abb. 20. *Ileocöcaltuberkulose.* Das Coecum ist durch das tuberkulöse Granulationsgewebe in ein schmales Rohr verwandelt, dessen Konturen ausgefranst sind. Infolge Zerstörung der BAUHINschen Klappe ist der Brei in das untere Ileum geflossen, dessen Wandung eine feine Zähnelung aufweist. Hier fehlen die KERKRINGschen Falten.

Die *klinischen Erscheinungen* imponieren als eine langsam fortschreitende, mit heftigem Katarrh einhergehende Mastdarmstenose. Zunehmende Verstopfung wechselt mit schleimig-eitrigen Durchfällen, heftige Tenesmen quälen die Kranken, führen zu Abmagerung, und es entwickeln sich unter Fieber meist periproktitische Abscesse mit Fistelbildung. Wenn das Leiden, das Frauen häufiger befällt als Männer, nicht rechtzeitig zur Behandlung kommt, ist die *Prognose* schlecht.

Für die *Diagnose* ist die Abtrennung von Carcinom, Tuberkulose oder gonorrhoischer Proktitis zunächst von Wichtigkeit. Eine sorgfältige Anamnese, der Ausfall der Wa.R., zusammen mit dem Befund der Rektoskopie (evtl. dem Nachweis von Spirochäten im Reizserum) werden dann schließlich eine exakte Diagnose ermöglichen; den sichersten Aufschluß gibt die Untersuchung eines excidierten Gewebsstückchens.

Für die *Therapie*, die selbstverständlich in erster Linie eine spezifische zu sein hat, ist ein Versuch mit Hartgummibougies oder mit dem ROSENBERGschen Dilatator zwecks Erweiterung der Striktur zu empfehlen. Im übrigen wird die Behandlung nach den Grundsätzen, die bei der Colitis gravis besprochen worden sind, zu gestalten sein. Schwere Stenosen sind chirurgisch zu behandeln.

Die *gonorrhoische Proktitis*, die gleichfalls zu schweren Ulcerationen mit Narbenbildungen führen kann, ist eine sehr seltene, vorwiegend beim weiblichen Geschlecht vorkommende Erkrankung. Man darf wohl annehmen, daß sie durch Infektion des von der Scheide nach abwärts fließenden Eiters zustande kommt. Wo eine frische Gonorrhöe an den Genitalien nachzuweisen und durch den Befund von Gonokokken zu erhärten ist, kann die *Diagnose* verhältnismäßig leicht sein. In späteren Stadien kommt die Abtrennung von Carcinom, Tuberkulose und Lues in Frage. Die *Therapie* der Rectumgonorrhöe besteht in Einläufen mit Argentum nitricum-Lösungen (0,5—1°/₀₀ig, Kollargol- (2—5%ig), evtl. auch 2,5%igen Zinksulfatlösungen.

Neben den durch Gonorrhöe und Lues hervorgerufenen Strikturen des Rectum gibt es klinisch ganz ähnlich verlaufende Krankheitsbilder, welche durch die in den letzten Jahren erst näher studierte **Lymphogranulomatosis inguinalis** bedingt sind. Diese durch den Geschlechtsverkehr übertragene Krankheit, die bei Männern mit Schwellung der Leistendrüsen einhergeht und zu Fistelbildungen führt, verursacht bei Frauen infolge Sitzes des Primäraffektes tief in der Scheide oder an der Portio vorwiegend Erkrankungen der Lymphoglandulae anorectales (SEROTAsche Drüse) und torpide Infiltrationen in der Ampulla recti. Durch Schrumpfung dieser Infiltration kommt es häufig zu trichterförmigen und ringförmigen Strikturen des Rectum, die meist nur wenige Zentimeter (2—6) vom Anus entfernt sitzen. Die Zugehörigkeit derartiger Veränderungen zur Lymphogranulomatosis inguinalis ist durch Anstellung der FREIschen Reaktion (einer mit sterilisiertem Buboneneiter eines Lymphogranulomatosis inguinalis-Kranken angestellten Hautreaktion) mit Sicherheit zu erbringen. Die Therapie der Rectumstrikturen besteht in leichten Fällen in Dehnung der Strikturen, in schweren Fällen in Resektion des Rectum oder Anlegung eines Anus praeternaturalis.

Die **Aktinomykose des Darmes** befällt fast ausschließlich das Coecum und ruft dort den charakteristischen aktinomykotischen Ileocöcaltumor hervor, der in langsamem Wachstum als harte Resistenz sich entwickelt, ohne daß dabei Störungen der Darmpassage bestehen. Die Erkrankung, die auch multipel auftreten kann, entsteht von einem Schleimhautherd aus, der allmählich in die Tiefe fortschreitet und durch Übergreifen auf das Peritoneum eine adhäsive Peritonitis erzeugt. Die *Diagnose* Aktinomykose kann mit Wahrscheinlichkeit gestellt werden, wenn eine solche Resistenz langsam auf die Bauchdecken übergreift und zur Bildung von Fisteln führt, die dünnen schleimigen Eiter entleeren. Zu völliger Klarheit führt der Befund von Actinomyceskörnchen. Die *Therapie* besteht in großen Dosen Jodkali (bis zu 10 g pro die) und energischen Röntgenbestrahlungen, unter Umständen ist chirurgisches Vorgehen notwendig.

Geschwüre bei Urämie, bei Quecksilbervergiftungen und anderen Zuständen. Bei einer ganzen Reihe von Krankheitszuständen im Verlauf schwerer Infektionskrankheiten, beim Typhus, bei Amöben- und Bacillenruhr, bei Sepsis usw., bei starken Zirkulationsstörungen im Darm können sich weißlichgraue, an Diphtherie erinnernde, pseudomembranöse Beläge entwickeln, die von tiefgreifender Nekrose mit nachfolgender Geschwürsbildung gefolgt sind. Der Dickdarm und in ihm besonders das Coecum, die Flexuren, das Sigmoid, das Rectum, d. h. Stellen, an denen es zu starker Stagnation des Kotes kommt, sind besonders bevorzugt.

Am häufigsten begegnet man solchen Geschwüren bei der chronischen echten Urämie mit schweren Nierenfunktionsstörungen und erhöhtem Reststickstoff, sowie bei Quecksilbervergiftungen. In dem lokalen *Krankheitsbild* besteht kein grundsätzlicher Unterschied gegenüber dem der gewöhnlichen ulcerösen Colitis. Die Klarstellung der Erkrankung ergibt sich ohne Schwierigkeiten aus der richtigen Erkennung und Beurteilung des Grundleidens. Von Quecksilber genügt bei empfindlichen Personen nur eine ganz geringe Menge, um ausgesprochene Vergiftungserscheinungen hervorzurufen. Die Therapie hat in erster Linie die Grundkrankheit zu beeinflussen, Intoxikationen zu beseitigen usw.; im übrigen verfahre man nach den im Abschnitt „Colitis gravis" angegebenen Grundsätzen.

3. Störungen der Darmwegsamkeit. Ileus.

Allgemeines, Ätiologie, Einteilung (Darmverengerung, Darmverschluß, Darmunwegsamkeit, Miserere). Jede Störung der Darmwegsamkeit ist von ganz bestimmten Folgen begleitet. Von den leichtesten Graden der Darmverengerung mit kaum merkbaren Symptomen leichtester Behinderung der Darmpassage führt eine gerade Linie bis zu den schwersten Erscheinungen des vollkommenen Darmverschlusses, dessen Fortbestehen mit dem Leben unvereinbar ist. So ist das Bild der Darmverengerung nicht trennbar von dem des Darmverschlusses, dessen Symptome in vielen Fällen den Schlußstein der Erkrankung bilden.

Ätiologisch sind die Störungen der Darmwegsamkeit zu trennen in zwei Gruppen, den *dynamischen und den mechanischen Ileus.*

Der *dynamische Ileus* kommt zustande durch Aufhören der Darmtätigkeit einmal infolge von Spasmen bei Anwesenheit von Fremdkörpern (Konvolute von Ascariden, größere Gallensteine, Fremdkörper anderer Art), wobei ihre Größe nicht von entscheidender Bedeutung ist. Seltener sind ausgedehnte, die

Darmpassage aufhebende Spasmen im Gefolge von Operationen und Vergiftungen (z. B. Blei). Schwerster dynamischer Ileus kann ferner verursacht sein durch Paresen des Darmes, die reflektorisch bedingt sind und am häufigsten beobachtet werden bei schweren Kolikanfällen im Bereich der Gallen- und Harnwege, bei traumatischen Einwirkungen, bei entzündlichen Veränderungen im Bereich der Genitalien, nach Bauchoperationen, Bauchpunktionen, nach Verletzungen des Rückenmarkes, nach Anwendung mancher Medikamente (z. B. des Scopolamins); ferner begegnet man dem dynamischen Ileus bei Erkrankungen des Bauchfells, bei Embolien und Thrombosen der Mesenterialgefäße und seltener bei schwersten Infektionskrankheiten.

Die Ursache des *mechanischen Ileus* ist ein Hindernis, das entweder im Darmlumen gelegen ist (eingedickte Kotmassen, große, durch eine Cholecysto-Duodenalfistel in den Darm gelangte Gallensteine, zusammengeballte Darmparasiten, verschluckte Fremdkörper) oder von der Darmwand selbst ausgeht (insbesondere Carcinome an den Dickdarmflexuren, Narbenstenosen nach Geschwüren), schließlich kann der Darm durch Kompression von außen (verlagerte oder vergrößerte Organe, von anderen Organen ausgehende Tumoren) verlegt werden. In allen diesen genannten Fällen spricht man von *Obturationsileus*. Ein mechanischer Ileus kann ferner bedingt sein durch Abschnürung eines Darmteils in Bruchpforten (innere und äußere Brucheinklemmung), durch *Achsendrehung (Volvulus)*, durch *Invagination (Intussuszeption)* und durch *Strangbildung*. Diese Ileusformen bezeichnet man als *Strangulationsileus*. Die besonders schweren Erscheinungen beim Strangulationsileus erklären sich dadurch, daß gleichzeitig mit der Verlegung des Darmlumens die die Darmernährung besorgenden Gefäße abgedrosselt und die sie begleitenden Nervenfasern komprimiert werden. Auftreten eines Exsudates und eine rasch sich entwickelnde Gangrän des betreffenden Darmabschnittes sind die Folge. Die hier geschilderten Verhältnisse bedingen Besonderheiten des klinischen Verlaufs, die eine Abtrennung des *Strangulationsileus* vom *Obturationsileus* erlauben; weiter unten wird davon noch die Rede sein.

Klinisches Bild der allmählichen Darmverengerung und des akuten mechanischen Ileus. *Allmähliche Darmverengerung.* Die ersten Erscheinungen, die bei fortschreitender Darmverengerung sich geltend machen, sind verschieden, je nachdem das Hindernis im Dünndarm oder im Dickdarm sitzt.

Bei *Dünndarmstenose* empfindet der aufmerksam beobachtende Kranke eine lebhafte Darmbewegung im Leib, vielfach nimmt er selbst die charakteristischen Darmsteifungen wahr, die bald da, bald dort sichtbar und fühlbar werden (besonders bei dünnen Bauchdecken). Diese Bewegungen sind häufig begleitet von leichten Schmerzen, ganz regelmäßig tritt dabei ein ziemlich hellklingendes Geräusch auf, das dem Arzte wie dem Kranken auffällt und das, diagnostisch von erheblicher Wichtigkeit, sich vom Kranken gegebenenfalls leicht erfragen läßt. Nicht selten kann man durch stärkere Erschütterung der Bauchdecken, durch Abkühlung der Bauchwandung (durch Äther oder Chloräthyl) die Peristaltik sichtbar und die metallisch klingenden Darmgeräusche hörbar machen. Zuweilen entspricht die Gegend der Stenose der Stelle des stärksten Schmerzes.

Bei Hindernissen im *Dickdarm* sind Störungen des Stuhlganges meist sehr ausgesprochen, und zwar wechselt hartnäckige Verstopfung mit Durchfällen, in denen sich (je nach Ursache) kleinere oder größere Mengen von Blut finden können. Der Obstipationsstuhl kann in Form harter rundlicher Knollen oder in Band- oder Bleistiftform erscheinen. Der Leib ist in der Regel meteoristisch aufgetrieben, und es kommt im weiteren Verlaufe stets zu einer sicht- und tastbaren Peristaltik, deren Verlauf gerade bei Dickdarmstenosen sich verhältnismäßig gut bestimmen läßt. Wird der Darmverschluß nicht behoben, so können sich schließlich dieselben alarmierenden Symptome einstellen, wie sie später beim akuten Ileus beschrieben werden.

Die *Diagnose* ist heutzutage durch das *Röntgenverfahren* meist in allen Einzelheiten sicher zu stellen. In den Fällen, in denen man rein klinisch nicht entscheiden kann, ob eine Dünn- oder eine Dickdarmstenose vorliegt, empfiehlt es sich zunächst, den Dickdarm durch Kontrasteinlauf von unten darzustellen. Bei Dickdarmstenose hat man den Befund einer konstanten Verengerung,

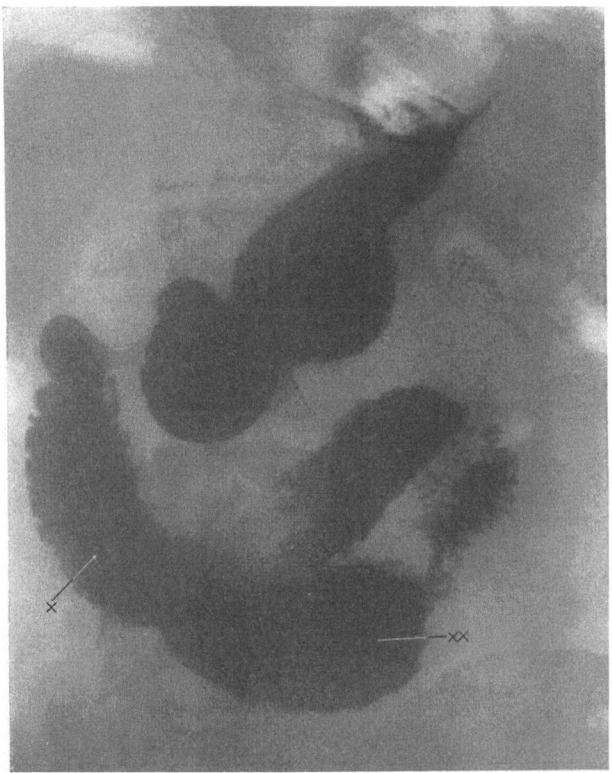

Abb. 21. Stenose im oberen Dünndarm. Aufnahme in Bauchlage. × Erweiterte Duodenalschlinge. ×× Erweiterte Jejunalschlinge.

deren Grenzen beim Carcinom unregelmäßig zackig sind; durch Palpationsmanöver gelingt es meist, die höckerigen Veränderungen des Darmlumens zur Darstellung zu bringen. Entsprechend der Stauung in den zentral von dem Hindernis gelegenen Darmteilen können Flüssigkeitsspiegel mit darüberliegenden Luftblasen vorhanden sein; freilich ist das nicht immer der Fall.

Findet man bei der Untersuchung von unten den Dickdarm frei, so kann auf eine Dünndarmstenose geschlossen werden. Eine Breipassage sollte bei totalen Verschlüssen aus früher bezeichneten Gründen unterlassen werden; wir verweisen zugleich auf die Ausführungen auf S. 766. Findet man einen Teil des Dünndarmes erweitert und Flüssigkeitsspiegel in den erweiterten Darmschlingen, so ist mit Sicherheit eine Dünndarmstenose erwiesen (Abb. 21 und 22).

Differentialdiagnostische Schwierigkeiten machen, falls das Röntgenverfahren eine sichere Entscheidung nicht erlaubt, spastische Zustände, besonders die Obstipation in ihren verschiedenen Formen, wobei zu beachten ist, daß gerade Neoplasmen in der ersten Zeit häufig mit heftigen Spasmen einhergehen. Es darf nicht passieren, daß der einem Spasmus zugrunde liegende Tumor übersehen wird. Zuweilen stellen sich bei einem Neoplasma frühzeitig Diarrhöen ein, die mit spastischer Obstipation abwechseln. Man sollte es sich deshalb zur Regel machen, in allen unklaren derartigen Fällen das Röntgenverfahren sorgfältig durchzuführen, evtl. nach einer energischen Atropinkur zu wiederholen. Die Differentialdiagnose gegenüber Koliken macht in der Regel keine Schwierigkeiten.

Akuter Darmverschluß — Darmokklusion. Wenn das Darmlumen plötzlich vollkommen verschlossen wird, muß die Weiterbeförderung des Darminhaltes nach

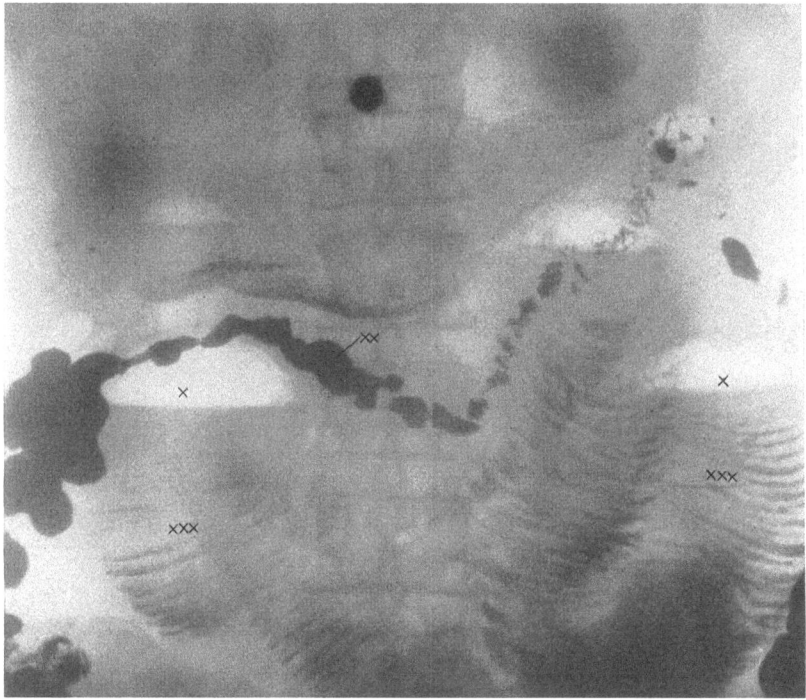

Abb. 22. Dünndarmstenose (Aufnahme im Stehen). × Flüssigkeitsspiegel mit Luftblase in erweiterten Dünndarmschlingen. ×× Spastisch kontrahiertes Colon transversum. ××× Auseinandergedrängte KERKRINGsche Falten im erweiterten Dünndarm.

unten aufhören. Die Folgen eines solchen Zustandes sind zunächst Stockung von Stuhl und Winden. Der vor dem Hindernis gelegene Darmteil versucht vergebens mit großer Kraft seinen Inhalt weiterzubefördern, es kommt zu lauten gurrenden Geräuschen (Borborygmen), zu Aufstoßen, das kotigen Geruch annehmen kann, des weiteren zu Erbrechen großer Flüssigkeitsmengen, die zunächst dem Magen entstammen, später im Geruch und im Aussehen an diarrhoische Entleerungen erinnern. Wenn das Erbrochene ausgesprochen fäkulenten Charakter hat, so spricht man von *Koterbrechen oder Miserere.* Der durch das reichliche Erbrechen bedingte starke Wasserverlust macht sich sehr bald an dem Aussehen des Kranken bemerkbar. Die Haut verliert ihren Turgor, wird welk und trocken und läßt sich in Falten abheben, die Augen sinken ein, die Nase wird spitz, das Gesicht bekommt den Charakter der *Facies abdominalis;* die Extremitäten zeigen eine livide Verfärbung und fühlen sich kühl an, die Zunge ist trocken und belegt, der Puls klein und frequent.

Das ganze Krankheitsbild macht einen bedrohlichen Eindruck, und der Kranke selbst hat die Empfindung der drohenden Gefahr, sein Gesichtsausdruck ist ängstlich. Der meist sehr spärliche und hochgestellte Harn enthält oft Eiweiß, Zylinder, Leukocyten, Erythrocyten und Indican, und zwar ist die Indicanurie am stärksten ausgesprochen bei hochsitzenden Stenosen, da es hier zu ausgedehnter Fäulnis der im Darminhalt noch reichlich vorhandenen Eiweißabbauprodukte kommen kann; bei tiefsitzendem Hindernis tritt erhebliche Indicanurie erst im Verlaufe von einigen Tagen auf. Bald wird dann durch Überdehnung die Darmwand für Bakterien durchlässig, ja es kann sogar zu Perforation kommen mit nachfolgender Peritonitis, der der Kranke dann meist rasch erliegt.

Je nachdem es sich um einfache Okklusion des Darmes oder um Strangulation handelt, gewinnt das hier kurz skizzierte Krankheitsbild seine besonderen Züge.

Besondere Symptome für die diagnostische Trennung des Strangulations- und Okklusionsileus. Die Erscheinungen, die durch *Strangulation des Darmes* — Einklemmung, Achsendrehung, Abschnürung, Verknotung, Invagination — hervorgerufen werden, treten viel rascher auf und sind von viel größerer Heftigkeit, als die Symptome der einfachen Okklusion. Ein plötzlich *vernichtender Schmerz* im Leib, der anfangs auf eine ganz bestimmte Stelle beschränkt ist, dann diffus ausstrahlt, zuweilen aber auch nicht genau lokalisiert werden kann, eröffnet das *Krankheitsbild*. Er entsteht durch Reizung der im Mesenterium verlaufenden Nerven und der größeren Gangliengeflechte und ist bei der Dünndarmstrangulation heftiger, als bei der des Dickdarmes. Der heftige Schmerz ist gefolgt von Erscheinungen eines Shocks, aus denen sich bald ein schwerster Kollaps entwickelt. Das allgemeine Bild entspricht ganz dem der schwersten Okklusion.

Zu absoluter Undurchgängigkeit des Darmes kommt es erst, wenn die Drehung 270° erreicht hat, bei einer solchen von 180° kann noch Durchgängigkeit vorhanden sein. Für die *Differentialdiagnose*, die über das Vorliegen von Strangulation oder Okklusion zu entscheiden hat, ist das Verhalten des Meteorismus von großer Bedeutung. Gelangt eine Darmschlinge zur Abschnürung, so verliert sie infolge der ungenügenden Ernährung rasch ihren Tonus, die Peristaltik hört auf, und es entsteht das charakteristische Bild einer fixierten, als Tumor palpablen, stark erweiterten Darmschlinge, an der keinerlei Peristaltik mehr vorhanden ist (v. WAHLsches Phänomen). Freilich wird das Symptom der geblähten Darmschlinge ohne Peristaltik nur dann klar erkennbar sein, wenn es sich um einen mageren Patienten handelt und die abgeklemmte Schlinge nicht zu klein ist.

Entgegen dem Verhalten bei der Darmokklusion werden beim Strangulationsileus vor der völligen Stillegung der Darmfunktion diarrhoische Entleerungen beobachtet, die bei Invagination rein hämorrhagisch sein können, aber auch bei Achsendrehung zu finden sind. Sie zeigen meist einen außerordentlich üblen Geruch. Unter Umständen können choleraähnliche Durchfälle auftreten und zu Fehldiagnosen führen. *Mesenterialembolie und Thrombose der Mesenterialgefäße* können ganz unter dem Bild der Strangulation verlaufen, so daß bei der *Differentialdiagnose* hieran stets gedacht werden sollte.

In allen Fällen, wo das Bild eines mechanischen Ileus besteht, sollte man versuchen, nach Möglichkeit Sitz und Art des Hindernisses im einzelnen festzustellen. Es ist hier eine Reihe von wichtigen Regeln zu beachten. Grundsätzlich versäume man es niemals, bei Ileuserscheinungen stets sorgfältig alle *Bruchpforten* zu beachten und rectale (und bei Frauen vaginale) Untersuchung sofort durchzuführen. Ist hier nirgends eine Regelwidrigkeit festzustellen, so untersuche man das Abdomen nochmals sorgfältig und beachte besonders, ob nicht irgendwo in der Tiefe eine Resistenz zu fühlen ist. Ein walzenförmig rundlicher Tumor würde den Verdacht auf Invagination wachrufen. Ist irgendwo Peristaltik zu sehen und die Stelle, wo sie aufhört, genau festzustellen, so ist die Schlußfolgerung erlaubt, daß hier, wo die Widerstandsperistaltik aufhört, das Hindernis sitzt. Freilich, wenn der Ileus schon längere Zeit besteht, wird die Peristaltik nicht mehr vorhanden sein.

Daß Dünndarmstenosen mehr zu Auftreibung der zentralen Partien des Abdomens, tiefsitzende Dickdarmstenosen mehr zu Flankenmeteorismus führen, wurde bereits erwähnt, eine allgemein geltende Regel ist dies jedoch nicht. Wenn der Dickdarm sich durch seine Haustren und durch seine Längstänie sichtbar abhebt, ist die Diagnose natürlich leicht. Von Bedeutung ist die besonders von MATTHES hervorgehobene *Perkussion der Lumbalgegend;* man findet bei tiefsitzender Dickdarmstenose (S. romanum oder Colon descendens) in der Lumbalgegend beiderseits, bei Hindernis im Colon transversum nur auf der rechten Seite, abnorm tiefen lauten Schall. Einen gewissen Fingerzeig für die Diagnose kann übrigens auch das Ergebnis eines (bei Ileus so häufig schon vor der ersten ärztlichen Untersuchung versuchten) Einlaufes bieten. Gelingt es nicht, eine größere Wassermenge als etwa $^3/_4$ l in den Darm einlaufen zu lassen, so spricht das für ein tiefsitzendes Hindernis.

Die *Perkussion* im Bereich des Abdomens kann zuweilen von Nutzen sein. Abnorm tiefer Schall in einem bestimmten Bereich spricht für das Vorhandensein einer größeren geblähten Darmschlinge, und Nachweis von Metallklang bei der Plessimeterstäbchenperkussion ist ein Zeichen von starker Wandspannung im Bereiche dieses Darmabschnittes.

Die Notwendigkeit, die Bruchpforten genau zu untersuchen, wurde bereits hervorgehoben. Wenn, wie manchmal aus der Anamnese zu erfahren ist, ein alter Bruch bestanden hat, so soll man, wie besonders MATTHES empfiehlt, nicht vergessen, daß vielleicht peritoneale Adhäsionen in dessen Umgebung die Ursache des Hindernisses sein können. Die wichtigsten *differentialdiagnostischen Momente zwischen Okklusion und Strangulation* seien in der folgenden Übersicht zusammengestellt.

Einfache Okklusion:	*Strangulation:*
Shock und *Kollaps* anfangs nicht vorhanden.	*Shock* und *Kollaps* sofort mit Facies abdominalis.
Puls anfangs nicht verändert.	*Puls* sofort klein und frequent.
Schmerz anfangs nicht bedeutend.	Starker *Initialschmerz*, auf Druck nicht stärker.
Erbrechen anfangs fehlend, später Stauungserbrechen.	Sofortiges reflektorisches *Erbrechen*.
Peristaltik bei chronischer Verengerung stark ausgeprägt, nur gering bei akutem Verschluß.	Keine *Peristaltik* in der geblähten fixierten Darmschlinge (v. WAHLsches Symptom), im weiteren Verlauf oberhalb des Hindernisses leichte Peristaltik.
Anfangs *Lokalmeteorismus* (durch Stauung), später von diffusem Charakter.	*Meteorismus* zunächst nur in der strangulierten Schlinge, später auch Stauungsmeteorismus höher oben.
Stuhl und *Winde* fehlen, außer zuweilen bei Gallensteinileus.	*Stuhl* und *Winde* meist fehlend, zuweilen heftige choleraähnliche Entleerungen bei Intussuszeption mit Stuhl vermengt, stark stinkend.
Kein *Exsudat* in der Bauchhöhle.	Wenig, zuweilen hämorrhagisches *Exsudat* vom Charakter des Bruchwassers.

Von Wichtigkeit sind noch einige Bemerkungen über Besonderheiten bei der Darminvagination (Intussuszeption) und bei Volvulus der Flexura sigmoidea.

Die *Intussuszeption* bildet die häufigste Ursache des Ileus im Kindesalter, und hier steht wiederum die *Invaginatio ileocoecalis* an erster Stelle. Häufige heftige Bauchkoliken mit dünnen, mehr oder minder stark blutigen Stühlen eröffnen das Krankheitsbild. Durch den infolge heftigen Tenesmus nicht selten offen stehenden After kann man zuweilen den invaginierten Darmteil fühlen. Die Abdominaluntersuchung gestattet in manchen Fällen das invaginierte Darmstück als länglichen Wulst im Verlaufe des Colon zu palpieren.

Der *Volvulus der Flexura sigmoidea* beginnt ganz plötzlich mit heftigen Schmerzen im linken Unterbauch und befällt meist ältere Individuen, bei denen schon längere Zeit hindurch Obstipation bestanden hat. Die stark aufgeblähte Flexura sigmoidea ist besonders bei mageren Menschen gut zu fühlen.

Dynamischer Ileus. *Besondere Symptome und Diagnose.* Der *dynamische Ileus*, der meistens auf Darmparalyse beruht, entsteht, wie schon ausgeführt wurde, entweder auf reflektorischem Wege bei schwersten Bauchkoliken, am häufigsten bei Gallenblasen- und Nierenkoliken oder nach Operationen, bei Peritonitis und schließlich durch Verschluß der Mesenterialgefäße.

Die größte praktische Bedeutung hat die Abtrennung des dynamischen Ileus bei Peritonitis von dem Ileus durch Darmverschluß. Bekommt man die Kranken im Frühstadium zu Gesicht, so ist die Unterscheidung in der Regel nicht schwierig.

Bei der Peritonitis ist die Bauchdeckenspannung in stärkstem Maße gekennzeichnet, die Darmbewegung fehlt vollkommen, die Auskultation des Bauches ergibt Totenstille. Der Leib ist ganz gleichmäßig nach allen Seiten aufgetrieben, im Gegensatz zu den Verhältnissen bei der Strangulation und etwa beim tiefsitzenden Hindernis im Dickdarm. Der *Puls* bei Peritonitis ist schon zu einer Zeit klein, frequent und unregelmäßig, wenn die allgemeinen Ileuserscheinungen noch nicht ausgeprägt sind. Fieber ist (besonders bei rectaler Messung) bei Peritonitis fast immer nachweisbar. Unter Umständen kann die Anamnese wichtige Aufschlüsse geben. Plötzlich auftretende Schmerzen finden sich sowohl bei Perforation in die Bauchhöhle (infolge von Ulcus, Carcinom u. dgl.), wie beim Strangulationsileus. Im ersteren Falle besteht aber sofort eine brettharte Bauchdeckenspannung im Gegensatz zum Strangulationsverschluß. Unüberwindliche Schwierigkeiten bieten nicht ganz frische Fälle, und man muß sich darüber klar sein, daß bei jedem länger dauernden Darmverschluß schließlich peritoneale Symptome hinzukommen.

Embolischer oder thrombotischer Verschluß der Mesenterialarterien führt zu einem Krankheitsbild, das vom Strangulationsileus oft nur schwer abzutrennen ist, doch kann der Befund blutiger Stühle als Zeichen des Gefäßverschlusses von Bedeutung sein.

Therapie des Darmverschlusses. Die Therapie des Darmverschlusses ist meist eine chirurgische, indessen bedarf die Indikationsstellung zur chirurgischen Intervention einer genaueren Besprechung. Aufgabe des Internisten ist es, zunächst zu einer möglichst klaren Diagnose zu kommen, wobei freilich nicht kostbare Zeit verloren werden darf. Ergibt die Untersuchung des Rectum (bzw. der Vagina) größere Kotmassen, so sind diese sofort, womöglich mit dem Finger, zu entfernen. Des weiteren sind Einläufe mit Seifenwasser oder mit Seifen-Ölemulsionen angezeigt. Hierbei vermag die Feststellung, wieviel Flüssigkeit gehalten werden kann, unter Umständen gewisse Aufschlüsse zu geben.

Handelt es sich um eine nicht komplette Darmstenose, und ist aus irgendwelchen Gründen die sofortige Operation nicht möglich, so kann man energisch wirkende Abführmittel gleichzeitig mit dem spasmenlösenden Atropin (evtl. in Verbindung mit Papaverin) verordnen. Von den Abführmitteln wird bei nicht vollkommen freier Passage unter allen Umständen das *Kalomel ausgeschlossen* werden. Das Gegebene sind hier die salinischen mit kräftiger Transsudation in den Darm einhergehenden Abführmittel, ferner das Ricinusöl, am besten in Verbindung mit Crotonöl. Seit vielen Jahren verwenden wir mit bestem Erfolg die folgende Verordnung: Ol. crotonis. gutt. I., Ol. ricini 60; 2 Eßlöffel im Abstand von 2 Stunden, evtl. nach mehreren Stunden ein weiterer.

Haben die Abführmittel Erfolg, so wird man strenge Vorschriften über flüssige bzw. flüssigbreiige Diät geben.

Durch dieses Vorgehen kann man sich bei chronischer Darmstenose einige Zeit helfen, aber der operative Eingriff soll, soweit es irgend geht, möglichst frühzeitig vorgenommen werden.

Beim *paralytischen Ileus* führt unserer Erfahrung nach die Therapie mit Ol. ricini und Ol. crotonis in Verbindung mit Atropin häufig zum Ziel. In letzter Zeit sind mit gutem Erfolge auch Hypophysenpräparate (Pituitrin, Pituglandol, Hypophysin) angewendet worden, auch Neohormonal wird, besonders beim postoperativen Ileus, vom Chirurgen mit gutem Erfolg gegeben.

Beim *mechanischen Ileus* hat man therapeutisch verschieden vorzugehen, je nachdem es sich um eine einfache Okklusion (etwa durch Gallensteine) oder Intussuszeption, Incarceration oder Achsendrehung handelt. *Bei all den verschiedenen Formen sind Abführmittel streng verboten.* Auch Nahrungs- und Flüssigkeitszufuhr soll völlig sistieren; dem überaus peinigenden Durst kann durch Darreichung von Eisstückchen Rechnung getragen werden. Bei dem quälenden Erbrechen des mechanischen Ileus bringen vorsichtige Magenspülungen, die öfters wiederholt werden müssen, dem Kranken große Erleichterungen.

Besteht Verdacht auf *Gallensteinileus*, so kann man den hier den Darmverschluß meist mit bedingenden Spasmus durch große Dosen Atropin zu beseitigen versuchen (bis zu mehreren Milligrammen pro dosi); nicht selten sieht man, daß die schweren Erscheinungen danach verschwinden. Die früher zuweilen geübte Massage ist wohl in neuerer Zeit ganz verlassen worden. Die beabsichtigte Atropinwirkung kann man durch PRIESSNITZsche Umschläge oder heiße Packungen unterstützen. Bei Verdacht auf *Ascaridenileus* ist der Versuch mit einem Wurmmittel gestattet.

Die Atropinbehandlung ist auch bei *Intussuszeption* indiziert, man unterstützt sie durch große Einläufe mit warmem Kamillentee, warmem Öl u. dgl. Kommt man mit diesen Mitteln nicht zum Ziel, so muß sofort operiert werden.

Bei Verdacht auf Achsendrehung kann man, sofern diese nicht (bei Drehung um 270°) zu vollkommenem Darmverschluß geführt hat, mit Atropin einen Versuch machen. Jedenfalls soll über allen Bemühungen, den Ileus durch innere Therapie zu beseitigen, der Satz stehen: Führt ein Versuch mit inneren Mitteln innerhalb zwölf Stunden nicht zum Ziel, so ist unter allen Umständen ein chirurgischer Eingriff angezeigt!

4. Erkrankungen der Darmgefäße.

Amyloidosis. Die Amyloiddegeneration des Darmes findet sich am stärksten ausgeprägt an den Gefäßen, sowie an der Substanz der Zotten und des submukösen Gewebes. Die Muscularis mucosae, sowie die Darmmuskulatur selbst sind nur in sehr seltenen Fällen betroffen, und ebenso ist Geschwürsbildung durch Amyloid eine ganz besondere Rarität. Die Darmamyloidose führt klinisch zu schweren, durch Medikamente kaum zu stillenden Durchfällen. Erkennbar ist sie in der Regel durch die gleichzeitig vorhandene amyloide Entartung anderer Organe, insbesondere von Leber, Milz und Nieren. In den Fällen, in denen das Grundleiden einer Besserung zugängig ist, kann die amyloide Degeneration sich wieder zurückbilden.

Embolie und Thrombose der Mesenterialgefäße. Das seltene Vorkommnis eines Verschlusses arterieller Bahnen im Gebiete der Mesenterialgefäße findet sich meist an einem Hauptast der Arteria mesenterica superior. Zwar handelt es sich bei diesen Gefäßen nicht um Endarterien im anatomischen Sinne, aber ein Kollateralkreislauf entwickelt sich hier nur höchst unzureichend, und so kommt es durch Rückstrom des Blutes aus den Venen zur Bildung eines hämorrhagischen Infarktes und zu Gangrän des zugehörigen Darmabschnittes. Selten ist der Infarkt anämisch. Bei Verschluß des Hauptstammes der Arteria mesenterica superior wird der Darm in großem Umfange gangränös mit Blutungen in die Schleimhaut und mit Peritonitis. Bei der sehr seltenen Embolie der Arteria mesenterica inferior ist Gangrän nicht stets die Folge, da hier ein gewisser kollateraler Ausgleich sich einstellt. *Verschluß der Mesenterialvenen* führt zu einem ganz ähnlichen Krankheitsbild.

Während die Ursache einer *Embolie der Mesenterialgefäße* meist in einer Endokarditis oder in atherosklerotischen Veränderungen der Aorta zu suchen ist, entwickelt sich die Thrombose auf der Basis endarteriitischer Prozesse (Atherosklerose, Lues usw.). Die Thrombose von Mesenterialvenen nimmt ihren Ausgang von infektiösen Vorgängen des Darmes.

Die *Mesenterialarterienembolie* bietet klinisch teils das Bild des Strangulationsileus, teils ist sie gekennzeichnet durch starke Diarrhöen (diarrhoische Form des Infarktes); fast immer kommt es schließlich zu sekundärer Peritonitis. *Diagnostisch* ist zu beachten, daß die blutigen Durchfälle und der zuweilen palpable infarzierte Darmteil zu Verwechslung mit Intussuszeption führen können. Ein krankhafter Befund am Herzen mit abnorm hohem Puls bei zunächst weichem Leib wird im Zweifelsfalle den Gedanken an eine Embolie auftauchen lassen.

Therapeutisch kommt nur ein chirurgischer Eingriff, und zwar Resektion des infarzierten Darmstückes in Frage. Die *Prognose* ist schon infolge der hierbei stets vorhandenen Herzveränderung, selbst bei frühzeitigem chirurgischem Eingriff, schlecht. Bezüglich der *Pfortaderthrombose* sei auf das Leberkapitel verwiesen. Darmblutungen und rasch auftretender Ascites geben dem Krankheitsbild das Gepräge.

Arteriosklerose der Mesenterialarterien. Das durch ausgedehnte Arteriosklerose des Splanchnicusgebietes (besonders im Bereich der Arteria mesenterica superior) hervorgerufene Krankheitsbild ist zuweilen recht charakteristisch und kann dann als solches erkannt werden. In seinen typischen Erscheinungen — intermittierender, mit anfallsweise auftretenden (meist um den Nabel lokalisierten) Schmerzen einhergehender Meteorismus — wurde der Symptomenkomplex von ORTNER als *Dyspragia intermittens angiosclerotica abdominalis* bezeichnet und dem intermittierenden Hinken an die Seite gestellt; zuweilen können auch echte Anfälle von Angina pectoris ähnlich verlaufen, sie unterscheiden sich jedoch durch ihre kurze Dauer und dadurch, daß sie meist im Anschluß an körperliche Anstrengungen entstehen. Ganz ähnliche Erscheinungen finden sich zuweilen bei *präperitonealen Lipomen* und *peritonealen Adhäsionen*. Die *Therapie* hat in der Kombination von Jodkali mit Theobrominpräparaten, evtl. zusammen mit kleinen Luminaldosen brauchbare Mittel; auch Nitrite erweisen sich manchmal als wirksam.

Hämorrhoiden. Unter Hämorrhoiden versteht man diffuse oder umschriebene variköse Erweiterungen der Venengeflechte des unteren Mastdarms. Wenn stärkere, in der Submucosa gelegene Varicen die Schleimhaut vor sich herstülpen, so spricht man von *Hämorrhoidalknoten*. Diese können außerhalb des Sphincter ani liegen — äußere Hämorrhoidalknoten —, oder im Rectum oberhalb des Sphincter ani — innere Hämorrhoidalknoten. Die den Hämorrhoiden zugrunde liegende Stauung erklärt sich teils durch die Lage der Hämorrhoidalvenen, durch das Fehlen von Venenklappen, vor allem aber als Wirkung bestimmter Faktoren, wie sitzende Lebensweise, chronische Stuhlverstopfung, allgemeine Stauung bei Lungen- und Herzerkrankungen, Stauung im Pfortadersystem bei Lebercirrhose, chronische Reizzustände im Gebiete der Mastdarmschleimhaut, Gravidität usw.; daneben spielt unzweifelhaft in vielen Fällen ein konstitutionelles Moment eine wichtige Rolle.

Das *klinische Bild* bei Hämorrhoiden ist äußerst wechselnd. Die Besichtigung des Afters ergibt einen die Analöffnung umgebenden Kranz von teils blassen, teils rötlich oder blaurötlich gefärbten, beim Pressen einen tieferen Farbton annehmenden Knoten, in manchen Fällen mit entzündlichen Veränderungen der Analhaut, zuweilen mit schmerzhaften Fissuren. Während reizfreie, nicht erheblich gestaute Hämorrhoiden klinisch gar keine Erscheinungen zu machen brauchen, können in anderen Fällen sekundäre Entzündungsprozesse oder nach außen vorgefallene und eingeklemmte Hämorrhoidalknoten zu sehr ernsten Symptomen Anlaß geben. Bei eingeklemmten Knoten besteht die Gefahr der Infektion und der Gangrän. Periproktitische Abscesse, Thrombophlebitis mit heftigen Schmerzen und hohem Fieber sind die häufigsten Folgezustände; ja, sogar eine septische Allgemeininfektion kann sich anschließen. Ein nicht seltenes Vorkommnis ist das Platzen eines Hämorrhoidalknotens mit mehr oder minder starker Blutung. Wenn eine Blutung den Lokalzustand auch häufig bessert und dem Kranken Erleichterung bringt, so können wiederholte Blutungen zu schwerer und schwerster Anämie führen. Bei der *Diagnose* Hämorrhoiden versäume man niemals die *digitale Untersuchung des Mastdarmes;* man übersieht dann weder innere Hämorrhoiden, noch ein Mastdarmcarcinom!

Die *Therapie* der Hämorrhoiden ist zunächst eine konservative und führt bei verständiger, konsequenter Durchführung der notwendigen Maßnahmen meist zum Ziel.

Sind die Hämorrhoidalknoten frisch entzündet, so läßt man bei strenger Bettruhe Umschläge machen mit eisgekühlter Lösung von essigsaurer Tonerde, Alsol, Bleiwasser u. dgl.; so gelingt es meist, die Hämorrhoiden zum Abschwellen zu bringen. Oft ist es auch zweckmäßig, diesen Maßnahmen ein lauwarmes und dann ein kurzes, kühles Sitzbad mit Kamillentee, Kamillosan vorausgehen zu lassen. Sind die entzündlichen Erscheinungen im wesentlichen abgeklungen (der Stuhlgang werde in dieser Zeit durch Kamillenklysmen herbeigeführt), so lasse man die Hämorrhoiden mit einer kühlenden leicht adstringierenden Salbe (z. B. Perubalsamlenicetsalbe) einstreichen, während die entzündete Haut in der Umgebung des Afters mit einer festhaftenden Zinkpaste bestrichen wird. Den Kranken gebe man die folgenden Regeln für die Zukunft mit: Nach jeder Stuhlentleerung ist aus einer 50 ccm fassenden Glasspritze mit gebogenem Hartgummiansatz Wasser von Zimmertemperatur in den Darm zu injizieren, wobei der Hartgummiansatz, um Verletzungen zu vermeiden, mit Salbe einzufetten ist. Diese kleine Menge Wasser ist sofort durch leichtes Pressen wieder zu entleeren; das aus der Ampulla recti unter Druck ausfließende Wasser nimmt die in den Falten der Hämorrhoiden sitzenden Kotteilchen hinweg. Der After ist nun mit Seife und Wasser (evtl. unter Verwendung eines Antisepticums, wie Sagrotan oder Lysoform) sorgfältig zu reinigen und einzufetten. Viel Anwendung finden auch die beliebten Anusol-, Bismolan- und Lenireninzäpfchen, sowie die Bismolangleitsalbe und ähnliche Präparate. Vorgefallene und eingeklemmte Hämorrhoidalknoten sind mit dem eingefetteten Gummihandschuh nach Möglichkeit zu reponieren. Gelingt das nicht oder ist bereits Nekrose des prolabierten Knotens eingetreten, so ist chirurgische Intervention notwendig. Bei heftigen Hämorrhoidalblutungen kann man eine Tamponade des Rectum durch Wattebäuschchen, die mit 1 $^0/_{00}$iger Suprareninlösung getränkt sind, versuchen. Man hat auch Injektionen von Suprareninlösungen (1 ccm der Lösung 1 : 1000) in den Hämorrhoidalknoten ausgeführt.

Die allgemeinen Maßnahmen, die der weiteren Entwicklung der Hämorrhoiden entgegenwirken sollen, bestehen in Änderung der Lebensweise (zweckmäßige Körperbewegung, vernünftiger Kostzettel!) und in Regelung des Stuhles. Neben den Sulfatwässern wird besonders gerne das alte bekannte LEUBEsche Rhabarber-Schwefelmischpulver verordnet (Pulv. rad. rhei. 20, Flor. sulfur. 15, Natr. bicarb. 5, abends 1 Messerspitze bis 1 Teelöffel).

5. Obstipation.

Wesen, Ätiologie, Einteilung. Wenn man das vielgestaltige Bild der Obstipation verstehen will, ist es notwendig, sich Rechenschaft abzulegen über all die Faktoren, die die Darmperistaltik unter normalen Verhältnissen regeln. Leider ist uns der höchst komplizierte Mechanismus noch nicht in allen seinen Einzelheiten klar. Immerhin wissen wir, daß sowohl der Tonus wie die peristaltischen Bewegungen gleichzeitig von mechanischen und chemischen Reizen beeinflußt werden. Dünn- und Dickdarm zeigen beim gleichen Patienten oft eine verschiedene Motorik. Wir konnten feststellen, daß häufig bei hochgradiger Dünndarmbeschleunigung, besonders bei Gastroenteritis, der Brei tagelang im Dickdarm lag. So sind Obstipationsbeschwerden oft nur Ausdruck einer chronischen Gastroenteritis.

Wir verweisen in allen Einzelheiten auf den allgemeinen Teil und erinnern hier nur daran, daß die peristaltischen Bewegungen durch die Dehnung des Darmes von seiten des Darminhaltes in der Weise ausgelöst werden, daß zunächst eine Tonusverstärkung der Darmmuskulatur eintritt, die dann einer rhythmischen Darmperistaltik Platz macht. Weiter spielen chemische Reize des Darminhaltes (unter ihnen an erster Stelle das Cholin) eine wesentliche Rolle. Aber daneben sind auch andere Momente, wie die Reaktion des Blutes, insbesondere sein CO_2-Gehalt und die in ihm enthaltenen Hormone, von großer Bedeutung; längst bekannt und gewürdigt ist die Beeinflussung der Darmperistaltik durch psychische Vorgänge, die auf dem Wege des Vagus und des Sympathicus an den Darm herangebracht werden.

Bei der großen Zahl von Faktoren, die die normale Darmmotorik beherrschen, ist es nicht immer möglich, den Mechanismus der Störung im einzelnen klarzulegen. Unter den Verhältnissen einer normalen Lebens- und Ernährungsweise, wird bei der Mehrzahl der Menschen unserer Breiten ein- bis zweimal am Tage Stuhl abgesetzt, und zwar meist einige Zeit nach dem Aufstehen. Es wird dann Darminhalt in das Rectum befördert, es kommt zu Defäkationsreiz und zu Stuhlentleerung. Dieser fein eingespielte Mechanismus kann nun außerordentlich leicht gestört werden. Stellt sich der Defäkationsreiz nicht rechtzeitig ein, und kann ihm dann, wenn er sich später meldet, nicht sofort stattgegeben werden, so wird, wenn sich dieser Vorgang öfters wiederholt, eine Abstumpfung dieses Reflexes die Folge sein; man hat nicht mit Unrecht hier von einer *Domestikationserscheinung* gesprochen (v. BERGMANN). Diese Art der Obstipation ist sicherlich eine recht häufige und geht manchmal schon zurück auf die Schulzeit, während der der normale Stuhldrang aus naheliegenden Gründen oft genug unterdrückt wird.

Ein anderer ätiologisch wichtiger Faktor ist eine *Kost*, die ausgesprochen *schlackenarm* ist. Der bei einer solchen Ernährung entstehende Kot bildet infolge seines geringen Volumens für den Darm einen ungenügenden Anreiz, und die Darmperistaltik wird nicht in der normalen Weise in Gang kommen. Nach den Anschauungen von A. SCHMIDT und STRASBURGER gibt es Menschen mit einem erhöhten Lösungsvermögen für Cellulose, so daß das ursprünglich ausreichende Angebot an Cellulose nicht mehr genügt, und der Reiz für die Peristaltik unzureichend wird. Dieser als *Eupepsie* bezeichnete Zustand ist nach v. NOORDEN nicht die Ursache, sondern umgekehrt die Folge des längeren Verweilens im Darm. Auch über diese Frage ist das letzte Wort noch nicht gesprochen.

Eine ganze Reihe von anderen Faktoren, die bei der Entstehung der Obstipation mitspielen können, seien kürzer behandelt, so z. B. *Hypästhesie des Darmes*, bei der das Gefühl des Füllungsgrades des Darmes und der Ergiebigkeit einer Kotentleerung nicht entsprechend vorhanden ist. Es kann hierbei zu starker Kotanhäufung im Darm kommen.

Obstipation entsteht weiter bei den verschiedensten Erkrankungen des Rückenmarkes sowie bei fieberhaften Krankheiten, bei toxischen Schädigungen der die Peristaltik anregenden Nervi vagi (Blei, Nicotin, Opium, Morphium usw.), schließlich können mechanisch wirkende Momente, Anomalien des Dickdarmes hinsichtlich Form, Größe und Lage von Bedeutung sein. Aber auch allgemeine Schwäche bei schweren Krankheiten, Stauungszustände im

Gebiete der Pfortader bei Leberkrankheiten und bei Herzkrankheiten können zu schwerer Verstopfung führen. In einem anderen Kapitel (chronische Darmverengerung und Darmverschluß) wurden die Obstipationsformen besprochen, deren Ursache eine fortschreitende Okklusion ist.

Versucht man eine Analyse der Obstipationsformen, denen wir in der ärztlichen Praxis begegnen, auf die genannte Weise vorzunehmen, so erkennt man sehr bald, daß eine strenge Trennung fast unmöglich ist. Wesentlich zweckmäßiger ist wohl eine Ordnung der vielgestaltigen Bilder nach den Gesichtspunkten, die uns die Röntgenuntersuchung klargelegt hat. Man würde dementsprechend unterscheiden zwischen der *hypokinetischen oder atonischen Obstipation* und der *hyperkinetischen*, besser *spastisch dyskinetischen*, wobei freilich gleich zu bemerken wäre, daß die beiden Formen sehr häufig ineinander übergehen. Richtiger wäre es wohl überhaupt, mit G. SCHWARZ das dyskinetische Moment in den Vordergrund zu stellen.

Will man zunächst aus didaktischen Gründen die *hypotonisch-hypoperistaltische Form* für sich betrachten, so wäre hier zu betonen, daß meist mit v. NOORDEN eine ungenügende Erregung des AUERBACHschen Plexus angenommen wird, sei es, daß die dem AUERBACHschen Plexus zufließenden Reize nicht genügend stark sind, sei es, daß das intramurale Nervensystem nicht entsprechend erregbar ist. Von dem ungenügenden Einfluß einer schlackenarmen Kost war bereits die Rede. Was die Erregbarkeit des AUERBACHschen Plexus anlangt, so ist leicht zu verstehen, daß sie Schwankungen unterworfen ist, und daß übermäßige Reize schädigend auf sie einwirken können. Ein sehr eindrucksvolles Beispiel ist die verminderte Ansprechbarkeit des Darmes bei dauerndem Gebrauch von Abführmitteln.

Zu Verstopfung durch mangelnden Tonus und ungenügende Peristaltik kommt es auch bei allgemeiner *Enteroptose*. Das Colon transversum kann hier in Form einer Girlande nach abwärts hängen, wodurch eine stärkere Knickung der beiden Flexuren zustande kommt. Es muß jedoch betont werden, daß diese Girlandenform des Colon nicht immer mit Obstipation verbunden zu sein braucht. Mit Recht ist auch von HOLZKNECHT das konstitutionelle Moment in der Obstipationsfrage stärker in den Vordergrund gestellt worden. Welche Faktoren zu der als HIRSCHSPRUNGsche *Krankheit* bezeichneten Störungen führen, bei der der Dickdarm stark erweitert ist und eine Hypertrophie der Wandung aufweist, ist nicht klar. Diese im frühen Kindesalter meist beobachtete Störung zeigt im weiteren Verlauf häufig Neigung zu Volvulus infolge von Knickungen usw. Bisweilen entwickelt sich eine stärkere Störung erst im späteren Leben. Nicht selten findet man als Ursache der Obstipation ein abnormes *langes Colon* mit starker Schlingenbildung (manchmal in Form der ,,Doppelflintenbildung") an der Flexura lienalis und am Sigmoid.

Die *hyperkinetische* bzw. *dyskinetisch-spastische* Form der Obstipation findet sich besonders bei vegetativ stigmatisierten Individuen, und zwar tritt sie meist nicht für sich allein, sondern mehr zusammen mit den verschiedensten Störungen im Bereich des ganzen Magen-Darmkanals und der Gallenwege auf, so beim Ulcus ventriculi und Ulcus duodeni, bei den verschiedenen Formen der Gastritis, bei Cholecystitis und bei spastischen Zuständen im Gebiete der Gallenwege und schließlich bei chronischer Appendicitis. Sie ist also eigentlich nur Ausdruck eines Reizzustandes im vegetativen Nervensystem. Wir begegnen ihr daher auch bei manchen organischen Krankheiten des Zentralnervensystems, bei der Tabes dorsalis, bei chronischen Intoxikationen mit Blei, Nicotin, Morphium, Opium usw. Besonders betroffen sind das Colon transversum und die Flexura sigmoidea, seltener die proximalen Teile des Colon.

Einer besonderen Berücksichtigung bedarf noch eine Obstipationsform, die mit Vorliebe an der Grenze zwischen erstem und zweitem Drittel des Colon transversum sich einstellt, wo die Innervation des Colon vom Vagus auf den Pelvicus übergeht. Der physiologische Spasmus an dieser Stelle kann verstärkt sein, das proximale Colon wird gegen ihn, wie gegen ein Hindernis vermehrte Arbeit leisten und schließlich atonisch werden — ein Zustand, der als *Typhlatonie* bezeichnet wird. Dieser Typ der Obstipation heißt „*Aszendenztyp*".

Schließlich wäre noch die *proktogene Obstipation* oder die *Dyschezie* zu nennen, wobei häufig eine Störung des Defäkationsreflexes durch gewohnheitsmäßige Unterdrückung des Stuhlganges die Ursache ist. Aber auch an organische Veränderungen am After oder in dessen Umgebung (Fissura ani, Hämorrhoiden, Lähmungen des Rectum durch organische Nervenläsionen) ist zu denken. Hierher gehören auch diejenigen Fälle von Obstipation, wo die Stuhlentleerung infolge von Schlaffheit der Bauchdecken, Schwäche des Beckenbodens auf Schwierigkeiten stößt. Das Studium der engen Beziehungen zwischen den Vitaminen und den Funktionen des gesamten Magen-Darmkanals hat zu der Frage geführt, ob nicht Mangel an den Faktoren des B-Komplexes beim Zustandekommen mancher Obstipationsformen eine Rolle spielt. Obzwar eine klare Antwort noch nicht möglich ist, lassen es einige Erfahrungen angezeigt erscheinen, Versuche mit einem alle B-Vitamine enthaltenden Präparat (Philocytin) durchzuführen.

Klinisches Bild. Die subjektiven Beschwerden sind bei vielen Menschen mit atonischer Obstipation verhältnismäßig geringfügig, wenn nicht gleichzeitig stärkerer Meteorismus das unangenehme Gefühl des Geblähtseins hervorruft. Im Gegensatz hierzu werden Kranke mit spastischer Obstipation durch erhebliche Beschwerden gequält. Man erfährt von ihnen, daß sie häufig unter Stuhldrang leiden, daß sie, wenn sie dem Stuhldrang nachgeben, meist nur vereinzelte harte Knollen oder kurze Kotstücke von Bleistiftform zum Vorschein bringen und ein Gefühl des Unbefriedigtseins zurückbehalten, das zu Verstimmung, schlechter Laune usw. führt; zuweilen wechselt auch harter Kot von der beschriebenen Form mit dünnen, häufig stark riechenden Durchfällen ab. Im untersten Teil des Dickdarms hinterbleibt ein höchst unangenehmes Schmerzgefühl. Bei der Obstipation vom Aszendenztyp werden nicht selten schmerzhafte Beschwerden geäußert, die an chronische Appendicitis denken lassen. Das Bild der Obstipation ist zuweilen recht wechselnd, Zeiten ausgesprochener spastischer Obstipation wechseln mit solchen ab, in denen Durchfälle vorherrschen. Man muß annehmen, und dafür spricht auch der Befund von Schleim, daß zeitweise entzündliche Erscheinungen von seiten des Dickdarmes vorhanden sind. Von subjektiven Störungen seien noch genannt Appetitlosigkeit, belegte Zunge, Kopfschmerzen, Unlust zur Arbeit, Gefühl von Leistungsunfähigkeit usw., doch ist vielfach nicht sicher zu entscheiden, welche Erscheinungen als direkte Obstipationsfolgen zu betrachten sind oder inwieweit sie Ausdruck psychopathischer Konstitution sind.

Als *objektive Zeichen* der Obstipation wären zunächst neben der Seltenheit der Stuhlentleerungen Veränderungen der Faeces hinsichtlich Beschaffenheit und Volumen zu nennen. Auffallend ist in der Regel die geringe Menge des Stuhles, der häufig eine ausgesprochen dunkle Farbe hat, mit Schleim überzogen und vollkommen geruchlos ist. Ganz gleichgültig, ob man die Hyperpepsie als primären oder sekundären Vorgang ansieht, die Stuhlmengen sind unzweifelhaft oft abnorm gering. Bei der spastischen Obstipation können die Skybala die Form von Schafkot oder eines Bleistiftes aufweisen, sie können aber auch von bandartiger Beschaffenheit sein. Die Untersuchung des Leibes zeigt zuweilen einen deutlichen Meteorismus, ebenso häufig vermißt man einen solchen auch wieder, und man fühlt, besonders bei der spastischen Form, das Colon descendens oder Colon sigmoideum als harten Strang. Auch der Querdarm ist zuweilen ohne Schwierigkeit bei entsprechender Entspannung der Bauchdecken zu fühlen, besonders wenn man in der Ausatmungsphase palpiert (HAUSMANN).

Diagnose. Bei allen Kranken mit Obstipation ist die erste Forderung die nach Digitaluntersuchung des Mastdarmes, bei Frauen auch der Vagina. Sind Blutungen vorhanden, so muß unter allen Umständen auch eine Rektoskopie durchgeführt werden. Stärkere subjektive Beschwerden machen eine systematische Durchuntersuchung des ganzen Magen-Darmkanals und der Gallenwege unerläßlich. Aushebung des Magens nach Probefrühstück, Röntgenuntersuchung des Magen-Darmkanals, Duodenalsondierung und röntgenologische Darstellung der Gallenblase decken in derartigen Fällen häufig eine Störung auf, die mit einem Schlage die Obstipation erklärt. Vorhandensein stärkerer Beschwerden in der rechten Unterbauchgegend geben Anlaß, den Wurmfortsatz röntgenologisch darzustellen, um eine chronische Appendicitis auszuschließen. Daß bei der *Differentialdiagnose* auch die Anamnese bedeutungsvoll ist, erscheint selbstverständlich. Die sichere Entscheidung, welche Form der Obstipation vorliegt, ergibt der Röntgenbefund. Bei dem sog. Aszendenztyp findet man den Bariumbrei abnorm lange im Coecum, im Colon ascendens und im ersten Drittel des Transversum, die stark ausgedehnt sein können, während der übrige distale Teil des Dickdarmes stark spastisch kontrahiert ist, mit Einlagerung vereinzelter, voneinander getrennter Ballen des Kontrastmittels. Bei der spastisch dyskinetischen Form kann ein ähnliches Bild den ganzen Dickdarm betreffen. Die atonische Form ist charakterisiert durch ein abnorm langsames Vorrücken des Kontrastbreies, die Haustrenzeichnung ist wenig ausgeprägt, starke Erweiterung des Colon ist dagegen selten. Bei der proktogenen Form der Obstipation kann man einen kugeligen Kontrastschatten in der Ampulle tagelang röntgenologisch feststellen.

Des weiteren ist bei jeder Obstipation, insbesondere der älteren Leute, die Frage eines *Carcinoms* zu erwägen; um hier Klarheit zu schaffen, versäume man in solchen Fällen niemals die röntgenologische Untersuchung des von unten mit Kontrastbrei gefüllten Darmes. Hartnäckige Spasmen an einer Stelle müssen immer an die Möglichkeit eines *Neoplasma* denken lassen.

Therapie. Die Therapie der Obstipation kann nur wirksam sein, wenn man die ihr zugrunde liegende Schädlichkeit erkannt hat, und wenn es gelingt, sie zu beseitigen. Zunächst sind die Lebensgewohnheiten klarzulegen, eine zu schlackenarme Kost soll durch Empfehlung von reichlich Gemüsen, Salaten, Obst usw. geändert werden. Ist eine Kost ausgesprochen fettarm, so lege man Fett zu (Butter, Öl, Mayonnaise u. dgl.), an Stelle von Weißbrot oder Zwieback verordne man grobes Brot, Grahambrot, Roggenvollkornbrot u. dgl. In manchen Fällen führt bei hartnäckiger Verstopfung eine *Rohkostkur* zu ausgezeichneten Ergebnissen. Bei Stubenhockern wirkt körperliche Tätigkeit, wie Ausübung bestimmter Sportarten, Atemgymnastik, häufig günstig.

Von großer Bedeutung ist es, in den Fällen, in denen die Obstipation entstanden ist durch Störung des Defäkationsreflexes (Übergehen des normalen Stuhldranges) darauf zu bestehen, daß täglich zu ganz bestimmter Stunde versucht werde, Stuhl zu entleeren; bei manchen Menschen wirkt das Trinken eines Glases kalten Wassers hierbei günstig mit. Gelingt es nicht, auf diese Weise die Verstopfung zu regeln, so läßt man für einige Wochen eine Kur mit Karlsbader Mühlbrunnen (mit Zusatz von Karlsbader Salz) oder mit Mergentheimer Karlsquelle bzw. einem anderen ähnlichen Wasser gebrauchen. Die Wässer werden am besten leicht angewärmt getrunken, sie wirken am kräftigsten, wenn man sich gleichzeitig etwas körperliche Bewegung macht. Das Frühstück soll nicht eher als 1 Stunde nach Beendigung des Morgentrunkes genommen werden. Bei vielen Patienten stellt sich Stuhlgang 1—2 Stunden nach Aufnahme dieser Sulfatwässer ein, er ist dünnflüssig und erscheint ohne irgendwelche Beschwerden. Bei manchen Kranken mit Obstipation kommt es späterhin auch nach Weglassen des Mineralwassers zu regelmäßiger Stuhlentleerung.

Gelangt man hiermit nicht zum Ziel, so versuche man eines der bekannten Abführmittel, die auf den Dickdarm einwirken, wie Cascara Sagrada, Rheum, Sennapräparate, Präparate der Faulbaumrinde usw. Zweckmäßig ist die bekannte Verordnung von Pulv. rad. rhei. 20, Flor. sulfur. 15, Natr. bicarb. 5; abends eine Messerspitze bis einen Teelöffel in Oblaten.

Durch Verordnung solcher Mittel wird der Darm wieder an seine regelmäßige Tätigkeit gewöhnt. Nach längerem Gebrauch des gleichen Abführmittels arbeitet er dann schließlich auch ohne das Reizmittel in normaler Form weiter. Ein fortwährender Wechsel der Mittel ist von Übel.

In neuerer Zeit sind besonders von amerikanischer Seite die weder resorbierbaren noch zersetzbaren Mineralöle (Paraffinpräparate, wie Nujol, Mitilax, Christilax, Agarol[1] u. a.) in Anwendung gekommen. Als im allgemeinen harmlos und den Darm nicht reizend sind sie sehr brauchbar. Ähnlich in der Wirkung sind die im Darm quellenden und so das Kotvolumen erhöhenden Präparate, wie Regulin, Normacol, Brotella, die meist kleine Zusätze von Abführmitteln enthalten.

Die *spastisch-dyskinetische* Form der Obstipation verlangt zunächst Beseitigung des übermäßigen Reizzustandes des Darmes. Man trägt dieser Forderung Rechnung, einmal, indem man die Kost möglichst milde und reizlos gestaltet, ohne jedoch etwa die Schlackenbildner ganz aus der Nahrung auszuschließen. Dann versuche man, die Spasmen durch Atropin oder Belladonnapräparate (z. B. Bellafolin) zu beseitigen. Man beginne mit 3mal täglich 0,5 mg Atropin und lasse die Dosis evtl. verdoppeln. Die Atropinkur läßt sich zweckmäßig mit einer Kur mit Karlsbader oder Mergentheimer Wasser kombinieren.

Bei vorübergehender Obstipation empfiehlt es sich, besonders wenn man den Darm im ganzen reinigen will, Kalomel oder Ricinusöl zu verwenden. Am energischsten wirken kleine Dosen Crotonöl in Verbindung mit Ricinusöl (1 Tropfen Crotonöl auf 60 g Ricinusöl, davon 1—2 Eßlöffel). In besonderen Fällen, wie etwa bei der Obstipation nach Bauchoperationen, ist ein Versuch mit Cholin (Cholin. chlorat. Merck nach Vorschrift in $^1/_4\%$ iger NaCl-Lösung intravenös), oder das subcutan bzw. intramuskulär verwendbare Neohormonal (ZUELZER) zu geben. Auch die Hypophysenpräparate werden hier mit gutem Erfolg angewendet, daneben neuerdings das *Prostigmin,* ein synthetisches Alkaloid, von dem man 0,5 ccm einer $0,5^0/_{00}$igen Lösung intramuskulär verabreicht. Bei proktogener Obstipation wird die hier häufig vorhandene Hypästhesie der Rectalschleimhaut durch vorsichtige Darreichung von Glycerinklysmen günstig beeinflußt.

Bei den spastischen Formen der Obstipation, zuweilen aber auch bei den atonischen, sind oft Ölklysmen (200—300 ccm) von erheblichem Nutzen, die am besten bei Beckenhochlage hoch hinauf in den Darm eingebracht werden; eine Unannehmlichkeit, die manchmal die Durchführung solcher Ölklysmen erschwert, ist das unbemerkte und unwillkürliche Abgehen von Öl durch den After, was zu unangenehmer Beschmutzung der Wäsche führen kann.

Physikalische Behandlungsmethoden (wie Massage, Elektrizität, kalte Duschen auf den Leib usw.) kommen vor allem bei der atonischen Form der Obstipation

---

[1] Dieses Mittel enthält gleichzeitig kleine Mengen eines Abführmittels.

in Frage und können mit Vorteil gebraucht werden; bei spastischen Obstipationen ist Anwendung von Wärme (Thermophore, Sitzbäder) und von PRIESSNITZschen Umschlägen häufig von Erfolg.

Einläufe sind bei der chronischen Obstipation meist kontraindiziert, während sie selbstverständlich bei vorübergehender Obstipation, soferne sie nicht zu häufig angewendet werden, durchaus zweckmäßig sind. Brunnenkuren in Kurorten sind oft von allergrößtem Nutzen; es sei auf das Kapitel allgemeine Therapie (S. 769) verwiesen. Die unter dem Einfluß der dort getrunkenen Mineralwässer erzielte Besserung der Stuhlentleerungen bleibt auch häufig noch nach der Rückkehr aus dem Kurort bestehen, besonders wenn das betreffende Wasser zunächst zu Hause noch weiter genommen wird, wobei die stets gleichzeitig vorgenommene Regulierung der Kost, die Besserung des Allgemeinzustandes, die Rückwirkung auf die Psyche nicht zu gering veranschlagt werden darf.

Operative Eingriffe bei der Obstipation kommen nur in Frage, wenn ein mechanisches Hindernis die Ursache ist, also etwa Verwachsungen, Spangenbildung u. dgl. Andere Versuche operativer Art sind als unsicher und in ihrem Erfolg zweifelhaft wieder verlassen worden.

6. Neubildungen des Darmes.

Unter den Neubildungen des Darmes stehen die *malignen Neoplasmen* wohl an erster Stelle, unter ihnen ist das *Carcinom* wiederum wesentlich häufiger als das *Sarkom*. Von gutartigen Tumoren sind besonders die *Adenome* und *Fibrome* zu nennen, aber auch *Lipome, Myome, Myxome, Angiome, Cysten* und *Mischgeschwülste* kommen vor.

Carcinom. *Vorkommen und pathologische Anatomie.* Im Vergleich zum Magen ist der Darm sehr viel seltener Sitz eines Carcinoms; in seinem Bereich ist wiederum der Dickdarm häufiger befallen als der Dünndarm, und zwar handelt es sich meistens um Zylinderzellencarcinome mit drüsigem Bau, sog. *Adenocarcinome.* Von allen Darmcarcinomen ist das häufigste das *Rectumcarcinom,* im übrigen haben im Dickdarm als Prädilektionsstellen das *Coecum,* die *Flexura sigmoidea* und die *Flexurae colicae* (dextra et sinistra) zu gelten.

Der Ausgangspunkt der Carcinome sind meist die tiefsten Teile der Mucosa, die Tumoren entwickeln sich entweder in Form flacher, weicher, rundlicher, zu Zerfall und Geschwürsbildung neigender Knoten, bald erscheinen sie als solide Krebse von medullärem oder cirrhösem Charakter, die ringförmig den Darm infiltrieren und frühzeitig stenosieren. Zu Metastasierung kommt es mit Vorliebe in den regionären Lymphdrüsen, im Peritoneum und in der Leber, sie erfolgt aber selten und erst in späten Stadien.

Die Carcinome als metastatische Tumoren sind sehr selten. Häufiger ist ein Übergreifen von einem Tumor der Nachbarschaft.

Klinisches Bild und Diagnose. Die wichtigsten subjektiven Erscheinungen, mit denen ein Darmcarcinom (meist nach einem Latenzstadium von unbekannter Dauer) in die Erscheinung tritt, sind allgemeine Obstipationsbeschwerden mit Druck oder Völlegefühl im Bauch, in manchen Fällen auch früh auftretende Kachexie mit Blässe und Abmagerung, Erscheinungen, die jedoch auch lange Zeit hindurch fehlen können.

Als charakteristische Symptome haben zu gelten die Zeichen der langsam zunehmenden Darmstenose: allmählich stärker werdende Verstopfung, Koliken mit Darmsteifungen und all den Zügen, den wir beim *Obturationsileus* immer wieder begegnen. Von großer praktischer Bedeutung ist der frühzeitige Nachweis von okkultem Blut in den Faeces, während manifeste Blutungen nur bei stärkerem ulcerativem Verfall auftreten; eine weitere Folge dieses Vorganges sind Durchfälle mit Tenesmen und intensiven Fäulnisvorgängen mit aashaftem Gestank der Faeces.

Die wichtigste, freilich nicht immer nachweisbare Erscheinung beim Darmcarcinom ist die palpatorische Feststellung einer Geschwulst. Sehr häufig gelingt sie nicht, entweder weil der Tumor an sich klein ist oder zu tief liegt, in manchen Fällen auch, weil die Spannung des Leibes zu stark ist, oder die Bauchdecken infolge Fettreichtum die Tastung unmöglich machen.

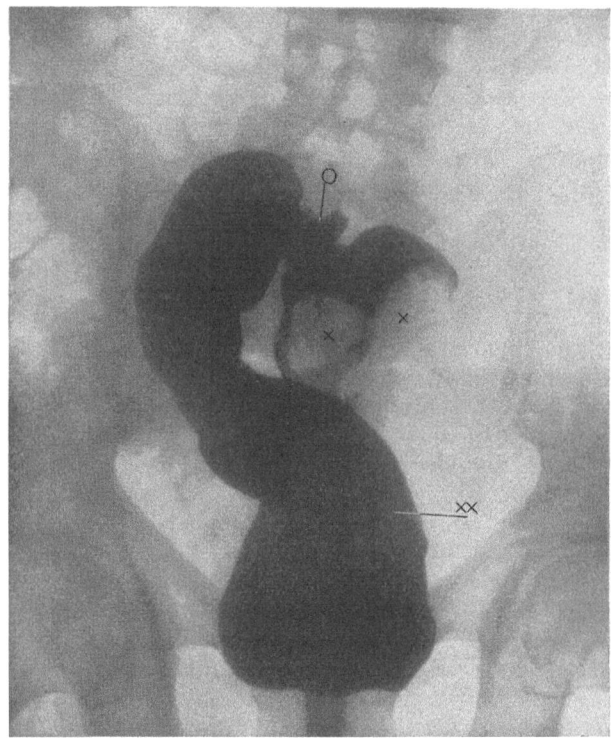

Abb. 23. Carcinom im Colon sigmoideum. o Stenose infolge carcinomatöser Wandinfiltration. × Tumorknoten. ×× Ampulle.

Die Abgrenzung eines Darmtumors gegen Tumoren anderer Organe ist häufig mittels der gewöhnlichen physikalischen Untersuchung nicht leicht. Es ist daher notwendig, den Darm nach Möglichkeit zu entleeren, am besten durch Ricinusöl (evt. mit Crotonöl, 1 Tropfen auf 60 g Ricinusöl, davon 1—2—3 Eßlöffel, im Abstand von mehreren Stunden) und hohen Einlauf. Von ausschlaggebender Bedeutung für die *Diagnose* ist die *Röntgenuntersuchung durch Kontrastfüllung des Darmes von unten;* charakteristisch ist eine auf eine bestimmte Stelle beschränkte Verengerung, evtl. mit Aussparungen bei Kompression (Abb. 23 und 24).

Hat sich bei einer solchen Untersuchung der Dickdarm als frei erwiesen, so nehme man die Magen-Darmdurchleuchtung in der üblichen Weise vor. Man findet, falls die Stenose im unteren Dünndarm sitzt, die zuführende Schlinge stark erweitert und daneben zahlreiche Flüssigkeitsspiegel; ihr Nachweis ist jedoch nur bei aufrechter Körperhaltung möglich.

Das Mastdarmcarcinom macht noch einige besondere Bemerkungen erforderlich. Sitzt das Carcinom, wie so häufig, unmittelbar über dem Sphincter, so ist es als harter, das Rectum meist zirkulär umfassender unregelmäßig zerklüfteter Tumor leicht zu fühlen. In den meisten Fällen weist das Auftreten von blutigen Entleerungen (mit oder ohne Eiter) auf die Digitaluntersuchung direkt hin, aber man sollte es sich zum Grundsatze machen, in jedem Falle von unklaren Baucherscheinungen (insbesondere, wenn dabei Obstipation besteht), diese Untersuchung vorzunehmen, wobei es sich empfiehlt, auch in der Hocke zu untersuchen und den Patienten pressen zu lassen. Dabei werden

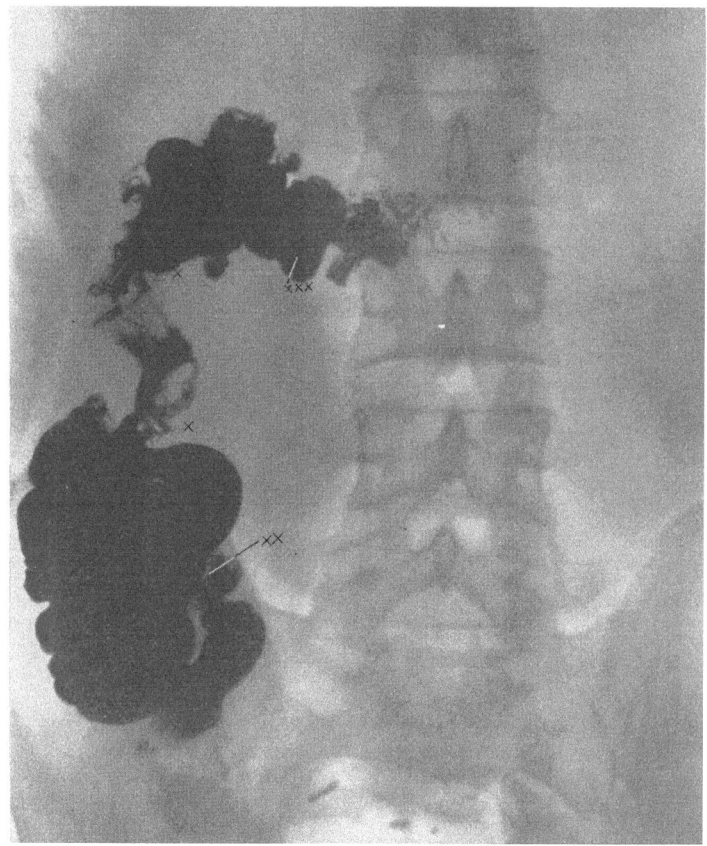

Abb. 24. Carcinom im Colon ascendens. Von × bis × Carcinomdefekt. × × Coecum. × × × Colon transversum (Aufnahme 24 Stunden nach oraler Kontrastmahlzeit).

selbst höher gelegene Tumoren für den palpierenden Finger noch erreichbar. In allen Fällen, wo die Digitaluntersuchung negativ ausfällt, nehme man die Rektoskopie vor, die es ermöglicht, hoch hinauf bis in den dem Rectum zugewendeten Schenkel des Sigmoids zu kommen.

Beim *Rectumcarcinom* bestehen häufig neben den Obstipationsbeschwerden und den meist erst später sich geltend machenden qualvollen Tenesmen, die Ausdruck schwerer sekundärer entzündlicher Erscheinungen sind, schon frühzeitig Schmerzen im Gebiet des *Plexus lumbosacralis*.

Therapie. Die Therapie der Darmcarcinome kann nur eine chirurgische sein. Wird die Diagnose frühzeitig gestellt, und gelingt es, den Tumor im Gesunden zu entfernen, so kann völlige Heilung eintreten. Die *Prognose* ist in bezug auf

Dauerresultate günstiger als beim Magencarcinom. Wo ein inoperabler Tumor vorliegt, kann bei Darmverschluß die Anlegung eines künstlichen Afters notwendig werden. Röntgen- und Radiumbestrahlungen haben bisher keine Dauererfolge gezeitigt.

Der *Verlauf* ist stets ein tödlicher, wenn nicht chirurgisch eingegriffen wird. Das Leiden zieht sich meist mehrere Jahre hin, der Tod kann aber auch, besonders wenn es zu Perforation oder zu völligem Darmverschluß kommt, schon nach wenigen Monaten eintreten.

Sarkom. Die sehr seltenen Sarkome — man rechnet etwa 1 Sarkom auf 100 Carcinome — befallen häufiger den Dünn- als den Dickdarm, jedoch ist das Mastdarmsarkom (meist ein *Melanosarkom*) wiederum häufiger, als alle übrigen Darmsarkome zusammen genommen.

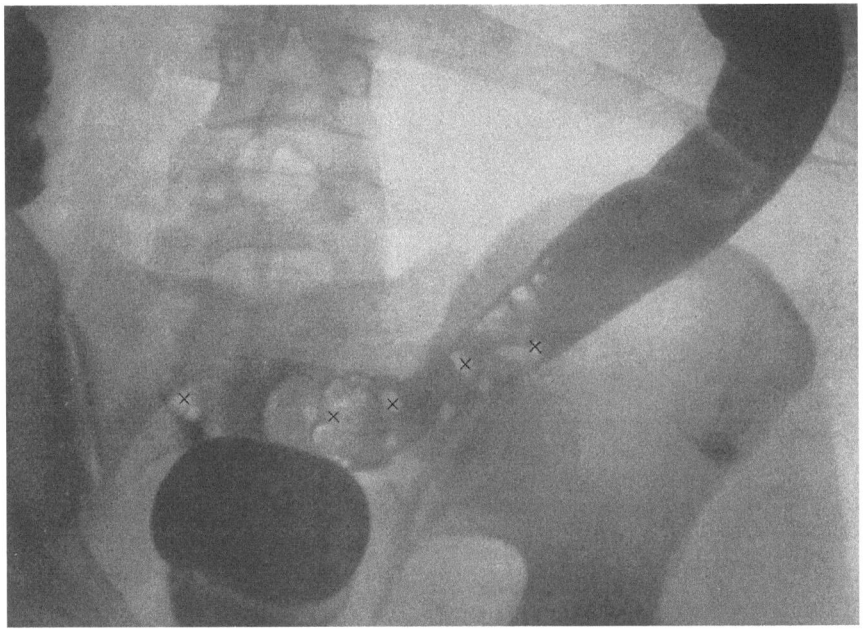

Abb. 25. Polyposis im Colon sigmoideum (rectale Kontrastbreifüllung). × Wabige Defekte durch Polypen.

Gegenüber den Carcinomen führen die Sarkome in der Regel nicht zu Stenosenbildungen, im Gegenteil, sie bewirken dadurch, daß der Tumor rasch wächst und im Inneren zerfällt, eine Erweiterung des Darmrohres. Das rapide Wachstum und die frühzeitige *Metastasenbildung* stempeln das Darmsarkom zu einem besonders bösartigen Tumor, der schon nach Monaten, spätestens nach einem Jahre zum Tode führt. Die *Therapie* bietet selbst bei frühzeitigem radikalem Vorgehen nur geringe Aussichten auf Dauerheilung.

Gutartige Neubildungen. Eine größere praktische Bedeutung haben die *Polypen des Darmes*, die meist über den ganzen Dickdarm verbreitet vorkommen und entweder als weiche Geschwülste von vorwiegend adenomatösem Bau oder als härtere Geschwülste von dem Bau derber Fibrome auftreten. Wegen ihrer Verbreitung über den ganzen Dickdarm spricht man auch von *Polyposis intestini crassi*.

Die Polypen von mehr fibrösem Bau sind, wenn sie tief unten im Mastdarm sitzen, mit Leichtigkeit zu palpieren, in der Regel fühlt man eine große Zahl kleiner in das Darmlumen hineinragender derber, Bleistiftdicke erreichender Tumoren. Die adenomatösen Polypen sind wegen ihrer Weichheit nicht ganz so leicht zu fühlen.

Klinische Erscheinungen. Die im klinischen Bild am stärksten hervortretenden Erscheinungen sind Blutungen und hartnäckige, immer wiederkehrende Dickdarmkatarrhe; in seltenen Fällen fehlen auch alle klinischen Symptome. Die *Diagnose* läßt sich bei den im Rectum sitzenden Polypen durch die Digitaluntersuchung oder die Rektoskopie mit

Leichtigkeit stellen. Höher sitzende Polypen sind heute durch den Bariumeinlauf mit großer Sicherheit zu erkennen. Sie zeichnen sich als rundliche Aufhellungen in dem mit dem Kontrastmittel gefüllten Darm bei Kompression sehr deutlich ab (Abb. 25). Zuweilen geben größere gestielte Polypen zu Entstehung einer Invagination Veranlassung. In einer eigenen Beobachtung mit unklarem Röntgenbefund, wo die Möglichkeit eines Carcinoms erwogen worden war, ergab die Operation ein Lipom des Dickdarms, das zu einer Invagination geführt hatte. Auch Okklusion des Darmes wurde beobachtet. Für die *Prognose* ist bedeutungsvoll, daß in etwa 50% der Fälle von Polyposis eine Umwandlung in Carcinom eintritt.

Die *Therapie* begegnet großen Schwierigkeiten, weil die radikale Entfernung der Polypen wegen ihres multiplen Vorkommens so gut wie nie möglich ist. Energische Röntgenbestrahlungen sollen nach Angabe von einigen Autoren von Nutzen sein. In manchen Fällen ist zur Ausschaltung des Darmes ein künstlicher After angelegt worden.

Die die Polyposis so häufig begleitende Colitis wird durch adstringierende Klysmen und andere Maßnahmen, wie sie bei der Colitis angewendet werden, bekämpft.

7. Divertikel des Dickdarmes.

Am Dickdarm, speziell am Sigmoid, und zwar besonders fettleibiger älterer Personen, kommen Divertikel (GRASERsche *Divertikel*) häufig vor. Bevorzugt sind geschwächte Wandstellen (Gefäßdurchtritt, umschriebene Fettanhäufungen usw.). Die Divertikelsäckchen, die oft knopfartig aneinandergereiht auftreten, machen vielfach keine Beschwerden. Zuweilen geben sie das Gefühl des Unbefriedigtseins nach der Defäkation. Stärkere Beschwerden sind fast stets auf entzündliche Veränderungen des Divertikelsacks oder der umgebenden Schleimhaut zurückzuführen. Blutige Stühle, Zeichen von Darmstenose, Ausbildung eines Tumors können den Verdacht auf ein Carcinom entstehen lassen. Die Röntgenuntersuchung nach Kontrastfüllung von unten ermöglicht eine sichere *Diagnose:* Gut erhaltene Schleimhaut, freilich mit ausgesprochener Querrippung, weist im Zusammenhang mit den kleinen rundlich paracolischen Breiansammlungen auf den entzündlichen Charakter des Tumors hin, zumal oft die Divertikelhälse durch entzündliche Schwellungen eingeengt erscheinen. Die Diverticulosis wird mit lactovegetabiler Kost und Gleitmitteln (Paraffinpräparate) behandelt. Bei Diverticulitis empfehlen sich Spülungen mit Ichthyol ($1/2$–1%), evtl. mit schwachen Salzlösungen unter geringem Druck, auch Röntgenbestrahlungen des entzündlichen Tumors sind versucht worden.

8. Die wichtigsten tierischen Darmschmarotzer des Menschen.

Von der großen Zahl von tierischen Parasiten des Darmkanals können hier nur die wichtigsten besprochen werden, die in Mitteleuropa am häufigsten anzutreffen sind; sie gehören den *Protozoen,* den *Würmern* und den *Arthropoden* an, und unter ihnen stehen wiederum die Würmer hinsichtlich ihrer praktischen Bedeutung an erster Stelle.

Protozoen. Von den im Darm als Schmarotzer lebenden Protozoen finden wir Vertreter der *Amöben,* der *Flagellaten,* der *Sporozoen* und der *Infusorien.*

Amöben. Die durch Ansiedlung von Amöben im Darmkanal erzeugten akuten Infektionskrankheiten sind in den entsprechenden Kapiteln abgehandelt.

Flagellaten. Die früher meist als harmlose Schmarotzer angesehenen *Flagellaten,* nämlich *Trichomonas intestinalis* und *Lamblia intestinalis* haben nach den Forschungen der letzten Jahre, wie es scheint, eine größere pathologische Bedeutung und verdienen daher in hohem Maße die Aufmerksamkeit des Klinikers. Sie sind durch mehrere Geißeln ausgezeichnet, die die Fortbewegung und die Aufnahme der Nahrung ermöglichen.

Trichomonas intestinalis. Die vier Geißeln tragende Trichomonas intestinalis hat eine birnenförmige, vorne abgerundete, hinten zugespitzte Gestalt zwischen 10 und 15 μ Länge und bis zu 5 μ Breite. Sie findet sich zuweilen im menschlichen Dünn- und Dickdarm bei schweren, mit Anacidität des Magens einhergehenden Prozessen (z. B. beim Carcinom auch im Magen); jedenfalls scheint ein alkalisches Milieu für ihre Lebensfähigkeit notwendig zu sein. Die Infektion geschieht wohl am häufigsten durch verunreinigtes Trinkwasser, des weiteren durch ungewaschenes Gemüse, Obst u. dgl. Der Nachweis ist durch einfache mikroskopische Stuhluntersuchung leicht möglich, aber auch ihre kulturelle Züchtung ist wiederholt gelungen.

Der Befund von großen Mengen von Trichomonas intestinalis bei schweren, der Therapie hartnäckig trotzenden *Enterokolitiden* hat dazu geführt, daß man sehr ernsthaft einen kausalen Zusammenhang erwogen hat; die Tatsache, daß das Verschwinden der klinischen Erscheinungen zeitlich zusammenfiel mit dem Verschwinden der Parasiten, spricht ganz in diesem Sinne. Das zu *therapeutischen Zwecken* neuerdings mehrfach angewandte *Yatren* 105 (3 g morgens und abends während mehrerer Tage)[1] scheint für weitere Versuche empfehlenswert zu sein. Sonst hat man durch energische Abführmittel (am besten Kalomel) und Einläufe mit adstringierenden Mitteln die Parasiten zu beseitigen versucht; auch 1—2$^0/_{00}$ige Chininklysmen mit Zusatz von 1$^0/_{00}$igem Kresol sollen günstig gewirkt haben (NEUKIRCH).

Lamblia intestinalis [2].

Die ebenso wie die *Trichomonas intestinalis* eine birnenförmige Gestalt aufweisende Lamblia intestinalis ist von bilateralem Bau und trägt vier Geißelpaare. Bei der Ansicht von der Seite ist die charakteristische Wölbung der Rückenseite und die trichterförmige Einbuchtung der Vorderfläche gut zu erkennen. Der Parasit hat eine Länge von 10—25 μ und eine Breite von 5—15 μ. Die im Dünndarm lebenden Lamblien bilden im Durchschnitt 7 μ lange und 6,5 μ breite ovale, zuweilen auch birnenförmig gestaltete Cysten mit 4 Kernen, die in feuchtem Zustand außerordentlich lange (bis zu mehreren Monaten) außerhalb des Körpers lebensfähig bleiben. Aus jeder Cyste entstehen 2 Lamblien.

Mit Vorliebe siedelt sich die Lamblia intestinalis im Duodenum und oberen Dünndarm an, auf deren Epithelien sie zuweilen in ungeheuren Mengen haftet, wobei die Geißeln im Darmlumen frei flottieren.

Die Lamblien lassen sich am einfachsten in dem durch die Duodenalsonde gewonnenen Duodenalsaft und in den frisch entleerten Faeces nachweisen. Die *Infektion* erfolgt durch unreines Wasser oder beschmutzte Nahrungsmittel. Ob, wie manche Autoren annehmen, Mäuse und Ratten neben dem Menschen als Wirt eine Rolle spielen, ist noch nicht sicher entschieden. Die *Verbreitung* der Lamblia intestinalis hat durch den Krieg, wie es scheint, sehr zugenommen, ja man hat in manchen Gegenden bei fast 25% vollkommen darmgesunder Menschen den Parasiten feststellen können. Indessen muß doch nach der Erfahrung der letzten Jahre angenommen werden, daß unter besonderen Bedingungen die Lamblia intestinalis *pathogen* wirken kann; vielleicht spielen dabei Änderungen in der Reaktion des Darmes (z. B. stärkere alkalische Reaktion) eine Rolle. Bei den ungeheuren Mengen von Lamblien, die man im Darme gefunden hat, ist eine Beeinträchtigung der Darmfunktion unschwer vorstellbar, ganz abgesehen davon, daß es begreiflich erscheint, daß pathologische Prozesse im Darmkanal durch die Gegenwart von Lamblia intestinalis unterhalten werden können. In den letzten Jahren sind auch bei krankhaften Veränderungen der *Gallenwege* Lamblien in riesigen Mengen festgestellt worden, so daß die Frage eines ursächlichen Zusammenhanges sich geradezu aufdrängte. Auch hier ist das letzte Wort noch nicht gesprochen.

Sicher ist, daß das Verschwinden ernsthafter hartnäckiger Darmerscheinungen beobachtet wurde, wenn es gelang, durch eine energische Therapie die Lamblien zum Verschwinden zu bringen. Dies ist bisher nur unter großen Schwierigkeiten möglich gewesen. In neuerer Zeit wurden das *Neosalvarsan* sowie das *Spirocid* besonders empfohlen, vor allem aber das Emetin in Form intramuskulärer Injektionen zu 0,1 (0,1 Emetin hydrochloric. Merck, 6 Tage lang). Im übrigen hat man da, wo heftige katarrhalische Erscheinungen von seiten des Dickdarmes bestanden, adstringierende Einläufe angewendet.

Sporozoen. Von den Sporozoen wären die als sog. Oocysten im Stuhl zuweilen gefundenen Cystenformen, wie *Eimeria* und *Isospora hominis* zu erwähnen, die dann und wann bei Darmstörungen festgestellt werden.

---

[1] Neuerdings sind bei Verwendung von Yatren Intoxikationserscheinungen beobachtet worden; Vorsicht ist daher dringend zu empfehlen.

[2] In England und Frankreich meist *Giargia intestinalis* genannt.

Infusorien. Der wichtigste Vertreter der Infusorien, die wegen ihrer Bewimperung als Ziliaten bezeichnet werden, ist das *Balantidium coli,* ein 0,03—0,1 mm langes und 0,02 bis 0,07 mm breites, nach vorne sich verjüngendes, nach hinten zu breiter ausladendes Kleinlebewesen mit 2 Kernen, Mund- und Afteröffnung, das sich außerhalb des Körpers in Cystenform lange Zeit infektionstüchtig erhält. Sein Wirt ist vorwiegend das Schwein; die Infektion betrifft daher meist Menschen, deren Beruf sie in Kontakt mit Schweinen bringt (Landwirte, Schlächter usw.). Das Balantidium coli bevorzugt den Dickdarm, und vor allem das Coecum (aber auch die Appendix). Es entwickelt sich besonders gut bei alkalischer Reaktion (Optimum $p_H = 7{,}5$), so begegnet man ihm zuweilen auch im unteren Dünndarm.

Obwohl das Balantidium auch bei darmgesunden Menschen gefunden wird, vermag es doch unter gewissen Umständen das Bild einer schweren ulcerösen Colitis hervorzurufen, wobei man es in Blut- und Lymphgefäßen, ja sogar in der Leber findet; zuweilen begegnet man dem Balantidium coli auch bei anderen schweren Darmerkrankungen (z. B. Typhus).

Das klinische Bild mit schweren Tenesmen, schleimig-blutigen Durchfällen gleicht in vieler Hinsicht dem der Amöbenruhr. Es sind sowohl, innerhalb kurzer Frist tödlich verlaufende und andererseits chronische über Jahr und Jahrzehnte sich erstreckende Verlaufsformen bekannt. Man rechnet mit einer Mortalität von etwa 30%. Bei der *Therapie* der Balantidium-Colitis spielt das *Emetin,* bzw. dessen Muttersubstanz, die Radix Ipecacuanhae, die wichtigste Rolle. Von der letzteren muß man freilich entsprechend große Dosen, die bereits brechenerregend wirken, geben, also etwa 1,1 g (nach voraufgegangener Injektion von 0,015 Pantopon bei strengster Bettruhe und Nahrungsenthaltung für mindestens 7—8 Stunden) oder fünfmal 0,2 g über den Tag verteilt. Diese Ipecacuanha-Verordnung muß mindestens eine Woche durchgeführt werden. Zweckmäßiger ist Emetin subcutan 0,03—0,1 (Emetin hydrochloric. Merck). Gleichzeitig empfiehlt sich neben dieser innerlichen Therapie Lokalbehandlung mit Einläufen von Chinin hydrochloric. 1 : 1000, Argent. nitr. 0,5 : 1000 oder Tannin 1 : 100. Auch Spülungen durch die Duodenalsonde mit primärem Natr. phosphat. (6—10 g pro die) sind empfohlen worden (van der Reis).

Würmer. Unter den überaus zahlreichen Würmern, die im menschlichen Darm als Parasiten auftreten können, sollen hier nur die für europäische Verhältnisse bedeutungsvollsten aufgeführt werden. Man hat zu unterscheiden zwischen *Plattwürmern (Plathelminthen)* und *Fadenwürmern (Nematoden).* Von den ersteren interessieren nur die *Bandwürmer (Cestoden),* während die *Saugwürmer (Trematoden,* wie *Distomum crassum* und *Schistosomum mansoni)* bei uns nur außerordentlich selten zur Beobachtung kommen.

Die *Diagnose* einer Wurmerkrankung des Darmes macht keinerlei Schwierigkeiten, wenn Würmer ganz oder in Stücken mit den Faeces abgehen. Wo Verdacht auf Wurmerkrankung besteht, gebe man ein gleichzeitig auf den Dünndarm wirkendes Abführmittel (Kalomel oder Ricinusöl) und untersuche die danach gewonnenen Stuhlentleerungen nach der Methode des ,,Dekantierens": Der Stuhl wird mit Wasser aufgeschwemmt, nach einigem Stehen gießt man die obenstehende Flüssigkeit ab (mit den leichten in die Höhe steigenden Teilchen), gießt erneut mit Wasser auf und wiederholt diese Prozedur mehrmals. Parasitenteile, Wurmeier findet man als spezifisch schwere Teile in dem am Boden sitzenden Satz, unter Umständen unter Benutzung einer Lupe, sehr leicht.

Auf *Wurmeier* untersucht man eine kleine Probe des nach Abführmitteln gewonnenen Stuhles mikroskopisch. Besonders bewährt hat sich das Verfahren von Fülleborn: Verreibung des Stuhles mit konzentr. Kochsalzlösung; die spez. leichteren Wurmeier sind in den oberen Schichten zu finden (Abb. 26).

Während man in den meisten Fällen von Wurmerkrankungen auf die beschriebene Weise zu einem positiven Nachweis kommt, erlebt man es doch immer wieder, daß auch bei negativem Befund Würmer vorhanden sind. In unklaren Fällen ist das Bestehen einer *Eosinophilie des Blutes* bedeutungsvoll, wobei freilich bemerkt werden muß, daß gerade bei Kindern Eosinophilie ein häufiges Vorkommnis ist, ohne daß Würmer nachgewiesen werden können.

Man mache sich zur Regel, eine Wurmkur niemals durchzuführen, ohne daß das Vorhandensein von Würmern mit Sicherheit erwiesen ist und vergesse nicht, daß manche Würmer, wie der *Ascaris lumbricoides,* nur in einzelnen Exemplaren vorkommen.

Cestoden oder Bandwürmer. Die im ausgewachsenen, geschlechtsreifen Zustande den Darmkanal, und zwar den Dünndarm, bewohnenden Bandwürmer bestehen aus dem Kopf (Scolex), der mit Hilfe von Sauggruben, Haken, Rüsseln u. dgl. an seinem Wirt haftet, und den eine lange Kette bildenden Gliedern

(Proglottiden), die hinsichtlich ihrer Form und Zahl großen Schwankungen unterworfen sind; die Verbindung zwischen dem Kopf und den großen Proglottiden stellen die sog. Halsglieder dar, diese letzteren sind jeweils die jüngsten, die vom Scolex am weitesten entfernten die ältesten Produkte des Bandwurms. Die Gestalt der Proglottiden ist quadratisch oder rechteckig, je nach der Art.

Über die *Entwicklung der Bandwürmer* wäre das Folgende zu sagen: Aus dem Ei entwickelt sich die sog. Oncosphäre, die in einen Wirt gelangen muß, um durch das Finnenstadium hindurch zum Bandwurm sich entwickeln zu können. Manche Cestodenarten, wie z. B. *Bothriocephalus latus,* müssen zwei Finnenstadien bis zur vollkommenen Entwicklung durchlaufen. Die Oncosphäre wird (bei Bothriocephalus latus) von einer kleinen Krebsart (Cyclops strenuus) aufgenommen und entwickelt sich dort zum Procercoid. Werden die kleinen Krebse von Fischen

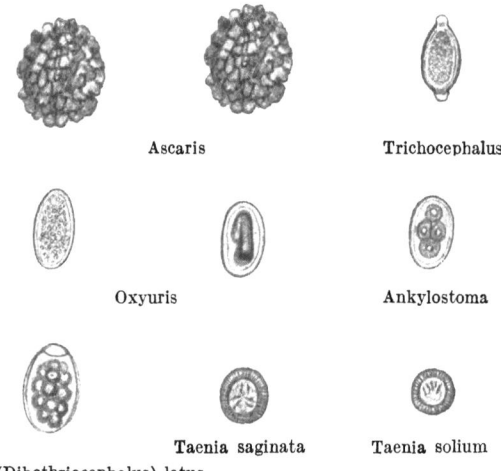

Abb. 26. Parasiteneier aus Stuhl. (Nach LENHARTZ und MEYER: Mikroskopie und Chemie am Krankenbett, 10. Aufl. Berlin: Julius Springer 1922.)

gefressen, so entwickelt sich aus dem Procercoid nach der Durchwanderung der Magenwandung das Plerocercoid, aus dem dann, wenn es in den menschlichen Magen gelangt, der Bothriocephalus latus entsteht.

Bei den Tänien gibt es nur *ein* Finnenstadium, den sog. Cysticercus. Bei der *Taenia solium* ist der Wirt das Schwein, bei der *Taenia saginata* das Rind. Die Infektion erfolgt durch finniges Schweinefleisch mit dem Cysticercus cellulosae, aus dem sich die Taenia solium, oder durch finniges Ochsenfleisch mit dem Cysticercus bovis, aus dem sich die Taenia saginata entwickelt.

Die Cestoden, deren Leben im Magen-Darmkanal charakteristisch für den Endoparasitismus ist, sind fast durchweg Hermaphroditen. Jede Proglottis trägt einen männlichen und einen weiblichen Geschlechtsapparat mit getrennter oder zuweilen auch gemeinschaftlicher Genitalöffnung.

Klinische Erscheinungen bei Anwesenheit von Bandwürmern. Neben allgemeinen nervösen Störungen können bei allen Bandwurmträgern Blutveränderungen auftreten bis zu den allerschwersten Anämieformen. Aber auch Magen-Darmerscheinungen der verschiedensten Art (gastroenteritische Symptome usw.), allgemeine Abmagerung, nervöse Störungen usw. kommen zur Beobachtung.

Besonderes Interesse hat die bei Bothriocephalus latus-Trägern beobachtete *perniziöse Anämie* von jeher gefunden. Auf Grund dessen, was heute an sicheren Beobachtungen zu dieser Frage vorliegt, darf gesagt werden, daß nicht die

Anwesenheit des Wurmes an sich schon die schwere Blutarmut hervorruft, daß hier vielmehr wahrscheinlich noch ein besonderer Faktor, wie eine Erkrankung des Wurmes selbst, hinzukommen muß. Von manchen Autoren wird das Vorhandensein von leichten Blutveränderungen bei allen Bothriocephalus latus-Trägern angegeben.

In seltenen Fällen kann sich das Bild der perniziösen Anämie auch bei anderen Bandwürmern entwickeln.

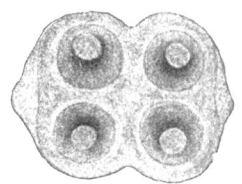

Abb. 28. Taenia saginata. Kopf mit 4 Saugnäpfen ohne Hakenkranz. (Nach NEUMANN-MAYER.)

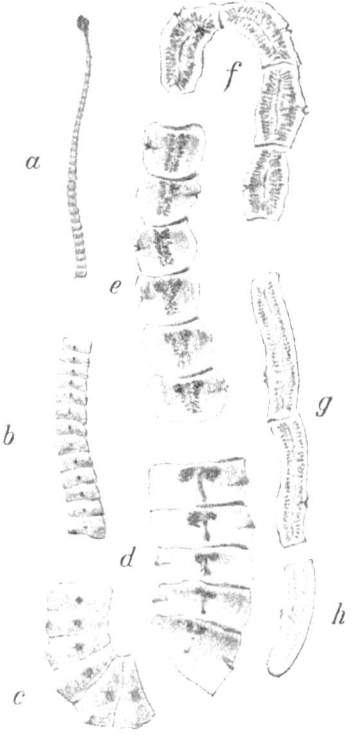

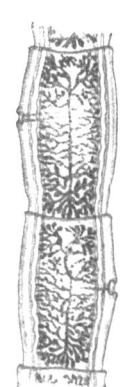

Abb. 29. Taenia saginata. Proglottiden mit reifem Uterus. (Nach ZSCHOKKE.)

Abb. 27. Taenia saginata. a Kopf und Hals, b junge Proglottiden, c junge Proglottiden mit beginnender Entwicklung der Geschlechtsorgane, d breiteste Glieder, e unreife Proglottiden mit fast fertig gebildeten Geschlechtsorganen, f reife Proglottiden mit fast ausgebildeten Geschlechtsorganen, g reife langgestreckte Proglottiden, h leere Proglottiden ohne Eier. (Nach NEUMANN-MAYER.)

Taenia saginata oder mediocanellata. Der eine Länge von 4—8 m erreichende Bandwurm (Abb. 27) besitzt einen bis zu 2 mm breiten viereckigen Kopf mit 4 Saugnäpfen ohne Hakenkranz (Abb. 28), die Zahl der Proglottiden kann bis zu 1200 betragen, die etwa vom 600. Gliede an geschlechtsreif sind. Die einzelnen Glieder (Abb. 29) haben eine Breite von 1—14 mm und eine Länge von 3—17 mm, der Uterus ist sehr stark, und zwar dichotomisch verzweigt. *Diagnostisch* wichtig sind die Zahl der Verzweigungen des Uterus (20—35 auf jeder Seite) und das häufige Abgehen der rasch wachsenden und sich abstoßenden Glieder mit dem Stuhle. Durch vorsichtiges Pressen eines reifen Gliedes zwischen zwei Objektträgern oder Antrocknen eines Gliedes auf einer schwarzen Unterlage (z. B. einer Schiefertafel) kann der Uterus mit seinen charakteristischen Verzweigungen sehr leicht sichtbar gemacht werden. Die Eier (Abb. 26) sind etwas mehr oval als die der Taenia solium, sie sind im Ausstrichpräparat leicht kenntlich durch ihre dicke radiär gestreifte Schale. Die Infektion erfolgt durch den Genuß von rohem Rindfleisch.

Taenia solium. Der nur 2—3 m lang werdende Wurm (Abb. 30), dessen Proglottiden durch einen dünnen Hals mit dem etwa stecknadelkopfgroßen, etwas quadratisch geformten, mit 4—6 Saugnäpfen und 22—30 Haken versehenen Kopf (Abb. 31) in Verbindung stehen, läßt viel seltener als die Taenia saginata die Glieder im Stuhl erscheinen. Sie sind etwa 9—10 mm lang,

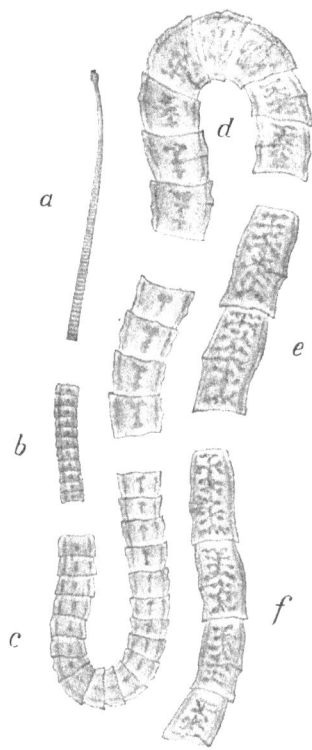

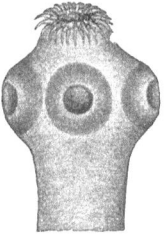

Abb. 31. Taenia solium. Kopf mit 4 Saugnäpfen und doppeltem Hakenkranz. (Nach NEUMANN-MAYER.)

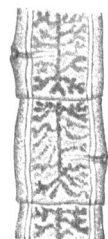

Abb. 32. Taenia solium. Glied mit reiferem Uterus. (Nach ZSCHOKKE.)

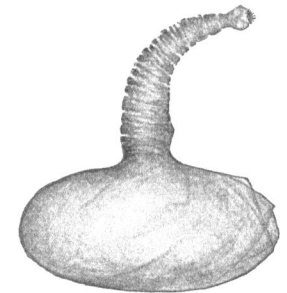

Abb. 30. Taenia solium. *a* Kopf und Hals, *b* junge Proglottiden, *c* junge Proglottiden mit beginnender Entwicklung der Geschlechtsorgane, *d* quadratische, fast reife Glieder. Größte Breite. *e* Reife Glieder. Größte Länge und größte Breite. *f* Dünnere Endglieder. (Nach NEUMANN-MAYER.)

Abb. 33. Taenia solium. Cysticercus cellulosae mit vorgestülptem Scolex. (Nach NEUMANN-MAYER.)

6—7 mm breit, der Uterus hat beiderseits 7—10 sich dentritisch verzweigende Äste (Abb. 32). Die Geschlechtsöffnung liegt ebenso wie bei der Taenia saginata seitlich. Die *Diagnose* ergibt sich aus den geschilderten Verhältnissen der Proglottiden (vgl. das bei der Taenia saginata Gesagte). Die mehr kreisrunden Eier (Abb. 26) erlauben keine sichere Unterscheidung von denen der Taenia saginata. Die Infektion erfolgt durch den Genuß von rohem finnigem Schweinefleisch. Der Wurm ist in Deutschland ausgestorben.

Der Taenia solium kommt unter den Bandwürmern eine besondere Stellung dadurch zu, daß gelegentlich der Mensch selbst Zwischenwirt wird. Durch Selbstinfektion, durch Aufnahme infizierter Nahrung gelangen Eier in den Magen-Darmkanal. Die aus ihnen freiwerdenden Embryonen wandern mit dem Blutstrom in die Muskulatur, in die Haut und andere Organe, zuweilen auch ins Auge und ins Gehirn und entwickeln sich dort zur Finne — *Cysticercus cellulosae* (Abb. 33), wodurch schwere, ja tödliche Erkrankungen hervorgerufen werden können.

Bothriocephalus (Dibothriocephalus) latus (Grubenkopf). Die Bezeichnung Grubenkopf rührt her von der merkwürdigen, an eine Keule erinnernden Form des Kopfes, der beiderseits spaltförmige Sauggruben trägt und frei von Haken ist (Abb. 34). Der Kopf ist etwa 2,5 mm lang und 1 mm breit, der ganze Wurm kann eine Länge bis zu 9 m haben (Abb. 35). Die (in ihrer

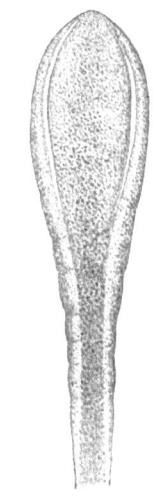

Abb. 34. Scolex von Bothriocephalus (Dibothriocephalus) latus. (Nach ZSCHOKKE.)

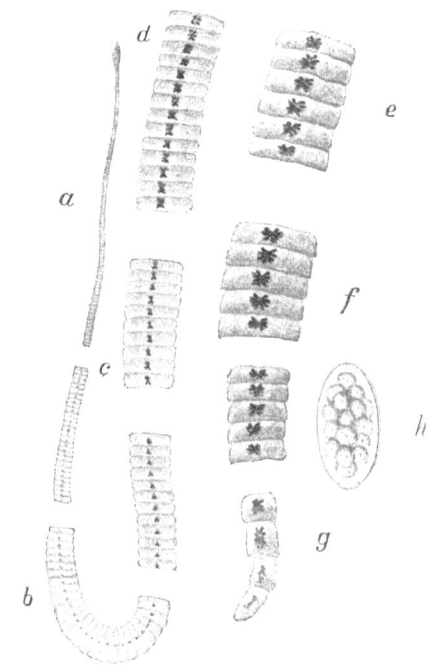

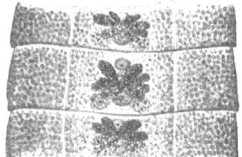

Abb. 36. Reife Proglottis von Bothriocephalus (Dibothriocephalus) latus. (Nach ZSCHOKKE.)

Abb. 35. Bothriocephalus (Dibothriocephalus) latus. *a* Kopf, *b* jüngste Glieder, *c* Glieder, in denen sich die ersten Eier im Uterus bilden, *d* Glieder, in denen der Uterus die ersten Windungen bildet, *e* Glieder, in denen alle Uterusschlingungen entfaltet sind. Die älteren enthalten reife Eier, *f* die Glieder haben die größte Breite erreicht. Alle Eier sind reif, *g* Endglieder. *h* Ei. (Nach SCHÜRMANN.) (Nach NEUMANN-MAYER.)

Zahl etwa zwischen 3 und 4000 schwankenden) Proglottiden sind ausgezeichnet durch ihre Breite (10—18 mm gegenüber einer Länge von 5—6 mm), die Geschlechtsöffnung findet sich auf der Flächenseite (Abb. 36). Der Uterus erinnert durch seine zahlreichen, eigenartig gelagerten Windungen an das Bild einer Rosette. Die mit einer bräunlichen Schale versehenen, an dem einen Pol eine Art von Deckel tragenden Eier (Abb. 26) haben eine Länge von etwa 0,07 mm und eine Breite von 0,045 mm.

Wie schon erwähnt, macht der Wurm in seinem Entwicklungsgang zwei Finnenstadien durch, deren zweites sich im Hecht, in der Quabbe, im Barsch und einigen anderen Fischen abspielt.

An den Küsten der Ostsee, besonders in Finnland, ist der Wurm ungeheuer verbreitet (er ist aber auch in deutschen und Schweizer Seen wiederholt angetroffen worden). Die überaus starke Verbreitung in den nordischen Ländern erklärt sich daraus, daß die Fische dort häufig nur in gepökeltem, ungekochtem

Zustand genossen werden. Nicht selten hat man eine große Zahl von Exemplaren (bis zu 90) bei einem Menschen angetroffen. Daß das außerordentlich rasche Wachstum (von 30—35 Proglottiden pro Tag, was einen täglichen Zuwachs von 8 cm bedeutet) nicht gleichgültig für den Träger sein kann, wenn es sich um eine größere Anzahl von Würmern handelt, ist ohne weiteres verständlich.

Therapie der Bandwurmerkrankung. Gesundheitspolizeiliche Maßnahmen und hygienische Volksbelehrung haben die allgemeine und persönliche Prophylaxe bereits in erfreulicher Weise gefördert. Man lasse indes nicht nach, immer wieder darauf hinzuweisen, daß die Aufnahme rohen Fleisches und roher Fische nach Möglichkeit vermieden wird. Bandwurmträger sollten sich darüber klar sein, daß sie durch ihre Dejektionen der Verbreitung der Parasiten in der Tierwelt Vorschub leisten können und deshalb dafür sorgen müssen, daß das infektiöse Material vernichtet wird. Mit Rücksicht auf die alte Erfahrung, daß von Patienten Nahrungsreste oder geformte Darmschleimmassen als Parasitenteile angesprochen werden, ist vom Arzte zu fordern, daß er vor Einleitung einer Bandwurmkur sich durch den Befund von Proglottiden oder Eiern von dem Vorhandensein eines Parasiten absolut sicher überzeugt hat; denn jede Bandwurmkur ist, besonders bei zarten und schwächlichen Menschen, eine eingreifende Prozedur. Man wird bei Rekonvaleszenten von schwereren Krankheiten, weiter in der Schwangerschaft, im Wochenbett nur unter besonderen Verhältnissen eine Kur vornehmen und sie im allgemeinen lieber verschieben; nötigenfalls kann man durch ein mildes Abführmittel größere Teile des Bandwurms zum Abgehen bringen.

Eine Abtreibungskur sollte nicht ohne entsprechende Vorbereitung unternommen werden: Der Kranke wird abgeführt (mit Ricinus oder Kalomel) und erhält am Tage vor Beginn der Kur eine blande, wenig Kot gebende Kost. Das weitaus beste Mittel zur Abtreibung von Bandwürmern ist das *Extractum filicis maris aethereus*, in einer Dosis von 8—10 g. Besonders bequem ist das *Helfenberger Bandwurmmittel*, bestehend aus Gelatinekapseln, die einerseits Extractum filicis und andererseits Ricinusöl enthalten. Die Normaldosis dieses Mittels beträgt 8 g. Können Kapseln nicht geschluckt werden (sie werden leichter schluckbar durch Einlegen in warmes Wasser), so verordnet man eine Latwerge von Extractum filicis mit Electuarium e Senna (Rp. Extracti filicis 8,0, Electuarii e Senna 16,0). Die Dosis von 10 g sollte im allgemeinen nicht überschritten werden, da zuweilen schwere Vergiftungserscheinungen (Kopfschmerzen, Schwindel, Gelbsehen, Delirien, Dyspnoe, Cyanose, Tachykardie, Krämpfe usw., sogar mit tödlichem Ausgang, in anderen Fällen totale Amaurose mit dauernder Erblindung) beobachtet worden sind. Die Durchführung der Kur beginne man mit einer Tasse stark gesüßten Kaffees, $1/2$ Stunde später folge das Mittel, etwa 1 Stunde später das Ricinusöl; dabei lasse man strengste Bettruhe einhalten und bekämpfe die allenfalls auftretende Brechneigung durch das Kauen einer Citronenscheibe, durch Validoltropfen od. dgl. Etwa 2—3 Stunden nach Einnahme des Mittels geht meist der Wurm ab.

Um sich das Auffinden des Kopfes zu erleichtern, dekantiere man den Stuhl in der oben beschriebenen Weise durch Aufgießen von Wasser, Absetzenlassen, Abgießen der überstehenden Flüssigkeit usw. Je weniger man rührt, etwa mit einem Glasstabe, um so weniger besteht die Gefahr, den Kopf von den feinen Halsgliedern loszureißen.

Nach gelungener Bandwurmkur empfiehlt es sich, besonders bei Patienten mit empfindlichem Magen-Darm, noch 1—2 Tage Diät halten zu lassen.

Von anderen Mitteln ist das in 10%iger Lösung in den Handel kommende *Filmaronöl* zu nennen, von dem eine Dosis von 10 g gereicht wird. Es soll weniger giftig sein als das Extractum filicis und wird besonders bei Kindern (in entsprechend kleinerer Dosis) gern gegeben; übrigens gibt es auch von dem Helfenberger Bandwurmmittel (mit Extr. filic.)

eine Packung für Kinder (in einer Dosis von 6 g und einer solchen von 4 g). Als gutes Mittel gilt weiter die *Cortex radicis Granati*, deren wirksame Substanz das Pelletierin ist; sie wird gewöhnlich als Dekokt gegeben (180 g Rinde auf 1000 g Wasser, das ganze im Verlaufe von 2 Tagen auf $^1/_4$ l eingekocht). Einen besonderen Vorteil scheint das Mittel jedoch nicht zu haben.

Weiter zu nennen wären die *Flores Koso*, die *Kamala* und schließlich die *Kürbissamen* (Semen cucurbitae maximae), bzw. das aus ihm dargestellte Kukumarin, welches in einer Menge von 10—20 g genommen wird. Neuerdings wurde die WEBERsche „neue Bandwurmkur" mit Taenural, einem Mittel, das aus einer Kombination von Filix mas und einer Chenopodiumölemulsion (Oxural) bestehen soll, empfohlen.

In Fällen, wo bereits mehrere Bandwurmkuren ohne Erfolg durchgeführt worden waren, hat sich uns die alte Verordnung des Chloroforms, die zuerst von LEICHTENSTERN empfohlen wurde, als absolut zuverlässig erwiesen. Wir geben nach Darreichung des Helfenberger Bandwurmmittels folgende Verordnung: Chloroform 4,0, Ol. Ricini 16,0. Störungen sind uns nie bekanntgeworden, indes dürfte sich Vorsicht bei älteren und schwächlichen Individuen sowie bei Herzkranken empfehlen.

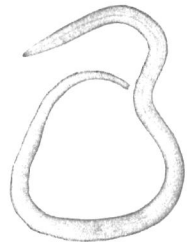

Abb. 37. Ascaris lumbricoides. Wurm aus menschlichem Darm ($^1/_2$ verkleinert. (Nach NEUMANN-MAYER.)

Neben den genannten drei wichtigsten Vertretern der Bandwürmer sind noch eine große Anzahl von anderen Arten beschrieben worden, von denen die *Hymenolepis nana (Taenia nana)* zu nennen wäre, die in Deutschland freilich nur höchst selten, häufiger dagegen in den Mittelmeerländern beobachtet worden ist. Das Finnenstadium wird hier in den Zotten des Dünndarmes durchgemacht, von wo aus der Durchbruch in den Dünndarm erfolgt, in dem der Bandwurm sich entwickelt. So kann eine Autoinfektion stattfinden. Die Eier sind sehr charakteristisch. Die *Therapie* macht keine Schwierigkeiten, denn das Extractum filicis wirkt ganz ausgezeichnet.

Nematoden oder Fadenwürmer. Ascaris lumbricoides (Spulwurm [Abb. 37]). Der Ascaris lumbricoides gehört zu den häufigsten Darmschmarotzern. Das Männchen ist im Durchschnitt 15—17, das Weibchen 25 cm lang; die mittlere Dicke beträgt 0,3 bzw. 0,5 cm. Der Kopf ist ausgestattet mit 4, eine Art von Zähnen tragenden Lippen, das Weibchen trägt am hakenförmig gekrümmten Schwanzende 2 Spiculae. Die oval geformten Eier (Abb. 26) mit einem Längsdurchmesser von etwa 0,06 mm haben einen granulierten Inhalt und sind von einer doppelkonturierten Schale umgeben, die eine eiweißartige Hülle mit unregelmäßiger Oberfläche trägt. Der Wurm lebt in der Regel im Dünndarm, er bevorzugt besonders das mittlere Kindesalter. Mit ausgesprochener Vorliebe versucht er in enge Kanäle zu kriechen, z. B. in die Gallenwege, den Pankreasgang usw., er gelangt aber auch in den Oesophagus und von da in die Mundhöhle, in die Nasenhöhle, in den Kehlkopf usw.

Entwicklungsgang. Die im Darm ausschlüpfenden Ascarislarven vollführen vor ihrer endgültigen Ansiedlung erst eine umständliche Wanderung durch den Körper. Sie durchbohren die Darmwandung, gelangen in die Pfortader und von dort auf dem Blutwege in die Lungen. Von den Lungenalveolen wandern sie in den Luftwegen empor bis in den Rachen, werden dort verschluckt und gelangen so durch den Magen in den Darm, in welchem sie heranwachsen und geschlechtsreif werden. Diese Wanderung, die an Laboratoriumstieren genau studiert worden ist, gilt nach dem Selbstversuch von YOSHIDA auch für den Menschen.

Die *klinische Bedeutung* des Ascaris lumbricoides ist erheblich. Ganz abgesehen davon, daß diese Würmer allgemeine Störungen im Magen-Darmkanal (wie z. B. heftige Enteritiden), nervöse Störungen (wie Migräne, auch epileptiforme Krämpfe), ferner schwere Anämien, sowie allgemeine Abmagerung hervorrufen können, sind sie zuweilen die Ursache schwerer lebensbedrohender

Zustände, z. B. eines Choledochusverschlusses durch Eindringen eines Wurmes in die großen Gallengänge, eines mechanischen Ileus durch Zusammenballung einer großen Zahl von Würmern usw. Auch Perforation des Darmes mit nachfolgender Peritonitis wurde beobachtet.

Von manchen Ärzten wurde bei Ascaridenträgern ein höchst unangenehmer Geruch festgestellt, der zugleich fäkulent und doch aromatisch sein soll und dessen Ursache ein schon von LEUCKART beschriebener Riechstoff der Ascariden ist, der besonders auffällt, wenn man die Tiere lebend oder tot aufschneidet. Allein der Nachweis von Eiern im Stuhl, die fast regelmäßig sich in großer Menge finden, darf Anlaß zur Einleitung einer Kur geben, denn der Abgang eines einzelnen Exemplares beweist nicht das Vorhandensein einer größeren Zahl.

Therapie. Das am besten erprobte und meist angewandte Mittel bei Ascariden ist das *Santonin* aus den Zittwerblüten. Um Vergiftungserscheinungen zu vermeiden, lasse man es nicht auf leeren Magen nehmen, und gebe gleichzeitig oder kurz darauf ein Abführmittel, etwa Ricinusöl oder Kalomel; letzteres in der Dosis 0,1 mit 0,05 Santonin für Erwachsene 2—3mal tägl. Sehr beliebt sind die *Trochisci Santonini*, die in der Stärke von 0,025 und 0,05 im Handel sind; von letzteren ist die Dosis 2—3 Stück tägl.; danach stets ein Abführmittel, da das Santonin die Würmer nicht abtötet, sondern nur in den Dickdarm treibt. Bei der Dosierung des Santonins, das in größeren Dosen ein heftiges Krampfgift darstellt, das zu merkwürdigen Gesichtshalluzinationen und Sehstörungen (insbesondere Gelbsehen, Xanthopsie) führen kann, ist die äußerste Vorsicht geboten. Die Maximaldosis beträgt 0,1 pro dosi, 0,3 pro die für Erwachsene [1].

Als billiger Ersatz des Santonin wurde das *Oleum Chenopodii* in Amerika angewendet. Es ist bei unvorsichtiger Dosierung ein höchst gefährliches, ja tödliches Gift und darf nur einmal angewendet werden (bei Mißerfolg frühestens nach 4 Wochen). Die Dosis für Erwachsene beträgt 20—25 Tropfen (2 je 10 Tropfen Oleum Chenopodii enthaltende Gelatinekapseln; am Abend vor der Kur 30 g Magn. sulf. in 10%iger Lösung und die gleiche Dosis 2 Stunden nach dem Einnehmen des Öls).

Als ein weiteres brauchbares Präparat ist das *Helminal Merck* empfohlen worden, das aus einer an der ostasiatischen Küste heimischen Alge hergestellt ist. Es kommt in Wurmtabletten von 0,25 des trockenen Extraktes und in Wurmkügelchen in den Handel. Die Kur soll sich über drei Tage erstrecken und mit Abführmitteln kombiniert werden.

Ankylostoma duodenale (*Ankylostomiasis*, *Gotthardtunnel-Anämie*, *Anémie des mineures* [Abb. 38]). Der Wurm, der zuerst in Mailand gefunden worden war, wurde im Jahre 1851 als die Ursache der *ägyptischen Chlorose* erkannt. Er findet sich in allen tropischen und subtropischen Gebieten der Welt, in der gemäßigten Zone, bei den Arbeitern in Bergwerken, in Tunneln, in Ziegeleien usw.

Der männliche Parasit ist etwa 1 cm lang und ungefähr 0,5 mm breit, das Weibchen etwas länger. Am Kopfe befindet sich eine Mundkapsel mit 6 Zähnen, mit denen das Tier an der Darmwand haftet. Am hinteren gekrümmten Leibesende des Männchens befindet sich eine Bursa copulatrix und zwei Spiculae. Die Maße der oval geformten Eier (Abb. 26) sind 0,06 × 0,04 mm, sie sind nicht doppelkonturiert und können Furchungskugeln aufweisen. Ihr Nachweis in den Faeces, der leicht gelingt, erlaubt die sichere *Diagnose*.

---

[1] Bei Kindern sind die Höchstdosen:

für das 1.— 2. Lebensjahr	0,01
„ „ 3.— 4. „	0,015
„ „ 5.— 7. „	0,02
„ „ 8.—12. „	0,03
nach dem 12. „	0,05

Die Entwicklung der Eier bedarf einer gewissen Temperatur und eines feuchten Milieus. In feuchten Bergwerken mit Temperaturen über 20⁰ entwickeln sie sich sehr rasch weiter. Die Infektion mit den aus den Eiern geschlüpften Larven, die ungefähr 0,2 mm lang und 0,15 mm dick sind, kann entweder durch den Mund oder durch die Haut erfolgen. Die von der Haut eindringenden Exemplare durchbohren die Cutis, wandern von dort in kleine Venen und mit dem Blutstrom durch das rechte Herz zur Lunge. Von da aus geht der Weg in die Alveolen und von hier die Luftwege nach oben bis zum Rachen, von wo sie nach abwärts in den Magen und den Dünndarm gelangen. Hier wachsen sie sich zu geschlechtsreifen Tieren aus. Der Wurm kann im menschlichen Körper sich bis zu 5 Jahren halten.

Klinisches Bild. Wie bei den ersten Beobachtungen in Ägypten (ägyptische Chlorose), so ruft auch in Mitteleuropa der Parasit eine schwere Anämie hervor. Besonders in den Bergwerken, in Westfalen und im Ruhrgebiet war in den letzten Jahrzehnten der Wurm zu großer Verbreitung gelangt, ist indes durch staatliche Bekämpfungsmaßnahmen in neuerer Zeit erheblich zurückgegangen. Systematische Untersuchungen von Angestellten genannter und ähnlicher Betriebe zeigten, daß es eine große Zahl von Wurmträgern gibt, die nichts von krankhaften Erscheinungen erkennen lassen. Es scheint, daß die Zahl der Tiere und die Dauer ihrer Anwesenheit im Darm entscheidend ist für die Entwicklung schwerer Erscheinungen.

Der Parasit sitzt vorwiegend im Jejunum, selten im Duodenum. In der Umgebung des Wurmes findet man in Schleimhaut und Submucosa zahlreiche eosinophile Zellen.

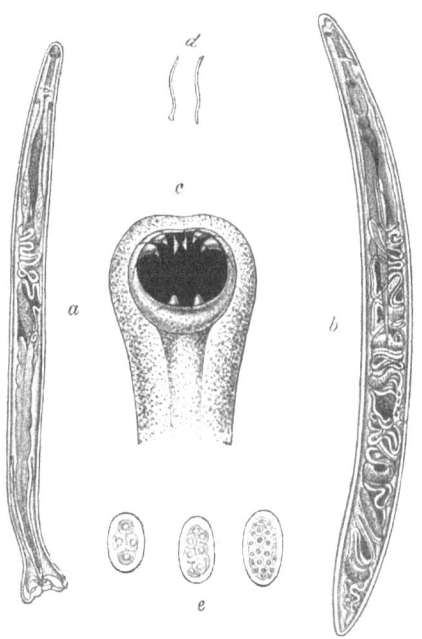

Abb. 38. Ankylostoma duodenale. *a* Männchen, *b* Weibchen. (Nach LOOSS.) *c* Mundkapsel. (Nach VERDUN.) *d* Natürliche Größe. (Nach LEUCKART.) *e* Verschiedene Stadien der Embryonalentwicklung im Ei vom Ankylostoma duodenale. (Nach SCHÜRMANN.)

Die *Krankheitssymptome* bestehen in Druck im Oberbauch, nicht selten mit Erbrechen (wobei öfters Wurmeier im Erbrochenen nachgewiesen werden können). Zuweilen bestehen merkwürdige Gelüste nach besonderen Speisen, auch nach Erde — *Allotriophagie*. Häufig ist leichtes Fieber vorhanden, der Appetit ist schlecht, der Stuhl teils angehalten, teils diarrhoisch. Die Blutarmut hat den Charakter einer sekundären Anämie (und zwar der posthämorrhagischen), sie erklärt sich durch den dauernden Blutverlust durch den saugenden Wurm. Sie steht also in einem ausgesprochenen Gegensatz zur hämolytischen Anämie bei anderen Krankheiten; von manchen Autoren werden allerdings auch toxische Wirkungen von seiten des Parasiten angenommen. Komplikationen, wie hämolytischer Ikterus, Nephritis, auch Herzstörungen sind zuweilen beobachtet worden. Wie erwähnt, hat eine systematische Prophylaxe große Erfolge erzielt.

Therapie. Sorgfältige Studien des Rockefeller Institutes zur Bekämpfung des Hookworm (einer Abart des Ankylostoma) haben uns neuerdings ein gutes Stück vorwärts gebracht. Die folgenden Präparate, die nach vorheriger Reinigung des Darmes mit Abführmitteln (Kalomel) gegeben werden, sollen gleich gut sein: *Thymol*[1], *Oleum chenopodii* 2 Gelatinekapseln à 10 Tropfen,

---

[1] Nicht ungefährlich; von LEICHTENSTERN sind Todesfälle schon nach 6 g beobachtet worden.

einige Stunden später Magn. sulf. (30 g)¹; *Tetrachlorkohlenstoff*, 0,2 ccm² für jedes Lebensjahr, Darreichung in gehärteten Gelatinekapseln; Höchstdosis bei Erwachsenen 4 ccm. Tetrachlorkohlenstoff ist jedoch nicht ungefährlich, und man hat sogar Todesfälle beobachtet. Wir wollen indessen bei Empfehlung dieser von amerikanischen Ärzten in letzter Zeit soviel angewendeten Mittel nicht vergessen, daß in Deutschland die erfolgreiche Bekämpfung des Ankylostoma vorwiegend mit dem alten bewährten *Extractum filicis maris* durchgeführt worden ist, so daß wir alle Veranlassung haben, uns zunächst dieses Präparates zu erinnern. Man gebe es in der gleichen Weise wie bei der Bandwurmkur. Nach Erfahrung einiger Autoren scheint die Verbindung mit Chloroform ganz besonders günstig zu wirken (vgl. die Therapie der Tänien).

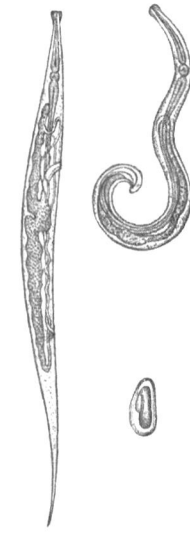

Abb. 39. Oxyuris vermicularis. Links Weibchen, rechts Männchen. (Nach CLAUS.) Ei vom Oxyuris. (Nach SCHÜRMANN.)

Neuerdings ist auch das *Tetrachloräthylen* als dem Tetrachlorkohlenstoff überlegen empfohlen worden. Neben dieser medikamentösen Therapie ist natürlich die allgemeine und persönliche *Prophylaxe* von allergrößter Bedeutung.

Nekator americanus, Ankylostoma americanum, Hookworm. Der in den Südstaaten Nordamerikas außerordentlich stark verbreitete Hookworm ist anscheinend nur eine Abart des europäischen Ankylostoma duodenale. Er ist weniger gefährlich als sein europäischer Verwandter. Interessant ist die Tatsache, daß Neger den Parasiten ohne jede Störung in großen Mengen beherbergen können. Bezüglich der Therapie sei auf das bei der Besprechung des Ankylostoma duodenale Gesagte verwiesen.

Oxyuris vermicularis (Pfriemenschwanz [Abb. 39]). Der besonders Kinder bevorzugende Parasit (das Männchen etwa 0,5, das Weibchen 1,2 cm lang) ist in seinem hinteren Teil lang ausgezogen; daher der Name Pfriemenschwanz. Die Infektion geschieht ohne Zwischenwirt durch Aufnahme von Eiern per os (Abb. 39)³. Die Entwicklung zum Embryo vollzieht sich im Dünndarm. Vom Dünndarm gelangen die Tiere nach abwärts in den Dickdarm, den die Weibchen durch Herauskriechen aus dem Anus verlassen. Besondere Sammelorte der Oxyuren sind Coecum und Rectum.

Klinische Erscheinungen. Die aus dem After herauskriechenden geschlechtsreifen Weibchen rufen durch ihr Umherwandern in der Analfurche, von der aus sie beim weiblichen Geschlecht in die Vulva und die Vagina gelangen, einen höchst unangenehmen Juckreiz hervor. Beim Jucken und Kratzen können die geschlechtsreifen Würmer zerdrückt, der Fruchtbehälter zur Entleerung gebracht werden; eine neue Infektion durch die beschmutzten Hände (Unternagelraum!) ist dann außerordentlich leicht gegeben. Durch das Jucken kann ein dauernder Reizzustand mit Entwicklung eines intertriginösen Ekzems und einer Vulvitis bei Mädchen und Frauen hervorgerufen werden. Auch Onanie kann die Folge sein. Nicht unwichtig ist, daß die Oxyuren zuweilen in die Wandung des Mastdarmes eindringen und dort kleine, schließlich verkalkende Tumoren hervorrufen können. In seltenen Fällen entsteht im weiteren Gefolge eine Fissura ani und Analprolaps. Bei nervösen Individuen, insbesondere bei

---

¹ Vgl. die Ausführungen über Ol. chenopod. auf S. 826.
² 1 ccm = 1,6 g CCl₄.
³ *Anm. während der Korrektur.* Die alte LEUCKARTsche Anschauung, daß die Eier entwicklungsfähig sind nur nach Berührung mit Sauerstoff, besteht nach neueren umfassenden Untersuchungen von LENTZE zu Recht.

Kindern kann das nächtliche Jucken zu Erregungszuständen, zu nächtlichen Aufschreien usw. führen. Auch Urticaria und Strophulus ist beobachtet worden. Wiederholt sind auch Oxyuren als Ursache einer Appendicitis festgestellt worden.

Die *Diagnose* ist einfach durch den Nachweis der Würmer im Stuhl, während Eier sich nicht selten durch Abschabung von Kotresten von der Umgegend des Afters nachweisen lassen.

Therapie. Wenn die Therapie die Aussicht auf Dauererfolg haben will, so muß die endgültige Ausschaltung der Möglichkeit einer Neuinfektion gewährleistet sein, also sorgfältige Waschung des Afters nach jeder Defäkation mit Seife und einem Desinfektionsmittel und hinterher gründlichste Reinigung der Finger, insbesondere der Nägel durch intensives Bürsten mit Wasser und Seife und nachfolgende Desinfektion mit Lysoform, Sagrotan, Sublimat od. dgl.

Wichtiger als alle Medikamente, von denen das für die Behandlung des Ascaris lumbricoides empfohlene *Santonin*, sowie das *Helminal* und das *Cupronat* am meisten zu empfehlen sind, erscheint mir nach reicher persönlicher Erfahrung eine während einer Woche durchgeführte Behandlung mit großen Einläufen, die täglich vor dem Schlafengehen gegeben werden sollen. An Stelle von Wasser kann man auch Knoblauchabkochungen verwenden. Am Anfang und Schluß der Kur gebe man morgens Kalomel in der dem Alter entsprechenden Dosis. Von größter Wichtigkeit ist dann die Einschränkung bzw. das Verbot von Brot und Gemüse für mindestens eine Woche, reichliche Fleisch-, Eier- und Breikost ist hier das Gegebene. Familieninfektionen können durch eine solche energisch durchgeführte Kur schnellstens beseitigt werden. (Man sorge vor allem für regelmäßiges tägliches Auskochen der Waschlappen u. dgl., die für die Waschung des Afters nach der Defäkation benutzt werden!)

Von den vielfach empfohlenen Salben zur Einreibung der Aftergegend hat sich wohl nur die *graue Salbe* bewährt, die freilich bei manchen Menschen eine starke Reizwirkung entfaltet.

Trichocephalus dispar (Peitschenwurm). Die Entwicklung vollzieht sich ohne Zwischenwirt. Während früher der Trichocephalus dispar als harmloser Schmarotzer galt, sind in letzter Zeit Berichte bekanntgeworden, wo schwere, ja tödliche Erkrankungen mit dem Parasiten in Zusammenhang gebracht werden mußten.

Das Männchen wird etwa 4—4$^1/_2$ cm, das Weibchen bis zu 5 cm lang. Die Eier haben eine ausgesprochen charakteristische Tonnenform mit einer bräunlich gefärbten, ziemlich dicken Rinde, welche an den Polen durchlöchert ist und einen hellen Pfropf aufweist. Die Maße der Eier (Abb. 26) sind 0,05 × 0,02 mm. Der Parasit lebt im Dickdarm, ist zuweilen auch im Wurmfortsatz beobachtet worden. Er ist außerordentlich stark verbreitet (im Ruhrgebiet bei 85% der Untersuchten gefunden worden).

Klinische Erscheinungen. In der Mehrzahl der Fälle harmlos, mußte der Parasit zuweilen als Ursache schwerer Veränderungen angesprochen werden. Hartnäckige chronische Enterokolitiden, Appendicitiden, zuweilen auch Anämien und Kachexien wurden beobachtet. Der Peitschenwurm kann sich tief in die Darmschleimhaut einbohren und schwere entzündliche Schwellungen hervorrufen.

Therapie. Die Therapie ist wegen der außerordentlichen Hartnäckigkeit des Parasiten gegen Medikamente nicht sehr aussichtsreich. Sowohl Extractum filicis, Oleum chenopodii, wie auch Thymol nach vorausgegangener Reinigung des Darmes mit Kalomel sind versucht worden. Unter allen Umständen ist gleichzeitig der Dickdarm durch Einläufe (am besten mit 5 Tropfen Benzin auf 1 l Wasser) zu behandeln.

Anguillula intestinalis (Strongyloides intestinalis). Die vorwiegend in tropischen Gegenden heimische Anguillula intestinalis ist auch in Mitteleuropa und Deutschland, insbesondere im rheinisch-westfälischen Industriegebiet und häufig zusammen mit Ankylostoma duodenale gefunden worden. Lange Zeit wurde sie als die Ursache der Cochinchinadiarrhöe angesprochen.

Es sind zwei Arten bekannt: die *Anguillula intestinalis*, die vorwiegend im oberen Dünndarm lebt und 2—3 mm lang ist, und die *Anguillula stercoralis*, die bis zu 1 mm lang wird. Die *Diagnose* der Würmer wird durch den mikroskopischen Befund der Larven im Stuhl geliefert.

Der Infektionsweg ist der gleiche wie beim Ankylostoma duodenale. Die Larven gelangen durch die Haut auf dem Blutwege zur Lunge und von dort auf dem beschriebenen Wege in den Magen und Darm, wo sie die Entwicklung zum geschlechtsreifen Tiere durchmachen.

Klinisches Bild. Das klinische Bild besteht in Magen-Darmsymptomen mit Erbrechen, Blut- und Schleimdiarrhöen, Tenesmen usw. Bemerkenswert ist, daß die Zahl der eosinophilen Zellen im Blut ungeheuer hohe Werte erreichen kann. In manchen Fällen sind schwere, zum Tode führende Anämien beobachtet worden.

Therapie. Nach FÜLLBORN ist das wirksamste das Oleum chenopodii (zweimal 10 Tropfen in Gelatineperlen, nach vorausgegangenem Abführmittel)[1]; ferner Extractum filicis maris und Thymol in etwa den Dosen, wie bei den übrigen Wurmerkrankungen.

Arthropoden. Die Arthropoden, soweit sie im Darme des Menschen zu finden sind, sind als Pseudoparasiten anzusprechen, da sie nur gelegentlich mit der Nahrung in den Darm eingebracht werden.

1. *Akarina* (Milben). Von ihnen haben nur Bedeutung Tyroglyphus farinae und Tyroglyphus siro. Mit alten Nahrungsmitteln, altem Gebäck, Hafer, Grütze, Käse, geraten sie in den Magen-Darmkanal und können hier in seltenen Fällen heftige Durchfälle hervorrufen. Sie können zuweilen auch in die Harnblase gelangen und hier zu Reizzuständen Veranlassung geben. Die *Diagnose* ergibt sich aus dem Befund von Milben mit ihren charakteristischen Körperteilen, Beinen, Fühlern, Kiefertastern im frischen Stuhlpräparat. Die *Therapie* besteht in Darreichung von Abführmitteln. Das Wichtigste ist die Prophylaxe: Reinlichkeit, hygienische Aufbewahrung der Speisen.

2. *Myiasis.* Die Maden der verschiedenen Brachycera (Fliegenarten) können mit verdorbenen Nahrungsmitteln in den Magen-Darmkanal gelangen und sich hier ansiedeln. Im Gegensatz zur Myiasis externa (bei Ansiedlung der Larven in der Haut) spricht man hier von Myiasis interna seu intestinalis. Es können die Larven der verschiedensten Muscidenarten im Darm gefunden werden. Die *Diagnose* ist möglich durch den Befund von Fliegenlarven im Erbrochenen oder im Stuhl. Sie sind von walzenförmiger, nach vorne zu sich verjüngender Gestalt und erkennbar an den mit Dornen und Kriechwülsten ausgestatteten Segmenten. In der Literatur sind mehrfach Fälle beschrieben worden, wo schwere Magen-Darmstörungen, Leibschmerzen, Koliken beobachtet worden sind; auch chronische Störungen unter dem Bilde der Colitis ulcerosa mit tödlichem Ausgang sind bekannt. Die beste *Therapie* ist wiederum die Prophylaxe; bei schweren Fällen sind, je nachdem die Tiere im Magen oder im unteren Darm hausen, Magen- oder Darmspülungen angezeigt. Im übrigen versuche man in der Weise, wie bei den übrigen Darmparasiten vorzugehen, mit Extractum filicis maris usw.

IV. Pathologie und Therapie der Erkrankungen des Peritoneum.

Allgemeiner Teil.

Man kann das Bauchfell als einen Sack mit außerordentlich zahlreichen Ausstülpungen betrachten, dessen Flächenausdehnung ungefähr an die der äußeren Haut heranreicht. Es ist in hohem Maße zu resorptiven und transsudativen Vorgängen befähigt. In allen seinen Teilen vermag es Flüssigkeit ins Blut zu resorbieren, während feste Teilchen von Leukocyten aufgenommen und auf dem Wege über die Lymphbahn durch das Centrum tendineum nach den Lymphbahnen abtransportiert werden. Entsprechend dem aufwärts gerichteten Lymphstrom breiten sich krankhafte Prozesse leicht von der Bauchhöhle nach den Brusthöhlen und dem Perikard aus, während der umgekehrte Vorgang sehr viel

---

[1] Vgl. das über Ol. chenopod. oben Gesagte (S. 826).

seltener ist. In der Norm befindet sich in der Peritonealhöhle nur eine ganz geringe Menge von Flüssigkeit, gerade soviel, wie notwendig ist, daß die Bauchorgane an ihrer Oberfläche geschmeidig genug bleiben, um sich mit Leichtigkeit verschieben zu können. Für das Verständnis der resorptiven und transsudativen Vorgänge, die unter den verschiedensten Verhältnissen des Lebens zur Beobachtung kommen, reicht die Vorstellung von rein physikalischen Kräften nicht aus, obwohl sicherlich die Bewegungen der Bauchorgane, insbesondere des Zwerchfells, einen bedeutenden Anteil daran haben.

Unzweifelhaft kommt dem Peritoneum auch eine gewisse *verdauende Kraft* zu, so wird beispielsweise Fibrin zur Lösung gebracht. Ob die von RECKLINGHAUSEN als erstem beobachteten Lymphstomata im Centrum tendineum des Zwerchfells zu Recht bestehen oder nicht, sicher ist, daß gelöste Stoffe und auch corpusculäre Elemente in erstaunlich kurzer Zeit aus der Bauchhöhle verschwinden; diese Tatsache läßt es verstehen, daß Giftstoffe, die in der Peritonealhöhle produziert werden, in kürzester Frist zur Resorption kommen und so eine schwere Schädigung des Organismus zur Folge haben.

So sehr also durch die besonderen Verhältnisse der Bauchhöhle *Infektion und Intoxikation* begünstigt werden, so sind andererseits eine ganze Zahl von Schutzvorrichtungen vorhanden, die — wenigstens nach einer gewissen Zeit — sich geltend machen. Das ist einmal die sehr bald auftretende venöse Stase, die der Resorption entgegenwirkt, dann eine Transsudation von Flüssigkeit in die Bauchhöhle. Ob freilich ein solcher Erguß stärkere bactericide Fähigkeiten hat, steht noch dahin. Eine gewisse Art von Schutz gegen das Weiterschreiten einer Infektion bildet dann das Nachlassen der Zwerchfellatmung bei Peritonealprozessen und die Neigung des Peritoneum, mit der Umgebung Verklebungen einzugehen.

Während das viscerale Blatt des Peritoneum anscheinend keine sensiblen Schmerz- und Temperaturfasern besitzt, sind solche in seinem parietalen Blatt sehr zahlreich vorhanden. Bedeutungsvoll ist, daß vom Peritoneum aus sehr leicht Shockwirkungen ausgelöst werden können.

Die Tatsache, daß das Peritoneum die größten Teile des Magen-Darmkanals einhüllt, läßt es verständlich erscheinen, daß Veränderungen mannigfacher Art, die sich am Darm selbst abspielen oder doch den Darm in Mitleidenschaft ziehen, sich auch in Gestalt von Veränderungen am Peritoneum auswirken. Entzündliche Prozesse aller Art am Darm, ulcerative Prozesse der Schleimhaut, Neubildungen, Zirkulationsstörungen, Störungen der Darmwegsamkeit werden nach kürzerer oder längerer Zeit auch Veränderungen des Peritoneum herbeiführen.

Besonders hervorgehoben zu werden verdient die Tatsache, daß das Blut, das den Darm durchflossen hat und also unter geringem Druck zur Leberpforte strömt, in der Leber noch einmal ein Capillarnetz zu durchlaufen hat; denn diese Anordnung erklärt die Tatsache, daß Stauungen an der Leberpforte, in der Leber selbst oder jenseits der Leber sich unter allen Umständen im Wurzelgebiet der Pfortader geltend machen. Es kommt zu Stauung mit Transsudation in die Bauchhöhle, evtl. auch zu Rückstauung in die Nebenwege, die unter normalen Verhältnissen nur wenig benutzt werden, wie die Venae paraumbilicales und die mit ihr in Verbindung stehenden Bauchwandvenen, die Venae epigastricae, superficiales et profundae, wodurch eine Kommunikation mit der Vena cava superior und inferior hergestellt ist.

Topographisch anatomische Beziehungen von Wichtigkeit, wie etwa das Verhalten des Peritoneum gegenüber den einzelnen Teilen des Darmes, sind bei Besprechung der Topographie des Magen-Darmkanals genügend hervorgehoben worden. Zu erwähnen wäre noch, daß das Mesenterium an der hinteren Bauchwand angeheftet ist als sog. Radix mesenteriae entsprechend einer Linie, die vom linken Rand des zweiten Lendenwirbels nach rechts unten zum Ileosacralgelenk der rechten Seite läuft. Daraus erklärt sich, daß Prozesse auf der rechten Seite des Mesenterium nach der Regio iliaca dextra sich ausdehnen, während solchen der linken Seite der Weg in die Beckenhöhle freigegeben ist. Bezüglich des Verhaltens des Mesenterium zu der Leber und den großen Gallengängen sei auf das entsprechende Kapitel verwiesen.

Spezieller Teil.
1. Ascites (Bauchwassersucht).

Unter Ascites versteht man die Ansammlung freier Flüssigkeit in der Bauchhöhle. Unter Berücksichtigung der besonderen Verhältnisse des Blutkreislaufs im Abdomen (das vom Darm kommende Blut hat, wie erwähnt, in der Leber ein zweites Capillarnetz zu durchlaufen) ist es verständlich, daß alle Momente, die dem Einströmen des Blutes in die Leber ein Hindernis entgegensetzen, zu schwerster Stauung im Wurzelgebiet der Pfortader führen müssen und damit die Ausschwitzung seröser Flüssigkeit in die Bauchhöhle begünstigen. In der Tat kommt es zur Entwicklung eines Ascites ganz besonders bei all den Zuständen, die den Pfortaderkreislauf erschweren, bei der Lebercirrhose, bei Pfortaderthrombose, bei Leberlues, bei Druck auf die Pfortader durch Geschwülste, Drüsen usw. Weiter findet sich Ascites bei allgemeiner Stauung infolge Leistungsunfähigkeit des rechten Ventrikels mit Überfüllung des rechten Vorhofes, bei Thrombose der Lebervene (in diesen Fällen besteht gleichzeitig eine Lebervergrößerung) und schließlich zusammen mit allgemeiner Wassersucht bei gewissen Nierenkrankheiten, im besonderen bei den Nephrosen. Der Ascites ist also nicht eine selbständige Krankheit, sondern nur Symptom eines anderen Grundleidens. Übrigens behält ein Stauungsascites bei längerem Bestehen meist nicht den Charakter des reinen Stauungsergusses bei, umgekehrt kann ein entzündlicher Erguß zunächst den Eindruck eines einfachen Stauungsergusses darbieten.

Eine besondere Stellung nimmt der sog. *Ascites chylosus* ein, der zustande kommt durch Zerreißung großer Chylusgefäße oder Ruptur einer Chyluscyste. Aber auch reine Stauungsvorgänge durch Obturation der Lymphbahnen durch Tumoren, Drüsenpakete, Parasiten können die Ursache sein. *Ergüsse entzündlichen Ursprungs* fallen im allgemeinen nicht unter den Begriff Ascites.

Klinisches Bild und Diagnose. Kleine Mengen (weniger als 600 ccm) entziehen sich dem klinischen Nachweis, und zwar deshalb, weil sich die Flüssigkeit nach den tiefsten Partien des Bauches senkt. Bei Knie-Ellbogenlage (mit Beckenhochlagerung) gelingt es indes, auch kleinere Mengen frühzeitig nachzuweisen. Der Leib ist in der Regel aufgetrieben, die Bauchdecken erscheinen gespannt und glänzend, bei Anwesenheit großer Flüssigkeitsmengen ist die untere Thoraxapertur stark aufgetrieben, und man sieht an der gespannten Bauchhaut häufig erweiterte Venen, die den kollateralen Kreislauf ermöglichen, hindurchschimmern. So kann man oft beim ersten Blick auf den gleichmäßig ausgedehnten Leib die Diagnose Ascites stellen. Zur Gewißheit wird sie, wenn auf der Höhe des Abdomens lauter tympanitischer Schall, in den abhängigen Partien Dämpfung besteht. Die Abgrenzung der nicht gedämpften von den gedämpften Partien zeigt den horizontalen Stand der Flüssigkeit, auf der die Darmschlingen schwimmen. Bei Seitenlage wird im Bereich der hochliegenden Teile tympanitischer Schall nachweisbar, der bei Lagewechsel sich sofort ändert. Mit dieser Feststellung ist nicht nur das Vorhandensein eines Ergusses überhaupt, sondern auch der Nachweis eines freien Ergusses erbracht. Ein Stoß auf die seitlichen Partien erzeugt auf der gegenüberliegenden Seite das Gefühl einer Wellenbewegung (Fluktuation). Zuweilen kann die Unterscheidung eines Peritonealergusses von Flüssigkeiten, die in einem Organ eingeschlossen sind, Schwierigkeiten machen. Ovarialcysten zeigen zwar bei Seitenlage keine Verschieblichkeit der Dämpfung, aber es darf nicht vergessen werden, daß auch bei freiem Ascites Darmschlingen mit kurzem Mesenterium in Reichweite des perkutierenden Fingers in den abhängigen Partien bleiben können. Die Unterscheidung ist hier ebenso wie bei nicht ganz frei beweglichem Ascites recht schwierig, wird aber durch die vaginale Untersuchung sich meist ermöglichen lassen. Die Differentialdiagnose gegen Hydronephrosen, die doch höchst selten auf beiden Seiten gleich groß sind, ist meist dadurch möglich, daß diese bei aufrechter Körperstellung in den unteren Bauchpartien keine Dämpfung erkennen lassen. Die Unterscheidung eines Ascites von starker Flüssigkeitsfüllung der Därme macht, wenn man die durch die Palpation erzeugten Plätschergeräusche beachtet, wohl niemals ernstere Schwierigkeiten. Bei der Entscheidung der Frage, welche Genese ein Ascites vermutlich hat, ob er die Folge einer Pfortaderstauung oder einer allgemeinen Stauung ist, beachte man das Verhalten der unteren Extremitäten. Bei Pfortaderstauung sind diese häufig nicht mitbetroffen, während bei kardialem Ascites meist auch Ödeme der Beine bestehen; freilich ist das keine durchgehende Regel, man denke nur an den Ascites praecox der Mitralstenose. Ein innerhalb weniger Tage zur Entwicklung gelangender Ascites ist in der Regel auf eine Pfortaderthrombose verdächtig. Wichtige diagnostische Anhaltspunkte ergibt sodann die Untersuchung der durch Punktion entleerten Ascitesflüssigkeit. Reiner Stauungsascites ist eine leicht gelbliche oder gelblichgrüne, rein seröse Flüssigkeit, die fast nichts von morphotischen Elementen erkennen läßt. Der Eiweißgehalt ist niedrig, liegt bei etwa 1—3%, während er bei peritonitischen Exsudaten 4—6% beträgt. Das spezifische Gewicht des reinen Stauungsergusses schwankt um 1012 oder darunter, beim entzündlichen Erguß liegt es meist über 1015. Die RIVALTAsche Reaktion (Einbringen eines Tropfens Ascites in 100 ccm mit einem Tropfen Eisessig angesäuerten Wassers) ergibt bei entzündlichem Erguß eine schleierartige Trübung; es muß hier aber ausdrücklich noch einmal bemerkt werden, daß längere Zeit bestehende Stauungsexsudate fast regelmäßig mit der Zeit auch entzündlichen Charakter annehmen, und während, wie erwähnt, reiner Stauungserguß kaum Formelemente zeigt, findet man bei entzündlichem Ascites, je nachdem es sich um akute oder chronische Prozesse handelt, segmentkernige Leukocyten oder Lymphocyten. Blutbeimengung begegnet man sowohl bei tuberkulösen wie bei carcinomatösen Prozessen, aber auch zuweilen bei schwer anämischen Kranken und bei erheblicher Pfortaderstauung (z. B. Leberlues). Chylöser Ascites ist charakterisiert durch sein milchiges Aussehen. Mikroskopisch ist er von dem sog. pseudochylösen Ascites dadurch zu unterscheiden, daß bei dem chylösen die Fetttröpfchen wegen ihrer Kleinheit nicht zu sehen sind, während der pseudochylöse ohne weiteres reichlich verfettete Zellen erkennen läßt.

Therapie. Von einer Therapie des Ascites kann man eigentlich nur in den Fällen sprechen, wo die Wasseransammlung des Abdomens so stark wird und das Allgemeinbefinden des Patienten in so hohem Maße belästigt, daß unter allen Umständen etwas geschehen muß; im übrigen ist die dem Ascites zugrunde liegende Krankheit zu behandeln.

Am häufigsten wird man den Ascites in den Fällen durch Punktion zu entleeren versuchen, wo die Ursache eine Pfortaderstauung ist, also bei der Lebercirrhose. Aber auch bei anderen Formen wie bei der carcinomatösen Peritonitis, von der weiter unten die Rede sein soll, ist die Punktion angezeigt

Die Punktion wird meist in der linken unteren Bauchgegend nach außen von der Mitte einer die Spina iliac. ant. sup. mit dem Nabel verbindenden Linie vorgenommen. Man läuft hier nicht Gefahr, die Arteria epigastrica zu verletzen. Man kann sowohl im Sitzen wie im Liegen punktieren. Es empfiehlt sich vor Beginn die Blase entleeren und bei der Punktion die Flüssigkeit nur langsam ablaufen zu lassen, um allzu plötzliche und brüske Druckverschiebungen im Abdomen zu vermeiden. Nach der Punktion, bei der allmählich bis zu 10 l und darüber ohne Schaden abgelassen werden können, komprimiere man nach Möglichkeit das Abdomen durch straffes Einwickeln mit einem festen Handtuch und versuche durch energische Anregung der Diurese die Resorption des zurückgebliebenen Restes zu befördern (am besten mit Salyrgan nach vorheriger Verabreichung von 4—8 g Amm. chlorid. per os 3—4 Tage lang. Gerühmt wird auch die direkte Injektion von Salyrgan in den Ascites [Nonnenbruch]). Bezüglich der Behandlung des Ascites bei chronischer Peritonitis sei auf die entsprechenden Abschnitte verwiesen.

2. Akute Peritonitis *(akute Bauchfellentzündung).*

Die häufigsten Ursachen der akuten Peritonitis sind krankhafte Veränderungen im Bereiche des Magen-Darmkanals und (bei Frauen) der Genitalien. Überblickt man die Pathologie des Magen-Darmkanals, so ist es ohne weiteres verständlich, daß die verschiedenartigsten krankhaften Prozesse vom Magen herunter bis zum Mastdarm auf die Serosa übergreifen und zu einer akuten Peritonitis führen können. Dringt der krankhafte Prozeß ganz allmählich von der Schleimhaut nach der Serosa zu vor, so entsteht, wie im allgemeinen Teil auseinandergesetzt wurde, eine circumscripte Peritonitis mit Neigung zu Adhäsionen. Es kann dadurch zu einer Lokalisation des Prozesses kommen und eine allgemeine Peritonitis vermieden werden. Ganz anders liegen die Dinge, wenn bei einer Perforation des Magens oder des Darmes (Ulcus ventriculi oder duodeni, Appendicitis, ulcerierende Carcinome, Darmgeschwüre verschiedenster Genese usw.) Eingeweideinhalt in die freie Bauchhöhle übertritt. Diffuse eitrige Peritonitis ist hier die Folge.

Bei den von den weiblichen Genitalien ausgehenden Peritonitiden kommt die Infektion sehr häufig von außen zustande. Die Wege, die sie von da nehmen, sind sehr verschieden; nicht selten entsteht die Infektion direkt von den Tuben oder vom Uterus aus; eine andere Infektionsquelle bilden eitrige Thrombophlebitiden, der Durchbruch einer Parametritis usw. Weniger häufig, aber durchaus nicht selten, nimmt die diffuse Peritonitis ihren Ausgangspunkt von Infektionen der Gallenwege, der Leber, des Pankreas, der Niere und der ableitenden Harnwege, der Prostata, von Tumoren aller Art usw. Sehr viel seltener ist die Entstehung einer akuten Peritonitis, ausgehend von krankhaften Prozessen in den Pleurahöhlen. Daß Bauchverletzungen und operative Eingriffe zur Peritonitis führen können, bedarf wohl keiner besonderen Erwähnung. Schließlich wäre noch der Entstehung der Peritonitis auf hämatogenem Wege zu gedenken, also bei allgemeiner Sepsis, bei schwerer Influenza usw. Akuten, innerhalb kürzester Frist tödlich verlaufenden Peritonitiden begegnen wir dann bei Kranken mit Nephrose, wo allerschwerste Wassersucht mit Ansammlung eines gewaltigen Ascites besteht; schließlich wären zu nennen die peritonealen Reizungen bei Urämie, die in Parallele gesetzt werden können mit der urämischen Perikarditis.

Entsprechend der außerordentlich verschiedenen Genese der akuten Peritonitis sind die Infektionserreger, die dabei gefunden werden, außerordentlich verschieden. Bei der Perforationsperitonitis trifft man am häufigsten neben dem Bacterium coli den Streptococcus, welch letzterer auch bei der Peritonitis im Wochenbett meist angetroffen wird. Weiter hat man dann Pneumokokken (besonders bei den Nephrosen), Staphylokokken, Gonokokken, den Friedländerbacillus, den Bacillus pyocyaneus, den Influenzabacillus, Proteus, Anaerobier u. a., zuweilen auch mehrere Erreger gleichzeitig gefunden. Die überragende Bedeutung der *Anaerobier*, die häufig *in Symbiose mit Aerobiern* vorkommen und sich so dem Nachweise leicht entziehen, ist erst in neuerer Zeit durch die *Mitarbeiter* SCHOTTMÜLLERS, dann durch WEINBERG, W. LÖHR u. a. ins rechte Licht gesetzt worden; vor allem spielt der ubiquitär vorkommende FRÄNKEL-WELCHsche Gasbacillus eine große Rolle.

Pathologisch-anatomischer Befund. Charakterisiert ist die akute Peritonitis durch diffuse oder fleckige Rötung sowohl des parietalen wie des visceralen Blattes, durch Verschwinden des spiegelnden Glanzes mit Bildung eines Exsudates, das häufig Fibrinflocken enthält. Je nach dem Alter des Prozesses sind die fibrinösen Auflagerungen auf den Därmen und die Verklebungen verschieden stark entwickelt. Das Exsudat kann serös-fibrinös, serös-hämorrhagisch, es kann rein eitrig oder jauchig sein. Bei jauchiger Entzündung spielen meist das *Bacterium coli und Anaerobier* die Hauptrolle; nicht selten findet man auch Gas in der freien Bauchhöhle, das entweder aus dem Darm stammt (z. B. bei Perforation) oder durch Zersetzung des jauchigen Inhaltes entstanden ist.

Klinisches Bild. Die akute diffuse Peritonitis, wie man sie nach Darmperforation, bei puerperaler Infektion und nach Operationen am häufigsten sieht, macht in ihrer ausgesprochenen Form, d. h. in ihrer vollen Entwicklung ein charakteristisches Bild, während der Beginn, je nach der Grundkrankheit, aus der heraus sie entstanden ist, recht verschieden sein kann. Freilich, nicht selten kann das Grundleiden dem Kranken völlig verborgen geblieben sein, und die allgemeine Peritonitis setzt mit überaus stürmischen Erscheinungen ein, so z. B. bei einem ganz latent verlaufenden Ulcus des Magens oder des Duodenum, bei einer rasch zu Gangrän führenden, nur wenige Stunden alten Appendicitis. Entsteht dagegen die Peritonitis aus einem ulcerierenden Darmcarcinom oder einem Typhusgeschwür, so braucht der Beginn der zu dem alten Leiden sich hinzugesellenden Erkrankung sich nicht scharf abzuheben, und das gleiche gilt für die Entwicklung einer Peritonitis aus einer schon länger bestehenden eitrigen Entzündung im Bereiche der Adnexe usw. Es sollen zunächst die lokalen Symptome der Peritonitis besprochen werden. Von seltenen Fällen abgesehen, ist der *Schmerz* dasjenige Symptom, das am ersten und stärksten sich vordrängt. Während zu Beginn der Schmerz am heftigsten in den Partien des Leibes ausgesprochen ist, von denen die Peritonitis ausgeht (Ulcus ventriculi, Appendicitis) — ein Umstand, der diagnostisch von Bedeutung ist — ist später der Schmerz über den ganzen Leib verbreitet, er steigt an, läßt nach in wechselnder Folge und wird durch die geringste Bewegung durch tiefes Atmen, Husten, Niesen usw. verstärkt. So erklärt es sich, daß Kranke mit Peritonitis meist ganz still, geradezu bewegungslos im Bett liegen, die Beine zuweilen an den Leib gezogen. Nur bei benommenen und sehr elenden Kranken kann der Schmerz ganz zurücktreten. Weitaus in den meisten Fällen ist der Leib durch starken Meteorismus des Darmes trommelförmig aufgetrieben; der Meteorismus ist dabei das Zeichen der beginnenden Darmlähmung. Selbst die vorsichtigste Betastung des Leibes löst heftigen Schmerz aus, die Bauchdecken sind hart gespannt (défense musculaire), so daß die Palpation unmöglich ist. Die Perkussion ergibt zu Beginn überall lauten tympanitischen Schall, im weiteren Verlauf, wenn sich ein Exsudat entwickelt hat, Dämpfung in den abhängigen Partien. Nur selten fehlt die Auftreibung des Leibes ganz, und die Peritonitis ist in solchen Fällen nur an der harten Spannung der Bauchdecken zu erkennen. Bedeutungsvoll ist weiter die Hochdrängung des Zwerchfelles, die sich perkutorisch leicht feststellen läßt, und die völlige Veränderung des Atmungstypus, der rein costal wird. Die Leberdämpfung ist meist verkleinert, teils durch Vorlagerung von Darmschlingen, teils durch Drehung der Leber um ihren frontalen Durchmesser — sog. Kantenstellung. Kommt es zur Entwicklung eines Pneumoperitoneum, so kann die Leberdämpfung vollkommen verschwinden.

Es wurde schon betont, daß der stets vorhandene Meteorismus eine Folge der sich entwickelnden Darmlähmung ist. So findet man bei der Auskultation des Leibes über dem Abdomen absolute Stille, nur ganz zu Beginn können noch gurrende Geräusche hörbar sein. Man fahnde auf peritonitisches Reiben, das über Leber und Milz zuweilen hörbar ist.

Mit der Ausbildung der Darmlähmung hört der Abgang von Stuhl und Winden völlig auf. Während also die Darmpassage ganz zum Erliegen kommt, besteht gleichzeitig heftiges Erbrechen, wobei teils vorher aufgenommene Nahrung, teils schleimig-wässeriger Inhalt zum Vorschein kommt. Inwieweit das Erbrechen als reflektorischer, vom Bauchfell ausgehender oder als zentral hervorgerufener Vorgang aufzufassen ist, steht noch dahin. Im weiteren Verlauf kann das Erbrechen fäkulenten Charakter annehmen. Man hat dann ein Bild vor sich, das ganz dem oben beschriebenen des *paralytischen Ileus* ähnelt. Selten erlebt man bei sekundär entzündeter Darmschleimhaut auch wohl einmal Durchfälle.

Von großer Wichtigkeit ist das Verhalten der Zunge. Eine dicke, belegte, trockene Zunge ist ein ungünstiges Zeichen, während eine feuchte Zunge als günstig angesehen wird.

Über den mehr lokalen Symptomen vergesse man indes den *Allgemeineindruck* nicht! Die in kürzester Frist sich entwickelnden schweren Zirkulationsstörungen, die zu einer ungenügenden Blutversorgung der Peripherie führen, da infolge des Nachlassens des Splanchnicustonus (durch direkte Einwirkung der Toxine auf die Bauchgefäße?) das Herz nicht ausreichend mit Blut versorgt wird, prägen sich aus in einem starken Verfall des Gesichtes, der keinem aufmerksamen Beobachter entgehen kann, mit tiefliegenden Augen, eingesunkenen Wangen, spitzer kühler Nase, in livider Verfärbung und Kühle der Extremitäten, in einem kleinen sehr frequenten, manchmal kaum fühlbaren Puls, der meist die Frequenz von 120 überschreitet. Kurzum, es liegt das Bild des schwersten Kollapses vor. Die Atmung ist, wie schon erwähnt, oberflächlich und sehr beschleunigt, die Temperatur meist erhöht, und zwar wird besonders bei Prozessen im Becken eine ungewöhnlich starke Divergenz zwischen Rectal- und Achseltemperatur festgestellt, indes ist die Höhe des Fiebers hier kein Gradmesser für die Schwere der Erkrankung. Wie bei allen Infektionserkrankungen ist auch bei der Peritonitis das Blutbild von großer Wichtigkeit. Kräftige Reaktion des Körpers darf angenommen werden, wenn hohe Leukocytose mit nur geringer Linksverschiebung besteht, während niedrige Leukocytenzahlen mit starker Linksverschiebung ein schlechtes Zeichen sind. Man vergleiche hierüber das bei der Besprechung der Appendicitis Gesagte! Selbstverständlich ist die bakterielle Blutuntersuchung auch hier von großem Wert.

Verlauf. Der Verlauf der akuten diffusen Peritonitis ist fast immer ein tödlicher, der Tod tritt meist schon in wenigen Tagen ein. Das Sensorium ist in der Regel nicht erheblich getrübt, eine besonders im weiteren Verlauf sich entwickelnde Euphorie läßt die Kranken indes nicht zur Erkenntnis ihres schweren Leidens kommen. Nur höchst selten geht die akute diffuse Peritonitis in ein chronisches Stadium mit schweren bindegewebigen Schrumpfungen und Verwachsungen über; damit wird jedoch — im Hinblick auf die schweren sekundären Störungen (unter Umständen mit der Entwicklung von Ileussymptomen) — die Prognose nicht besser, und der Tod ist schließlich der Ausgang eines schwersten chronischen Schwäche- und Erschöpfungszustandes.

Zuweilen kann eine Peritonitis, die unter dem Bilde einer akuten diffusen Entzündung begann, sich lokalisieren und ein umschriebenes abgesacktes Exsudat hervorrufen, das nach außen oder aber in den Darm perforieren kann, wodurch es zur Ausheilung kommt.

Eine gewisse Aussicht auf Heilung haben manche leichte puerperale Bauchfellentzündungen, ferner die durch Gonokokken und Pneumokokken verursachten Formen, die ersteren bei Frauen, die letzteren bei Kindern, wobei es sich um serös-fibrinöse Prozesse handelt, zuweilen aber auch (wie bei der Pneumokokkenperitonitis) um eine eitrige, zu Abszedierung führende Entzündung. In letzter Zeit sind auch tödliche Peritonitiden durch den *Influenzabacillus* beschrieben worden. Schließlich sei noch die Peritonitis durch *Gasbrandinfektion des Uterus* erwähnt; klinisch manifestiert sich diese Form durch den eigenartig fahlgelben bräunlichen Ton der Haut, durch *Methämoglobinämie* und Methämoglobinurie.

Akute circumscripte Peritonitis. Der akuten circumscripten Peritonitis fehlt im allgemeinen Krankheitsbild der schwere Charakter der allgemeinen Peritonitis schon deshalb, weil es hier nicht zu so bedeutender Giftresorption von einer großen Fläche aus kommen kann. Aber die Erscheinungen des Kollapses sind auch hier vorhanden, und ein erheblicher Kräfteverfall besteht in der Regel. Das Fieber ist hier meist wesentlich höher und zeigt häufig septische Kurven. Die lokalen Erscheinungen entsprechen im ganzen denen der diffusen Peritonitis, mit dem Unterschiede, daß sie sich im wesentlichen auf den krankhaften Herd beschränken. Bei der Palpation findet man in der erkrankten Region eine sich gegen die Umgebung absetzende derbe Resistenz, deren Ursache ein entzündlicher Tumor ist; die Bauchdecken können hier bretthart gespannt sein. Wo es zur Bildung eines Abscesses gekommen ist, kann man mehr oder weniger deutliche Fluktuation nachweisen. Der Verlauf der circumscripten Peritonitis ist meist ein ziemlich langwieriger, außer wenn es sich um leichteste Formen handelt, wie z. B. bei manchen Fällen von Ulcus ventriculi mit Adhäsionsbildung, bei manchen Fällen von Pericholecystitis usw.

Eine besondere Stellung kommt den Abscessen nach Appendicitis und den peritonealen Prozessen nach gynäkologischen Affektionen zu. Sie können sehr leicht in benachbarte Organe, in Blase, Darm oder bei Frauen in die Vagina durchbrechen. Es sei hier auf das Kapitel Appendicitis und die Lehrbücher der Gynäkologie verwiesen, ebenso bezüglich der Eiterungen in der Umgebung des Magens und der Gallenblasengegend auf die entsprechenden Abschnitte dieses Werkes.

Subphrenischer Absceß. Eine Sonderstellung nimmt der *subphrenische Absceß* ein. Die besondere Lage von Magen, Leber, Milz, Colon und Netz zueinander, sowie zu dem übrigen Abdomen bringt es mit sich, daß krankhafte Prozesse unterhalb des Zwerchfells zur Lokalisation neigen. So ist durch das Ligamentum falciforme hepatis der Raum unterhalb des Zwerchfells in eine rechte und eine linke Hälfte geteilt, deren Selbständigkeit sich in der Möglichkeit, isoliert zu erkranken, immer wieder manifestiert. Rechtsseitige subphrenische Abscesse können entstehen bei eitrigen Erkrankungen der Leber, der Gallenwege, der rechten Niere und des Nierenbeckens sowie der Appendix, während links von dem Ligamentum falciforme sich lokalisierende Eiterungen ihren Ausgangspunkt nehmen von der Perforation eines Ulcus ventriculi oder duodeni, eines Magencarcinoms oder einer Erkrankung des linken Leberlappens, der linken Niere, des Pankreas und wohl auch der Milz. Links kommt es auch wesentlich häufiger zur Gasentwicklung (Pyopneumothorax subphrenicus, meist bei perforiertem Magengeschwür) (vgl. Abb. 40).

Von klinischen Erscheinungen, die im Vordergrunde stehen, sind zu nennen Schmerzen, Druckempfindlichkeit der erkrankten Seite mit Schonung des beteiligten Zwerchfells, hohes Fieber und stärkere Leukocytose. Die physikalische Untersuchung des Thorax ergibt Hochstand der Lungengrenzen mit schlechter Verschieblichkeit, bzw. leichter Dämpfung über den abhängigen Partien (unter Umständen auch stärkerer Dämpfung, wenn, wie so häufig, sich eine sympathische Pleuritis entwickelt hat). Das Atmungsgeräusch ist wegen der Schonung der kranken Seite häufig leise, überhaupt ist der Befund oft unklar. Diagnostisch bedeutungsvoll kann die Auftreibung der unteren Thoraxapertur auf der erkrankten Seite sein. Handelt es sich um einen Gasabsceß, so können Höhlensymptome (Metallklang bei Plessimeter-Stäbchenperkussion, sowie Plätschergeräusche) hörbar werden. Besonders wertvoll ist in zweifelhaften Fällen die Röntgenuntersuchung, die das hochstehende, unbewegliche Zwerchfell und etwa unter ihm befindliche gashaltige Abscesse mit ihren charakteristischen Flüssigkeitsspiegeln erkennen läßt (vgl. Abb. 40).

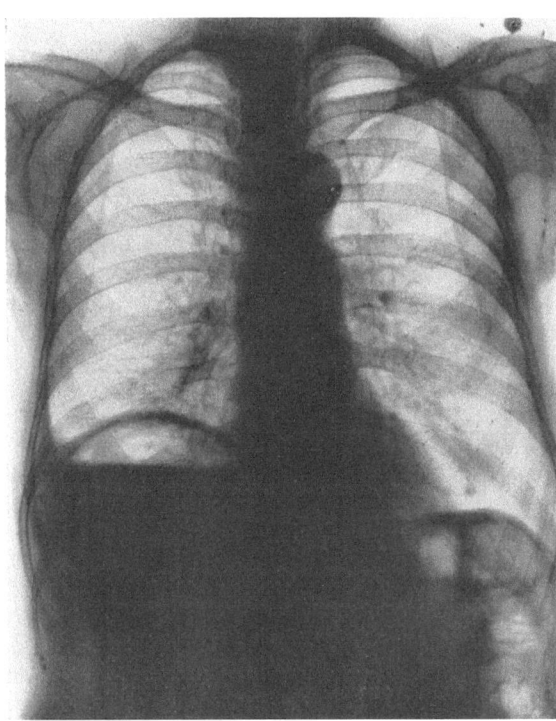

Abb. 40. *Subphrenischer Gasabsceß*. Rechtes Zwerchfell hochstehend und gelähmt. Darunter horizontaler Flüssigkeitsspiegel. Darüber schmales mantelförmiges Pleuraexsudat (Durchwanderungspleuritis).

Sobald Verdacht auf eine Eiterung besteht, zögere man nicht mit einer Probepunktion, die, wenn sie Eiter ergibt, einen sofortigen chirurgischen Eingriff als geboten erscheinen läßt.

Die rechtzeitige *Diagnose* der akuten Peritonitis ist von entscheidender Bedeutung für die Therapie und muß deshalb so früh wie möglich klargestellt werden. Entscheidend ist neben dem charakteristischen klinischen Allgemeinbild die reflektorische Bauchdeckenspannung und der kleine, frequente Puls. Daß darüber die sorgfältige Erhebung der Anamnese und die Beachtung der übrigen Symptome (Erbrechen, Windverhaltung, Stuhlverhaltung) nicht zu kurz kommen darf, ist selbstverständlich.

Ist die Diagnose Peritonitis sicher, so suche man möglichst den Ausgangspunkt festzustellen. In nicht ganz klaren Fällen vermeide man das Morphium, um nicht das Krankheitsbild zu verwischen. Außer den Genitalien der Frau — wobei man nicht vergesse, daß auch das Platzen einer Ovarialcyste und eine Extrauteringravidität schwerste peritoneale Reizungen hervorruft — sind hier in erster Linie in Betracht zu ziehen die Appendix, die Gallenblase, das Pankreas. Die Perforation eines Ulcus macht häufig recht charakteristische Erscheinungen; aber auch in unklaren Fällen sollte man an sie denken. Auch perforierte Divertikel des Magens oder Darmes sollte man nicht vergessen.

Differentialdiagnostisch ist stets die Frage eines Darmverschlusses aufs sorgfältigste zu erwägen. Es sei hier auf das Kapitel „Störungen der Darmwegsamkeit" verwiesen, in dem die diagnostischen Merkmale für beide Krankheitsbilder einander gegenübergestellt sind. Jedenfalls ist bei allen Veränderungen im Bereiche des Bauchraumes eine sorgfältige Untersuchung der Bruchpforten unerläßlich.

Diagnostische Irrtümer kommen trotz aller Vorsicht immer wieder vor; erwähnt sei deshalb noch die *Angina pectoris subdiaphragmatica,* die wegen der Lokalisation der Schmerzen unterhalb des Zwerchfells an ein perforiertes Magenulcus denken läßt, und andererseits die sub finem vitae auftretende Peritonitis bei schwerster allgemeiner Erkrankung (Typhus, Ruhr u. dgl.). Auch die akute Magendilatation kann auf den ersten Blick das Bild der Peritonitis vortäuschen, und des weiteren ist wiederholt bei überfüllter und überdehnter Harnblase fälschlicherweise eine schwere Baucherkrankung angenommen worden.

Prognose. Wie aus der Schilderung des Krankheitsbildes und des Verlaufes hervorgeht, sind gewisse Aussichten auf Heilung überhaupt nur in den allerersten Stadien vorhanden, wenn sofort operativ eingegriffen wird. Spontanheilung kommt vor durch Übergang in chronische Peritonitis; das Nötige darüber ist bereits gesagt.

Therapie. Je früher operativ eingegriffen wird, um so besser sind die Aussichten, jede Stunde Verzögerung verschlechtert sie. Bei der von einem *perforierten Magen- oder Duodenalulcus* ausgehenden Peritonitis hat sich gezeigt, daß die Prognose der in den ersten 12 Stunden operierten Kranken durchaus günstig ist, dann sich aber rasch verschlechtert. Wie W. LÖHR nachwies, macht die bei Anwesenheit freier Salzsäure im Magen *apathogene Flora* etwa 12 Stunden nach der Operation einer „*Dickdarmflora*" Platz; dieser hochpathogenen Flora gegenüber gibt es keine Abwehrmaßnahmen, die tödliche Peritonitis ist dann stets der sichere Ausgang.

Die innere Therapie kann vorläufig nur ein schüchterner Versuch sein, den Kollaps zu beseitigen, die Leiden des Kranken zu lindern und ein etwa vorhandenes Bestreben zu Lokalisation des krankhaften Prozesses zu unterstützen.

Alle therapeutischen Versuche, die Infektion selbst zu bekämpfen, wie die Serumtherapie, die Therapie mit Chininderivaten oder mit Acridinfarbstoffen sind ohne Erfolg geblieben. Man kann indes bei Coliperitonitis einen Versuch mit dem KATZENSTEINschen Serum der *Behring*-Werke unternehmen. Die Notwendigkeit operativen Vorgehens wird dadurch nicht berührt.

Zur Bekämpfung des Kollapses hat man mit Rücksicht auf die Splanchnicuslähmung Suprarenin in kräftigen Dosen (bis zu 1,0 stündlich der üblichen Lösung 1:1000), zuweilen auch zusammen mit dem an der Gefäßmuskulatur direkt angreifenden Hinterlappenextrakt der Hypophyse gegeben, auch hat sich des weiteren intravenöse Infusion von $1/4$—$1/2$ l Normosallösung als wirksam erwiesen, während man zwischendurch Normosallösung mit Adrenalin als Tropfklysma verabreicht. Durch Anwendung heißer Wärmekrüge, Einwicklung der Extremitäten mit heißen Tüchern kann man die Bestrebungen zur Bekämpfung des Kollapses unterstützen. Man gibt gleichzeitig Cardiazol und Campheröl als Injektion, evtl. auch Coffein, Coramin usw.

Kann man hoffen, daß ein eitriger Prozeß sich lokalisiert, so sorge man für absolute Ruhigstellung des Darmes durch große Dosen Opium (mehrmals 0,05 als Suppositorium, evtl. auch Morphium oder Pantopon subcutan). Man erreicht damit nicht nur eine absolute Ruhigstellung des Darmes, eine Beseitigung der Schmerzen, sondern auch eine Schonung der Kräfte. Diese Ruhigstellung ist wenigstens für die ersten Tage absolut geboten. Späterhin kann man ganz vorsichtige Einläufe mit kleinen Mengen von Öl oder Ölwasseremulsionen versuchen. Das beste Mittel zur Bekämpfung des *Meteorismus* ist das hohe Einschieben eines Darmrohres, bei besonders starker Auftreibung des Bauches ist unter Umständen ein Versuch mit Punktion der geblähten Darmschlingen geboten. In den Fällen von schwerster Peritonitis, wo es zu Koterbrechen kommt, sind Magenspülungen geboten (außer natürlich bei Magenperforation!) in der gleichen Weise wie beim mechanischen Ileus, obwohl der Erfolg hier nicht so anhaltend ist.

Bei Wasserverarmung mit quälendem Durst der Kranken gibt man am besten die bereits erwähnten Tropfeinläufe und Infusionen, während perorale Flüssigkeitsaufnahme zwecklos ist, da sie doch nur Erbrechen herbeiführt.

An eine regelrechte Ernährung kann nur in den Fällen gedacht werden, wo die Erkrankung sich zurückbildet; hier verfährt man in der üblichen Weise mit einer vollkommen reizlosen, zunächst flüssigen Kost.

3. Chronische Peritonitis.

Ätiologie. Im Kapitel „akute Peritonitis" wurde hervorgehoben, daß in seltenen Fällen eine Ausheilung zustande kommt. Ihr Ausgang ist, wenn es sich um eine eitrige Entzündung gehandelt hat, eine schwartige, zu schwersten Schrumpfungsprozessen führende Veränderung. Die außerordentlich seltenen Fälle von rheumatischer Peritonitis können unter Durchlaufung eines chronischen Stadiums zur Ausheilung gelangen.

Die häufigste Ursache der chronischen Peritonitis sind neben Tuberkulose und Carcinom entzündliche Prozesse, die sich bei längerem Bestehen eines Stauungs-Transsudates entwickeln, wie bei Lebercirrhose, Thrombose der Pfortader oder der Lebervene. Des weiteren wären zu nennen entzündliche Veränderungen im Bauchraum bei den verschiedenen Formen der Leukämie, bei Lymphogranulomatose usw.; und zwar begegnet man den entzündlichen Veränderungen nicht selten besonders nach Röntgenbestrahlung.

Pathologisch-anatomischer Befund. Das Peritoneum ist in ausgesprochenen Fällen in der Regel stark schwielig verdickt, der seröse Überzug der einzelnen Darmschlingen in feste, derbe Massen umgewandelt, mit Leber und Milz (die mit dicken, weißen Häuten umhüllt sind) häufig fest verbacken, das Netz eingerollt und geschrumpft; daher die Bezeichnung *Peritonitis obliterans deformans.* Zuweilen findet sich zwischen den einzelnen verwachsenen Paketen von Netz und Därmen noch etwas Flüssigkeit.

Mit wenigen Worten muß die *tuberkulöse Peritonitis* noch berührt werden. Sie kann in vorwiegend exsudativer oder in vorwiegend proliferativer Form auftreten, in anderen Fällen stehen adhäsive Erscheinungen im Vordergrunde; daneben gibt es eine seltene ulcerös-eitrige Form. Bei der exsudativen Bauchfelltuberkulose sieht man über das ganze Peritoneum massenhaft feinste miliare und submiliare Knötchen ausgesät. Bei den proliferativ adhäsiven Formen finden sich — manchmal mit starken, manchmal mit geringen Reizzuständen von seiten des Peritoneum — grobe, zum Teil verkäste Knoten; starke Fibrinausscheidung führt zu verklebten und verbackenen Darmschlingen, zwischen denen zuweilen etwas serös-hämorrhagisches oder auch eitriges Exsudat sich findet. Das Netz ist oft aufgerollt und in derbe Massen verwandelt. Bei der generalisierten Tuberkulose des Bauchfells handelt es sich entweder um eine hämatogene Infektion oder aber um eine von einer mesenterialen Lymphdrüse ausgehende Erkrankung. In den Fällen, wo der Ausgangspunkt ein tuberkulös verändertes Organ ist (wie etwa die Tuben, das Ileo-Coecum usw.), entwickelt sich zunächst eine circumscripte Peritonitis.

In den meisten Fällen von *carcinomatöser Peritonitis* handelt es sich um ein Übergreifen eines Tumors im Magen, im Darm, an den Gallenwegen oder in den Ovarien usw. auf das Peritoneum: entweder in der Form der miliaren Carcinose, es können dann entweder zahlreiche Knötchen sich bilden (miliare Carcinose des Peritoneum) oder mit Bildung umfangreicher Tumoren; in der Regel sind dabei hämorrhagische Exsudate vorhanden. Man darf freilich nicht vergessen, daß Bauchfellergüsse beim Carcinom ohne sichtbare Beteiligung des Peritoneum schon frühzeitig auftreten. Besonders bevorzugt bei der Ausbildung von Metastasen ist der DOUGLASsche Raum; die rectale bzw. vaginale Untersuchung ist in allen Fällen unerläßlich.

Auf die umschriebenen, vorwiegend mit Adhäsionsbildungen einhergehenden Bauchfellentzündungen bei Erkrankungen des Magens, des Darmes und der großen Anhangsdrüsen oder der Genitalien sei hier nur ganz kurz verwiesen.

Ganz kurz sei dann noch der von RIEDEL beschriebenen Form der chronischen Peritonitis gedacht, die vorzugsweise auf das *Mesenterium* beschränkt ist und die Darmserosa ziemlich freiläßt. Infolge der hier meist sich entwickelnden narbigen Schrumpfungen kommt es hier sehr leicht zu Stenosenbildungen, Knickungen, ja zum Volvulus, was besonders für die Flexura sigmoidea gilt.

Bei Kindern sind diffus adhäsive Peritonitiden mit Neigung zu Schrumpfung nicht ganz selten; ihre Genese ist luischer Natur.

Klinisches Bild. Bei allen Formen der chronischen Peritonitis stehen im Vordergrunde außer der Neigung zum meteoristisch aufgetriebenen Leib (bzw. der Auftreibung des Leibes durch Exsudat) Störungen der Magen-Darmverdauung. Der Appetit ist wechselnd. Nach der Nahrungsaufnahme können Beschwerden aller Art auftreten, vom leichten Druckgefühl bis zu richtigen Schmerzen, der Stuhl ist angehalten oder durchfällig, die Winde gehen zuweilen nicht genügend ab, kurzum, es bestehen Verdauungsstörungen im weitesten Sinne des Wortes.

Wenn sich im Verlaufe eines Ascites entzündliche Veränderungen entwickeln, so braucht das lange Zeit hindurch so gut wie keine Erscheinungen zu machen. Die einzigen Beschwerden sind leichte Verdauungsstörungen und das Gefühl der Schwere im Leib.

Bei den aus einer akuten umschriebenen Entzündung hervorgehenden chronischen Prozessen werden die subjektiven Beschwerden verschieden sein, je nach Ausdehnung und Stärke der Adhäsionen; wo eitrige Prozesse mit im Spiele sind, ist natürlich das Moment der Infektion, das Zustandekommen einer größeren Eiteransammlung für die Schwere des Krankheitsbildes von entscheidender Bedeutung.

Das objektive Bild, das die idiopathische Tuberkulose und die carcinomatösen Formen der Peritonitis darbieten, ist im wesentlichen dasselbe. Die Größe des Ergusses und der Umfang der Tumoren im Leib sind maßgebend für die Ausdehnung des Leibes. Bei der Palpation erweist sich der Leib meist als gespannt, oft fühlt man auch bei beträchtlichem Erguß in der Tiefe unregelmäßige Tumoren. Fieber ist in der Regel vorhanden, es ist nicht selten stark remittierend. Je nachdem der Erguß schneller oder langsamer wächst, kann die Urinmenge stark oder weniger stark vermindert sein. Meist ist der Harn hochgestellt und gibt eine starke Indicanreaktion. Bei der tuberkulösen Peritonitis sieht man zuweilen eine entzündliche Rötung der Gegend um den Nabel (Inflammation periumbilicalis). Schwere Erkrankungen sind meist von Verdauungsstörungen erheblichen Grades begleitet, es kann zu häufigem Erbrechen kommen, zu schwerster Obstipation, abwechselnd mit Durchfällen, unter Umständen auch zu mechanischem Ileus. Die damit einhergehenden subjektiven Beschwerden sind unter Umständen recht erheblich. Dauernde Leibschmerzen mit stärkeren, an Kolik erinnernden Beschwerden werden in buntem Wechsel beobachtet. Der Allgemeinzustand der Kranken wird naturgemäß dadurch schwer beeinträchtigt, besonders bei der carcinomatösen Peritonitis gehen die Kräfte schnell zurück.

Diagnose und Differentialdiagnose. Bei der Entwicklung der chronischen Peritonitis aus der akuten Form entstehen der Diagnose keinerlei Schwierigkeiten.

Die tuberkulöse Peritonitis ist häufig schon bei entsprechender Berücksichtigung der Anamnese leicht zu erkennen; insbesondere, wenn es sich um jugendliche Menschen handelt, bei denen unter Fieber sich ein großer Baucherguß einstellt zusammen mit den geschilderten Beschwerden, ist die Diagnose sofort klar; vielfach ergibt die weitere Untersuchung auch den primären Herd.

Sehr viel schwieriger ist die Unterscheidung zwischen carcinomatöser Peritonitis und Lebercirrhose, vor allem dann, wenn der Erguß entzündlichen Charakter angenommen hat. In jedem Falle ist hier eine sorgfältige Röntgenuntersuchung des Magen-Darmkanals und die Prüfung der Leberfunktion vorzunehmen. Aber auch nach gewissenhaftester Erwägung aller Momente, die für und wider die beiden Krankheiten sprechen, bleibt die Diagnose nicht selten noch in der Schwebe, zumal die Untersuchung des Abdomens in der üblichen Weise allzu große Schwierigkeiten machen kann. Manchmal kommt man zum Ziel, wenn man den Ascites nach Möglichkeit entleert hat.

Bei den trockenen, mit starker Tumorenbildung einhergehenden Formen ist neben der Tuberkulose und den Neoplasmen auch die Aktinomykose zu berücksichtigen.

Peritonealverwachsungen. Die Erkennung von ausgeheilten chronisch-entzündlichen Prozessen im Bauchraum, wobei es zu mehr oder minder starken Verwachsungen zwischen einzelnen Organen in der Bauchhöhle gekommen ist, macht oft außerordentlich große Schwierigkeiten! Die hier vorhandenen Beschwerden lassen sich vielfach nicht abtrennen von den Beschwerden beim Ulcus des Magens, des Zwölffingerdarms, bei chronischen Gallenblasenentzündungen usw.; wissen wir doch auch, daß die Beschwerden der chronischen Appendicitis zum großen Teil Verwachsungsbeschwerden sind. Was die Diagnose besonders erschwert, ist die Tatsache, daß die Adhäsionsbildung sehr häufig ja nur die Folge einer der genannten Prozesse ist, und man nicht ohne weiteres zu entscheiden vermag, inwieweit die primären Erkrankungen selbst noch eine größere Rolle spielen. Erschwerend kommt noch hinzu, daß sich kaum recht abschätzen läßt, wieviel von den Beschwerden schlechthin als „nervös" gedeutet werden dürfen. Ganz abgesehen davon, daß bei vielen Baucherkrankungen — es sei nur an das Ulcus und an die Cholecystopathien erinnert — das vegetative Nervensystem in seiner engen Verbindung mit psychischen Vorgängen hier eine große Rolle spielt, liegt es auf der Hand, daß auch bei nicht vegetativ stigmatisierten Menschen chronische Schmerzzustände im Bauch nervöse Komplexe auslösen können. Gegenüber diesen Schwierigkeiten ist es zweckmäßig daran festzuhalten, daß Verwachsungsbeschwerden unzweifelhaft beeinflußbar sind durch Körperbewegungen (Bücken, Husten, Niesen usw.), durch starke Füllung des Magens und besonders auch des Dickdarms (MATTHES); so kann man beispielsweise durch eine Luftaufblähung des Dickdarms, wenn stärkere Verwachsungen dieses Darmteils mit anderen Organen bestehen, Schmerz auslösen. Hat man Veranlassung, an eine beginnende Darmstenose zu denken, so ist die Röntgenuntersuchung, die Untersuchung auf okkultes Blut usw. selbstverständlich von größter Wichtigkeit, wie es denn überhaupt unter Zuhilfenahme der modernen diagnostischen Hilfsmittel allen Schwierigkeiten zum Trotz meist gelingt, zu einer klaren Vorstellung über die vorliegende Störung zu kommen.

Die *Prognose* ist im wesentlichen aus der Schilderung des Verlaufs zu entnehmen. Es seien nur noch einige Punkte hervorgehoben. Über das Schicksal der aus reinen Stauungsergüssen sich entwickelnden entzündlichen Peritonitiden entscheidet die Grundkrankheit selbst; so ist die Prognose schlecht bei der chronischen Peritonitis im Verlauf einer Lebercirrhose, im Verlauf einer chronischen Nierenerkrankung und beim Carcinom. Die Prognose der tuberkulösen Peritonitis ist, wenn keine schweren tuberkulösen Erkrankungen anderer Organe vorliegen, verhältnismäßig günstig, und zwar gilt dies besonders für die exsudative Form, während die proliferative Form im allgemeinen weniger gut beeinflußbar ist. Überhaupt besteht bei sehr reichlicher Produktion von entzündlichem Bindegewebe immer die Gefahr der nachträglichen Schrumpfung mit ihren ungünstigen Rückwirkungen auf die verschiedenen Organe der Bauchhöhle.

Therapie. Es ist selbstverständlich, daß im Vordergrunde der Behandlung eine zweckmäßige Regelung der Diät stehen muß. Je weniger der Magen-Darmkanal (samt Anhangsdrüsen) durch die Ernährung belastet wird, um so besser wird sich die Neigung zur Ausheilung durchsetzen, und um so geringer werden die Beschwerden des Kranken sein. Auf der anderen Seite hat die Auswahl der Speisen dafür Sorge zu tragen, daß die Nahrung in jeder Beziehung als vollwertig gelten kann. Die Diät soll also eine hochwertige Schonungskost sein. Wir verweisen in dieser Beziehung auf das bei der Diättherapie des Ulcus Gesagte.

Für die Beeinflussung des Entzündungsprozesses im Bauchraum ist in erster Linie Wärmeanwendung zu empfehlen, also heiße Kataplasmen, elektrische Heizkissen, Moor- oder Fangoumschläge. Auch Heißluftkästen sind empfehlenswert. Eine außerordentlich günstige Wirkung hat insbesondere bei der tuberkulösen Peritonitis die künstliche Höhensonne; wo man mit ihr nicht zum Ziele kommt, ist die Röntgentiefentherapie ein ausgezeichnetes Mittel.

Bei Vorhandensein eines größeren Ergusses ist oft eine ausgiebige Punktion nötig, wobei man aber sorgfältig darauf zu achten hat, daß man nicht den Darm lädiert. Unter Umständen ist ein chirurgischer Eingriff, evtl. mit Annähung des Netzes an die Bauchwand (TALMAsche Operation) nützlich. Man halte sich aber gegenwärtig, daß überall da, wo eine stärkere Neigung zu Adhäsionsbildung besteht, einige Zeit nach der Operation erneute Beschwerden als Folgen erneuter Verwachsungen sich zeigen können. Übrigens hat man in letzter Zeit vielfach auch nach Entleerung des Exsudats durch Punktion Gase (Sauerstoff oder Stickstoff) zum Ersatz der entfernten Flüssigkeit verwendet. Das alte KAPESSERsche Verfahren der Einreibung einer aus gleichen Teilen Vaseline und Schmierseife bestehenden Masse auf dem Bauch wird von manchen Autoren noch immer gern angewandt.

Wo es die äußeren Verhältnisse erlauben, schicke man den Kranken nach hoch gelegenen Orten, wo Luft- und Sonnenbäder genommen werden können; auch Badekuren in Solbädern tun gute Dienste.

4. Pneumoperitoneum.

In manchen selteneren Fällen von Peritonitis (z. B. durch Pyocyaneusinfektion oder dgl.) entwickelt sich ein Pneumoperitoneum, d. h. eine freie Ansammlung von Gas in der Peritonealhöhle außerhalb der Abdominalorgane. Es handelt sich hier wohl immer um sehr schwere, meist letal endende Fälle. Die Diagnose wird gestellt durch den Nachweis lauten, sehr vollen Schalles mit metallischen Phänomenen in den höher gelegenen Teilen des Bauches, durch den Befund eines Zwerchfellhochstandes, des Verschwindens der Leber- und Milzdämpfung und besonders durch das Vorhandensein einer oder mehrerer großer, leicht verschieblicher Luftblasen (vor dem Röntgenschirm). Für den intraperitonealen Lufterguß spricht ferner ein vollständiges Verschwinden des Darmreliefs, wogegen beim Meteorismus wohl immer einzelne mit Gas stark gefüllte Darmschlingen bei der Durchleuchtung des Abdomens zu erkennen sind.

Zur röntgenologischen Untersuchung des Abdomens ist vielfach die Anlegung eines *künstlichen Pneumoperitoneums* durch Einströmenlassen von 1—2 l Sauerstoff in die Peritonealhöhle (Einstich wie bei Ascitespunktion) empfohlen worden. Die Methode wird jetzt nur noch wenig verwandt, da sie nicht ungefährlich ist und gute Dienste eigentlich nur in wenigen Fällen für die Diagnose von abdominellen Tumoren leistet. Am ungefährlichsten ist das Verfahren bei bestehendem Ascites, der abgelassen und zum Teil durch Gas ersetzt wird.

5. Geschwülste des Peritoneum.

In dem voraufgehenden Kapitel war von der sehr häufigen Peritonitis durch Carcinom die Rede. In seltenen Fällen kommt es zur Entwicklung von Sarkomen, Lipomen, Myxomen, Fibromen, Teratomen und anderen Tumoren, deren Ausgangspunkt vielfach die Retroperitonealgegend ist und die durch ihr starkes Wachstum und ihre derbe Beschaffenheit Druckwirkungen auf die Organe in der Bauchhöhle ausüben. Soweit sie im Netz selbst sich entwickeln, zeigen sie eine auffallende Beweglichkeit und können die Ursache von heftigen Schmerzattacken werden.

Von cystischen Tumoren, die am häufigsten im Mesenterium zur Entwicklung kommen, seien seröse, chylöse Blut- und Dermoidcysten erwähnt, deren glatte, pralle, fluktuierende Beschaffenheit meist die Diagnose gestattet, die an Wahrscheinlichkeit gewinnt, wenn sie nach rechts unterhalb des Nabels nachgewiesen werden. Auch sie können heftige Schmerzen auslösen. Daß bei Frauen Verwechslungen mit Ovarialcysten vorkommen, ist verständlich. Auch Echinokokken begegnet man nicht selten in der Bauchhöhle, meist handelt es sich freilich um eine sekundäre Aussaat durch Platzen eines Leberechinococcus usw. Ferner sind Cysticerken als multiple kleine Cysten wiederholt im Mesenterium gefunden worden. Die Therapie ist selbstverständlich eine chirurgische.

Literatur.

Mundhöhle. — Rachenhöhle. — Oesophagus.

EULER, H.: Behandlung der Erkrankungen der Mundhöhle. GULEKE-PENZOLDT-STINTZING, Handbuch der gesamten Therapie, Bd. 2, S. 1. 1926.

GARRÉ, C.: Operative Behandlung der Speiseröhre. GULEKE-PENZOLDT-STINTZING, Handbuch der gesamten Therapie, Bd. 2, S. 176. 1926. — GIGON, A.: Die Krankheiten der Speicheldrüsen. v. BERGMANN-STAEHELIN, Handbuch der inneren Medizin, Bd. 3/1, S. 1. 1926.

HIRSCH, C.: Angina. Neue dtsch. Klin. 1 (1928). — HOFFENDAHL, K.: Erkrankungen der Mundhöhle. Handbuch der speziellen Pathologie und Therapie der inneren Krankheiten von KRAUS-BRUGSCH, Bd. 5. 1921.

KÖNIGER, H.: Die Behandlung der Erkrankungen der Speiseröhre. GULEKE-PENZOLDT-STINTZING, Handbuch der gesamten Therapie, Bd. 2, S. 148. 1926. — KÜTTNER: Die Erkrankungen der Mundhöhle. Lehrbuch der Chirurgie von WULLSTEIN-KÜTTNER, 1920.

LÜDIN, M.: Erkrankungen des Oesophagus. v. BERGMANN-STAEHELIN, Handbuch der inneren Medizin, Bd. 3/1, S. 15. 1926.

MEYER, E.: Erkrankungen der oberen Luftwege. v. BERGMANN-STAEHELIN, Handbuch der inneren Medizin, Bd. 2/1, S. 745. 1928. — MORAWITZ, P.: Krankheiten des Mundes, des Rachens und der Speiseröhre. Lehrbuch der inneren Medizin von MEHRING-KREHL, Bd. I, S. 304. Jena: Gustav Fischer 1929.

RIDDER, O.: Die Erkrankungen der Speiseröhre. Handbuch der speziellen Pathologie und Therapie der inneren Krankheiten von KRAUS-BRUGSCH, Bd. 5. Berlin und Wien: Urban & Schwarzenberg 1921.

STARK, H.: (a) Kardiospasmus. Verh. Ges. Verdgskrkh. Berlin **1929**, 166. (b) Lehrbuch der Ösophagoskopie. Berlin 1914.

Magen.

ANSCHÜTZ u. KONJETZNY: Die Geschwülste des Magens. Dtsch. Chir. Lief. 46 (1921). ASCHOFF: Engpaß des Magens. Jena: Gustav Fischer 1918. — ASSMANN: Klinische Röntgendiagnostik. Leipzig 1924.

BERG, H. H.: (a) Untersuchungen am Innenrelief des Magens. Berlin: Julius Springer 1930. (b) Erg. med. Strahlenforsch. 2 (1926). — BERGMANN, G. v.: (a) Röntgenuntersuchung des Magens. Handbuch der speziellen Pathologie und Therapie der inneren Krankheiten von KRAUS-BRUGSCH, Bd. 5. 1921. (b) Die Erkrankungen des Magens. v. BERGMANN-STAEHELIN, Handbuch der inneren Medizin, Bd. 3/1, S. 633. 1926. — BOAS, J.: Diagnostik und Therapie der Magenkrankheiten. Leipzig: Georg Thieme 1925.

FORSSELL: Über die Beziehung der Röntgenbilder des menschlichen Magens zu seinem anatomischen Bau. Hamburg: Gräfe & Sillem 1913.

GOLDSCHEIDER, A.: Das Schmerzproblem. Berlin: Julius Springer 1920. — GUTZEIT, K.: Die Gastroskopie im Rahmen der klinischen Diagnostik. Berlin: Julius Springer 1929.
GUTZEIT, K. und TEITGE, H.: Die Gastroskopie. Berlin u. Wien: Urban & Schwarzenberg 1937.
KALK: Das Geschwür des Magens und Zwölffingerdarms. Berlin: Urban u. Schwarzenberg 1931.
KATSCH, G.: Die Erkrankungen des Magens. v. BERGMANN-STAEHELIN, Handbuch der inneren Medizin, Bd. 3/1, S. 150. 1926. — KONJETZNY: (a) Die entzündliche Grundlage der typischen Geschwürsbildung im Magen und Duodenum. Erg. inn. Med. 37 (1930). (b) Das Magencarcinom. Erg. Chir. 14 (1921). — KUTTNER: Störungen der Sekretion. Handbuch der speziellen Pathologie und Therapie von KRAUS-BRUGSCH, Bd. 5, I, S. 51. 1921.
NOORDEN, v.-SALOMON: Handbuch der Ernährungslehre. II. Magen. Berlin: Julius Springer 1929.
PENZOLDT, F.: Behandlung der Erkrankungen des Magens und Darmes. Handbuch der gesamten Therapie von GULEKE-PENZOLDT-STINTZING, Bd. 2, S. 193. 1926.
STEPP, KÜHNAU u. SCHROEDER: Die Vitamine und ihre klinische Anwendung. Stuttgart: Ferdinand Enke 1937.
WESTPHAL, K. u. W. KUCKUCK: Der Reizmagen. Z. klin. Med. **124**, 537—653 (1933).

Darm.

GANTER, G.: Neue dtsch. Klin., **2**, 409 u. 443 (1929). — GRASER: Chirurgische Behandlung der Erkrankungen des Darmes. Handbuch der gesamten Therapie von GULEKE-PENZOLDT-STINTZING, Bd. 2, S. 477. 1926.
HABERER, v.: Darmverengerung und Darmverschluß. Neue dtsch. Klin. **2**, 537 (1928).
HANSEN, K.: Die einheimische Sprue. Monographie. Leipzig: Georg Thieme 1936. Einheimische, europäische Sprue. Verh. dtsch. Ges. inn. Med. **1938**, 398.
KUTTNER, L. u. G. SCHERK: Der Darmkrebs. Neue dtsch. Klin. **2**, 485 (1928).
RIETSCHEL, H.: Schweiz. med. Wschr. **1937 I**, 983. — Dtsch. med. Wschr. **1938 I**, 73. — Verh. dtsch. Ges. inn. Med. **1938**, 396.
SCHMIDT-v. NOORDEN: Klinik der Darmkrankheiten, 1921. — SCHMIDT-STRASBURGER: Die Faeces des Menschen, 4. Aufl. 1915. — STRASBURGER, J.: Die einzelnen Erkrankungen des Darmes. v. BERGMANN-STAEHELIN, Handbuch der inneren Medizin, Bd. 3/2, S. 323. 1926.
STEPP, KÜHNAU u. SCHROEDER: Die Vitamine und ihre klinische Anwendung. Stuttgart: Ferdinand Enke 1937.

Darmschmarotzer.

BRAUN, M. u. O. SEIFERT: Die tierischen Parasiten des Menschen. Teil I u. II. Leipzig: Curt Kabitzsch 1925.
KLEMPERER, S. u. E. NATHORFF: Behandlung der durch Darmschmarotzer hervorgerufenen Erkrankungen. Handbuch der gesamten Therapie von GULEKE-PENZOLDT-STINTZING, Bd. 2, S. 430. 1926.
LÖHR, W.: (a) Ref. Kongr. Verdgskrkh. Budapest **1930**. (b) Erg. Hyg. **10**, 488 (1929).
REIS, V. v. D.: Die Darmbakterien des Erwachsenen und ihre klinische Bedeutung. Erg. inn. Med. **27** (1925).
ZSCHOKKE, F.: Die tierischen Darmschmarotzer des Menschen mit Ausschluß der Protozoen. v. BERGMANN-STAEHELIN, Handbuch der inneren Medizin, Bd. 3/2, S. 615. 1926.

Peritoneum.

BRUGSCH, TH.: Geschwülste der Leber einschließlich der infektiösen Erkrankungen des Peritoneum. KRAUS-BRUGSCH, Handbuch der speziellen Pathologie und Therapie, Bd. 6/2, 3. Teil. 1921.
STRASBURGER, J.: Erkrankungen des Peritoneum. v. BERGMANN-STAEHELIN, Handbuch der inneren Medizin, Bd. 3/2, S. 663. 1926.
UNGER: Krankheiten des Peritoneum vom Standpunkt des Chirurgen. KRAUS-BRUGSCH, Handbuch der speziellen Pathologie und Therapie, Bd. 6/II, 3. Teil. 1921.

Allgemeine und spezielle Zwerchfellpathologie.

Von

HANS EPPINGER-Wien.

Mit 7 Abbildungen.

Eine zweckmäßige Analyse der Zwerchfelltätigkeit erleichtert oft die richtige Beurteilung vieler Krankheitsbilder; insofern beansprucht die allgemeine Pathologie des Zwerchfelles mehr Interesse als die spezielle, zumal eigentliche Erkrankungen des Zwerchfelles zu den Seltenheiten gehören; wenn wir derzeit in diesem ganzen Fragenkomplex klarer sehen, so verdanken wir dies hauptsächlich der Röntgenuntersuchung, denn die übrigen Untersuchungsmethoden, die früher zur Beurteilung der Zwerchfellfunktion herangezogen wurden, lassen uns vielfach im Stich.

I. Anatomie.

Das herauspräparierte Zwerchfell stellt ein flaches Organ vor, welches aus einem peripheren, radiär angeordneten Muskelanteil und einem zentralen sehnigen Abschnitt (Centrum tendineum) besteht; es ist im Bereiche der unteren Thoraxappertur fixiert und trennt den Brust- vom Bauchraum; je nach der Insertionsstelle der betreffenden Muskulatur spricht man von einem sternalen, costalen, lumbalen und vertebralen Anteil.

Die Form des Zwerchfelles ist von den Druckverhältnissen abhängig, welche in den beiden Leibeshöhlen herrschen; dementsprechend bildet das Diaphragma ein Gewölbe mit einer gegen den Brustraum gerichteten Konvexität, dessen Scheitelpunkt sich aber nicht im Zentrum befindet, sondern etwas weiter vorn und rechts; der lumbale Anteil besteht aus kompliziert gebauten Schenkeln (Crura) die vor ihrem Einschmelzen in das Centrum tendineum Lücken bilden und so als Durchtrittsstellen für Oesophagus, Nerven, Venen und Aorta in Betracht kommen. Der wichtigste Nerv des Zwerchfelles ist der Phrenicus, der im 4. Cervicalsegment entspringt und gelegentlich auch Zuzüge — als Nebenphrenicus — aus dem 3. und 5. C.Seg. erhält; auch im Großhirn (in der Nähe des Sulcus, der die 2. von der 3. Stirnwindung trennt) findet sich ein Punkt, der bei faradischer Reizung mit Inspirationstetanus antwortet, der aber nach Durchtrennung des Phrenicus ausbleibt; an den Stamm des N. phrenicus lagern sich spinale Fasern an, die aus den letzten Intercostalnerven stammen; ebenso empfängt der N. phrenicus reichliche Verbindungen aus dem Sympathicus; dementsprechend sind im Stamme des N. phrenicus auch marklose Nervenfasern.

Das Zwerchfell tritt nur mit der Leber in innige Verbindung; zahlreiche Lymphbahnen der Leber durchsetzen das Zwerchfell, was bei intrahepatischen Entzündungsprozessen berücksichtigt werden muß — so das frühzeitige Auftreten einer rechtsseitigen Pleuritis, z. B. bei Leberabsceß oder eitriger Cholangitis; in dem Sinne nennt man den rechten phrenikocostalen Raum auch den Wetterwinkel subphrenischer Eiterungen.

II. Physiologie.

Die wichtigste Funktion des Zwerchfelles besteht darin, als Scheidewand zwischen Thorax- und Bauchraum zu wirken; innig hängt damit seine Funktion zusammen, als Atemmuskel die Lüftung der Lunge zu besorgen; insofern teilt das Zwerchfell seine Aufgabe mit den oberen Thoraxmuskeln und den Intercostalmuskeln; das Atemgeschäft ist nicht ausschließlich auf die Kombination aller dieser drei Muskeln angewiesen, denn eine ergiebige Zwerchfellfunktion kann die Tätigkeit der Thoraxmuskeln ersetzen; auch das Umgekehrte ist möglich. Die Rolle, die dabei dem Zwerchfell zufällt, ergibt sich aus dem Wirkungsmechanismus: das erschlaffte Zwerchfell, eine halbkugelige Muskelschale vorstellend, wird durch den im Thorax herrschenden „negativen Druck" hochgezogen und dadurch gespannt; kontrahieren sich die Zwerchfellmuskeln, so bewegen sich die Zwerchfellkuppeln in der Richtung gegen das Abdomen, wobei sich gleichzeitig das Diaphragma abflacht; weniger der Abflachung, mehr dagegen dem totalen Abwärtsrücken sind unter normalen Bedingungen Grenzen gesetzt; das Centrum tendineum, mit dem das Herz durch das Perikard und durch das Mediastinum in engen Zusammenhang steht, und so wieder durch die großen Gefäße an die obere Thoraxapertur fixiert ist, findet bei der Abwärtsbewegung nur einen geringen Spielraum; außerdem erfährt das Tiefertreten des Zwerchfelles im intraabdominellen Druck ein Gegenlager; die Stellung des Zwerchfelles versinnbildlicht somit die Resultierende, die sich aus den beiden Kräften ergibt, von denen die eine von dem intraabdominellen Druck, die andere vom negativen Druck im Thorax gebildet wird; wenn der Zwerchfellmuskel gelähmt ist, werden die Zwerchfellkuppeln maximal gegen den Thorax emporgezogen; daß dies unter normalen Bedingungen tunlichst vermieden wird, ist in erster Linie von der Qualität der Zwerchfellmuskulatur (Tonus?) abhängig.

Neben der aktiven Bewegung des Zwerchfelles, welche auf Muskelkontraktion beruht und sich durch Tiefertreten der Zwerchfellkuppeln äußert, haben wir auch die passive Bewegung zu berücksichtigen, die auf das während jeder Inspiration auftretende Höherrücken der Rippen beruht; je stärker der thorakale Atemtypus ausgeprägt ist, desto mehr verschaffen sich die passive Atembewegung des Zwerchfelles Geltung; vor dem Röntgenschirm sind die passiven Zwerchfellbewegungen an dem Höhertreten der Pars sternalis zu erkennen; im Alter, wo das Zwerchfell den wesentlichsten Inspirationsmuskel darstellt, ist dafür die zunehmende Starre der Rippenknorpel verantwortlich zu machen; das Diaphragma gewinnt die Oberhand, während die passiven Bewegungen fast fehlen. Ein Ineinandergreifen aktiver und passiver Zwerchfellbewegungen ist abwechselnd bei ein und demselben Individuum bemerkbar, je nachdem es oberflächlich oder tiefer atmet; die vertiefte Atmung ist sicherlich nicht nur eine stärker ausgeprägte Form der ruhigen Atmung; die bekannte Tatsache, daß die Zwerchfellkuppeln röntgenologisch betrachtet bei tiefer Inspiration höher stehen als in der Exspirationsphase, ist auf die stärkere Beteiligung der Thoraxmuskulatur zu beziehen; es überwiegt die passive Zwerchfellbewegung über die aktive.

Von Änderungen des Zwerchfellstandes bei Lagewechsel kann man sich röntgenologisch leicht überzeugen; im Liegen sind die Zwerchfellkuppeln höher als im Stehen; die Exkursion des Diaphragmas gestaltet sich um so ergiebiger, je höher es während der Exspiration zu stehen kommt. Bei Einnehmen der Seitenlage verhalten sich die Bewegungen des Zwerchfelles anders; die nach unten liegende Zwerchfellhälfte rückt höher und macht dementsprechend die größeren Exkursionen; die der Unterlage abgekehrte Zwerchfellpartie beteiligt sich zumeist weniger an der Atmung; diese Eigentümlichkeit wird bei der Prüfung der respiratorischen Beweglichkeit des unteren Lungenrandes nicht immer entsprechend gewürdigt.

Die Bedeutung des Zwerchfelles als Förderer der Zirkulation wird vielfach nicht entsprechend gewürdigt: durch die Zwerchfellkontraktion wird der intraabdominelle Druck gesteigert; diese Drucksteigerung teilt sich nicht nur auf die vordere Bauchdecke, sondern auch auf die Cava inferior und auf die Pfortader fort; während der Inspiration erfährt somit der Abfluß des Blutes aus den Beinen, aber auch aus den Därmen eine Drosselung; dadurch aber, daß die Leber selbst durch das Herunterdrängen des Zwerchfelles und die intraabdominelle Drucksteigerung von oben und unten unter Druck gesetzt wird, kann das Blut der Leber herzwärts getrieben werden, was um so leichter erreicht werden kann, als einerseits ein Ausweichen des Blutes retrograd gegen die Pfortader infolge der Drosselung hierselbst unmöglich ist und anderseits die Abflußbedingungen gegen das Herz auf keinerlei Schwierigkeiten stoßen; um das gegenseitige Verhältnis des Zwerchfelles zur Leber zu charakterisieren, hat man folgendes Gleichnis gewählt: Das Zwerchfell ist die Hand, die einen Schwamm (die Leber) hält; gleichwie nun die sich schließende Hand die Flüssigkeit aus dem Schwamme zwischen die Finger ausrinnen läßt, preßt das sich kontrahierende Zwerchfell das Blut aus der Leber heraus; betrachtet man von diesem Gesichtspunkte aus die Einflußnahme des Zwerchfelles auf die Leberzirkulation, dann wird man verstehen wie zweckmäßig die Einrichtung erscheint, daß während der Inspiration infolge intraabdomineller Drucksteigerung die Zirkulation innerhalb der Pfortader und der Cava inferior gehemmt ist; würde das Leberblut und das Cavablut gleichzeitig herzwärts strömen, so müßte sich ein Strömungshindernis bilden, das an der Einmündungsstelle der Lebervenen in die Cava inferior aber ausbleibt, weil abwechselnd während der Inspiration das Leberblut, dagegen in der Exspiration das Cavablut herzwärts strömt.

Die Bedeutung des Zwerchfelles für die Zirkulation wird besonders klar, wenn man seine Funktion entwicklungsgeschichtlich verfolgt; denn ursprünglich war das Zwerchfell ein Muskel, der mit der Atmung gar nichts zu tun hat, sondern nur als Förderer der Zirkulation in Betracht kommt.

In direktem Zusammenhange mit dem zirkulationsfördernden Einflusse steht auch die Zwerchfelltätigkeit für die Gallenbewegung; auch das ist ein Moment, das therapeutisch viel zu wenig berücksichtigt wird.

Manches spricht dafür, daß der N. phrenicus auch sensible Fasern führt; im Phrenicus laufen zentrifugale elektrische Oszillationen, welche während jeder Inspiration nachweisbar sind.

Die Angabe, daß der N. phrenicus dem 4. Cervicalsegment entspringt, ist wichtig, weil uns auf Grund dieser Kenntnisse die Schmerzphänomene bei manchen Zwerchfellerkrankungen verständlich werden, wie z. B. der charakteristischste Schulterschmerz bei der Pleuritis diaphragmatica; etwas ähnliches gilt vom Schmerz bei einem Pneumoperitoneum: wenn sich der Patient aufrichtet, und jetzt die Luft unter das Diaphragma tritt, so empfinden die Patienten in der rechten Schulter unangenehme Sensationen; etwas gleiches wird man vom Schulterschmerz bei Cholelithiasis anzunehmen haben. Die sensible Erregung läuft durch den Phrenicus ins 4. Cervicalsegment; dort wird vermutlich eine vorübergehende Erregung der von dieser Stelle ausgehenden sensiblen Nerven gesetzt, was dann zum Schulterschmerz führt.

Durchschneidet man den N. phrenicus, so hören zwar die automatischen Bewegungen auf, trotzdem aber behält das Zwerchfell noch lange Zeit seine Kuppelform; erst allmählich buchtet es sich aus; kommt ein solcher Fall in dieser Periode zur anatomischen Untersuchung, so ist von Veränderungen in der Muskulatur fast nichts zu bemerken; erst in jüngster Zeit konnte gezeigt werden, daß das Zwerchfell auch sympathisch innerviert ist, und daß auch die Durchtrennung dieses Nerven erforderlich ist, um den Tonus vollständig zu beseitigen.

III. Allgemeine Symptomatologie.

Die eindeutigste Untersuchung des Zwerchfelles geschieht durch das Röntgenverfahren; daß es aber auch mittels Perkussion und Inspektion allein gelingt, Erkrankungen des Zwerchfelles weitgehend zu erkennen, beweist am besten die Darstellung von GERHARDT aus dem Jahre 1860, in welcher bereits fast alle das Zwerchfell betreffende Fragen behandelt sind; die durch Perkussion ermittelte Grenze entspricht in den wenigsten Fällen der anatomischen Inserationsstelle des Diaphragmas an das Thoraxgerüst, bestenfalls ist sie ein Maß für die Kantenstellung des Sinus phrenico-costalis, in den die Lungenränder während tiefer Inspiration eintauchen; als Durchschnittsmaß für den so gefundenen Zwerchfellstand gelten: in der Medioclavicularlinie die 6. Rippe, in der Axillarlinie die 8.—9. Rippe, in der Scapularwinkellinie die 10. Rippe und in der rückwärtigen Mittellinie der 11. Wirbeldorn. Die Zwerchfellkuppen sind nicht immer perkutorisch leicht feststellbar; jedenfalls divergieren nicht selten die perkutorisch ermittelten von den röntgenologisch erhobenen Befunden; der durch das Röntgenverfahren festgelegte durchschnittliche Stand des Zwerchfelles ergibt in Prozenten berechnet folgende Werte (DIETLEN).

	3. Rippe	3. J.C.R.	4. Rippe	4. J.C.R.	5. Rippe	5. J.C.R.	Zahl der Fälle
Rechts: Männer	—	—	25	37	38	—	106
Frauen	4	17	49	16	14	—	70
Links: Männer	—	—	10	28	60	2	106
Frauen	—	3	38	31	—	—	70

Oft ist die Stellung des Zwerchfelles schon auf Grund der bloßen Besichtigung zu erschließen: unter günstigen Beleuchtungsverhältnissen sieht man im Bereiche des unteren Lungenrandes einen linearen, zirkulär verlaufenden Schatten, welcher sich bei jeder Inspiration gleichsinnig mit dem auch perkutorisch feststellbaren Tiefertreten des Zwerchfelles nach unten bewegt; bei der Exspiration gleitet dieser Schatten in seine Ausgangsstellung wieder aufwärts (LITTEN-Phänomen); in jenen Fällen, in welchen das LITTEN-Phänomen deutlich vorhanden, läßt sich aus ihm auf die Beweglichkeit und den Stand des Zwerchfelles schließen; am sichersten wird man über das Spiel der phrenikocostalen Räume orientiert, wenn man sich des Röntgenverfahrens bedient; bei ruhiger Atmung zeigen dieselben eine spitzwinklige Form,

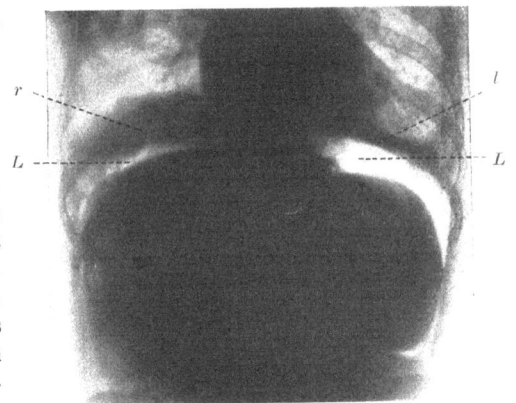

Abb. 1. Pneumoperitoneum. *r* schwartig verdicktes rechtes, *l* linkes Diaphragma. *L* Luft.

dessen tiefster Punkt nur wenig tiefer rückt; bei forciert tiefer Inspiration wird der phrenikocostale Winkel zunächst größer und kann dann um 4—5 cm nach abwärts rücken; das ist jedenfalls das beste Verfahren, um sich über die Existenz einer Verwachsung zu orientieren.

Im Liegen steht das Zwerchfell höher als im Stehen; individuelle Differenzen, vor allem aber Druckunterschiede im Abdomen und Thorax spielen dabei eine große Rolle.

Durch Faradisation des Phrenicus läßt sich ein maximal starkes Tiefertreten des gereizten Zwerchfelles konstatieren.

Durch Lufteinblasen in das Peritoneum (Pneumoperitoneum) haben wir es auch in der Hand, die Unterfläche des Zwerchfelles zu besichtigen; bei aufrechter Stellung des zu untersuchenden Patienten präsentiert sich das Zwerchfell auf beiden Seiten als eine etwa 1—2 mm dünne Spange (Abb. 1); ist dagegen das Zwerchfell an der Unterseite fixiert, so ergeben sich Bilder, die kaum von der Norm zu unterscheiden sind; immerhin muß man wissen, daß die Adhäsionskraft zwischen Zwerchfell und Leber, bzw. Milz und Magen oft eine sehr große sein kann und so fixe Verwachsungen vorgetäuscht werden. Unter seltenen Umständen lagert sich das Colon zwischen Leber und Zwerchfell und täuscht so ein Pneumoperitoneum vor; wahrscheinlich setzt ein solcher Zustand eine Hepatoptose voraus.

IV. Allgemeine Pathologie.

Es gibt zahlreiche pathologische Zustände, sowohl des Thorax als auch des Abdomens, die den Ablauf der Zwerchfellbewegungen wesentlich beeinträchtigen; in diesem Zusammenhange wäre es eigentlich geboten alle derartigen Veränderungen im Hinblick auf eine eventuelle Beeinflussung des Zwerchfelles zu besprechen; da dies unmöglich ist, sollen die entsprechenden Störungen nur im allgemeinen besprochen werden.

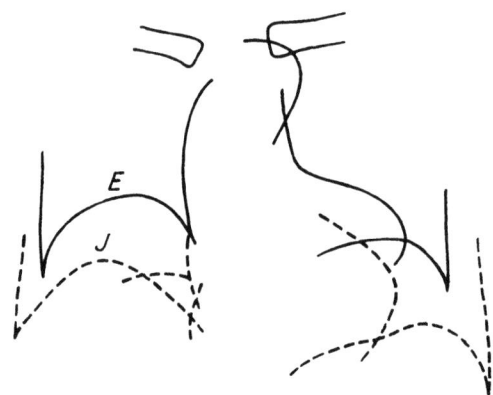

Abb. 2. Hochstand des Diaphragmas infolge von enormem Ascites. *E* ruhige und forcierte Exspiration. *J* tiefe Inspiration.

a) Zwerchfellhochstand.

Da das Zwerchfell schon an und für sich die Tendenz hat, sich aus dem Abdomen heraus kranialwärts emporzustülpen, so bedarf es keiner besonderen Druckzunahme, um einen Zwerchfellhochstand zu bedingen; sieht man daher bei einem Individuum eine deutliche Vorwölbung des Abdomens, so kann man mit ziemlicher Sicherheit auch einen Zwerchfellhochstand annehmen: exzessive Grade davon sind z. B. bei Ascites zu sehen, obwohl es auch hier graduelle Unterschiede gibt; je nachdem, ob sich die Flüssigkeitsansammlung rasch oder langsam entwickelt, zeigen sich große Differenzen; rasches Einsetzen der intraabdominellen Drucksteigerung bedingt stärkeren Hochstand, als wenn es zu einer allmählichen Entwicklung kommt (Abb. 2); die Ursache dafür ist darin zu suchen, daß es bei langsamer Volumzunahme innerhalb des Abdomens gewöhnlich auch zu einer Erweiterung der unteren Thoraxappertur kommt; die peripheren Zwerchfellteile werden auseinandergedrängt, das Zwerchfell in toto stärker gespannt und dadurch flacher; solcherweise vermag das Diaphragma dem erhöhten intraabdominellen Drucke nicht mehr entsprechend nachzugeben; sehr deutlich zeigt sich dieses Verhalten bei Graviden, welche auch in der letzten Zeit vor dem Partus noch einen fast normalen Zwerchfellstand aufzuweisen pflegen; nach erfolgter Geburt bildet sich die Erweiterung der unteren Appertur wieder zurück und gleichzeitig damit rückt meist das Diaphragma wieder in die Höhe.

Der Zwerchfellhochstand ist meist beiderseitig; je stärker derselbe ausgeprägt, desto mehr verwischt sich die physiologische Tieferstellung der linken Kuppe; nur wenn ein Tumor oder eine entzündliche Reizung in unmittelbarer Nähe des Zwerchfelles liegt, kommt es zu einer vorwiegend einseitigen Hochdrängung; an dem Zustandekommen eines nur einseitigen Zwerchfellhochstandes — und zwar des linken — trägt gelegentlich das Bestehen einer starken Luft- und Gasfüllung des Magens, selten des Colons Schuld (Abb. 3); daß gerade diese Form des Zwerchfellhochstandes zu unangenehmen, an Angina pectoris erinnernde Herzstörungen führen kann, erscheint diagnostisch wichtig. Findet sich ein rechtsseitiger Zwerchfellhochstand, so handelt es sich fast immer um eine vergrößerte Leber.

Auch mit einem Zwerchfellhochstand bedingt durch thorakalen Zug haben wir gelegentlich zu rechnen; in der Lunge können sich zahlreiche Prozesse entwickeln, welche zu Schrumpfungen Anlaß geben; am eindeutigsten ergibt sich dieser Zustand bei der chronischen Pneumonie und bei der akuten Atelektase; wahrscheinlich ist der gar nicht so selten postoperativ zu beobachtende Zwerchfellhochstand darauf zurückzuführen; man muß

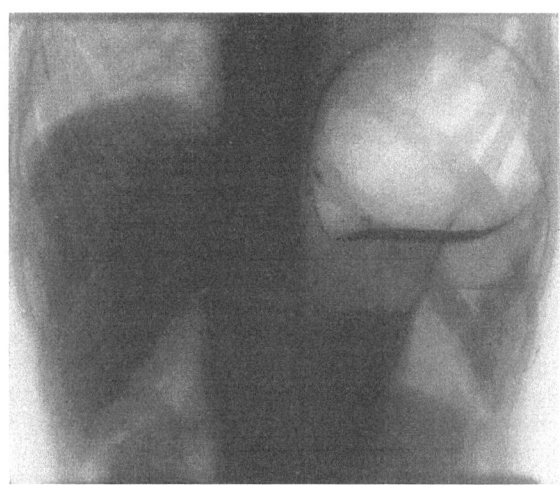

Abb. 3. Pneumatosis ventriculi. Hochstand des linken Zwerchfelles.
(Handbuch der inneren Medizin, 2. Aufl., Bd. 2, 1. Teil.
Abschnitt: Zwerchfellpathologie.)

daher mit der Tatsache rechnen, daß es nach jeder länger währenden Narkose oder schweren Operation zu einem Zwerchfellhochstand kommt; hier an einen Zusammenhang zwischen Hochstand und Entwicklung der postoperativen Pneumonie zu denken, ist sehr naheliegend; warum es bei postpleuritischen Schrumpfungen nicht häufiger auch zu einem Zwerchfellhochstand kommt, ist wohl in den gleichzeitig bestehenden Pleuraadhäsionen zu suchen, welche ein Hochziehen des Diaphragmas verhindern; bei Infarkt der Lunge sieht man Hochstand des gleichseitigen Zwerchfelles, besonders gut zu sehen, wenn man den Patienten einen Moment nicht atmen läßt.

Beiderseitigen Zwerchfellhochstand findet man oft bei BASEDOWscher Krankheit und bei manchen Anämien; vielleicht sind solche Beobachtungen ein Hinweis, daß es auch einen Zwerchfellhochstand gibt, der auf einen verminderten Zwerchfelltonus zurückzuführen ist.

b) Zwerchfelltiefstand.

Bei Bestehen eines Volumen pulmonum auctum befindet sich das Zwerchfell gleichsam in inspiratorischer Dauerstellung; deswegen kommt es nicht nur zu einem Tiefstand, sondern auch zu einer Verbreiterung der phrenikokostalen Winkel; in exzessivsten Fällen von Zwerchfelltiefstand sollte man schließlich eine völlige Flachstellung des Zwerchfelles erwarten; de facto wird dies aber durch den intraabdominellen Druck und auch durch den Gegenzug des Mediastinums verhindert; je horizontaler das Diaphragma ausgebreitet ist, desto weniger vermag die Zwerchfellmuskulatur das Volumen des Pleuraraumes zu vergrößern; trotzdem kontrahiert sich aber die Zwerchfellmuskulatur bei jedem Atemzug und ist eventuell sogar bestrebt, die peripheren Insertionsstellen gegen das Zentrum heranzuziehen; solange der Thorax biegsam ist, kann dieses Bestreben auch tatsächlich erfolgreich sein und schließlich zu einer Art Schnürfurche — eventuell zum Thorax piriformis — führen.

Im Zusammenhang mit dem durch verminderten Lungenzug verursachten Zwerchfelltiefstand ist auch der einseitige Tiefstand des Diaphragmas bei Pneumothorax und Pleuritis exsudativa zu erwähnen; während der einseitige Tiefstand bei Pneumothorax leicht zu erkennen ist, macht sich der Tiefstand bei Pleuritis am Röntgenschirm nur indirekt — eventuell durch die Lage der Magenblase — bemerkbar, weil bei intrathorakaler Flüssigkeitsansammlung der Zwerchfellstand nicht zu erkennen ist.

Bei der Enteroptose gehört das Vorkommen eines Zwerchfelltiefstandes durchaus nicht zu den Seltenheiten; wahrscheinlich spielt dabei der verminderte Abdominaldruck die vermittelnde Rolle; oft paart sich dieser Zustand mit dem Cor pendulum und dem damit in Zusammenhang stehenden OLIVER-CARDARELLIschen Symptom; das Pendelherz hängt ohne feste Unterlage an den großen Gefäßen, der Trachea und den Halsfascien; dieses Hängen des Herzens bedingt, daß es sich bei jeder Systole gleichsam von selbst hinaufziehen muß, wobei die Trachea etwas heruntergezogen wird, was sich durch einen leichten nach unten gerichteten Ruck des Larynx bemerkbar macht; ähnlich ist auch die Erscheinung zu deuten, daß bei fast allen Formen von hochgradigem Lungenemphysem während der Inspiration der ganze Kehlkopf sich dem Jugulum nähert; legt man die Fingerspitze in das Jugulum, so kann es bei hochgradigen Fällen förmlich zu einem Einzwängen des Fingers kommen.

c) Das Verhalten des Zwerchfelles bei Concretio cordis.

Findet sich bei einem Patienten mit inkompensiertem Herzen eine auffallend große Stauungsleber, während die Beine kaum Andeutungen von Ödemen zeigen, so kann dies diagnostisch im Sinne einer concretio cordis verwendet werden — selbstverständlich wenn auch andere Symptome dafür sprechen; die Stauungsleber bei typischen Formen von Concretio cordis kann wohl mit ziemlicher Sicherheit auf eine ungenügende oder unzweckmäßige Zwerchfelltätigkeit bezogen werden; eine ausschließliche Verwachsung des Herzens mit dem Perikard bedingt fast nie Stauungserscheinungen; wenn aber das Herz samt dem Perikard an das Mediastinum und durch dieses wieder mit dem Knochengerüst des Thorax schwielig verwachsen ist, dann können die Atembewegungen, vor allem des Zwerchfelles, zu einer Abknickung der Cava inferior führen; da sich während der Inspiration vorwiegend nur die Leber entleert und die Drosselung der Cava inferior ausschließlich von der Atmung abhängig ist, also exspiratorisch erfolgt, so sind die Entleerungsbedingungen der Leber ungünstiger als die der Beine; jedenfalls kann eine genaue Kenntnis der Zwerchfellphysiologie und die Vertrautheit mit den verschiedenen pathologischen Zuständen des Diaphragmas uns wichtige Anhaltspunkte nicht nur für die Erkenntnis der Concretio cordis, sondern auch für viele andere Krankheiten geben.

d) Bedeutung der Zwerchfelltätigkeit für kardiale Zirkulationsstörungen.

Da das Zwerchfell weitgehend die Zirkulation in der Leber beherrscht, so darf man sich nicht wundern, wenn sowohl bei Zwerchfellhochstand als auch bei Tiefstand Störungen des Kreislaufes in Erscheinung treten; bei sonst normalen Menschen erweist sich die Zirkulation dabei nicht wesentlich verändert; handelt es sich aber um bereits kreislaufgeschädigte Menschen, so können Anomalien der Zwerchfellfunktion noch das ihre dazu beitragen; bei allen Zirkulationsstörungen, insbesondere bei solchen mit Dyspnoe sollte auf die Funktion des Diaphragmas geachtet werden; jedenfalls kann unter Umständen eine fortschreitende Verschlechterung der Kreislaufverhältnisse bei schon bestehenden Störungen durch eine unrichtige und unzweckmäßige Zwerchfellarbeit begründet sein (Pleuritis oder Hydrothorax rechts).

V. Spezielle Pathologie.

a) Zwerchfellhernien.

Die pathologische Anatomie unterscheidet echte und falsche Zwerchfellhernien; unter *echter* Zwerchfellhernie versteht sie eine bruchsackartige Vorstülpung des Bauchfelles gegen die Brusthöhle, wobei jedes der in der Bauchhöhle befindlichen Organe den Bruchinhalt bilden kann; ob nun ein präformiertes Foramen des Zwerchfelles abnorm weit angelegt ist oder sich erst allmählich erweitert, oder ob ein Defekt eines Muskelbündels in Frage kommt, auf jeden Fall ist Voraussetzung, daß Teile des Bauchinhaltes durch eine Lücke unter Vorstülpung des Bauchfelles vordringen; als *falsche* Zwerchfellhernie bezeichnet man das freie Vorfallen von Baucheingeweiden in die Brusthöhle durch eine Öffnung oder einen Riß des Diaphragmas; zur Bildung eines echten Bruchsackes kommt es nicht. In vivo ist es oft unmöglich, die Differentialdiagnose zwischen „echter" und „falscher" Zwerchfellhernie zu stellen.

Klinisch müssen wir daran festhalten, daß das Charakteristikum einer Zwerchfellhernie der Vorfall von Baucheingeweiden durch eine zu weite, aber physiologischerweise schon vorhandene oder durch eine erst entstandene Zwerchfellücke in die Brusthöhle ist; gelingt der Nachweis, daß sich Baucheingeweide oberhalb des Zwerchfelles befinden, so ist

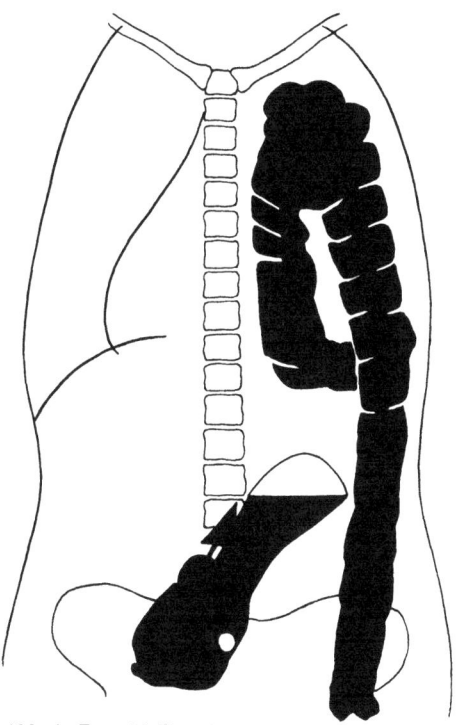

Abb. 4. Zwerchfellhernie. (Handbuch der inneren Medizin, 2. Aufl., Bd. 2, 1. Teil. Abschnitt: Zwerchfellpathologie.)

die Diagnose gesichert. Die meisten Zwerchfellhernien liegen auf der linken Seite, da die große Leber eventuelle Lücken im rechten Zwerchfell verdeckt und so den eventuellen Vorfall von Baucheingeweiden verhindert (Abb. 4). Ist es zur Entwicklung einer großen Hernie gekommen, so sind es hauptsächlich zwei Symptome, die zugunsten einer Zwerchfellhernie sprechen: 1. Dextrokardie und 2. Zeichen, die eventuell an einen linksseitigen Pyopneumothorax erinnern; kommen noch Erscheinungen von vorübergehendem Darmverschluß oder gar die Zeichen einer hohen Magenstenose hinzu, so galt dies früher als ein ziemlich sicheres Kriterium einer Zwerchfellhernie; für die alten Ärzte war die Diagnose Zwerchfellhernie schwer, jetzt, seitdem uns das Röntgenverfahren zur Seite steht, bereitet die richtige Diagnose kaum größere Schwierigkeiten; meist ist es jetzt sogar umgekehrt, d. h. daß die

Diagnose zuerst vom Röntgenologen gestellt wird und der perkutierende Arzt nachträglich erst die entsprechenden Symptome hinzusucht; daß ausgedehnte Zwerchfellhernien gar nicht so selten dem Träger gar keine Beschwerden bereiten, ist eine bekannte Tatsache.

Neben den großen Hernien, die gelegentlich fast den ganzen linken Thoraxraum erfüllen (Abb. 4), gibt es auch kleinere; sie sind allerdings ziemlich selten; so kennen wir eine *Hernia diaphragmatica paroesophagea*, durch die Teile des Magens durch einen kleinen Schlitz entlang der medialen Oesophaguswand durchwandern können; dann gibt es die *Hernia diaphragmatica parasternalis*, die zwischen dem sternalen und costalen Anteil des Zwerchfelles hinter dem Sternum vordringt; der Inhalt ist meist Darm.

Besteht eine *große Zwerchfellshernie*, so kann man sich mit der Frage beschäftigen, ob es sich hier tatsächlich um den Vorfall von Baucheingeweiden durch eine Lücke handelt, oder ob nicht der Zustand einer sog. *Eventration* vorliegt (Abb. 5); bei der Eventration handelt es sich um eine hochgradig ausgedehnte Zwerchfellhälfte; die Ursache ist fast völlige Atrophie der Zwerchfellmuskula-

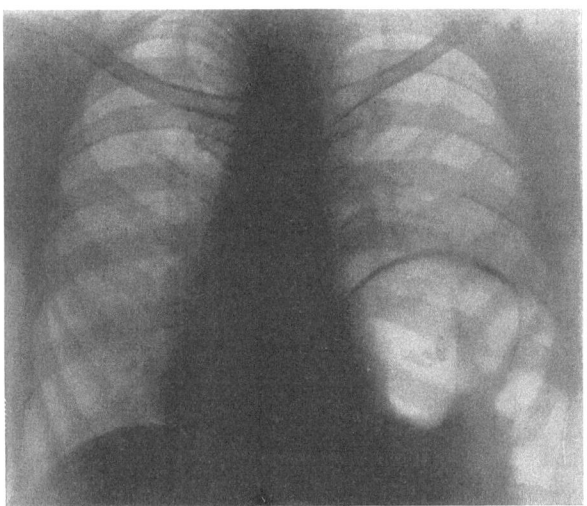

Abb. 5. Eventratio diaphragmatica. (Handbuch der inneren Medizin, 2. Aufl., Bd. 2, 1. Teil. Abschnitt Zwerchfellpathologie.)

tur; die Atrophie ist so weit vorgeschritten, daß an Stelle des Zwerchfelles nur mehr ein dünnwandiger Sack übriggeblieben ist; da es sich hier um die Folge einer absoluten Erschlaffung und Dehnung des Zwerchfelles handelt, erscheint auch die Bezeichnung „Relaxatio" treffender als „Eventratio". Die Pathogenese dieser gewiß seltenen Erkrankung — die allerdings alle Symptome einer typischen Zwerchfellhernie vortäuschen kann — ist nicht ganz klar; zunächst könnte man in diesem Zustand die Folge einer lange bestehenden Phrenicuslähmung erblicken; das scheint aber — soweit man dies auf Grund von Experimenten beurteilen kann, nicht möglich zu sein; eine Phrenicuslähmung allein führt nie zu einer Relaxatio; durchschneidet man allerdings auch die sympatischen Nerven des Zwerchfelles, dann läßt sich auch im Experiment ein Zustand schaffen, der mit der typischen Relaxation große Ähnlichkeit hat.

In jedem Falle von klinisch sichergestellter Zwerchfellhernie hat man sich die Frage vorzulegen, ob nicht ein schweres Trauma vorangegangen; Sturz aus großer Höhe oder Pufferverletzungen führen leicht zu einem Riß im Zwerchfell, was durchaus nicht immer mit einer offenen Weichteilwunde verbunden sein muß. Die Symptome, die die verschiedenen Hernien darbieten, sind außerordentlich verschieden; die meisten bereiten überhaupt keine Beschwerden; andere geben Anlaß zu Schluckstörungen; so können manche Patienten nur in einer bestimmten Lage trinken oder essen; gelegentlich kommt es zu Bluterbrechen oder Blutabgang durch den After; Herzbeschwerden werden trotz der oft beträchtlichen Verlagerung kaum empfunden. Die Möglichkeit einer Incarceration ist immer im Auge zu behalten.

Hat man bei einem Patienten die Diagnose einer Zwerchfellhernie festgestellt, so soll man ihn darüber aufklären, damit er — falls in seinem späteren Leben eine Incarceration erfolgen sollte — dem zu Rate gezogenen Chirurgen davon Mitteilung machen kann; die operative Einstellung und auch der Erfolg einer Operation ist unter diesen Bedingungen ein anderer, als wenn sich der Operateur nach Eröffnung der Bauchhöhle erst orientieren muß.

Die konservative Behandlung einer Zwerchfellhernie muß sich darauf beschränken, durch Prophylaxe dem Eintreten einer Incarceration tunlichst vorzubeugen; so sind voluminöse Mahlzeiten, große Flüssigkeitszufuhr, Brechmittel und Umstände, die zu Erbrechen Anlaß geben können, tunlichst zu vermeiden, für leichten Stuhlgang dauernd Sorge zu tragen, vor Geburten zu warnen; nicht incarcerierte Hernien sind ohne zwingenden Grund nicht zu operieren, denn der operative Eingriff ist schwer; dagegen ist eine frühzeitig erkannte Zwerchfellverletzung womöglich durch exakte Naht zu verschließen; bei Incarceration muß chirurgisch vorgegangen werden.

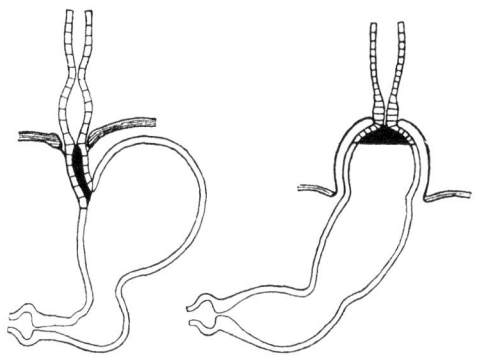

Abb. 6 a u. b. a Normales Verhalten, b Hiatusbruch.

Die sog. Hiatushernien. Durch die physiologische Lücke des Hiatus oesophageus kann der kardiale Anteil des Magens, der unter völlig normalen Bedingungen unter dem Zwerchfell zu liegen kommt, gegen das Mediastinum vordringen; als Ursache dafür kann entweder ein zu kurzer Oesophagus verantwortlich gemacht werden, oder der Hiatus ist durch Schwund des perioesophagealen Fett- und Bindegewebes weit geworden; unter beiderlei Bedingungen kann es so zu einer hernienartigen Ausstülpung kommen (Abb. 6); gelegentlich kann dies zu Beschwerden führen (epiphrenaler Symptomenkomplex), die sich durch Unbehagen nach der Mahlzeit, Druckgefühl im Epigastrium oder in der Herzgegend bemerkbar machen; manchmal äußert der Träger einer solchen Hernie Beschwerden, die sogar an Angina pectoris erinnern; vielleicht kommt es dabei zu einem Druck auf die beiden Nn. vagi, die mit dem Oesophagus den Hiatus eosophageus passieren; es gibt aber genug Fälle, die die typischen Zeichen einer Hiatushernie zeigen, dabei aber über keinerlei Beschwerden zu klagen haben.

b) Nervöse Krankheiten des Zwerchfelles.

1. *Die Zwerchfellähmung.* Der Weg des N. phrenicus ist lang und insofern die Möglichkeit einer Läsion (Tumor, Tuberkulose, Drüse usw.) groß; eine Neuritis des N. phrenicus kommt vielleicht vor; seitdem die Phrenicusdurchtrennung bei der Behandlung der Lungentuberkulose durchgeführt wird, haben wir öfter Gelegenheit, das Symptomenbild einer Zwerchfellähmung zu sehen. Die Röntgenuntersuchung hat bedeutende Fortschritte in der Erkennung von Zwerchfellähmungen gebracht; durch sie gelingt es, das wichtigste Symptom, das Fehlen des inspiratorischen Herabsteigens der erkrankten Zwerchfellhälfte, welche passiv in den Thorax mitgezogen wird, nachzuweisen (Abb. 7); durch Perkussion läßt sich das Bestehen einer Zwerchfellähmung viel schwieriger feststellen; im Röntgen steht die untere Lungengrenze über der gelähmten Zwerchfellhälfte; bei verstärkter Inspiration fehlt die respiratorische Verschieblichkeit; sehr charakteristisch ist die ebenfalls nur röntgenologisch nachweisbare paradoxe

Zwerchfellbewegung: bei tiefer Inspiration rückt die gelähmte Zwerchfellkuppe nicht nur nicht herunter, sondern steigt sogar in die Höhe; der durch die Kontraktion der gesunden Zwerchfellhälfte gesteigerte intraabdominelle Druck drückt die gelähmte Zwerchfellhälfte höher gegen den Thorax; diese so bedingte Schaukelbewegung des Zwerchfelles ist das Charakteristicum der paradoxen Zwerchfelltätigkeit. Linksseitige Zwerchfellähmung kann zu einer leichten Dextrokardie führen.

Die Differentialdiagnose der linksseitigen Zwerchfellähmung gegenüber Zwerchfellhernie oder Eventration ist meist leicht, da die Hochdrängung infolge Lähmung selten so große Dimensionen annimmt. Therapeutisch ist vor allem die Ätiologie zu berücksichtigen.

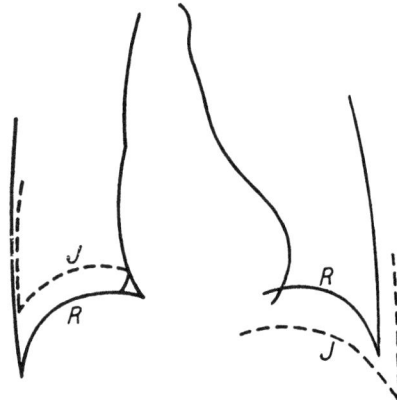

Abb. 7. Paradoxe Bewegung. *J* Inspirium. *R* Ruhige Atmung.

2. Der *tonische Zwerchfellkrampf* ist eine seltene Erkrankungsart; nur bei Zuständen, die zu tonischen Kontraktionen disponieren — wie Tetanie, Tetanus, Muskelrheumatismus — ist so etwas zu beobachten; plötzlich kommt es unter Schmerzen zu einem Zwerchfelltiefstand, das Abdomen buchtet sich vor; Kurzatmigkeit tritt nur dann in Erscheinung, wenn, wie z. B. beim Tetanus, auch andere Atemmuskeln davon betroffen sind; auch hier spielt bei der Therapie die Ätiologie die entscheidende Rolle.

3. Der *klonische Zwerchfellkrampf* (Singultus) äußert sich in einer heftigen, stoßweise erfolgenden Kontraktion des ganzen Diaphragmas, welche sich durch eine kurze, abrupte Inspiration und durch plötzliches Hervordrängen des Unterleibes kundgibt. Der dabei auftretende eigenartige klatschende Schall dürfte so zustande kommen, daß infolge der rasch erfolgenden Inspiration und der gleichzeitig sich verengenden Stimmritze, Luft ruckweise von der Lunge angezogen wird; das Tiefertreten des Kehlkopfes, das während eines Singultus leicht zu beobachten, ist gleichfalls auf die plötzliche Zwerchfellkontraktion zu beziehen; der einmalige Singultus verursacht keinen Schmerz, wiederholen sich aber die Zwerchfellkontraktionen oft hintereinander und hält der Singultus lange Zeit an, dann kann der Zustand qualvoll sein; die Schmerzen werden hauptsächlich im Epigastrium und entlang des Zwerchfellansatzes verspürt; die Reizung des Phrenicus, die ätiologisch dabei in Frage kommt, erfolgt wohl meist reflektorisch; es gibt wohl kaum eine abdominelle Krankheit, bei der Singultus nicht beobachtet wurde. Gefürchtet ist der postoperative Singultus, der leider nur zu oft als Zeichen einer drohenden oder schon bestehenden Peritonitis aufzufassen ist. Eine Therapie bedarf der Singultus nur dann, wenn Dauer und Häufigkeit seines Auftretens den Betroffenen sehr belästigen; Narkotica können nützen, gelegentlich aber auch das Gegenteil bedingen; CO_2-Atmung ist in jedem Fall zu versuchen. Schlagen alle Maßnahmen fehl, so kann man zur vorübergehenden Ausschaltung des N. phrenicus — eventuell Durchfrieren — schreiten; meist hört der Singultus schließlich von selbst auf; der psychischen Therapie wird — und zwar merkwürdigerweise auch von chirurgischer Seite — großes Gewicht zugemessen.

Literatur.

EPPINGER: Allgemeine und spezielle Zwerchfellpathologie. Wien 1911. — Handbuch der inneren Medizin, 2. Aufl., Bd. 2, 1. Hälfte, S. 673. 1928.

HITZENBERGER: Das Zwerchfell im gesunden und kranken Zustande. Wien 1927.

Krankheiten der Leber und Gallenwege.

Von

G. v. Bergmann-Berlin und F. Stroebe-Bremen.

Mit 15 Abbildungen.

1. Grundzüge der Physiologie und funktionellen Pathologie.

Von

F. Stroebe-Bremen.

1. Topographie, Anatomie und ihre Beziehungen zur Funktion.

Die Bestimmung der Lebergröße nimmt ihren Ausgangspunkt von der perkussorischen Feststellung der allein zuverlässig bestimmbaren oberen Begrenzung der absoluten Leberdämpfung. Sie fällt mit der unteren Lungengrenze und dem Herzen zusammen, erstreckt sich also vom rechten Sternalrand entlang der 6. Rippe seitlich schräg abwärts verlaufend, erreicht in der rechten Axillarlinie die 8. Rippe und endet hinten am 11. Brustwirbeldornfortsatz. Die untere Begrenzungslinie — wegen des tympanitischen Schalles der benachbarten Organe (Magen, Darm) schwerer feststellbar — verläuft von rechts außen entlang dem Rippenbogen bis zur Medioclavicularlinie, liegt in der Mittellinie etwa in der Mitte zwischen Schwertfortsatz und Nabel und steigt von dort schräg aufwärts an bis zur Herzspitze.

Der Palpation ist eine gesunde Leber im allgemeinen nicht oder nur undeutlich zugänglich. Man versucht mit der flach aufgelegten Hand die scharfe untere Leberkante am rechten Rippenbogen über die Finger gleiten zu lassen, wobei man sich die ausgiebige respiratorische Verschieblichkeit des Organes zu Nutzen macht. Fühlt man die Leberkante deutlich, was eine Konsistenzvermehrung oder Vergrößerung bedeutet, so sucht man gleichzeitig die Beschaffenheit der Oberfläche (glatt, gleichmäßig-höckerig, einzelne Vorwölbungen) zu beurteilen. Gelegentlich ist in der Gallenblasengegend ein nach unten ausgezogener Leberlappen tastbar (Riedelscher Lappen), der die Gallenblase überdeckt.

Bei der Bewertung des perkussorischen und palpatorischen Befundes ist die räumliche Vorstellung nicht aus den Augen zu lassen, daß ein großer Teil der Leber in der Wölbung der rechten Zwerchfellkuppe liegt, in seiner Projektion auf die vordere Brustwand von Lunge überdeckt ist und deshalb der Größenbeurteilung bei der Feststellung der absoluten Leberdämpfung entzogen wird. Somit ist klar, daß der Höhenstand des Zwerchfells, für dessen Feststellung in schwierigen Fällen ergänzend das Röntgenverfahren herangezogen werden muß, und die untere perkussorisch oder palpatorisch festgelegte Lebergrenze maßgebend für die Beurteilung der Lebergröße sind. Der Veränderlichkeit des Zwerchfellstandes (Thoraxform, Tiefstand bei Lungenemphysem und Pleuraerguß, Hochstand bei Meteorismus) ist also besondere Aufmerksamkeit zu schenken. Ein vorwiegend bei asthenischem Habitus infolge Schlaffheit der Bauchdecken und Verlängerung der Aufhängebänder feststellbarer Tiefstand (Hepatoptose, Wanderleber) ist nicht als krankhafter Befund zu bewerten. Verschiebungen in der Leberlage können ferner durch Veränderung der angrenzenden Organe (Colonmeteorismus, Magenaufblähung, große Milz- oder Nierentumoren) bedingt sein.

Im anatomischen Sinne kann in der Leber das epitheliale und mesenchymale Parenchym unterschieden werden.

In radiärer Anordnung treten die Epithelzellen — epitheliales Parenchym — zu einzelnen Läppchen (Lobuli, Acini) zusammen. Entlang der Längsachse zweier Leberzellbalken verlaufen die Gallencapillaren (trabeculäre Gallencapillaren nach EPPINGER) als zwischenzellige Sekretcapillaren, die ohne eigenes Epithel vom Ektoplasma der Leberepithelzellen begrenzt werden und wahrscheinlich intracelluläre Fortsätze in die Leberepithelzellen besitzen. Räumlich sind die Gallencapillaren stets durch eine Leberzellreihe von den Blutcapillaren getrennt. Zwischen den Leberzellen und Blutcapillarwänden ist ein capillärer Spalt vorhanden (DISSEscher Raum), der besonders an krankhaft veränderter Leber nachweisbar ist und in ungeklärter Beziehung zum Lymphgefäßsystem steht. An der Peripherie des Läppchens münden die Gallencapillaren in die mit eigenem flachen Epithel versehenen präcapillaren Gallengänge (ASCHOFF), in denen das Lebersekret weitergeleitet wird durch die an den Kanten der Läppchen gelegenen interlobulären Gallengänge zu den großen sich am Hilus zusammenschließenden Gallengängen. Das mesenchymale Parenchym umfaßt das die Läppchen zusammenhaltende Bindegewebe (GLISSONsche Scheide) und das weitverzweigte, doppelte Blutgefäßsystem in der Leber. Einmal führt die am Hilus eintretende Pfortader — das funktionelle Hauptgefäß nach FISCHLER — der Leber das Blut aus allen, innerhalb des Peritoneum gelegenen Organen zu und endet, sich dichotom verzweigend, in ein vielfach untereinander anastomosierendes Netzwerk von Capillaren um die Leberzellbalken. Aus diesem Capillarsystem entspringen die Lebervenen, die im histologischen Schnitt oft im Mittelpunkt der radiären Läppchenstruktur (Venae centrales) liegen und führen das Blut in 2—3 großen Venenstämmen aus der Vena cava inferior unmittelbar an ihrem Durchtritt durch das Zwerchfell ab. Zweitens wird der Leber durch die Arteria hepatica aus der Aorta abdominalis arterielles Blut zugeführt. Die Leberarteriencapillaren versorgen entweder unmittelbar die Leberläppchen oder sammeln sich zu kleinen Venen, die selbständig zu den Läppchen übergehen. Es wird nach neuerer Anschauung eine „innere Wurzel" der Pfortaderzweige aus Leberarteriencapillaren abgelehnt. Die wesentlichen Elemente der Blutcapillaren sind undifferenzierte Reticulumzellen und die durch phagocytäre Eigenschaft ausgezeichneten KUPFFERschen Sternzellen, welche je nach Funktionszustand große Formveränderlichkeit besitzen und deren Fortsätze zwischen die Leberzellen hineinragen können. Diese der Leber eigentümlichen, dem reticuloendothelialen System (ASCHOFF) zugehörigen Sternzellen sind in funktioneller Hinsicht als Zuträgerzellen für die Leberzellen (PFUHL) von besonderer Bedeutung und stellen ein Verbindungsglied zwischen epithelialem und mesenchymalem Parenchym dar.

Aus dem verwickelten Aufbau dieser beiden Parenchyme läßt sich eine Einheit im anatomischen Sinne nicht herausschälen. Hinsichtlich der Funktion sind die Leberzellbalken mit zugehöriger Gallencapillare und den KUPFFERschen Sternzellen („Hepaton" nach ROESSLE) als eng verbunden zu betrachten, und die normale Funktion des gesamten Organes erwächst nur aus der ungestörten Zusammenarbeit des unter sich voneinander abhängigen epithelialen und mesenchymalen Parenchyms. Deshalb sind Erkrankungen nur *eines* Zellsystems im funktionellen Sinne kaum möglich, eine Mitbeteiligung bzw. eine Rückwirkung auf eine andere Zellgruppe ist stets anzunehmen. Auch wenn bei einzelnen Krankheitsbildern histologische Zellstrukturveränderungen vorwiegend nur an einem Parenchym aufgedeckt werden, so erscheint dieser Befund für das Verständnis der gestörten Funktion des „Hepatons" nicht befriedigend. Eine sichere wechselseitige Beziehung zwischen klinisch-funktionell nachweisbarer Störung und anatomischem Substrat besteht in vielen Fällen nicht. Störungen im intermediären Stoffwechsel werden im allgemeinen Veränderungen dem epithelialen Parenchym (Nekrose, Verfettung) zugeordnet, die Farbstoffausscheidung (s. Leberfunktionsprüfungen) hat gewisse Beziehung zum mesenchymalen Parenchym.

2. Physiologie und Pathologie der Leberfunktionen.
a) Intermediärer Stoffwechsel (Kohlehydrat, Fett, Eiweiß).

Der Leber fließen durch Blut- und Lymphgefäße alle resorbierbaren Substanzen, also im Magen-Darmkanal aufgespaltene und in der Darmwand veränderte Nährstoffe und toxische Produkte zu. Ihr kommt eine zentrale Stellung im weiteren Stoffumsatz und für die Entgiftung zu. Man bedenke den besonders langsamen venösen Pfortaderstrom, der die Rohstoffe der Leber zuführt, so daß 7—8mal mehr Zeit, diese an sich zu ziehen, zur Verfügung steht als bei arterieller Belieferung. In der Leber, ,,dem großen Laboratorium des menschlichen Körpers (C. Ludwig)", verläuft ein wesentlicher Teil der intermediären Verarbeitung von Kohlehydraten, Fetten und Proteinen, wenn auch diese einzelnen Partialfunktionen nicht das unbedingte Primat der Leber allein sind, sondern zum Teil auch in der Muskulatur oder in der Niere vor sich gehen. Es sollen im folgenden diejenigen Stoffwechselvorgänge besprochen werden, für deren Ablauf die Leber eine bevorzugte Stelle einnimmt.

Im Mittelpunkt des Stoffwechselgeschehens der Leber steht ihr Anteil an der *Kohlehydratverarbeitung*. Sie enthält als Depotform das Polysaccharid Glykogen in schnell und häufig wechselnder Menge. Es wird in ihr aus den drei Monosacchariden (Hexosen, 6 C-Atomen): Traubenzucker (Glucose, Dextrose), Fruchtzucker (Fructose, Lävulose) und Galaktose aufgebaut. Neben diesem Vorgang der ,,*Glykogenie*" aus kohlehydrathaltigem Material steht die ,,*Glykoneogenie*", die Synthese dieses Stoffes aus nicht kohlehydrathaltigem Substrat. Sichergestellt ist, daß aus einigen im Eiweißstoffwechsel entstehenden Aminosäuren (z. B. Glykokoll, Alanin, Cystin) und aus dem Glycerinanteil der Fette Glykogen gebildet wird, während die Entstehung aus Fettsäuren umstritten, für die Fettsäuren mit ungerader Zahl von C-Atomen jedoch wahrscheinlich ist. Ein in seinen Einzelheiten noch ungeklärter fermentativer Mechanismus liegt der Glykogenbildung zugrunde, eine intakte fermenthaltige Leberzelle, das Pankreashormon Insulin, Zucker und wahrscheinlich auch Phosphorsäure sind dazu notwendig. Man nimmt an, daß die Polymerisation der Monosaccharide zu Glykogen über eine gemeinsame, besonders reaktionsfähige Hexose — die Enolform nach Isaac — geht. Diese Umlagerung kann aus Traubenzucker von allen Zellen des Organismus besonders neben der Leber von der Muskulatur vollzogen werden. Da die glykogenbildende Kraft der Leber und die Möglichkeit der Fixation des Glykogens in der Leberzelle von besonderer Bedeutung für den normalen Ablauf aller Stoffwechselvorgänge in der Leber angesehen werden muß, ist es für die Beurteilung der Leistungsfähigkeit des Organes von besonderer Wichtigkeit, die Assimilationsfähigkeit für Kohlehydraten zu kennen. Der Ablauf der Blutzuckerkurve und die im Harn wiedergefundene Menge an Zucker nach peroraler Zufuhr von Monosacchariden, besonders von Galaktose und Lävulose, gibt Auskunft darüber, ob die Leber imstande ist, einen großen Zustrom von Zucker festzuhalten und als Glykogen zu stapeln. Diese Depotfunktion der Leber für Glykogen ist bei zahlreichen Leberkrankheiten, ferner bei jeder fieberhaften Erkrankung und beim Morbus Basedow gestört, das gegenteilige Verhalten, übermäßig starkes Festhalten des Glykogens, kommt selten im Kindesalter als Glykogenspeicherkrankheit — große harte, mit Glykogen vollgepfropfte Leber bei niedrigem (!) Blutzucker und ausgesprochenem Kohlehydrathunger — vor.

Die beim Abbau des Glykogens überall (Leber, Muskel) annähernd gleichartig entstehenden Zwischenstufen sind weitgehend bekannt. Das diastatische Ferment spaltet aus dem Polysaccharid wiederum über die reaktionsfähige Enolform Traubenzucker ab. Nach Bindung der Hexose an Phosphorsäure (Lactacidogen, Hexosemonophosphorsäure nach EMBDEN) wird Milchsäure, das wesentliche Endprodukt dieses anaeroben Prozesses, d. h. Spaltung ohne Sauerstoffverbrauch, gebildet. Hier setzt ein wichtiger, vorwiegend in der Leber sich abspielender oxydativer Prozeß ein, der Wiederaufbau der Milchsäure zu Glykogen. Die Erhöhung der Milchsäure in Blut und Harn Leberkranker beruht auf Störung dieser Aufbaufunktion. Die nicht resynthetisierte Milchsäure wird über Brenztraubensäure, Acetaldehyd und Essigsäure zu Kohlensäure und Wasser verbrannt. Außer dem diastatischen Ferment wirkt zuckermobilisierend in der Leber das Hormon der Nebenniere, Adrenalin. Aufbau und Abbau der Kohlehydrate sind vielfach ineinander verknüpfte Vorgänge, von ISAAC durch folgendes Schema veranschaulicht:

$$\text{Dextrose} \rightleftarrows \begin{matrix} \text{Milchsäure} \\ \downarrow \uparrow \\ \text{Enolform} \\ \downarrow \uparrow \\ \text{Glykogen} \end{matrix} \rightleftarrows \text{Lävulose}$$

Durch einen äußerst fein einregulierten Gleichgewichtsmechanismus sind diese glykogenbildenden und glykolytischen Prozesse aufeinander so eingespielt, daß die Leber dem jeweiligen Bedürfnis der übrigen Organe an energielieferndem Kohlehydrat ständig nachkommt. Durch Glykogenie und Glykoneogenie erfüllt die Leber auch bei krankhaften Störungen die lebenswichtige, ihr allein zukommende Aufgabe: die Aufrechterhaltung des Blutzuckers. Beobachtungen am Menschen (Sinken des Blutzuckers bei schwersten Leberschädigungen) sowie besonders die Experimente am leberlosen Hund, dessen Blutzucker unaufhaltsam sinkt (MANN und MAGATH), bestätigen diese Ansicht.

Unterschiedlich von den Kohlehydraten wird das *Fett* nach Resorption im Darm in etwa 60% der verabreichten Menge durch die Chylusgefäße unter Umgehung der Pfortader unmittelbar den Fettlagern (z. B. Unterhautfettgewebe, Mesenterium) zugeführt, während der geringere Teil der Leber auf dem Blutwege zufließt. Einen bedeutenden Anteil an der Fettverdauung hat die Leber durch ihre sekretorische Tätigkeit der Galleproduktion „sozusagen in den Darm verlegt (FISCHLER)", die sehr oberflächen-aktiven Gallensäuren führen dort die Fettsäuren durch Additionsverbindungen in wässerige und diffusible Form über (Choleinsäureprinzip nach WIELAND), der Glycerinanteil der Fette ist an sich wasserlöslich. Die Gallensäuren erhöhen außerdem die fettspaltende Kraft des Pankreassaftes. Das der Leber aus den Fettdepots zufließende Fett wird in ihr in Organfett, das reich an ungesättigten Fettsäuren ist (hohe Jodzahl) umgewandelt und so durch Aufbau und Abbau von Fettsäuren in eine Form gebracht, die gesteigerten Umsatzbedürfnissen leicht nachkommen kann. Als Zwischenprodukt des Fettsäureabbaues erkannte zuerst MAGNUS-LEVY die Ketonkörper (Acetessigsäure, Oxybuttersäure und Aceton), ihre alleinige Bildungsstätte ist die Leber, wie aus Durchströmungsversuchen und Beobachtungen am Hund mit ECKscher Fistel hervorgeht. Sie entstehen dort nach dem von KNOOP entdeckten Prinzip der β-Oxydation aus den Fettsäuren mit gerader Zahl von C-Atomen, sie sind im Blute des Gesunden in geringer Menge stets nachweisbar und werden vorwiegend in Niere und Muskulatur vollständig verbrannt. Störungen des Fettstoffwechsels in der Leber sind aufs engste mit dem Kohlehydratstoffwechsel verknüpft. Sinkt die Glykogenbildung, sei es durch Mangel an Zufuhr glykogenbildender Substanz (Hunger) oder durch Unfähigkeit der Kohlehydratverwertung (Lebererkrankung, Diabetes) unter ein gewisses Maß, so kommt es zur gesteigerten Fettwanderung aus den Fettdepots in die Leber, klinisch als Lipämie nachweisbar und zur Ausbildung einer Fettleber unter starker Reduzierung des Glykogenbestandes. Man spricht direkt von einem Antagonismus zwischen Glykogenbildung und Fettinfiltration (ROSENFELD, GEELMUYDEN). Der Störung im Fettstoffwechsel entspricht die zuweilen bei Lebererkrankungen (Icterus catarrhalis, schwere Lebercirrhosen) nachweisbare Herabsetzung der Ketonkörperbildung in der Leber, ferner die Veränderung des Gesamtfettes einschließlich des Cholesterins und des Lecithins im Blut bei ikterischen Lebererkrankungen und Lebercirrhosen.

Das im Magen-Darmkanal zu Aminosäuren aufgespaltene *Nahrungseiweiß* fließt der Leber durch die Portalvene in Form einfacher Aminosäuren und in der Darmwand schon aufgebauten Polypeptiden zu. Die Synthese der Aminosäuren zu dem eigentümlichen Körpereiweiß des Organismus (obere Stufe des Eiweißstoffwechsels nach NEUBAUER) ist in seinen Einzelheiten für die Leber wie für alle Gewebe völlig unbekannt. Die Eigenschaft der Leber als Eiweißdepot ist stark umstritten, im Überschuß zugeführtes Eiweiß wird nur in geringem Umfange in der Leber festgehalten, einen der Kohlehydratmast vergleichbaren Zustand gibt es für das Eiweiß nicht. Der Aufbau und Abbau der Aminosäuren selbst (untere Stufe des Eiweißstoffwechsels) ist in chemischem Sinne ein sehr weitverzweigtes Gebiet, in dem wir einige nähere Kenntnisse besitzen. Nach Durchströmungsversuchen ist die Leber imstande, *aus einigen Fettsäuren* die entsprechenden Aminosäuren aufzubauen. Im physiologischen Vorgang kommt das immer gegenwärtige Ammoniak als notwendiges Bildungsmaterial in Betracht. Beim Abbau der Aminosäuren spielt die Leber neben der Niere eine bedeutende Rolle, die Desamidierung auf oxydativem Wege ist eine ihrer wesentlichen Funktionen. Außer dieser Abspaltung der NH_2-Gruppe aus den Aminosäuren geht in der Leber auch der Verlust von CO_2 aus der COOH-Gruppe (Decarboxydierung) vor sich. Störung der desamidierenden Tätigkeit sind klinisch faßbar als Hyperaminazidämie und Hyperaminazidurie. Schon FRERICHS zeigte im Jahre 1858, daß bei akuter Leberatrophie sich Leucin- und Tyrosinkrystalle im Harn fanden. Durch verbesserte Methodik kann jetzt die Aminosäurefraktion im Harn (Formolmethode, VAN SLYK) von den übrigen N-haltigen Substanzen, z. B. Harnstoff, abgetrennt und besonders bei schwerem Ikterus und Lebercirrhosen eine Mehrausscheidung von Amino-N nachgewiesen werden. Während normalerweise der Aminosäurestickstoff 1—3% des Gesamt-N im Harn beträgt, schwellen die Werte unter pathologischen Verhältnissen bis 6% an. Die einfache MILLONsche Probe im eiweißfreien Harn ist als Aminosäurereagens qualitativ brauchbar. Außer dieser Spontanamidazidurie zeigen Belastungsversuche mit einfachen Aminosäuren oder Aminosäuregemischen gelegentlich eine relative Insuffizienz der Leber gegen starke alimentäre Beanspruchung. Bei schweren Destruktionszuständen der Leber ist die Hyperaminazidurie nicht nur der Ausdruck des Versagens der Desamidierung, sondern die auftretenden Aminosäuren stammen zum Teil aus dem Zerfall des Lebergewebes durch intravitale Autolyse.

Der zweite wichtige Vorgang innerhalb des Eiweißstoffwechsels ist die Harnstoffbildung. Die Leber synthetisiert aus dem beim Desamidierungsprozeß in ihr selbst und in anderen Organen besonders der Niere entfallenden Ammoniak und aus Kohlensäure den Harnstoff. Dadurch wird das für den Körper giftige Ammoniak in ein unschädliches Ausscheidungsprodukt umgewandelt. Viel Mühe ist darauf verwandt worden, eine Verschiebung des Verhältnisses von Harnstoff-N und Ammoniak-N im Urin Leberkranker regelmäßig nachzuweisen. Jedoch wird auch bei schwersten Leberschädigungen diese Funktion lange unverändert aufrechterhalten, im Durchströmungsversuche bildet eine stark mit Phosphor vergiftete Leber aus Ammoniumsalzen noch Harnstoff, nur beim leberlosen Hund sinkt der Harnstoff im Blute dauernd, dagegen steigt das Blutammoniak. Findet man eine Vermehrung des Ammoniaks im Harn, so ist sie nicht unbedingt auf eine primäre Störung der Harnstoffsynthese zu beziehen, eine Mehrausscheidung ist vielmehr als Neutralisationsvorgang gegen vermehrte Säurebildung (z. B. Milchsäure) des Leberkranken meist aufzufassen (Neutralisations-Ammoniak).

b) Entgiftende Funktion.

In die entgiftende Funktion der Leber ist die für den Organismus wesentliche Tätigkeit einzubeziehen, im intermediären Stoffwechsel entstandene oder von außen zugeführte giftige Produkte unschädlich zu machen. Dieser Aufgabe kommt die Leber einmal durch Abbaureaktion (Oxydation, Reduktion usw.) nach. So wird z. B. angenommen, daß im oxydativen Abbau der Gallensäuren zur Cholsäure giftige Zwischenprodukte entstehen wie Desoxycholsäure, auf denen unter pathologischen Bedingungen der Abbau stehen bleiben kann. Ferner werden durch synthetische Prozesse galle- oder harnfähige ungiftige Paarungsprodukte gebildet. Unter diesen ist die Bindung der Darmfäulnisprodukte (Phenol-, Scatol- und Indoxylderivate) an Säuren, besonders an Schwefel und Glucoronsäure und die Bindung des wahrscheinlich aus Nitrilen beim Eiweißzerfall entstammenden Cyans an Schwefel (Rhodanverbindungen) chemisch näher erfaßt. Die Entstehung solcher ungiftiger Paarungsprodukte konnte im Leberdurchblutungsversuch nachgewiesen werden. Im gleichen Sinne ist die Herabsetzung der letalen Dosis des Kresols beim Hund mit Eckscher Fistel zu deuten (Fischler). Auch die Harnstoffbildung — die Synthese von Kohlensäure und Ammoniak (s. oben) — kann als Entgiftungsvorgang angesehen werden. Ein weiteres Prinzip der Entgiftung ist die Ablagerung in unwirksamer oder schwer löslicher Form. Es werden Alkaloide (z. B. Strychnin) und Ammoniumbasen, wie das Gift des Knollenblätterschwammes, in der Leber angehäuft, Metalle (Eisen, Quecksilber, Arsen) hauptsächlich in den Kupfferschen Sternzellen deponiert, schließlich Bakterientoxine. In Beziehung zu letzteren spielt die Leber bei der Antikörperbildung eine Rolle. Endlich übt die Leber als Excretionsorgan eine entgiftende Funktion aus, was sich am deutlichsten in der Ausscheidung bestimmter Farbstoffe durch die Galle zeigen läßt. Auch Stoffwechselschlacken wie Harnsäure werden durch die Galle eliminiert. Für andere Gallebestandteile (Bilirubin, Cholesterin, Gallensäuren) handelt es sich nicht um eine reine Excretion (s. Abschnitt d), da diese Stoffe nach Durchlaufen des enterohepatischen Kreislaufs wieder von neuem verwandt werden.

c) Wasser- und Mineralhaushalt.

Durch wechselnde Druckverhältnisse und schwankenden Füllungsgrad übt das weitverzweigte Blutgefäßsystem einen starken Einfluß auf den Flüssigkeitsaustausch zwischen Blut und Gewebe in der Leber aus. Z. B. ist von Histamin und Pepton nachgewiesen im Tierexperiment (E. P. Pick), daß sie die Lebervenen verengern (ausgedehnte glatte Muskulatur in der Venenwand besonders beim Hund), dann steigt der Druck in den Capillaren, und es kommt zu einem Flüssigkeitsstrom in das Gewebe. Ein sehr viel weniger stark ausgebildeter Sperrmechanismus aus elastischen und muskulären Fasern besteht auch beim Menschen, er beeinflußt vielleicht die Strömungsgeschwindigkeit in den

Lebervenen. So wird auf hämodynamischem Wege der Einfluß der Leber auf den Wasserhaushalt zu erklären versucht. Bei Lebererkrankungen ist häufig Oligurie beobachtet, ja es kann zur vollständigen Harnsperre (hepatogene Anurie) kommen. Die Neigung zur Wasserretention ist auf der Höhe mancher Lebererkrankungen (Icterus simplex, Leberatrophie) im Belastungsversuch (VOLHARDscher Wasserversuch) bei ungestörter Nieren- und Kreislauffunktion deutlich, im Durstversuch erreicht der Harn nicht die Höhe des spezifischen Gewichtes wie bei Gesunden, was mit der veränderten Zusammensetzung der Serumeiweißkörper bei Leberkranken in Verbindung gebracht wird.

In engem Zusammenhang mit dem Einfluß auf die Wasserbewegung steht der Mineralhaushalt. Die Leber nimmt durch einen bestimmten Regulationsmechanismus am anorganischen Stoffhaushalt teil. Sie trifft eine Auswahl der ihr zuströmden Salze in der Weise, daß einzelne Ionen zurückgehalten (Na, Cl und Bicarbonat), andere verzögert auf dem Blutweg ausgeschieden werden oder in der Galle erscheinen, wieder andere ungehindert das Organ passieren (Tierversuche von BECKMANN). Damit gehört die Leber auch zu den das Säure-Basengleichgewicht des Körpers regulierenden Organen. Wieweit Störungen der regulierenden Funktion im Mineralhaushalt und Säure-Basengleichgewicht bei Schädigung der Leber den Ablauf der Erkrankung beeinflussen oder von entscheidender Bedeutung für den Gesamtorganismus, z. B. hinsichtlich der Alkalireserve sind, darüber fehlen bisher noch einstimmige Angaben.

d) Gallenbereitung und Gallenausscheidung. Der Ikterus.

Als größte Verdauungsdrüse vollbringt die Leber eine bedeutende Leistung bei der Verdauungsarbeit wie das Pankreas und ist zugleich wie die Niere dafür zuständig, gewisse Stoffe aus dem Körper zu entfernen, sie ist also gleichzeitig Sekretions- und Excretionsorgan. Die Leberzellen erzeugen die Galle und sezernieren sie kontinuierlich in die Gallencapillaren. Verschiedene Umstände können die Sekretionsgeschwindigkeit und zugleich die Zusammensetzung der Galle in ihren einzelnen Bestandteilen verändern. Der Nahrungsreiz im allgemeinen steigert die Sekretion der Galle (Cholerese), Fette, Albumosen und Peptone haben besonders starken choleretischen Effekt. Salzsäure, Essigsäure und gallensaure Salze und die Galle selbst erhöhen die sezernierte Menge. Der Einfluß des Natr. bicarb. ist im Tierexperiment wechselnd. Wasser und Traubenzucker sind dort unwirksam. Fleisch und Gallensäuren erhöhen besonders die Gallensäuresekretion, Kohlehydrate nicht. Die genaue Kenntnis der Choleretica übermittelt wichtige therapeutische Hinweise (s. Tabelle S. 947). Die Sekretion bezieht sich auf Gallenfarbstoff, Gallensäuren und gallensaures Alkali, ferner Fette, Cholesterin und Lecithin. Diese Substanzen unterliegen selbst oder in ihren Abbauprodukten zum größten Teil dem enterohepatischen Kreislauf (s. unten) und werden also nach Resorption im Darm wiederum im Körper verwendet. Durch die exkretorische Tätigkeit der Leber werden unter anderem N-haltige Stoffe (z. B. Harnsäure, Harnstoff) aus dem Körper entfernt, oft sind es giftige Substanzen, deren Anhäufung im Blut bei verhinderter Excretion toxisch wirken und so das klinische Bild der Cholämie (Anhäufung gallenpflichtiger Substanzen im Blut) bedingen, aber nach Veränderungen im Darm und Resorption nochmals dem Aufbau dienen. Der Gallenfarbstoff, das eisenfreie Bilirubin, ist eines der Endprodukte des Hämoglobinstoffwechsels. Im Blut des Menschen findet sich stets Bilirubin (bis 1 mg-%). Der Ausscheidungsweg ist die Galle, intravenös injiziertes Bilirubin kann am Gallenfistelhund quantitativ wieder gewonnen werden und auch beim Menschen steigt das Gallenbilirubin nach intravenöser Zufuhr des Farbstoffes stark an.

Das durch die Gallenwege in den Darm ergossene Bilirubin verleiht den Faeces ihre Farbe und wird vorwiegend durch Bakterieneinwirkung zu dem chemisch einheitlichen Körper Urobilinogen (Mesobilirubinogen nach H. FISCHER) reduziert, aus diesem entsteht durch weitere Reduktion das Urobilin, ein durch grüne Fluorescenz nachweisbares Reaktionsprodukt verschiedener Stoffe. Die Urobilinkörper werden vom Darm wieder auf dem Portalweg resorbiert, in der Leber wahrscheinlich wieder zu Bilirubin umgewandelt und wiederum durch die Galle ausgeschieden. So machen die Gallenfarbstoffe einen enterohepatischen Kreislauf: Darm-Blut-Leber-Galle-Darm durch. Nur ein sehr kleiner Teil gelangt durch die Leber in den großen Kreislauf, wird durch die Nieren ausgeschieden, es finden sich also Spuren von Urobilinogen und Urobilin in jedem normalen Harn. FR. MÜLLER bewies die enterogene Entstehung des Urobilin dadurch, daß er einem Kranken mit vollständigem Choledochusverschluß durch die Schlundsonde Galle zuführte und dann in dem vorher urobilinfreien Harn vorübergehend eine deutliche Fluorescenzprobe erhielt. Hat bei Störung der Lebertätigkeit ihre Umwandlungsfähigkeit des Urobilin gelitten, dann findet eine Vermehrung von Urobilinkörpern im Harn statt, ein sehr feiner, leicht anwendbarer Nachweis einer Leberfunktionsstörung, eher ein zu feiner Test, da schon im Hunger und nach alimentären Einflüssen, besonders nach eiweißreicher Kost deutliche Urobilinurie auftritt (BANG). Neben der enterogenen Entstehung des Urobilin kommt vielleicht besonders unter pathologischen Verhältnissen eine hepatogene in Betracht. Denn zu Beginn eines Ikterus besteht oft bei beträchtlich vermindertem Gallenabfluß eine sehr starke Urobilinurie, im Harn Neugeborener findet sich häufig Urobilin ohne positive Stuhlreaktion und schließlich konnte FISCHLER am Gallenfistelhund unter gleichzeitiger Phosphor- und Amylalkoholvergiftung gelegentlich in der sorgfältig abgeleiteten sterilen Galle Urobilin nachweisen.

Neben dem Farbstoff werden durch die Galle die in der Leber gebildeten *Gallensäuren* als gallensaures Alkali und gebunden an Glykokoll oder an aus Cystin entstehendes Taurin (v. BERGMANN) — hier besteht eine Beziehung zum Aminosäure-Stoffwechsel — ständig ausgeschieden. Auch sie unterliegen einem entero-hepatischen Kreislauf, der allerdings in seinen Einzelheiten wegen des äußerst schwierigen quantitativen Nachweises nicht bekannt ist. Durch die Fähigkeit der Gallensäuren unlösliche Stoffe löslich zu machen (Oberflächenaktivität, eine physiko-chemische Eigenschaft), haben sie eine besondere Bedeutung für die Emulgierung der Fette im Darm und auch für die Löslichkeitserhaltung des Bilirubin. Im Harn des Gesunden kommen sie nicht vor, bei Galleretention durch Lebererkrankung treten sie nach Anreicherung im Blut in den Harn über. Dann entfaltet sich oft ihre im Tierexperiment nachweisbare, auf dem Nervenweg vermittelte Herzwirkung, die Verlangsamung der Schlagfolge. So ist die Pulsverlangsamung des Ikteruskranken zu erklären.

Strukturchemisch den Gallensäuren eng verwandt (WIELAND und WINDAUS) ist das *Cholesterin*, ein regelmäßiger Gallenbestandteil. In Form des freien Cholesterins wird es vornehmlich mit der Galle, daneben auch durch den Darm selbst, besonders durch den Dickdarm, ausgeschieden. Bei mechanischer Störung des Gallenabflusses kommt es zur Retentionshypercholesterinämie (s. Fettstoffwechsel).

Die exkretorische Tätigkeit der Leber bezieht sich auch auf *körperfremde Stoffe*. Einige Arzneimittel binden sich an die Galle (Salicylsäure, Urotropin, Menthol), ihre cholotrope Eigenschaft wird therapeutischen Zwecken nutzbar gemacht, aus dem gleichen Grunde können für diagnostische Ziele Farbstoffe (Kongorot, Indigocarmin, Tetrachlorphenolphthalein) verwandt werden.

Die Veränderung der Gallenzusammensetzung unter krankhaften Bedingungen bezeichnet man als „Dyscholie". Wegen der Schwierigkeit mittels Duodenalsondierung beim Menschen reines, durch Magen-, Darm- und Pankreassaft nicht vermischtes Sekret zu erhalten, haben die Bestrebungen einer duodenalen Diagnostik der Lebererkrankungen nur zu beschränkten Ergebnissen geführt. Eine Verminderung des Farbstoffgehaltes findet man bei unvollständig mechanischer Verlegung der Gallenwege, auf der Höhe der Erkrankung während eines hepatocellulären Ikterus, ferner häufig bei Lebercirrhosen. Die hämolytischen Ikterusformen gehen mit einer Vermehrung des Bilirubin (Pleiochromie) einher. Über den Gehalt an Urobilin und koagulablem Eiweiß (Albumincholie) sind die Angaben nicht eindeutig. Gallensäuren und Cholesterin nehmen bei vielen Lebererkrankungen ab. Die Zu- oder Abnahme der Gallenmenge ist aber schwierig zu beurteilen.

Zu dem Problem des *Ortes der Gallenfarbstoffbildung* ist von vielen Seiten ein großes Beobachtungsmaterial klinischer und experimenteller Art mühevoll zusammengetragen. Durch die chemischen und krystallographischen Untersuchungen von HANS FISCHER ist festgestellt, daß die in Blutextravasaten vorkommenden Hämatoidinkrystalle mit Bilirubin — schon VIRCHOW hatte diese Vermutung ausgesprochen — völlig identisch sind. Damit ist bewiesen, daß die Bildungsstätte des Gallenfarbstoffes außerhalb der Leber liegen *kann*, die reiche Farbenskala eines abheilenden Hämatoms in der Haut zeigt jedem die Umwandlung des roten Farbstoffes über Blau und Grün in Gelb. Der Farbstoff entsteht hier extracellulär und in absterbendem Gewebe. Das Auftreten und Ansteigen des Bilirubin im Blut leberloser Hunde ist eine weitere Stütze der Möglichkeit einer extrahepatischen Bilirubinentstehung. Ferner wurde nach großen Hämatomen gelegentlich ein Ansteigen des Bilirubinspiegels im Blut beobachtet, auch nach cerebralen Blutungen kann im Liquor Bilirubin nachgewiesen werden.

Durch Differenzierung des im Blut kreisenden Bilirubin suchte HIJMANNS V. D. BERGH die Frage der hepatischen oder extrahepatischen Bilirubinbildung zu fördern. Der durch ihn erreichte methodische Fortschritt der Bestimmung kleinster Mengen von Bilirubin im Serum auf Grund der EHRLICHschen Diazoreaktion ist von überragender Bedeutung, sowie die Entdeckung zweier verschiedener Verlaufsarten dieser Reaktion. Er unterscheidet die unmittelbar nach Zusatz des Reagens zum Serum sofort auftretende Rotfärbung (sog. direkte Diazoreaktion) von dem verzögert erst nach 30—40 Sekunden oder erst sofort nach Zusatz von Alkohol auftretenden Farbumschlag (letztere sog. indirekte Diazoreaktion) und stellte fest, daß das Serum beim Menschen bei mechanischem oder durch Parenchymschädigung der Leber bedingten Ikterus (s. später) die prompte direkte Reaktion ergab, während beim hämolytischen Ikterus eine verzögerte direkte oder nur indirekte Reaktion auftritt. Da Galle nur die prompte, direkte Reaktion ergibt, schloß v. D. BERGH, daß die Ikterusformen mit direkter Reaktion im Serum auf Übertritt von Galle ins Blut beruhe, also hepatisch bedingt seien, die mit verzögerter direkter und indirekter Reaktion dagegen anhepatisch. Ausgedehnte Nachprüfungen haben jedoch ergeben, daß diese verschiedenen Serumreaktionen in Abhängigkeit vom Bluteiweißbild (Verschiebung des Verhältnisses von Albumin zu Globulin) stehen, daß sie ineinander übergehen können und ferner die Pufferung der Lösung eine Rolle spielt. Für die Klinik bleibt die Reaktion für die quantitative Bestimmung des Serumbilirubin unentbehrlich, für die Erkennung reiner Formen des hämolytischen Ikterus leistet sie wertvolle Dienste.

Für die physiologische Gallenfarbstoffbildung stehen sich zwei Meinungen — die Entstehung in der Leberzelle oder im reticuloendothelialen System bzw. im Blut — gegenüber.

ROSENTHAL ist auf Grund tierexperimenteller Beobachtungen der Meinung, daß das *Primat* der Gallenfarbstoffbildung der Leber und ihr der Leberepithelzelle zugehört. In Fortführung der berühmten Versuche von MINKOWSKI und NAUNYN (bei entleberten Gänsen führt gesteigerter Blutzerfall durch Arsenwasserstoff nicht zum Ikterus) und der Amerikaner MANN und MAGATH wies ROSENTHAL zusammen mit MELCHIOR und LICHT nach, daß beim leberlosen Hund die zu einem gewissen Zeitpunkt zu erwartende Erhöhung des Blutbilirubins bei vermehrten durch Toluylendiamin oder Phenylhydrazin herbeigeführten Blutzerfall ausblieb, also vermehrte Gallenfarbstoffbildung nicht eintrat und deswegen die extrahepatische Bilirubinbildung des leberlosen Hundes begrenzt ist. Auch nach Funktionsausschaltung des reticuloendothelialen Systems durch elektrokolloidale Kupferlösung tritt bei der Maus nach vermehrtem Blutzerfall durch ein Blutgift kein Ikterus auf. Damit ist für ROSENTHAL der Einwand entkräftet, daß in der Leber der besondere Anteil des reticuloendothelialen Systemes, nämlich die KUPFFERschen Sternzellen, für die Bilirubinbildung verantwortlich sei. Die beiden Reaktionsformen des Bilirubins, das direkte und indirekte nach v. D. BERGH (s. oben) lassen nach ROSENTHAL keinen Schluß auf den Ort der Bilirubinbildung zu.

Demgegenüber betont ASCHOFF wesentlich auf Grund histologischer Untersuchungen, daß „die Gallenfarbstoffbildung bei verschiedenen Tieren verschieden verläuft, bald im reticuloendothelialen System, bald im Blut selbst, oder sonstwo in den Geweben, nur nicht in den Leberzellen". Denn bei den Versuchen mit Blutgiften sind in den geschwollenen KUPFFERschen Sternzellen rote Blutkörperchen und Hämoglobin nachweisbar, aber nicht in den Leberzellen. Ferner steigt beim leberlosen Hund ohne Blutschädigung das Bilirubin im Serum an. Als weitere Stütze dient ferner der von MINKOWSKI zuerst beschriebene familiäre hämolytische Ikterus des Menschen und seine Heilbarkeit nach Milzexstirpation, sowie die höhere Konzentration des Bilirubin im Milzvenenblut gegenüber den peripheren Venen und der Milzarterie bei dieser Erkrankung. Die Leberzelle ist für ASCHOFF nur Ausscheidungsstätte des Farbstoffes.

Einen vermittelnden Standpunkt nimmt LEPEHNE mit der dualistischen Auffassung der Bilirubinbildung ein: „Das Blutbilirubin der Norm als extrahepatocellulär in Sternzellen, in Reticuloendothelien insbesondere der Milz und des Knochenmarks oder fermentativ im Blut selbst entstanden, das Gallenbilirubin teils aus dem Blutbilirubin stammend, zum mehr oder weniger großen Teil hepatocellulär, d. h. innerhalb der Leberzellen gebildet."

Als Ergebnis dieser kurzen Übersicht wesentlich erscheinender Meinungen über den Ort der Bilirubinbildung — ein noch immer ungelöstes Problem — kann gesagt werden, daß unter physiologischen Verhältnissen beim Menschen offenbar die Leber die Hauptbildungsstätte des Bilirubins ist. Ob an dieser intrahepatischen Bilirubinbildung die epithelialen Leberzellen oder das Reticuloendothel der Leber den Hauptanteil haben, ist nicht sicher zu entscheiden. Jedenfalls ist die Leber Bildungsstätte und das einzige physiologische Ausscheidungsorgan für Gallenfarbstoff. Also muß die Leber auch für pathologische Verhältnisse in den Vordergrund gerückt werden, zum mindesten für jede Gelbsucht in dem Sinne, daß sie ihrer normalen Leistung, der Ausscheidung des im Blut angehäuften Gallenfarbstoffes, nicht nachkommt. Drei pathogenetische Möglichkeiten sind bei jedem ikterischen Kranken zu erwägen: die mechanische Verstopfung der Gallenwege mit Resorption des fertig gebildeten Farbstoffes, die Sekretionshemmung infolge Schädigung der Leberzellen bei normalem Farbstoffangebot und die verminderte Sekretionsleistung der intakten Leberzellen infolge vermehrten Angebotes bei gesteigerter Hämolyse.

Für praktische Zwecke unterscheidet man deshalb folgende drei Hauptgruppen:

Mechanischer Ikterus (cholostatischer Ikterus). Infolge grobanatomischer Verlegung der Gallenwege durch Gallenstein, Narbenstriktur (gelegentlich nach Cholecystektomie), Carcinom, ausgehend von der Gallenblase, der Papilla Vateri, dem Magen oder Pankreaskopf, durch Kompression carcinomatös veränderter Lymphdrüsen am Leberhilus entsteht ein Stauungsikterus. Cholangitische Prozesse in der Leber können durch Schleimhautschwellung und Bildung von Gallezylindern eine Gangverlegung verursachen. Die am Abfluß verhinderte, zunächst unabläßlich weiter produzierte Galle sammelt sich unter ständig wachsendem Druck in den großen und kleinen Gallenwegen an, dehnt diese bis in die kleinsten Verzweigungen in der Leber mächtig aus, die Gallencapillaren können dadurch Einrisse zeigen (EPPINGER), die Kommunikation mit den Lymphräumen um die Leberzellbalken führt zu Rückstauung der Galle ins Blut. Der sich dort ansammelnde Gallenfarbstoff erscheint zum Teil nach Überschreitung eines gewissen Schwellenwertes im Harn (Bilirubinurie), er wird beim frischen Ikterus zuerst in den an elastischen Fasern reichen Geweben

(Bilirubinattraktion des Elastins nach ROSENTHAL) der Haut, Conjunctiva sclerae, Schleimhäute, Gefäßintima und Lunge und später in den übrigen inneren Organen abgelagert. Von den übrigen Gallenbestandteilen werden die Gallensäuren jetzt nach Anreicherung in Blut und Geweben mit dem Harn ausgeschieden (Cholalurie), das Cholesterin häuft sich im Blut an. Infolge des Fehlens des Gallenfarbstoffes im Darm oder bei nur teilweise verhinderter Passage infolge der verringerten Abflußmenge nehmen die Faeces eine mehr oder minder helle, kalkartige Farbe an (acholischer Stuhl), unter dem Mangel an Gallensäure und gallensaurem Alkali leidet die Fettverdauung. Besteht das vollständige Abflußhindernis über Monate, so wird zuweilen kein Gallenfarbstoff mehr in die Gallenwege abgesondert, es findet sich dann eine schleimreiche „weiße Galle" in den stark erweiterten Gängen, die arm an Gallensäuren ist. Eine Störung des intermediären Stoffwechsels ist zunächst nicht mit dem mechanischen Ikterus verbunden, erst wenn im Laufe der Zeit durch den Druck der erweiterten Gallencapillaren auf die Leberzellen oder durch toxische Wirkung gallenpflichtiger Stoffe eine hepatocelluläre Schädigung eingetreten ist, sind Funktionsausfälle nachweisbar.

Ikterus bei Parenchymerkrankung der Leber (hepatocellulärer Ikterus). Diese wohl häufigste Ikterusform ist ausgezeichnet durch das Fehlen eines Hindernisses in den Gallenwegen. Aus der großen Gruppe der diffusen ikterischen Hepatopathien (siehe später: „Allgemeine Nosologie") gehört der sog. Icterus simplex in all seinen Abstufungen bis zur subakuten und akuten Leberatrophie hierher, das häufige, wenn auch nur leichte Gelbsein bei Infektionskrankheiten (Pneumonie, Scharlach, Sepsis, Puerperalfieber), der nicht seltene Ikterus im Sekundärstadium der Syphilis (mit und ohne Salvarsanbehandlung), schließlich die ikterischen Schübe bei Lebercirrhosen und der cyanotische Ikterus bei Herzkranken. Die Funktionsstörung der Leberzelle selbst bedingt die Gelbsucht. Da man bisher allgemein annimmt, daß auch bei schwersten Krankheitsprozessen die Leber ihre Fähigkeit Gallenfarbstoff zu bilden, hartnäckig festhält, wird eine Störung der Sekretionsrichtung der Galle („Paracholie") für den Übertritt der Galle ins Blut oder eine vermehrte Durchlässigkeit der Leberzellmembran für das in ihr gebildete Bilirubin (Icterus per parapedesin, MINKOWSKI) verantwortlich gemacht. Sehr viel für sich hat die mikroskopisch belegte Anschauung von EPPINGER, daß infolge Leberzelldegeneration weite Kommunikationen zwischen Gallen- und Lymphräumen bestehen, was hauptsächlich für den Icterus simplex gilt. So ist zugleich die dieser Ikterusform eigentümliche, schon gleich zu Beginn nachweisbare Störung im intermediären Stoffwechsel begründet. Die Galaktoseprobe im Urin fällt sehr häufig positiv aus, der Ablauf der Blutzuckerkurve nach peroraler Lävulosebelastung ist verändert, die Störung im Eiweißstoffwechsel zeigt sich in der Hyperaminazidurie und der gelegentlichen Vermehrung der endogenen Harnsäureausscheidung, die Abweichung im Fettstoffwechsel erweist sich zuweilen durch eine Verminderung der Cholesterinester im Blut bei normalem oder herabgesetztem Gesamtcholesterin. Das Ergebnis der Duodenalsondierung fördert meist helle, schleimarme Galle zutage, deren Bilirubingehalt stark vermindert ist. Auf der Höhe der Erkrankung, besonders beim Icterus simplex, fließt jedoch oft vollständig ungefärbtes alkalisches Sekret ab, ebenso wie bei länger bestehendem (s. oben) mechanischem Ikterus. Dementsprechend enthält der Harn neben Bilirubin größere oder kleinere Mengen von Urobilin und die Faeces können sich weitgehend entfärben. Der Harn kann außerdem gallensäurehaltig sein.

Hämolytische Ikterusformen. Der gesteigerte Blutzerfall, den wir im Tierexperiment mit Arsenwasserstoff, Toluylendiamin oder Phenylhydrazin erzielen können, ist die Ursache der vermehrten Bilirubinbildung. Das Musterbeispiel ist das mit angeborenem oder erworbenem hämolytischem Ikterus bezeichnete Krankheitsbild. Mit einer ähnlichen, meist leichten Gelbsuchtsform geht die perniziöse Anämie, Malaria, ferner die Extrauteringravidität sowie gelegentlich eine splenomegale Lebercirrhose mit großer glatter Leber ohne portale Stauung einher. Das abweichende histologische Blutbild und die Veränderung der osmotischen Resistenz der roten Blutkörperchen besonders beim hämolytischen Ikterus deuten ferner auf die Störung in der Erythrocytenbeschaffenheit hin. Der Ausscheidung des vermehrt gebildeten Bilirubin ist die Leber nicht gewachsen, deshalb kommt es zum teilweisen Übertritt des Farbstoffes in die Blutbahn. Das Serum gibt die verzögerte direkte, meist nur die indirekte Diazoreaktion (s. oben), jedoch geht dieses Bilirubin nicht in den Harn über, ein nur dieser Ikterusform eigentümlicher, bisher nicht aufgeklärter Vorgang. Die hämolytischen Ikterusformen zeigen nur eine in gewissen Krankheitsstadien sehr ausgesprochene Urobilinurie. Die Galle ist infolge des vermehrten Blutabbaues besonders farbstoffreich („pleiochrom"). Mithin ist der Stuhl niemals acholisch. Bemerkenswert ist, daß im intermediären Leberstoffwechsel keine Abweichungen nachweisbar sind, die Kohlehydratverwertung ist ungestört. Hypercholesterinämie ist nicht vorhanden, auch die Gallensäuren treten nicht in den Harn über, ein sehr wesentlicher Unterschied zu den anderen Ikterusformen.

Es handelt sich dennoch *nicht um drei stets scharf abgrenzbare Gruppen* von mechanischem, hepatocellulärem und hämolytischem Ikterus. Ein lang dauernder Obstruktionsikterus durch Stein oder Tumor kann von einer Leberzellschädigung, die an sich auch ein Gelbsein bedingen würde, gefolgt sein, bei Lebercirrhose können hepatocelluläre und hämolytische Momente sich überkreuzen, ein hämolytisch wirkendes Gift kann gleichzeitig einen Leberzellschaden hervorrufen. Die Gelbsucht der Neugeborenen ist gleichfalls hämato-hepatogen bedingt und resultiert aus der physiologischen Hyperbilirubinämie aus gesteigertem Erythrocytenverfall nach der Geburt und dem jeweiligen Reifezustand der Leber als Ausscheidungsorgan für Gallenfarbstoff. Deshalb ist es im Einzelfall nicht immer möglich, durch chemische Diagnostik über die Ursache eines Ikterus etwas Sicheres auszusagen.

e) Beziehung zu den Vitaminen.

Als Umbildungsstätte exogener Vorstufen und Stapelort der Vitamine ist die Leber ein wesentliches Organ. Aus dem besonders in den Möhren vorhandenen Farbstoff Carotin wird in der Leber durch das Ferment Carotinase das Vitamin A (antixerophthalmisches oder fettlösliches Wachstumvitamin) gebildet. Reichlicher Genuß von frischen Gemüsen, besonders von Möhren (Carotin), Tomaten, rotem Paprika, Eiern und Milch kann zu einer auf Carotinämie (nicht Hyperbilirubinämie, also kein Ikterus!) beruhenden Gelbfärbung der Haut führen, was besonders bei Vegetariern, manchen Säuglingen, wenn sie entsprechende Zukost reichlich bekommen, und einigen Diabetikern beobachtet wird. Treten bei ikterischen Erkrankungen Störungen in der Fettresorption infolge des Fehlens von Galle im Darm auf, so ist ein Mangel an den fettlöslichen Vitaminen A, D und E infolge Resorptionsstörung möglich. Ferner ist in der glykogenarmen Leber besonders des Basedowkranken eine Störung des Carotinumsatzes oder ein gesteigerter Verbrauch anzunehmen. Im Tierexperiment sind Steinbildung in den Gallenwegen bei Vitamin A-Mangel beobachtet. Das Vitamin B_1 (antineuritisches Vitamin) hat Beziehung zum Zuckerverbrauch in den Geweben, in gewissen Stadien des B_1-Mangels findet man infolge Hemmung des Zuckerverbrauches sehr hohe Glykogenwerte in der Leber, in Herz- und Skeletmuskulatur. Kohlehydratreiche Nahrung erfordert für die Erleichterung des Zuckerumsatzes besonders viel Vitamin B_1 (vorhanden in Hefe, Reiskleie, Haselnüsse, Walnüsse). An dem Vitamin B_2-Komplex, bestehend aus dem Vitamin B_2 im engeren Sinne (gelbes Atmungsferment Lactoflavin), dem Pellagraschutzstoff (B_6) und dem Anämiefaktor, ist die Leber neben der Niere das reichhaltigste Organ. Das für den Menschen unentbehrliche in allen frischen Früchten und Gemüsen vorkommende Vitamin C (antiskorbutisches Vitamin, Askorbinsäure) hat wesentlichen Anteil an der Aufrechterhaltung des respiratorischen Stoffwechsels in der Leber, es aktiviert die Harnstoffentstehung aus Arginin durch das Ferment Arginase bei Anwesenheit von Kupfer, trägt zur Oxydation der Fettsäuren bei und fördert die Glykogensynthese. Durch reichliche Gaben von Vitamin C kann die Anreicherung von Vitamin A in der Leber zurückgedrängt werden. Die sicher große Bedeutung der Vitamine für die Leberkrankheiten im einzelnen festzulegen ist heute ein aussichtsreiches Forschungsgebiet mit therapeutischem Endziel, noch stehen wir in den Anfängen.

f) Die gegenseitige Abhängigkeit der Teilfunktionen.

Über der zergliedernden Betrachtungsweise einzelner Leistungen der Leber darf nicht vergessen werden, daß im ganzen gesehen eine enge Abhängigkeit der Teilfunktionen untereinander bestehen muß. Einen in sich abgeschlossenen Stoffwechsel einer bestimmten Nährgruppe gibt es nicht, und somit kann bei Störung des Zusammenspieles kaum eine einzelne Partialfunktion davon allein betroffen sein. Allerdings zeigen unsere meist unzureichenden Prüfungsmethoden für den intermediären Stoffwechsel gelegentlich allein nur eine veränderte Kohlehydratverarbeitung, andererseits ist, wie oben schon erwähnt, für den regelrechten Abbau der Fettsäuren eine gewisse Menge disponiblen Kohlehydrats unbedingte Voraussetzung. Tiefer greifende Störungen im Eiweißstoffwechsel (Hyperaminazidurie) sind offenbar gleichfalls an den veränderten Kohlehydratstoffwechsel gebunden. Die Gallenfarbstoffausscheidung erscheint unabhängig von Kohlehydratstoffwechsel, sie ist im Hunger bei glykogenarmer Leber nach dem Belastungsversuch mit Bilirubin beurteilt ungestört, kann aber oft als Restzustand einer akuten Leberschädigung allein ohne Störung im Kohlehydratstoffwechsel verändert sein.

3. Physiologie und Pathologie der Funktion der intra- und extrahepatischen Gallenwege.

Das Kanalsystem der Gallenwege, beginnend vor dem intratrabeculären, mit Epithel ausgekleideten präcapillaren Gallengängen in den Leberzellen selbst, endigend an der Papilla Vateri im Duodenum hat nicht allein die Aufgabe eines Ableitungsweges, sondern die von den Leberzellen sezernierte Galle wird in ihm weitgehend verändert. Während des Durchfließens der Gallenwege, namentlich der extrahepatischen, nimmt die Galle an festen Bestandteilen beträchtlich zu (Konzentrationsvermehrung, Kondensation). Das sezernierende Epithel der Gänge und die an ihnen befindlichen kleinen Drüsen, die sich wesentlich im Choledochus und in der Gallenblase befinden, liefern das schleimige, fadenziehende Mucin, ein zusammengesetztes Protein und mucinähnliches Nucleoalbumin. Diese Sekretion bedingt die Zunahme an festen Bestandteilen, in der Gallenblase findet vor allem durch Wasserresorption eine beträchtliche Eindickung statt, so daß ein großer Unterschied zwischen der sich im Ductus hepaticus sammelnden Lebergalle und der in der Gallenblase sich findenden Blasengalle besteht. Die Funktion der Gallenblase ist die Kondensierung der

Galle (v. BERGMANN). Sie dient also nicht allein als Reservoir, um für Verdauungszwecke einen Vorrat an Lebergalle zur Verfügung zu stellen, sondern ihr resorbierendes Epithel (LÜTKENS) entzieht der Galle Wasser und Salze (wahrscheinlich das Chlor- und Phosphat-Ion), während Bilirubin, Gallensäuren und Cholesterin — für das letztere wird sogar teilweise eine Sekretion durch die Gallenblasenschleimhaut angenommen — nicht verringert, sondern beträchtlich angereichert werden. Die Eindickung kann bis auf das 18fache der Lebergalle gesteigert sein und ist je nach Beschaffenheit der Lebergalle, Verweildauer in der Gallenblase und Funktionstüchtigkeit des Gallenblasenepithels verschieden stark. Praktisch anwendbar zur Prüfung der Kondensationsarbeit sind zwei Methoden: die Bestimmung des Bilirubingehaltes der Blasengalle und der röntgenologische Nachweis schattengebender oral oder intravenös verabreichter Farbstoffe (Cholecystographie mit Tetrajodphenolphthalein). Die zweite wesentliche Funktion der Gallenwege ist die Hinausbeförderung der Galle. Ein eigentümlich angeordnetes Muskelsystem bewirkt durch aktive Motilität die Entleerung, die außerdem durch die Atembewegungen und die Darmperistaltik gefördert wird. Netzförmig angeordnet liegen Muskelfasern unter der Gallenblasenschleimhaut, an dem Blasenhals vor dem Übergang in den Ductus cysticus finden sich stärkere Ringfasern (Collum — Cysticus — Sphincter, LÜTKENS), im Mündungsgebiet des Ductus choledochus (Portio duodenalis choledochi) sind kräftige Längsfasern (WESTPHAL) vorhanden und endlich ist das ganze System durch einen starken Ringmuskel (Sphincter Oddi) gegen das Duodenum abgeschlossen. Die selbständigen tonischen, manchmal tenesmusartigen Kontraktionen der Gallenblase können im Tierexperiment nach Einführung eines kleinen Ballons registriert werden. Man kann sie am Menschen während einer Laparotomie oder im Laparoskop (KALK) beobachten. Der Austreibungsmechanismus unterliegt einer fein einregulierten vegetativen Steuerung (s. allgemeine Nosologie), wird humoral durch Hypophysin, das Kontraktionen der Gallenblase analog den Uteruskontraktionen hervorruft, gefördert (KALK und SCHÖNDUBE). Im gleichen Sinne bewirken als Cholekinetica rhythmische Zusammenziehungen der Gallenblase unter gleichzeitiger Öffnung der Sphincteren am Blasenhals und an der Choledochusmündung Nahrungsreize, besonders Öle und Fette, Pepton, ferner als Arzneimittel verwendet Bitter- und Glaubersalz in den Mineralwässern (s. Tabelle bei Therapie der Cholecystopathie). Durch die von STEPP in die deutsche Klinik eingeführte Methode der Duodenalsondierung sind wir in der Lage, die Motilität und zugleich die Eindickungsfähigkeit zu prüfen. Liegt der Knopf der feinen, vom Kranken verschluckten Sonde nach der Magenpassage richtig vor der Papilla Vateri, so fließt zunächst ungefärbtes oder nur wenig hellgelbes alkalisches Sekret ab. Denn gewöhnlich ist in der Ruhe der Sphincter Oddi geschlossen. Nach Einführung eines der genannten Reizmittel durch die Sonde (20 ccm Öl, Eigelb-Öl-Emulsion, 20—50 ccm 30%iges Magnesiumsulfat, 30 ccm 10%ige Wittepepton-Lösung) fließt nach einer gewissen Latenzzeit von etwa 15—20 Minuten dunkelbraune Blasengalle ab, deren Bilirubingehalt normalerweise über 100 mg-% betragen soll.

Für die Beurteilung pathologischer Zustände der Leber- und Gallenwege ist die *Duodenalsondierung* ein wertvolles diagnostisches Verfahren. Allerdings sind wir bis jetzt für den praktischen Gebrauch auf die Bestimmung des Bilirubingehaltes der Galle angewiesen, andere wesentliche Bestandteile wie Cholesterin oder Gallensäuren scheiden mangels chemisch leicht handbarer Methoden oder wegen der Vermischung des durch die Sonde ablaufenden Sekretes mit Magen-, Duodenal- und Pankreassaft aus. Fließt nach Anwendung eines der genannten Reizmittel keine dunkelbraune Galle ab, so kann ein mechanischer

Verschluß der Gallenwege am Ductus cysticus, ,,Collum — Cysticus - Sphincter'', LÜTKENS vorliegen. Alle Stadien der Entzündung (s. spezielle Nosologie) verhindern ferner die resorbierende Tätigkeit der Gallenblasenschleimhaut. Beträgt der Bilirubingehalt unter 100 mg-%, so erkennen wir daraus eine nicht konzentrationsfähige Gallenblase, ein häufiger reversibler Zustand, der allerdings auch bei der irreversiblen Atrophie des Drüsenepithels enden kann. Störungen der Motilität am Hohlmuskel der Gallenblase oder an den verschiedenen Ringmuskeln sind gleichfalls bis zu einem gewissen Grade der Duodenaldiagnostik zugänglich. Erscheint die Blasengalle sehr schnell mit verkürzter Latenzzeit nach Anwendung eines Reizmittels, oder löst der Sondenknopf allein schon Kontraktionen der Gallenblase aus, so handelt es sich um besonders leichte Erregbarkeit des Entleerungsmechanismus (hyperkinetische Dyskinesie), im gegenteiligen Falle bei verlängerter Latenzzeit ist der Sphincterenschluß am Gallenblasenhals und an der Choledochusmündung verstärkt (hypertonische Dyskinesie). Daß bei der Verwertung des Bilirubingehaltes der ,,Blasengalle'' auch der Leberzustand weitgehender Berücksichtigung bedarf, wurde bereits oben (s. Dyscholie) erwähnt. Im Beginn und auf der Höhe eines Icterus simplex fließt gleichfalls helle Galle auf Grund der gestörten Leberfunktion ab, schwarzbraune, sehr dunkle (,,pleiochrome'') Galle mit hohem Bilirubingehalt über 400 mg-% kann bei vermehrtem Angebot von Bilirubinbildungsmaterial (hämolytischer Ikterus, perniziöse Anämie) erscheinen. In einer nicht konzentrationsfähigen Gallenblase werden auch die zur Cholecystographie verwendeten Kontrastmittel nur wenig angereichert, auf der Röntgenplatte ist dann nur ein schwacher Gallenblasenschatten sichtbar oder er kann vollständig fehlen.

Mikroskopische und bakteriologische Untersuchungen der Leber- und Gallenblasengalle sind bei entzündlichen Gallenblasenerkrankungen wertvoll. (Leukocytenvermehrung, Art der Bakterien.) Die Bakteriocholie auch ohne entzündliche Erscheinungen an den Gallenwegen ist für die Erkennung von Typhusbacillenträgern besonders wichtig.

4. Die Gallensteinbildung.

Die Galle stellt eine übersättigte Lösung dar, in ihr sind Bilirubin und Cholesterin in weit größerem Maße gelöst, als es einer einfachen wässerigen Lösung entspricht. Die in der Galle enthaltenen Kolloide, vor allem das Mucin, schützen die anderen Stoffe vor der Ausfällung, die Gallensäuren tragen außerdem viel zur Erhaltung der Stabilität der Lösung bei. Die Beständigkeit dieses kolloidalen Systems ist eine recht große, auch der Eindickungsvorgang in der Gallenblase verändert im allgemeinen das kolloidale Gleichgewicht nicht. Doch unter gewissen Umständen kann es zur Niederschlagsbildung aus Kolloiden kommen, entsprechend der Nubecula des Harnes finden sich in der Galle bei ihrem großen Kolloidreichtum öfters wolkige Ausfällungen. In diesen kommt es zum Ansatz der übersättigt gelösten Stoffe, vor allem Bilirubin, Cholesterin und Kalk. Störungen im kolloidalen System rufen abgestoßene Epithelien (bei der Schleimhautentzündung), Eiweißabscheidung, Bakterien und Veränderung der Reaktion der Galle hervor. Eine kleinste, sehr häufig an Steinschliffen nachweisbare Steinkernbildung aus Bilirubin und Kalk liegt wohl stets den später zu verschiedensten Formen sich ausbildenden Konkrementen zugrunde. Cholesterin muß nicht unbedingt bei diesem ersten Vorgang ausgefällt werden, es setzt sich dann an die Oberfläche dieses Steinkernes an. Durch lebhafte Diffusionsvorgänge wächst der Stein, Bilirubinkalk wandert aus, bildet konzentrische Schichten um den Stein, Cholesterin dringt von außen ein. Die Fällungsreaktion kann schon innerhalb der Gallenwege der Leber, in den großen extrahepatischen Gallenwegen und am häufigsten in der Gallenblase selbst in Gang gesetzt werden. Ja schon in den Leberzellen sind Niederschlagsbildungen beobachtet. Entstehungsweise und Art der Konkremente werden von EPPINGER in folgendem Schema zusammengefaßt:

A. Einheitssteine.

Stoffwechselstörung		Infektion	Stase
a) Radiärer Cholesterinstein, entsteht in der Gallenblase, immer solitär, homogen gebaut	b) Reiner Pigmentstein entsteht in der Gallenblase in Mehrzahl, homogen gebaut	Geschichteter Cholesterin-Pigmentkalkstein, facettiert oder walzenförmig, entsteht in der Gallenblase meist in der Mehrzahl	Erdiger Pigmentkalkstein, entsteht nur in den Gallenwegen

B. Kombinationssteine.

Die facettierten Steine, der radiäre, oft isoliert vorkommende Cholesterinstein, die Kombinationssteine aus einem radiären Cholesterinstein als Kern mit einem aus Bilirubinkalk und Cholesterin bestehenden Mantel und die Bilirubinkalksteine (Pigmentsteine) beanspruchen besondere Beachtung.

Wenn auch noch viele Unklarheiten und starke Meinungsverschiedenheiten über die einzelnen Ursachen der Gallensteinentstehung herrschen, so können doch folgende Punkte vom klinischen, teilweise empirisch gewonnenen Gesichtspunkt unter Berücksichtigung der chemischen Vorgänge hervorgehoben werden. Stauung in den Gallenwegen wird vielfach als auslösendes Moment angeschuldigt, wenn es auch keineswegs häufig ist, daß beim Obstruktionsikterus „junge Gallensteine" gefunden werden. Eher ist es wahrscheinlich, daß die durch Dyskinesie hervorgerufene Abflußbehinderung zur Niederschlagsbildung Veranlassung gibt. Die Gallenblase entleert sich schon normalerweise nie vollständig, der Rückstand wird infolge Motilitätsstörung (s. atonische Stauungsgallenblase, S. 922) vergrößert oder ein muskulärer Verschluß am Sphincter choledochi hält plötzlich die Galle zurück. Durch das gestörte Muskelspiel wird der Fluß der Galle langsamer, etwa abgestoßene Epithelien oder entzündliche Produkte (Schleim, Eiweiß usw.) werden nicht schnell genug hinausbefördert. Ein zweites für die Steinentstehung wesentliches Moment scheint häufig mit der Dyskinesie verbunden, die Dyscholie. Veränderte Gallenzusammensetzung stört die Stabilität des kolloidalen Systems. Vermehrte Tätigkeit des schleimsezernierenden Gallengangsepithel — sie muß nicht immer entzündlich gedacht werden —, Auftreten von koagulablen Eiweißkörpern bei vorübergehender Leberschädigung (so kann Albuminocholie in der Duodenalgalle nachgewiesen werden), Veränderung der Gallensäuresekretion der Leberzellen, Abweichung in der Cholesterinausscheidung, so die Verminderung des Gallencholesterins in den späteren Monaten der Gravidität und die mächtige Steigerung post partum, können jedes für sich oder in verschiedener Kombination als dyscholische Störung wirken und ihren Grund in einer Stoffwechselstörung innerhalb oder außerhalb der Leber (metabolische Steinentstehung nach ASCHOFF) haben. Endlich ist die Infektion der Gallenwege viel als Ursache der Steinentstehung diskutiert worden. NAUNYN spricht vom lithogenen Katarrh oder der lithogenen Cholangie. Die entzündliche Reaktion ruft Albuminocholie hervor, Epitheldesquamationen sind in reichlicher Menge vorhanden, Gallensäuren und Cholesterin werden durch Bakterien abgebaut, auch die Kalkausscheidung kann durch die Entzündung vermehrt werden. Die Bakterien an sich selbst ohne entzündliche Reaktion (einfache Bakteriocholie z. B. nach Typhus) verändern den Lösungszustand der Galle. Im Tierexperiment können Steine durch Infektion der Gallenwege erzeugt werden.

Aus dem oben Gesagten leitet sich klar ab, daß die drei Momente: Stauung, insbesondere die Dyskinesien, Dyscholien und Infektionen oft gleichzeitig oder in verschiedenen Kombinationen Anlaß zur Steinbildung geben. Ja einer dieser Vorgänge allein scheint kaum je ausschlaggebend zu sein, dabei sei jedoch betont, daß der Entzündung keine unbedingt notwendige Rolle zukommt.

Gallensteine sind häufiger bei Frauen wie bei Männern (Verhältnis 4 : 1). Die viel umstrittene Bedeutung von Schwangerschaft und Wochenbett wird nach einer amerikanischen Statistik daraus abgeleitet, daß von 3075 Frauen, die wegen Cholelithiasis operiert wurden, 90% geboren hatten. Klinisch sind häufig Gallensteinbeschwerden während und nach der Gravidität nachweisbar. Mit steigendem Alter nimmt bei beiden Geschlechtern die Häufigkeit der Konkrementbildung nach den Sektionsstatistiken zu.

5. Die Leber im Rahmen des Gesamtorganismus.

Die Leber als Stoffwechselorgan ist angepaßt in jeder Situation in ihrer Leistung den jeweiligen Bedürfnissen des Körpers durch enge Verknüpftheit mit dem Gesamtorganismus. Die Verschiedenheit ihrer Tätigkeitsphasen ist Ausdruck der sie steuernden Regulationen neuraler wie humoraler Art, einschließlich chemischer, physikochemischer und katalytisch wirkender fermentativer Prozesse. Wenn im Durchströmungsversuch eine einzelne Leistung zum Teil außerhalb solcher steuernden Einflüsse hervorgebracht wird, so ist eine quasi sinnvolle Gesamtfunktion, die nur im Rahmen des Gesamtorganismus zu verstehen ist, auseinandergerissen, Teilfunktionen werden analytisch erfaßt. So notwendig das ist, die Addition der Teile gibt nie das Ganze, da es eine neue Einheit ist, als untrennbaren Funktionskomplex. (Der Mensch und sein Leben sind kein Ankersteinbaukasten! [v. BERGMANN].) In diesem Sinne ist die Leber ein wesentliches Erfolgsorgan des vegetativen Systems für die Regulierung ihrer physiologischen Leistung. Unter der Bedingung der Ruhe oder der funktionellen Beanspruchung unterliegt sie dem Einfluß der nervösen Zentren, ist abhängig von der Hormonproduktion und beeinflußbar von der Peripherie. Der Zuckerstich (CLAUDE BERNARD) zeigt eine der möglichen Bahnen, wie vom Zentrum aus (Medulla oblongata) ein durch den Sympathicus vermittelter Reiz die Nebenniere zu erhöhter Tätigkeit anregt, das sezernierte Adrenalin mobilisiert dann das Glykogen in der Leber. Die Fettwanderung aus den Depots (z. B. Unterhautzellgewebe) zur Leber ist nach Tierexperimenten vom Zentralnervensystem abhängig, nach Durchschneidung des oberen Brustmarkes wird die Fettmobilisation gehemmt (WERTHEIMER), aber auch die Hypophyse reguliert dabei humoral. Die WILSONsche Krankheit (s. spezieller Teil) zeigt die enge Beziehung zum Zwischenhirn, mag man die Leberstörung oder den Parkinsonismus als das Primäre ansehen. Für die hormonale Steuerung des Leberstoffwechsels ist neben dem oben erwähnten Adrenalin das Pankreashormon Insulin von weitgehender Bedeutung für die Kohlehydratverarbeitung, am Fettstoffwechsel in der Leber hat das Inkret der Hypophyse (Pituitrin) einen wesentlichen Anteil. Dem gesteigerten Bedürfnis der Peripherie, z. B. bei Muskelarbeit, kommt die Leber durch Nachschub von energielieferndem Kohlehydrat (Ausschüttung ihres Glykogendepots in Form von Traubenzucker) entgegen. Diese Beispiele sollen nur andeuten, wie die Stoffwechseltätigkeit der Leber eingeschaltet (integriert) ist in dem Gesamtplan des Organismus, ihre im physiologischen Geschehen fein abgestimmte Tätigkeit ist von einer großen Anzahl solcher regulierender Einflüsse abhängig, die wir nur zu einem kleinen Teil bisher erfaßt haben.

Abgesehen von der Bedeutung als Stoffwechselorgan muß in diesem Zusammenhang die Rolle der Leber für die Blutzusammensetzung (Serum-Eiweißkörper, auch am Untergang der Roten beteiligt) und die Verteilung der Blutmenge betont werden. In hämodynamischer Beziehung ist die Leber unmittelbar dem rechten Herzen vorgelagert infolge ihres reichen, eine große Blutmenge umfassenden Capillarnetzes ein wesentliches Organ für die Regulierung der zirkulierenden Blutmenge, und dennoch nicht nur Depotorgan für stagnierendes Blut, auch als Stauungsleber gefüllt mit ebenso rasch strömendem Blute wie der rechte Vorhof. Weiter hat sie eine regulatorische Funktion für den Wasserhaushalt (s. oben) u. a. m.

6. Leberfunktionsprüfungen.

Die zahlreichen Leistungen der Leber als Stoffwechselorgan im organischen und anorganischen Stoffhaushalt und als sekretorisches und exkretorisches Drüsenorgan machen es notwendig, bei Beurteilung der Funktionstüchtigkeit

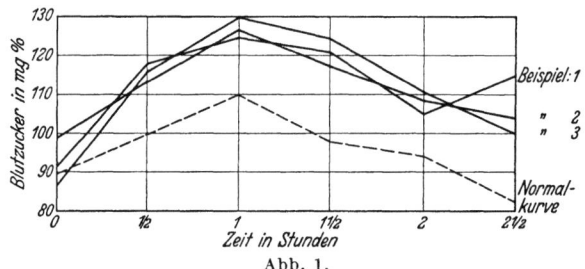

Abb. 1.

nicht eine einzelne Funktion als Testobjekt heranzuziehen, sondern aus möglichst umfassenden, womöglich mit Belastungsversuchen verbundenen Leberfunktionsprüfungen ein Urteil über die Wertigkeit des Organes abzugeben. Dennoch klafft oft eine erhebliche Lücke zwischen anatomischem Defekt und klinisch erfaßbarer Funktionsstörung. Es gibt sicher eine große Anzahl von Leberschädigungen, bei denen besonders mit Belastungsproben eine Stoffwechselabweichung nachweisbar ist, ohne daß die histologische Untersuchung des Organes irgendeine nennenswerte Zellveränderung aufdecken könnte. Andererseits muß die klinisch-chemische Forschung zugeben, daß oft bei anatomisch schwersten Leberveränderungen das Ergebnis ihrer Bemühungen, ein Versagen der Leberfunktion festzustellen, höchst dürftig ausfällt. Das hat seine Ursache in der ungeheueren Regenerationskraft des Lebergewebes und ferner darin, daß nur ein relativ kleiner Rest von erhaltenem Parenchym genügt, um die lebenswichtige Leistungsfähigkeit des Organes aufrechtzuerhalten. In Anlehnung an LICHTWITZ ist folgendes Leberfunktionsprüfungsprogramm unter dem Gesichtspunkt zusammengestellt, daß komplizierte chemische Methoden vermieden werden.

A. Bildung der Galle und Verarbeitung der Gallenbestandteile.
  I. Gallenfarbstoff im Blut (Nachweis nach H. V. D. BERGH), im Harn (Jodprobe, GMELINsche Probe), in der Duodenalgalle (FÖRSTER).
  II. Urobilin (SCHLESINGER-Reagens) und Urobilinogen (EHRLICHsche Aldehydprobe) im Harn und Stuhl.
  III. Gallensäuren im Harn (HAYsche Schwefelblumenprobe).

B. Kohlehydratstoffwechsel.

Ablauf der Blutzuckerkurve und der Harnzuckerausscheidung nach peroraler Belastung mit 50 g Lävulose oder 40 g Galaktose.

C. Fettstoffwechsel.

Aceton im Harn.

D. Eiweißstoffwechsel.

Aminosäuren im Harn (MILLONsches Reagens). Leucin- oder Tyrosinkrystalle im Harnsediment.

E. Exkretorische Funktion.

Bestimmung der Farbstoffausscheidung aus dem Serum nach intravenöser Injektion von Bilirubin (v. BERGMANN-EILBOTT), Phenoltetrachlorphthalein oder Bromsulfalein (S. M. ROSENTHAL).

Die chemischen Einzelheiten müssen in den speziellen Lehrbüchern der Untersuchungsmethodik (MÜLLER-SEIFERT, MEYER-LEHNHARTZ oder besonders bei LEPEHNE „Leberfunktionsprüfung") nachgeschlagen werden.

Beispiele für Leberfunktionsprüfung.

I. P. S. 19 Jahre. Schwerer Icterus simplex. Krankheitsdauer 36 Tage. Leberfunktionsprüfung am 10. Tag.

1. Gallenstoffwechsel: Bilirubin im Serum 3,2 mg-%. Bilirubin in der Duodenalgalle: Lebergalle 2,9 mg, Blasengalle 13 mg-% (vermindert). Harn: Bilirubin positiv, Urobilin positiv, Urobilinogen positiv.

2. Kohlehydratstoffwechsel. Blutzuckerkurve nach 50 g Lävulose per os. Hoher Anstieg nach 1 Stunde, keine Rückkehr zum Ausgangswert nach $2^{1}/_{2}$ Stunden (s. Tabelle Beispiel 1).

3. Eiweißstoffwechsel im Harn MILLONsche Probe positiv.

II. A. H. 56 Jahre. Gelbsucht seit 5 Monaten nach Kolikanfall.

1. Gallenstoffwechsel: Bilirubin im Serum 5,4 mg-%. Stuhl acholisch. Harn Bilirubin ++. Urobilin und Urobilinogen negativ.

2. Fettstoffwechsel: Aceton im Harn negativ. Cholesterin im Serum: Gesamtcholesterin 227 mg-%. Freies Cholesterin 168 mg, Cholesterinester 59 mg (Hypercholesterinämie).

3. Kohlehydratstoffwechsel: Blutzuckerkurve nach 50 g Lävulose per os hoher Anstieg, keine Rückkehr nach $2^{1}/_{2}$ Stunden zum Ausgangswert (s. Tabelle Beispiel 2).

Diagnose: Cholelithiasis mit sekundärem Leberparenchymschaden.

III. B. Th. 32 Jahre. Vor einem Jahr Icterus simplex. Jetzt „dyspeptische Beschwerden." Leber und Milz nicht vergrößert.

1. Gallestoffwechsel: Harn Bilirubin negativ, Urobilin positiv. Urobilinogen negativ, Bilirubin im Serum 0,9 mg-%.

2. Kohlehydratstoffwechsel: Normaler Ablauf der Blutzuckerkurve nach Lävulosebelastung.

3. Exkretorische Funktion: nach intravenöser Injektion von 50 mg Bilirubin nach 3 Stunden 24% Retention der eingespritzten Menge im Serum.

Diagnose: Latente Hepatopathie.

IV. R. S. 19 Jahre. Keratitis. HUTCHINSONsche Zähne. Leber vergrößert und glatt. Milztumor. Wa.R. im Blut und Liquor +.

1. Gallestoffwechsel: Bilirubin im Serum 0,3 mg-%. Harn: Bilirubin negativ. Urobilin negativ, Urobilinogen positiv.

2. Kohlehydratstoffwechsel: Blutzuckerkurve nach 50 g. Lävulose per os hoher Anstieg, keine Rückkehr zum Ausgangswert nach $2^{1}/_{2}$ Stunden (s. Tabelle Beispiel 3).

3. Exkretorische Funktion: nach intravenöser Injektion von 50 mg Bilirubin 23% Retention der eingespritzten Menge im Serum.

Diagnose: Hepatitis bei kongenitaler Lues.

2. Klinik der Krankheiten der Leber und Gallenwege.

Von

G. VON BERGMANN-Berlin.

I. Allgemeine Nosologie der Hepato-Cholecystopathien.

Einleitung.

Die spezielle Nosologie muß einzelne Krankheitsbilder abgrenzen und damit das Geschehen in der Pathologie, um des Ordnens willen, nicht selten künstlich trennen, um ein System zu schaffen, welches erlaubt, den einzelnen Krankheitsfall in eine bestimmte Kategorie, ein „Ens morbi", eine Krankheitseinheit einzureihen. Hier soll dieser einseitigen Aufzählung von Krankheiten „des einzelnen Organs", also den Krankheiten der Leber und den Krankheiten der intra- und extrahepatischen Gallenwege ein Abschnitt vorausgehen, der pathogenetische Zusammengehörigkeiten nicht aus Gründen der Systematik zerreißt, sondern soweit es angängig ist, ihre Zusammengehörigkeit erweist. Schon das Einteilungsprinzip diffuse und herdförmige Hepatopathien, akute, subakute und chronische, ist nicht unter dem Gesichtspunkt allgemeiner Nosologie ein natürliches. Es ist aus praktischen Gründen in mancher Hinsicht ein künstliches System, bei dem die pathologische Anatomie zu einem Teil uns führt, indem wir wie vom letzten Bild eines Filmbandes ausgehen, so bei den Endformen einer Cirrhose, deren Verlauf aus dem Schlußbild kaum mehr entwirrbar ist; zum anderen Teil wird das Tempo (akut-chronisch) zur Grundlage des Systematisierens verwendet. Es könnte scheinen, daß mit dem Wort „Hepatopathie" kaum mehr gesagt ist wie mit Lebererkrankung. Daß es so nicht gemeint ist, geht aus dem Folgenden hervor. Die Prägung stammt von ASCHOFF und auch er wird einen Leberechinococcus, eine Lebermetastase nicht in den Begriff der Hepatopathien, so selbstverständlich es Erkrankungen in der Leber sind, einreihen. Die Berechtigung solche Einzelerkrankungen abzugrenzen steht für manche Krankheiten der Leber oder der Gallenwege ganz außer Frage, wie aus der späteren Darstellung der einzelnen Krankheitsbilder (spezielle Nosologie) hervorgehen wird, aber wenn man etwa „die Klinik der Cholelithiasis" von der der Cholecystitis trennt, und als drittes die Stauungsgallenblase aufzählt, wird schon klar, daß hier keine Grenzlinien bestehen, sondern breite Übergangsgebiete: wenn etwa eine gestaute, entzündete, mit Steinen gefüllte Gallenblase vorliegt, bei welcher die intrahepatischen Gallenwege ascendierend mitinfiziert sind (Cholangitis), ja das Leberepithel Schaden genommen hat und schließlich sich aus dem ursprünglich lokalisierten extrahepatischen Zustand der intrahepatische einer cholangitischen Cirrhose entwickelt. Wo sind die Grenzen zu ziehen für dieses Werden? Das Schlußbild zeigt etwa im Sektionsprotokoll all die Krankheiten nebeneinander auf (additiv), aber das Verstehen bedarf der Auffassung des Werdens, des Entwicklungsvorganges, es sind nicht „Kombinationen" verschiedener Krankheiten (Cholelithiasis + Cholecystitis + Stauungsgallenblase + Cholangitis + cholangitische Cirrhose), die später entstehenden Zustandsbilder sind auch nicht „Komplikationen". Es ist ein lebendiger Vorgang, der aufzeigt, daß unsere Grenzsetzungen willkürlicher Art sind gegenüber der lebendigen Entwicklung im pathologischen Verlauf, der auch durch den Begriff der pathologischen Funktion („funktionelle Pathologie") nicht genügend erfaßt ist. Die Einstellung des Arztes einem augenblicklichen Krankheitsbild gegenüber bleibe deshalb elastisch, nur die Erfahrung kann ihn belehren, wann er das ätiologische Einteilungsprinzip, wann das funktionelle, wann das anatomische usw. in den Vordergrund zu stellen hat, um dem vorliegenden Krankheitsbild gegenüber unbefangen am nächsten zu kommen im Verstehen der Krankheitslage und des Krankheitsverlaufs und dadurch reifer zu urteilen und zu handeln, als wenn er die gerade im Augenblick vorhandenen Symptome registriert, nur den momentanen Zustand erfaßt und ihn in die Rubrik eines Krankheitssystems einreiht. Genug Krankheiten unseres Kapitels werden nachbleiben, bei denen wir über jenes primitive Ordnungsprinzip nicht hinauskommen. Sehr wichtige andere hingegen müssen als fließendes Geschehen erfaßt werden, aber ja nicht so, daß jeder Einzelfall die ganze Skala der Entwicklungsmöglichkeiten durchliefe. Viele dieser „Krankheiten" gehen völlig zurück, sind reversibel bis zur völligen Heilung (die meisten Fälle von Icterus simplex oder von Cholecystitis ohne Steinbildung), andere machen in irgendeinem Stadium halt und entwickeln sich nicht weiter, oder gehen partiell zurück, doch nicht bis zu einer Restitutio ad intregrum (etwa leichte Cirrhosen, die Cholelithiasis, wenn der Kranke zum bloßen „Steinträger" wird). Schließlich sind manche Verlaufsformen ausgezeichnet durch ein langes, fast symptomloses Zwischenstadium, nach anfänglichem offenkundig sehr deutlichem Kranksein und führen doch noch zu schweren, nicht aufzuhaltenden Prozessen (etwa einmal ein Icterus simplex und nach vielen Jahren Cirrhose) und neben diesem langgestreckten Verlauf, unterbrochen auch von wiederholten Exacerbationen und Remissionen, sieht die Klinik rapide Verlaufsformen, etwa wenn ein Icterus simplex in kurzer Zeit zur subakuten Leberatrophie führt.

Unter dieser Einstellung der sehr wechselnden Verlaufsformen, die der künstlichen Systematik nach Abgrenzung von Krankheitseinheiten trotzen, soll das Folgende richtig verstanden werden. Es bezieht sich vorwiegend auf die diffusen Hepatopathien, ferner auf die Cholecystopathien und für beide ist die Beschränkung auf ein einzelnes erkranktes Organ schon ein deutlicher Mangel, weil ihm das lokalistische Einteilungsprinzip des Krankseins zugrunde gelegt wird, das immer ein einengendes Prinzip ist, das die Totalität des Organismus vernachlässigt.

Die Art einer allgemein nosologischen Betrachtungsweise hat sowohl heuristische wie pragmatische Bedeutung, d. h. Konsequenzen um Zusammenhänge aufzufinden und aus der gewonnenen neuartigen Einstellung Folgerungen zu ziehen für das Handeln am Krankenbett, sowohl was die Untersuchung des Kranken anlangt und die Auffassung, die sich daraus für den Verlauf (Prognose) ergibt, als auch für therapeutische Konsequenzen, wie es gleich entwickelt werden wird. Es sei aber einleitend hier nicht verschwiegen, daß zwar eine Reihe neuer Tatsachenbefunde diese theoretische Auffassungsart stützen, daß wir uns aber dennoch zum Teil auf hypothetischem Gebiet bewegen, d. h. Zusammenhänge annehmen, die nicht lückenlos bewiesen sind. Damit ist die Wandelbarkeit des hier Entwickelten betont. Niemals aber hat die Klinik, wenn sie fruchtbar sein wollte, auf die Methode hypothetischen Denkens verzichten können. Unter diesem Gesichtspunkt ist die neuzeitliche Lehre von den Hepatopathien und Cholecystopathien hier bewußt und auch subjektiv zusammengefaßt und vorangestellt, weil die spezielle Darstellung der einzelnen Krankheitskategorien nicht genügende Gelegenheit gibt, das Fließende der wirkenden Zusammenhänge aufzuzeigen.

Die Hepatopathien.

Gelbsein ist eine so auffällige Krankheitserscheinung, daß man sehr früh daraus „eine Krankheit" gemacht hat — Ikterus. Die verschiedenen Bedingungen zur Gelbfärbung der Skleren und Haut sind bei der funktionellen Pathologie der Leber als mechanischer, hepatocellulärer und hämolytischer Ikterus geschildert. Es ist ohne weiteres klar, daß ein quantitatives Verhalten dem Auftreten der Gelbsucht zugrunde liegt. Erst wenn eine größere Menge Bilirubin eine gewisse Zeitspanne im Blut vorhanden ist, findet der Übertritt in das Gewebe, speziell die Haut und auch durch die Nieren hindurch statt. Daß Bilirubin, auch ohne Hämatome, also ohne Extravasation von Blut, in der Haut entstehen soll, war eine neue bereits widerlegte Meinung. Daß das vermehrte Bilirubin im Blutplasma nicht immer harnfähig ist, wurde oben erwähnt. Unmittelbar sichtbare Gelbsucht — manifester Ikterus ist also Symptom eines quantitativen Verhaltens. Ist die humorale Anhäufung geringer oder dauert sie nur kürzere Zeit, wird sie nur im Plasma oder Serum nachweisbar, teils unmittelbar an der stärkeren Gelbfärbung des Serums erkennbar, quantitativ feststellbar durch die Diazoreaktion nach HEJMANS VAN DEN BERGH (direkte und indirekte Probe wohl durch physikochemisches verschiedenes Verhalten im Plasma erklärbar. Das wäre als „latenter Ikterus" im Gegensatz zum manifesten zu bezeichnen. Beruht dieses Auftreten eines Farbstoffes auf einem krankhaften Verhalten (Stauung in den Gallenwegen oder Hepatitis), so ist die Annahme zwingend, daß geringere Grade gleichartiger Schäden nicht einmal zum Auftreten humoraler Bilirubinanhäufung, also nicht zum offenkundigen oder versteckten Gelbsein führen müssen. Der logische Fehler vom „geheilten Ikterus" zu sprechen wird klar, weil Ikterus an sich nicht Krankheit, sondern ein Grad krankhaften Verhaltens ist. Soweit er Symptom ist diffuser Hepatopathie, wird man einteilen dürfen, wenn man nach diesem Symptom ordnet *„anikterische", „latent ikterische"* und *„manifest ikterische diffuse Hepatopathie"*. Diese Formen können ineinander übergehen, d. h. die ersten Krankheitserscheinungen können bald gefolgt sein von deutlichem Hautikterus, dieser verschwindet, es bleibt zunächst ein hoher Bilirubinwert im Serum (latenter Ikterus), auch wenn dieser aufhört, braucht die diffuse Hepatopathie nicht geheilt zu sein. Neue Exacerbationen lassen das Bilirubin latent oder manifest wieder in Erscheinung treten, oder die gesamte Hepatopathie verläuft von Anfang bis zur Heilung ohne jedes Auftreten von vermehrtem Bilirubin. Endlich kann die Hepatopathie mit Ikterusschüben, oder ohne je diese Bilirubinzeichen geboten zu haben, übergehen in solche degenerativen epithelialen Schäden („Hepatosen"), die trotz der hochgradigen Reparationsfähigkeit der Leber nicht mit einer Restitutio ad integrum ausheilen. Meist primär wird der mesenchymale Apparat der Leber, entzündlich reagierend, beteiligt sein („Hepatitis") und es läuft in wechselnder Reihenfolge und wechselnder Intensität also vor der Hepatose, dem Schaden des Leberepithels, die Hepatitis, der reaktive Vorgang des mesenchymalen Leberanteils. Kann aber der Pathologe am Schlußbilde oft nicht entscheiden, welcher Prozeß der führende war, vermag es die Klinik meist noch weniger, deshalb wählen wir den umfassenderen Ausdruck der „Hepatopathie", der beides mit einschließt. Verwirrend mag sein, daß ASCHOFF von einer „parenchymatösen Hepatitis" spricht, und der Ausdruck *„entzündliche"* Hepatose auch sonst vorkommt. Wir halten uns mit der Mehrzahl der Pathologen daran, daß Erkrankungen der Epithelzellen also des epithelialen Parenchyms *nur* degenerativer Art sind. Während *„Entzündung"* für uns eine mesenchymale Reaktion darstellt, an der primär das mesenchymale Parenchym beteiligt ist, bei der Leber also das Netz der KUPFFERschen Sternzellen, die die epithelialen Leberzellen umgeben, die indifferenten Bindegewebszellen und die Endothelien der Capillaren, sie reagieren mit entzündlichen Reaktionen auf infektiöse, bakterielle, infektiös-toxische und abakterielle toxische Reize: auf Eiweißzerfallsprodukte wie etwa die histaminartigen Substanzen, auf Fermente, auf körperfremdes Eiweiß, selbst auf eigene Eiweißzerfallsprodukte, zu denen wohl auch die Allergene zu rechnen sind, weiter auf biogene Amine (so Allylamin im Experiment) und manche Körper der Fettreihe, gesättigte und ungesättigte Fettsäuren und ihre Abbauprodukte. Die Capillaritis mit Endothelquellung, mit Exsudation, kurz alles, was die allgemeine Pathologie als reaktive Entzündung beschreibt, zuerst als seröse Entzündung, dann mit Leukocytenanhäufung, Entwicklung von Histiocyten und den reparativen Vorgängen, mit Bindegewebswucherung und Narbenbildung gehört hierher. Die interstitielle Hepatitis ist also nur ein Teil des Ganzen; mesenchymale entzündliche Reaktion ist das, was der Morphologe makroskopisch und namentlich mikroskopisch von jenen Reaktionen sieht, die angreifend (aggressiv, produktiv), verteidigend (defensiv), wiederherstellend (reparativ) von ihm beschrieben werden, mit und vor denen chemische und physiko-chemische Prozesse laufen, also humorale Vorgänge, die mindestens von gleicher Bedeutung zur entzündlichen Reaktion gehören, verwandt mit fermentativen Verdauungsvorgängen, digestiven, autolytischen Prozessen, immunbiologischen einschließlich der allergischen Vorgänge mit Überempfindlichkeit, hyperergisch und „pathergisch" (RÖSSLE) reagierend. Während leichtere solche Schäden zum Stillstand kommen oder sich hochgradig zurückbilden, ja ihre Anfänge etwa als entzündliches Ödem der serösen Entzündung wohl destruierend sich auswirken im Gewebsverband und nicht immer morphologischer Art sein werden, können, namentlich wenn neue Schäden gehäuft die Leber treffen (Alkohol, Chloroform, Äther, Avertin, bakterio- und autotoxische Schäden bei Infekten, allergische Sensibilisierungen u. a. m., auch viel unbekannte Noxen), die hepatitischen Prozesse sich kumulieren, die hepatotischen zu ausgedehntem Zugrundegehen epithelialer Leberzellen führen (auch Zellnekrosen besonders im Zentrum der Leberacini). Die große epitheliale Regenerationsfähigkeit der Leber läßt vikariierend neue Leberzellen entstehen (zahlreiche Mitosen), aber die Struktur der Leber wird dadurch atypisch und selbst das gegenüber der Norm vergrößerte Organ bietet oft den Pfortaderverzweigungen Widerstand, die Zeichen der Pfortaderstauung (s. unten) treten auf, die Milz wird durch interstitielle Parallelvorgänge groß und das Bild der manifesten Lebercirrhose tritt als oft *sekundärer Vorgang* in die Erscheinung. Ob die Leber hierbei zunächst hypertrophisch erscheint und dauernd hypertrophisch bleibt, ob sie sekundär atrophisch wird, wie LAENNEC es für das Typische hielt („hypertrophisches" und „atrophisches Stadium"), oder von Anfang an als atrophische Cirrhose imponiert, ist kein wesentliches Unterscheidungsmerkmal und hängt auch davon ab, ob der mesenchymale oder epitheliale Krankheitsprozeß sich stärker auswirkt. Die alte Lehre parenchymatöse und interstitielle Leberentzündung mit der Reihenfolge: erst Zugrundegehen des Parenchyms, dann in den Lücken Bindegewebsentwicklung, interstitielle Entzündung an Stelle des Verlorengegangenen, besteht nicht mehr zu Recht (RÖSSLE), auch nicht wie in der Lehre von KRETZ, daß das reparatorische Moment des Leberepithels mit der atypischen Strukturänderung das Wesentliche der Struktur der Cirrhose sei. Vorwiegend gibt es Cirrhoseformen, die mit mesenchymaler Hepatitis oft nur als seröser Capillarexsudation einsetzen, vielleicht andere, die mit Parenchymdegeneration beginnen. RÖSSLE faßt jede Cirrhose als Ausdruck chronisch entzündlichen Geschehens — Hepatitis — auf, keine Cirrhose ohne Hepatitis, im wesentlichen ist die Cirrhose also Ausdruck chronischer Entzündung.

In der Ätiologie der Cirrhosen spielt die Lues auch dann eine Rolle, wenn vom Gesichtspunkt des Pathologen von spezifischen luischen Veränderungen (etwa Lebergummen oder luischem Granulationsgewebe) keine Rede sein kann. Zwischen den Anfangsstadien diffuser Hepatopathie, die anatomisch sich nur als Ödem der Hepatitis manifestieren würde (das Untersuchungsmaterial ist selbstverständlich spärlich, da es leichte, zumeist nicht zum Tode führende Krankheiten sind), und den Endstadien, bei denen der Anatom eher Gruppen bilden kann als der Kliniker, steht oft die sog. Fettleber, nicht fettige Degeneration der Epithelzelle, oder trübe Schwellung, Lipoidinfiltration bis zur Nekrobiose, sondern zunächst Fettmast wegen Glykogenverarmung (s. S. 818). Gerade beim Alkoholiker geht die Fettleber der Cirrhose oft voraus, auch für den Diabetiker ist sie typisch. So wie eine leichtere Hepatopathie höchst selten in das Terminalstadium irreversibler Cirrhosen übergehen wird, so auch die Fettleber nicht, sie kann völlig zurückgehen. Ob es neben den sekundären Cirrhosen primäre gibt, ist theoretisch zweifelhaft, empirisch besteht kein Zweifel, daß die Cirrhose beim Einzelfall oft als primäres Leiden erscheint, vielleicht weil vorausgehende Prozesse symptomlos, jedenfalls aber ohne Beschwerden verliefen. Eine Einteilung ätiologisch nach Alkohol, Infekt und anderen toxischen Momenten, auch Lues, ist vielleicht systematisch berechtigt, unter dem hier gegebenen Gesichtspunkte aber nicht regelmäßig erlaubt, da sich die Ätiologien kombinieren, ja auch „diffus" und „herdförmig" erscheint nicht für die Klinik ein prinzipielles Trennungsmoment. Nicht einmal die Scheidung nach cholangitischer, cholangiolotischer und cholostatischer Cirrhose (RÖSSLE) ist für den Einzelfall stets zu sichern, so daß man die ascendierend von den Gallenwegen ausgehenden Cirrhosen in der Klinik stets scharf trennen könnte von den auf dem Blutwege durch toxische Schädigungen entstandenen Cirrhosen. Für das spezielle nosologische System der Klinik bleibt die Scheidung dennoch oft anzustreben.

Erinnern wir uns aber daran, daß das Produkt der epithelialen Leberzelle, die Galle, sich zunächst zwischen zwei Leberzellen in einer Lücke sammelt und daß erst distal das Lückensystem mit Endothelien, den feinsten Gallengängen (Cholangioli) ausgekleidet ist, so wird eine Noxe, die bis in jene letzten Verzweigungen hinaufdringt, unmittelbar die epitheliale Leberzelle schädigen, und es entstehen analoge Epithelschäden wie diejenigen, die vom Blutwege her die Epithelzelle treffen, sei es von den Endverzweigungen der Vena portarum oder der Arteria hepatica. Von allen drei Wegen also kann der epitheliale Leberschaden sich einleiten, und deshalb muß man auch manchmal die initiale diffuse Hepatopathie, in einzelnen Fällen von Icterus „simplex", als Folge einer Cholangie oder Cholangiolitis ansehen. UMBER betont, daß auch dieser cholangiogene Ikterus ein „hepatocellulärer" sei, nicht etwa ein Stauungsikterus durch mechanische Erschwerung des Gallenabflusses in entzündlich geschwollenen Gallengängen, wie man früher annahm. Aber er hält daran fest, daß ein großer Teil vom Icterus catarrhalis zu der Gruppe dieser cholangischen Infekte gehört. Die Befunde der Anatomen sind zu spärlich (s. später), als daß sie ein ausreichendes Gegenargument darstellen, aber klinisch spricht nichts dafür, diesen Weg ascendierender Infektion für den häufigsten zu halten, vielmehr werden oft, wenn die Gallenwege befallen sind, sie descendierend befallen. Das Wesentliche aber bleibt, und hier besteht nunmehr Übereinstimmung, die „Destruktion" der Struktur des Lebergewebes, also der hepatocelluläre Ikterus (EPPINGER), er ist sicher am häufigsten ein hämatogener Parenchymschaden, wohl immer mit mesenchymaler Reaktion, die meist das Primäre sein wird als Reaktion auf Capillargifte („Capillaritis"). Wir müssen uns wie für die meisten Parenchyme: Pankreas, Niere — aber auch Magen und Colon haben ein Parenchym — an das Vorherrschen dieser Parenchymschäden im Zusammenhang mit entzündlicher Gewebsreaktion gewöhnen im pathogenetischen Denken und diese Gewebsreaktion abhängig sehen von der lokalen „*Gewebsdisposition*", wie sie durch wiederholte Schäden als hyperergische Reaktion oft entsteht, analog etwa jenen grundlegenden Experimenten von der allergischen Entzündung RÖSSLEs, nach denen er durch wiederholte Injektionen von artfremdem Eiweiß Parenchymschäden gerade auch in der Leber bekam mit Häufung eosinophiler Zellen im entzündlichen Gewebe. So sahen wir bei einer alten Gonorrhöe einer Patientin nach wiederholten Injektionen von Arthigon und anderen Gonokokkenvaccinen plötzlich einen Ikterus auftreten, wie uns scheint eine gute klinische Analogie zu jenen Experimenten, im Blut bestand eine hochgradige Eosinophilie. Selbstverständlich sind wir weit entfernt jede ikterische Hepatopathie als allergisch — hyperergische Reaktion aufzufassen, also als Ausdruck eines immunbiologisch veränderten Verhaltens, ohne Allergie entsteht meist der Ikterus. Auch Infekte können, sei es unmittelbar durch die Bakterien, weit häufiger aber wohl durch die Eiweißzerfallstoxikose hämatogen den Leberschaden, die Hepatopathie mit Ikterus oder auch ohne einen solchen setzen („anikterische Hepatopathie"), als erste Ereignisse schließen sie schon das Allergische aus, beginnen als Capillaritis.

Die Trennung nach Icterus catarrhalis und Icterus simplex ist klinisch eine undurchführbare. STROEBE nennt den Icterus simplex geradezu „akute ikterische Hepatopathie". Selbst bei manchen Infektionskrankheiten ist der auftretende Ikterus ähnlich aufzufassen wie ein Icterus simplex, so etwa bei der biliösen Lobärpneumonie und selbst bei der WEILschen Krankheit, wo offenbar auch ein diffuser hepatotoxischer Schaden der Leber vorliegt. Es spielen aber bei manchen Infektionskrankheiten, so bei der Malaria, hämolytische Momente mit, wohl auch bei Lungeninfarkten und bei der WEILschen Krankheit. Ebenso ist der meist geringgradige Ikterus bei den splenomegalen Cirrhosen als hämolytischer Ikterus aufzufassen, wie die verringerte osmotische Resistenz der Erythrocyten gegen Salzlösungen ergibt. Selbst bei der Stauungsleber wird an ein hämolytisches Moment gedacht. Diese hämolytischen Ikterusformen, die man nicht hämatogenen Ikterus nennen sollte, wie es vielfach geschieht, werden an anderer Stelle des Lehrbuches abgehandelt. Hier verstehen wir unter hämatogenem Ikterus nur einen toxischen abakteriellen oder bakteriellen Schaden, der auf dem Blutwege in die Leber verschleppt ist, sei es durch die Arteria hepatica oder die Vena protarum und dort eine Hepatitis mit hepatocellulärem Ikterus ausgelöst hat. Hierbei ist aber nicht zu entscheiden, ob ein primär degenerativer Schaden entstand, wie bei der gelben Leberatrophie oder ob eine primär entzündliche mesenchymale Reaktion ausgelöst wurde als Hepatitis, sicher das weit häufigere Geschehen als seröse Entzündung bei Capillaritis.

Immer wieder wird versucht, die beiden klinischen Ausdrücke Icterus „simplex" und Icterus „catarrhalis" für verschiedene Vorgänge zu reservieren, wobei im Begriff catarrhalis ein historischer Ballast steckt aus der Zeit VIRCHOWs, in der man sich den diffusen Leberschaden stets als ascendierende Cholangitis dachte, sogar mit Verstopfung der extrahepatischen Gallenwege durch Schleimpfröpfe, später auch mit Zerreißung der intrahepatischen Gallengänge als mechanischer Folge der Obstruktion. Die meist cholangitische Natur des Icterus simplex hat von seinem Meister NAUNYN her UMBER bis in die Gegenwart vertreten mit dem untergeordneten Begriff der „Cholangie", den wir ablehnen. „Die mechanische Zerreißung" der Gallengangscapillaren in der Leber, die mikroskopisch von EPPINGER nachgewiesen ist, wird heute nicht mehr als Folge einer distal gelegenen Gallenwegsverstopfung angesehen, sondern auch von ihm als Ausdruck der „Destruktion des Leberparenchyms" beim hepatitischen Vorgang, der nach RÖSSLE zunächst mesenchymale Entzündung ist und erst sekundär zum epithelialen Schaden führt, also ein Vorgang ganz analog wie bei der Entstehung der Cirrhose, nur mit akutem Verlauf und großer Heilungsaussicht. Ähnlich etwa der Heilungstendenz bei anderen serösen Entzündungen, etwa der Lobärpneumonie oder akuten Glomerulonephritis. Im Begriff der Hepatopathie ist beides zusammengefaßt, die mesenchymale und die epitheliale Auswirkung. Daß diese Reaktionen auf bekannte und namentlich noch unbekannte Noxen hin erfolgen, auch auf solche „intestinaler Intoxikation" und auf bisweilen endemisch-infektiöse Schäden, die zu Ikterusendemien führen können, ohne die übrigen Symptome des Morbus Weil, ist bekannt. Jene ikterischen Hepatopathien haben also eine vielfältige Ätiologie. Zur Krankheitseinheit werden sie nur durch die Einheitlichkeit der Reaktionsform eines Grades der diffusen Lebererkrankungen, bei der Gelbsucht auftritt, und damit sind sie nur graduell aber nicht prinzipiell verschieden von jenen Hepatopathien, bei denen es nicht zum Ikterus kommt, und auch nicht scharf abgrenzbar von jenen chronischen Entzündungsformen, die zur Cirrhose sich weiterentwickeln können. Was vom *initialen*, diffusen Leberschaden gilt, gilt ebenso vom *terminalen*, chronischen, also den sekundären Hepatocirrhosen. Auch hier scheidet die spezielle Nosologie mit Recht die ascendierend von den intrahepatischen Gallenwegen ausgehenden biliären Cirrhosen von den hämatogenen, aber vom allgemein pathogenetischen Standpunkt aus bleibt ein breites Grenzgebiet, auf dem entweder der Weg zum Schaden nicht zu ermitteln ist, d. h. man nicht aussagen kann, ob der Schaden die Epithelzelle von der Gallengangslücke oder vom Blut her getroffen hat und ob der cirrhotische Prozeß als Hepatose oder Hepatitis einsetzte. Vor allem aber ist kein Zweifel — es läßt sich tierexperimentell bestätigen —, daß, wenn die Schädigungen aus beiden Richtungen kommen, ascendierend durch die Gallenwege und hämatogen, sie um so wahrscheinlicher zur Cirrhose führen. Für den Cholangitiker wäre also Alkoholabusus, lange Narkosen oder ein Erysipel, eine Streptokokkenangina von besonderer Gefahr. Nur wer die fließenden Übergänge einsieht, über die Grenzen des notwendigen, aber künstlichen ordnenden Systems der Klinik hinaus, verschließt sich nicht auch solchen Konsequenzen von ganz praktischer, auch prophylaktischer Auswirkung, wie sie eben angedeutet wurden.

Alkoholschädigung allein führt im Tierexperiment nie zu einer echten Cirrhose. Wohl aber Phosphor + Alkohol, Mangan + Phenylhydrazin, Teerstoffe, bakterielle Infektionen + Tetrachlorkohlenstoff; Tetrachlorkohlenstoff, Alkohol + Infektionen.

Wir sahen also auch langsame Entwicklungswege (chronische) von den initialen ikterischen und anikterischen diffusen Hepatopathien bis zu den sekundären Cirrhosen hin, gelegentlich mit dem Zwischenstadium der Fettleber und erfuhren, daß jedes Stadium auch ein isoliertes Krankheitsgeschehen für sich bleiben kann, nicht gefolgt von weiteren Stadien und wohl auch, ohne daß andere Stadien vorausgingen. In jedem Stadium besteht die Möglichkeit des Stillstandes, meist Rückganges, anfänglich oft der vollständigen Reparation (Heilung), die es freilich für ausgesprochene Cirrhosen zumindest anatomisch nicht mehr gibt.

Es gibt eine primäre akute Leberatrophie fast stets mit Ikterus, schnellem Zurückgehen des Organs, in wenigen Tagen zum Tode führend, etwa nach Phosphor-, Knollenblätterschwammvergiftung, seltener nach Chloroform, bei Lues, Salvarsan, Schwangerschaftstoxikosen u. a. m.; im Coma hepaticum „hepatargisch" geht der Mensch zugrunde, die Theorien dieses Zustandes sind später zu entwickeln. Dasselbe Bild in etwas langsamerem Verlaufstempo („subakute Leberatrophie") ereignet sich, wenn auch sehr selten, übergehend aus einem Icterus simplex, wohl auch einer „anikterischen Hepatopathie" oder einer Cholangitis. Wieder trennt systematische Nosologie hier notgedrungen mit

Recht und doch geht pathogenetisch der eine Zustand in den anderen über: die leichte Destruktion des Leberparenchyms einer initialen diffusen Hepatopathie oder einer Cholangiolitis wird plötzlich zum schwersten epithelialen autolytischen Leberzusammenbruch. Das Problem dieses relativ seltenen, akuten, deletären Umschwungs liegt in der Frage, warum die schlechte Resistenz, die geringe Widerstandskraft der epithelialen Leberzelle? Sie scheint mit der Glykogenarmut parallel zu gehen, mag auch der Glykogenreichtum nicht selber der Schutz der Leberzelle sein, jedenfalls ist er der Ausdruck normal-gesunden Verhaltens, d. h. der biologischen Resistenz. Uns scheint der „*Zustand*" der epithelialen Leberzelle maßgebend für die Verlaufsart des Krankheitsprozesses, in vielen Fällen selbst wesentlicher zu sein als die Dosis und die Kombination der Noxen, die die Leber vom Blutwege oder von den feinsten Gallenwegen her an ihrer Achillesferse (ASCHOFF) treffen. Wieder muß angedeutet werden, daß das Verwischen der Grenzen zwischen den einzelnen Krankheitskategorien nicht nur theoretischen, sondern unmittelbar praktischen Vorstellungswert besitzt, bis zu therapeutischen Konsequenzen. Glaubte man bisher, der beste Schutz gegen den subakuten Leberzusammenbruch seien kleine Insulindosen bei Zufuhr reichlicher Kohlehydrate, so konnte BRENTANO bei uns zeigen, daß auch die kleinsten Insulindosen nicht das Leberglykogen vermehren, sondern zu seiner Abnahme führen. Es wird also wichtiger sein, nur für eine reichliche Traubenzuckerzufuhr, bei Gefahr auf dem intravenösen Wege, zu sorgen. Wenn geringe Insulinmengen beim Leberschaden nach den klinischen Erfahrungen wirklich günstig wirken, so muß das andere Gründe haben, da es nicht, wie bisher allgemein angenommen, die bessere Fixation des Glykogens in der Leber sein kann.

Fassen wir zusammen, so sollten die pathogenetischen Zusammenhänge zwischen Icterus simplex (catarrhalis), Icterus infectiosus, Cholangitis, speziell Cholangiolitis, Fettleber, den Lebercirrhosen (hämatogene und cholangiogene) und der akuten bzw. subakuten Leberatrophie aufgezeigt werden. Es bleiben unter den diffusen Lebererkrankungen nicht viele Gruppen zurück, die dieser Betrachtungsweise unzugänglich sind und selbst herdförmige Cirrhosen und herdförmige Lebernekrosen und Leberatrophien stehen diesen Entwicklungsreihen nicht fern. Haben wir die Notwendigkeit dieser Auffassungsart vorausgeschickt, sind wir berechtigt, die einzelnen Krankheitsbilder wie isolierte Krankheitseinheiten abzuhandeln, immer freilich im Bewußtsein jener Wandlungsmöglichkeiten, welche das folgende Schema andeutet:

Diffuse (und herdförmige) Lebererkrankungen
mesenchymal und epithelial beginnend (entzündlich und degenerativ)
manifest ikterische ⇆ latent ikterische ⇆ anikterische

Hepatopathien
↓
akute, subakute Leberatrophie ⟵⟶ *Cirrhosen* (hämatogene, biliäre) als
Fettleber (bei Glykogenmangel)   ↑↑ entzündliche Reaktionsformen,
Cholangitis, Cholangiolitis   in Schüben verlaufend.

Die Cholecystopathien.

Eine analoge Einstellung ist auch bei den Erkrankungen der Gallenwege möglich, bei denen wir unter den extrahepatischen Wegen die Gallenblase in den Vordergrund stellen werden; auch hier wählen wir wie bei den „Hepatopathien" als weitesten Begriff den der „*Cholecystopathie*", weil sich das klinische Denken von der Einseitigkeit „der Klinik der Cholelithiasis" befreien muß. So wesentlich die Probleme der Steinbildung sind unter Auslösung von Beschwerden und Krankheitsbildern durch *die Gallensteine* — die Cholelithiasis, ist doch nur eine Grenzsetzung im Rahmen eines weiteren Krankheitsgeschehens. Wieder geht es nicht an zu ordnen in 4 getrennte Gebiete, wie wir schon vorhin sahen: etwa Cholelithiasis, Cholecystitis, Dyskinesie mit Stauungsgallenblase und Dyscholien. Wer das *Geschehen* verfolgen will, sieht, daß sich die Kreise weitgehend überschneiden. Wohl gibt es eine sterile *Steinentstehung*, wie etwa beim Cholesterinsolitär und nicht jeder Steinbildung geht der „lithogene Katarrh" von MECKEL VON HELMSBACH und BERNHARD NAUNYN voraus. Zum sterilen Stein kann sekundär die Infektion als Cholecystitis hinzutreten, wobei der Fremdkörper als einer der Reize wirkt, der die Entzündung aufrechterhält. Nach entzündlicher Steingenese etwa mit plötzlichem Auftreten einer ganzen Herde von gleichartigen, facettierten Bilirubinkalksteinen kann die Entzündung als infektiöse fortbestehen oder schwinden und häufig wieder aufflackern. Bei der Lithogenese beider Steinarten spielt als wesentlichster Faktor zur Entstehung die physikalisch-chemische (kolloidale) und chemisch qualitativ wie quantitativ veränderte Zusammensetzung des Leberproduktes, der Galle, im Sinne der „Dyscholie" eine Rolle. Weiter auch die sekundären Veränderungen der schon sezernierten Galle im Reservoir der Gallenblase, die gleichzeitig sinnvoller „Kondensationsapparat" ist. Die Beimischung von Schleim, serösen Entzündungsprodukten, Leukocyten, abgeschilferten Schleimhautepithelien ist für die physiko-chemische (kolloidale) Beschaffenheit wichtig, selten das Eindringen von reinen Pigmentsteinchen aus den intrahepatischen Gallenwegen in die Gallenblase. Trotz all dieser pathogenetischen Überschneidung kann die Cholelithiasis fast ausschließlich das Krankheitsbild beherrschen, geradezu im grobmechanischen Sinn, so der Ventilstein als periodischer Verschluß im Gallenblasenhals oder als Dauerverschluß im Collumcysticusbereich (oft vom Hydrops gefolgt), die Steinwanderung bis in den Choledochus hinein, diesen total oder partiell verschließend („Choledochus-Incarceration") mit Obstruktionsikterus; all das und viel mehr noch gehört zur „Cholelithiasis".

Der Geschehenskreis der Cholecystitis überschneidet sich also ganz häufig mit dem der Cholelithiasis und dennoch kann die reine Cholecystitis auch ohne jeden Stein als foudroyantes, schwerstes Krankheitsbild akut auftreten, schwer sowohl nach dem *Inhalt* der Gallenblase beurteilt, putride bakterielle Zersetzung, jauchig stinkend oder reiner Eiter (Empyem) bis hinab zu den milderen Formen rein seröser Exsudation (auch entzündlichem Hydrops, meist gleichzeitig mit Cysticusverschluß durch Stein) oder endlich einer Galle, in der lediglich wie in einer Reagensglaskultur Bakterien sich mehren, etwa beim Typhusbacillenträger, Bakterien der Typhusgruppe, auch ganz ohne entzündliche Reizerscheinungen. Achten wir auf die *Gallenblasenwand*, so finden wir nicht streng parallel mit jenen Inhaltsveränderungen wieder alle Grade vom leichtesten Schleimhautkatarrh („Stockschnupfen" der Gallenblase) oder akutem krassem entzündlichem serösem Ödem bis zur Gangrän der Wand unter Beteiligung aller Schichten, Mitbeteiligung der Serosa als Pericholecystitis, lokale Peritonitis aller Grade (Durchwanderungsperitonitis mit ikterischem Exsudat), übergreifend in die Nachbarschaft bis zu Abscessen in der Leber nahe dem Gallenblasenbett, gedeckte und freie Perforationen, weiter ascendierend alle Grade der „Cholangie", Cholangitis bis zur Cholangiolitis, oder bis zur diffusen und herdförmigen epithelialen Degeneration und Nekrose, ja multiplen oder singulären Abszeßbildungen, endlich Übergänge zur cholangitischen und cholangiolotischen Cirrhose; während vom Stein her, wenn er den Choledochus verschließt, die cholostatische Cirrhose (Gallenstauungscirrhose) zur Entwicklung kommen kann. Auch das Pankreas kann auf dem Wege durch seine Ausführungsgänge sekundär betroffen werden (leichteste „Pankreatitis" bis zur schwersten Nekrose durch Pankreasautodigestion). Es erfolgt die bakterielle Beschickung der Gallenblase durch die Gallenwege ascendierend, am häufigsten sind es Coliinfektionen, auch Bacterium entericum und Streptokokken oder descendierend von den intrahepatischen Gallenwegen her durch Ausscheidung in die Leber hinein von einer Bakteriämie her, wie etwa bei den typhösen und paratyphösen Infektionen. Die Infektion kann aber auch sehr oft erfolgen hämatogen unmittelbar in die Gallenblasenwand selbst hinein, ja dort schlummern, nicht selten intramural, also in der Gallenblasenwand, Bakteriennester, die häufig durch eine Allgemeinreaktion des Organismus unspezifisch reaktiviert werden, d. h. eine Virulenzsteigerung erfahren, während sie vorher avirulent geworden waren. Aber es ist einseitig nur das bakterielle Moment zum Verstehen all dieser entzündlichen Prozesse der Cholecystitis zu beachten, das *Gewebsverhalten* der Schleimhaut der Gallenblase, ja all ihrer Wandschichten ist ebenso wichtig und selbst eine sterile entzündliche Reizung etwa durch eindringende Fermente vom Pankreas her (WESTPHAL) spielt sicher eine noch immer unterschätzte Rolle. Jedenfalls aber ist die „*entzündliche Gewebsdisposition*" für jede Gallenblase zu berücksichtigen, die einmal einen Entzündungsprozeß durchgemacht hat: Die latent gewordene oder chronisch inaktiv obsolete Entzündung flackert wiederholt von neuem auf, etwa nach einer Streptokokkenangina oder einer „Fokal Infektion", nach einer Pneumonie oder auch bei einer sterilen Fieberreaktion, wie etwa einer ausgedehnten Hautverbrennung (z. B. nach einer Insolation) oder einer Reizkörpertherapie. Es sind wohl vorwiegend chemische Agenzien, körpereigene Eiweißzerfallsprodukte, die auch beim Infektfieber Umstimmungen hervorrufen, dort besonders, wo eine Sensibilisierung in Form der Entzündungsbereitschaft von früher her besteht. So wäre die Gallenblase als Locus minoris resistentiae aufzufassen, wenn sie schon früher, selbst vor Jahren, einmal befallen war. All dies entzündliche Geschehen überdeckt sich oft mit der Cholelithiasis, ist aber auch ohne jeden Stein möglich, wie sich Steine während dieser Schübe auch leicht bilden oder mit neuen Schichten umgeben können. Ein numerisch besonders großes Kontingent stellen die leichten Cholecystitiden in dieser Gruppe dar, oft mit atypischen, relativ geringen Symptomen, als „*latente*" oder „*larvierte*" *Cholecystopathien*, aus denen nie schwere Formen hervorgehen müssen, aber stets hervorgehen können — ein großes Feld der Fehldiagnosen sind diese leichten Cholecystopathien, oft mit gynäkologischen Affektionen verwechselt.

Als *dritter Geschehenskreis,* sich meist mit Cholecystitis oder Cholelithiasis überdeckend, oft genug nur mit einer von beiden, aber auch mit Frauenkrankheiten kombiniert, spielt die „*Stauungsgallenblase*" eine jetzt mehr beachtete Rolle. Seltener grob mechanisch hervorgerufen durch Knickung oder Krümmung der aus der Gallenblase hinausführenden Wege insbesondere des Cysticus, häufiger auf der Basis der „*Dyskinesie*", d. h. von Betriebsstörungen im Entleerungsspiel des Hohlmuskels, dem zwei Sphincterapparate zugeordnet sind, der Collumcysticussphincter und der Sphincter Choledochi, dessen distaler Teil in der Papilla Vateri selbst gelegen, als Sphincter Oddi bezeichnet wird. Die neuromuskuläre Innervation muß als vagisch innerviert die Sphincteren öffnen, wenn der Hohlmuskel sich tonisch zusammenzieht, stärkere Vagusreize lassen aber die Sphincterensperre eintreten, gegen die sich dann die Gallenblase unter vermehrtem Tonus vergeblich kontrahiert, Tenesmen entstehen, etwa wie bei der Harnblase. Auf Sympathicusreiz erschlafft der Hohlmuskel und die mangelnde Kontraktion kann ebenfalls im Gegensatz zur „hypertonischen Stauungsgallenblase" mit Muskelhypertrophie, zur „atonischen Stauungsgallenblase" mit Muskelatrophie führen. So sind neuromuskuläre Momente maßgebend für die Dyskinesien der extrahepatischen Gallenwege (WESTPHAL), sie mögen isoliert, als reine Funktionsstörungen bestehen, dann wenn der Entleerungsreiz übersteigert einsetzt, etwa nach einer reichlichen Fettmahlzeit, sie werden aber meist das Resultat eines Organs sein, das sich bereits in einem Reizzustand befindet, etwa wie die Tenesmen bei einer Cystitis der Harnblase oder bei einem Organ, das durch Fremdkörper in Entleerungsschwierigkeiten versetzt ist, also in Verbindung mit Cholecystitis oder Cholelithiasis („Cholecystopathia spastica" SCHMIEDENS). Daß die Methode der Duodenalsondierung hier Unterscheidungsmöglichkeiten gestattet, wurde bei der Untersuchungstechnik gestreift. Magnesiumsulfat, Öl, Pepton im Duodenum sind Entleerungsreize, vom Blutwege her ein Produkt des Hypophysenhinterlappens (Hypophysin, Pituitrin). Systematisch angewandt, aber auch kritisch, gestattet Subtildiagnostik die seltenen reinen Dyskinesien abzugrenzen von entzündlichen Zuständen durch den Nachweis des Gallenblaseninhaltes (Leukocyten, Epithelien, Cholesterintafeln, Bakterien, Flagellaten) oder den Nachweis von Ventilverschlüssen, indem die kondensierte dunkle Blasengalle mittels der Sonde nicht zu gewinnen ist, obzwar die Gallenblase sich durch ein Kontrastmittel als gefüllt durch Röntgendarstellung erweist und dennoch sich nicht entleert. Aber die nicht konzentrierte Blasengalle kann auch auf einer Insuffizienz der Kondensationsfunktion der Gallenblasenschleimhaut beruhen (Unfähigkeit der Rückresorption von Wasser) oder die Leber selbst liefert eine Galle, die in der Zusammensetzung abnorm ist, kondensationsunfähig, wie oft etwa bei Cirrhosen (Dyscholie), oder farbstoffreich: pleiochrom. Daß solche Dyscholien namentlich in bezug auf die stereoisomere Wandlung der Sterine (Cholesterin) wesentlichstes Moment sein können zur Steinentstehung (WINDAUS), das skizzierte der allgemeine Teil im Sinne einer Stoffwechselstörung, einer „Diathese". Man überwerte nicht die Duodenalsondierung zur Aufstellung eines starren Schemas aus einmaligen Einzelergebnissen.

Zusammenfassend sollte aufgezeigt werden, daß, wie bei der Leber, auch bei den extrahepatischen Gallenwegen die Ordnung in ein nosologisches System nach Kategorien am Krankenbett notwendig ist, daß aber pathogenetisch auch hier die scharfe Grenzsetzung versagt und die Überschneidungen der Geschehenskreise etwas ganz anderes sind wie Kombinationen von mehreren verschiedenen Krankheiten, nicht Summation, sondern miteinander eng zusammenhängende pathogenetische Verhaltungsweisen, die nur aus dem praktischen Bedürfnisse heraus zu den Einteilungsformen führen: Cholelithiasis, Cholecystitis, Dyskinesie mit Stauungsgallenblase, Dyscholie. Deshalb sind die „reinen" Fälle die selteneren, die Kombinationen nicht zufällige, sondern pathogenetisch nicht nur häufige, sondern wesentliche, wenn man das Kommen und Gehen betrachtet. In der Tat kann der Stein völlig reizlos im Reservoir liegenbleiben, so gut wie nie sich auflösen, man spricht vom „Gallensteinträger", die Entzündung kann vorübergehend, ja oft dauernd verschwinden und erst recht die reine Dyskinesie ohne jeden Befund vergehen, so sind die Remissionen, Reaktivierungen, aber vor allem *die Spontanheilungen enorm häufig,* was therapeutische Optimisten so gern verkennen: Die meisten Cholecystopathien heilen, der Steinbefund des Obduzenten ist häufigster belangloser Nebenbefund einer Sektion, oft ist jede aktive Therapie zu unterlassen, um Ruhe zu schaffen: Nur Diät, Kataplasmen, Belladonna, Ruhe, während schon Trinkkuren mobilisieren.

II. Spezielle Nosologie.
A. Die Erkrankungen der Leber.
I. Die diffusen Hepatopathien.
1. **Der Icterus simplex („catarrhalis") —, als akute ikterische diffuse Hepatopathie.**

Es ist nach dem oben Ausgeführten zu betonen, daß hier eine Krankheitseinheit weder in ätiologischer Beziehung vorliegt, noch in der klinischen Verlaufsform, dennoch haben wir praktisch in der speziellen Nosologie die alte Abgrenzung aufrechterhalten, weil eine reguläre, d. h. häufige Verlaufsform zu verzeichnen ist, bei der wir übrigens simplex und catarrhalis stets als gleichbedeutend verwenden wollen.

Nach Prodromalerscheinungen „dyspeptischer" Art, Appetitlosigkeit, Übelkeit, evtl. Erbrechen, auch Durchfällen, Druckgefühl im Oberbauch, vielleicht eher Allgemeinerscheinungen wohl hepatotoxischer Art, Kopfschmerzen, Kopfdruck, Müdigkeit, Verstimmtheit tritt meist nach ganz wenigen Tagen plötzlich die Gelbsucht in Erscheinung, steigert sich in einigen Tagen bis zu intensiv frischgelber Farbe der Haut, nicht selten zuerst an den Skleren entdeckt, die Stühle werden hell, oft vollkommen acholisch, so daß sie selbst auf Zusatz oxydierender Substanzen (rauchende Salpetersäure) keinen gelbbraunen Farbton mehr aufzeigen. Auch völlig farblose Stühle können also noch Bilirubin enthalten, es läßt sich dann auch nachweisen mit der GMELINschen Probe oder der Sublimatprobe, der Eisenchloridreaktion oder mittels Trichloressigsäure. Der Urin wird dunkel, ja bierbraun mit stärkster positiver Bilirubinreaktion, die Leber zeigt sich oft mäßig vergrößert mit plumpem Rande, in der Konsistenz vermehrt und ist etwas druckschmerzhaft, nicht selten tritt gleichzeitig eine eben nachweisbare Milzvergrößerung auf. Durch die Duodenalsondierung wird oft noch ein helles („dyscholisches") Lebersekret gewonnen, nicht nur weil die dunkle Galle aus der Gallenblase bald entleert ist. Die Lebergalle kann sogar völlig fehlen, die Lebersperre für die Gallensekretion wurde total, aber die „Sperre" ist nicht eine mechanische, sondern eine Entgleisung der Galle in Lymphspalten und Blut durch Destruktion des Leberparenchyms. Nicht selten schwinden mit dem Ausbruch des krassen Ikterus (gelb wie früher ein Postwagen oder ein Kanarienvogel) die subjektiven Beschwerden erheblich, oder es stellen sich in Form quälenden Hautjuckens bis zur Schlaflosigkeit neue Klagen ein, es kommt zur Bradykardie (Wirkungen der Gallensäuren), der Appetit wird meist schlecht, manchmal besteht Anacidität des Magensaftes. Im Harn fehlt Urobilin und Urobilinogen, gelegentlich subfebrile Temperaturen; so dauert der Zustand mindestens Tage, nicht selten viele Wochen (6, ja bis 12 Wochen und mehr), bei längerer Dauer wandelt sich der frische gelbe Ton in einen graugelben, der Kranke nimmt oft hochgradig ab, wohl nicht nur durch die mangelhafte Fettausnutzung der Nahrung (weil die gute Emulsion der Fette im Dünndarm durch die ausbleibende Oberflächenwirkung der Gallensäuren fehlt), die Ketonkörper, aus dem Abbau der Fettsäuren (Fettstoffwechsel), speziell die β-Oxybuttersäure, sind im Blute gelegentlich vermehrt (nicht im Harn) und andere Substanzen weisen auf Störungen im Kohlehydrat- und Eiweißstoffwechsel der Leber hin (Aminazidurie, cyclische Komplexe des Eiweißmoleküls). Zwischen gutem Allgemeinzustand und hochgradiger Mattigkeit, ja leichter Trübung des Sensoriums finden sich alle Grade. Langsamer als sie kamen, gehen in der Regel die Erscheinungen zurück, die Stühle enthalten wieder Derivate des Gallenfarbstoffs (Stercobilin usw.) und im Harn tritt Urobilin auf, als Zeichen, daß die Reduktion des wieder in den Dünndarm gelangenden Bilirubins durch die Bakterienflora im Dünndarm wieder eingesetzt hat. Die Haut wird heller, die Lebervergrößerung verschwindet oft spät oder auch nie, mit der Duodenalsonde wird bald eine besonders bilirubinreiche Galle gewonnen, weil der in den Geweben, besonders der Haut retinierte Gallenfarbstoff nach Aufhebung der intrahepatischen Entzündung überschießend ausgeschieden wird, aber noch manche Tage, selbst Wochen vergehen, bis die Gelbsucht ganz verschwunden ist, der Harn keinen Gallenfarbstoff mehr enthält und die Faeces völlig normale Beschaffenheit, auch gute Fettausnützung zeigen. Ein latenter Ikterus (erhöhter Bilirubinspiegel im Plasma) kann noch verbleiben, ebenso Urobilinogen im Harn. Nicht immer ist der Kranke dann völlig beschwerdefrei; dyspeptische Beschwerden, Druck im Oberbauch, allgemeines Unbehagen können mehr oder weniger lange andauern, eine Reihe von subtilen Funktionsproben der Leber keine befriedigend, deuten das Fortbestehen eines latenten Leberschadens an, der oft nach Monaten, seltener nach Jahren noch erweisbar bleibt ja zur Cirrhose führen kann.

Pathogenese. Die alte Anschauung, daß eine extrahepatische Sperre der Anfang des Leidens ist, der verschließende Schleimpfropf in der Papilla Vateri RUDOLF VIRCHOWS, als Ausdruck eines gastroduodenalen Katarrhs, kann nicht mehr anerkannt werden, auch nicht in Form primärer entzündlicher Schwellung der extrahepatischen Gallenwege, die sich intrahepatisch fortsetzt. Man versucht so dem Ausdruck Icterus catarrhalis eine Sonderberechtigung zu lassen, neben dem Icterus simplex, eine historische Belastung, oder gar den Icterus simplex als Cholangitis, als bakterielle intrahepatische ascendierende Invasion generell anzusehen. Auch die Gallenthromben in den Gallenwegen, welche die intrahepatische Sperre erklären und proximal zur Zerreißung der feinsten Gallengänge führen sollten (EPPINGER), sind immer sekundäre Bildungen. Die Gallenthromben haben also auch nach Ansicht von EPPINGER keine Bedeutung für die Entstehung des Ikterus, sondern sind Gerinnungsprodukte im destruierten Lebergewebe. Wohl begründet ist nur die Lehre, daß eine offenbar kleine Gruppe dieser Krankheit auf entzündlichen ascendierenden Prozessen infektiöser Art in den feinsten Gallengängen beruhen kann („Cholangie" UMBERs, besser als Cholangiolitis aufzufassen). Daß von dorther die epitheliale Leberzelle auch erreicht werden kann, ist nicht zu bestreiten, häufiger ist die Capillaritis als akute seröse Hepatitis.

Es weisen die wenigen anatomischen Kontrollen darauf hin, daß ein destruierender Parenchymschaden doch meist dem Icterus simplex zugrunde liegt, keineswegs nur von den intrahepatischen Gallenwegen aus, gerade auch auf dem Blutwege sind Noxen mit und ohne Infekt sehr wohl imstande, das Lebermesenchym zu erreichen. Neben der infektiösen Natur vieler Fälle, die, wenn sie epidemisch auftreten, geradezu berechtigen, eine Gruppe als „Icterus infectiosus" mit infektiöser Milzschwellung abzugrenzen, ist dies bei sporadischen Fällen nur zulässig, wenn wenigstens eine Ansteckung weniger oder *eines* anderen Menschen nachweisbar wird. Manche Autoren wollen den Namen Icterus infectiosus für die WEILsche Krankheit reservieren, das ist deshalb nicht zulässig, weil fraglos Hausendemien oder Endemien in eng benachbarten Gebieten ja manchmal sogar etwas weiter verzweigte Ikterusepidemien auftreten, die offenbar nichts mit dem gut abgegrenzten Morbus Weil zu tun haben. Es bleibt übrigens bei solchem gehäuften Auftreten noch zu beweisen, daß alle Fälle gerade auch die afebrilen und die ohne Milzschwellung infektiöser Ätiologie sind. Wir halten deshalb die Trennung Icterus infectiosus vom Icterus simplex praktisch klinisch für meist nicht durchführbar. Von alters her rekurriert man beim Icterus simplex auf unbekannte gastrointestinale Noxen, obwohl die Prodromalerscheinungen sicher oft gar nicht eine primäre Gastroduodenitis sind, sondern bereits Ausdruck eines *präikterischen diffusen Leberschadens,* man denkt hierbei jetzt an Fettsäuren bei zu reichlichen Fettmahlzeiten. Ebenso beweist die Häufigkeit eines meist nur schwachen Ikterus bei vielen Infektionskrankheiten (etwa Erysipel, Pneumonie, Sepsis), daß nicht hämatogene bakterielle Invasion, geschweige denn cholangische, sondern auch körpereigener Eiweißzerfall als hepatische, hämatogene Noxen auch für den ausgesprochenen Ikterus beschuldigt werden dürfen. Bei den Infektionskrankheiten findet sich noch eine hämolytische Komponente des Ikterus, wie oben schon betont wurde. Auch dem Icterus simplex geht nicht selten um Tage (oft 10—17 Tage) etwa ein hochfebriler Streptokokkeninfekt, am häufigsten eine Angina, voraus. Es ist bekannt, daß der reticulo-endotheliale Apparat auf blutfremde Substanzen, die körpereigen sein können, entzündlich reagiert. So würden die mesenchymalen Anteile der Leber, insbesondere die KUPFFERschen Sternzellen und die Capillaren in eine Überempfindlichkeitslage geraten, der Icterus simplex ist meist nicht primär eine epitheliale Degeneration (Hepatose), sondern gerade mesenchymale Reaktion (Hepatitis), ,,seröse Entzündung" mit folgender ,,Destruktion" des Leberparenchyms (EPPINGER), Capillarexsudation.

Die **pathologische Anatomie** stützt mit ihren, wenn auch zahlenmäßig nur geringen Befunden, diese pathogenetische Auffassung, daß der Icterus simplex ein entzündlicher Vorgang mit verschiedenen Entstehungsmöglichkeiten ist.

Zwei Gesichtspunkte sind für die anatomische Betrachtung wesentlich: die degenerativen Prozesse an den Leberepithelien, besonders die zentrale Läppchennekrose und die Veränderungen an der Läppchenperipherie am Gefäßbindeapparat und an den Gallengängen. In einer Zusammenstellung von 20 Sektionsbefunden von verschiedenen Autoren zählt ASCHOFF 10mal eine reine parenchymatöse Epithelerkrankung ohne Fieber, also in der Hälfte der Fälle, 3mal interstitielle Entzündung und Parenchymschaden, 3mal Cirrhosen, 3mal eine descendierende Infektion und nur 1mal eine dazu noch fragliche ascendierende Infektion. Man sieht daraus, wie selten ascendierende cholangitische Prozesse vom Standpunkt der Anatomen als Icterus simplex verlaufen, ja, auch wenn man das sammelt, was für UMBER als Cholangie gilt, sind es unter 30 Fällen nur 4 zum Teil bereits mit cirrhotischen Veränderungen, die diesen problematischen Befund aufweisen. Es macht aber RÖSSLE auf ein bisher wenig beachtetes Ödem in den pericapillären Spalträumen aufmerksam. Bei Allgemeininfektion und Intoxikationen (Pneumonie, Scharlach, frischem Typhus, Diphtherie, Malaria) spricht er von akuter, diffuser Hepatitis mit toxischem Ödem. Man sieht dabei die Capillarwände von den Leberzellen wie leicht gebläte Segel abgehoben, zwischen Capillarwand und Leberzellbalken das entzündliche Exsudat. Für RÖSSLE spricht alles dafür, daß wir es also mit einer serösen Hepatitis zu tun haben bei jenem Exsudat außerhalb der Capillarwand, mit Schwellung der Endothelien und Sternzellen und trüber Schwellung der Leberepithelien. Endlich kann es auch hier zur Dissoziation, also der Lösung der Epithelverbände und des Gitterfasersystems kommen, selbst zu den seltenen hämorrhagischen Formen akuter Leberentzündung und hochgradiger Phagocytose durch die Sternzellen. Jüngst hat EPPINGER die seröse Entzündung vom allgemeinpathogenetischen Standpunkt als eine Permeabilitätspathologie breit gewürdigt und dabei speziell auf die Leberveränderungen hingewiesen. Er konnte beim Tier nach akuter Histaminvergiftung oder Allylformiatintoxikation, auch durch Pyrrolderivate, Ansammlung von Plasma innerhalb der DISSÉschen Räume (Ödem), Blutstase im Bereich der Vena centralis und Zerstörung der Leberepithelien, bei chronischer Histamindarreichung schwere degenerative Prozesse, Faservermehrung um die Zentralvenen und Verkleinerung der Acini erreichen. Ähnliche Veränderungen sah er bei menschlichem Icterus simplex (ein Obduktionsfall und eine Probeexcision aus der Leber), und beschreibt als Trias der serösen Hepatitis: Gallenblasenödem, Ödem und Lympherweiterung in den periportalen Räumen und seröse Entzündung innerhalb des Parenchyms. Hierbei spielen die Veränderungen im periportalen Gewebe eine besondere Rolle, EPPINGER hält durch das Ödem eine Kontinuitätstrennung zwischen Leberzellbalken und präcapillaren Gallengängen für möglich, damit ist die Grenze zwischen den Gallenwegen und Lymphgefäßen offen. Man muß beim entzündlichen Ödem, also der serösen Entzündung an Permeabilitätsstörungen der Capillaren denken: die normalen Austauschvorgänge zwischen Blut und Gewebe haben gelitten. Diese werden ja aufrecht erhalten durch hämostatische Kräfte, durch kolloidosmotische Zustände, die für die Diffusion maßgebend sind und durch elektrische Potentialdifferenzen, so rückt der Endothelschaden der Capillaritis in den Vordergrund des Icterus simplex.

Die gerichtete Permeabilität der Membranen, die gewisse Stoffe nur nach der einen, andere nach der anderen Seite hindurchlassen, wird aufgehoben, so daß der Austausch der Elektrolyte geradezu eine Umkehr erfährt. Kalium kann aus den Zellen nun ins Blut hinaus, Natrium aus dem Blut in die Zellen hinein. Solche Störungen dadurch therapeutisch zu beeinflussen, daß man eine kaliumreiche Kost gibt, ist der Versuch einer zu naiven symptomatischen Therapie, denn es muß ja die Permeabilitätsstörung selbst beseitigt werden und diese besteht neben manchem anderen in der Verdichtung der Capillarmembranen, der Verminderung der elektrischen Potentialgefälle. Nur wenn es gelänge, diese Störungen in der Capillarpermeabilität zu beseitigen, wäre die seröse Entzündung selbst vorüber.

Auf die Strukturänderung am Beginn des Endothelführenden Gallensystems hat früher schon ASCHOFF aufmerksam gemacht, er hat die Erweiterung der Ampulle und reaktiv entzündliche Erscheinungen um die feinsten Gallengänge gesehen, er nennt diese Stelle „die Achillesferse" des Lebergewebes. Die Capillarveränderung mit Plasmaaustritt kann wohl nicht nur durch Allylverbindungen, wie sie EPPINGER aus Eiter in sehr geringer Quantität isolierte und im Experiment in großer Dosis verwandte, hervorgerufen werden, sondern sie ist Permeabilitätsänderung durch toxische Eiweißzerfallsprodukte und wohl auch ungesättigte Fettsäureverbindungen. Auch bei nicht infektiösen sog. Eiweißzerfallstoxikosen wie Verbrühungen, Hautverbrennung durch Insolation, Morbus Basedow und manchen Kachexien sowie exogenen Toxikosen durch Alkohol, Äther, Chloroform, Avertin, Arsen, Blei, Atophan, Syntalin und Pilzgifte können wir besonders im Beginn der Störung ein Leberödem mit und ohne Ikterus annehmen. Die Lues im Sekundärstadium ist noch aufzuzählen und nicht zuletzt unbekannte toxische Noxen, wie sie in der Lehre der „intestinalen Autointoxikation" namentlich der französischen Schule eine große Rolle spielen. Es wäre falsch, das von der Dosisfrage allein abhängig zu sehen, die „*Organdisposition*" kann hier entscheidend sein und bei Wiederholung eines Schadens eine immun-biologische allergische Krankheitslage und eine lokale allergische Gewebsdisposition, aber diese Probleme liegen zum großen Teil außerhalb des anatomisch Erfaßbaren. Für die Anatomie genügt die Feststellung, daß der Sammelbegriff Icterus catarrhalis, gleichbedeutend mit Icterus simplex, histologisch nichts Einheitliches ist, daß diffuse und herdförmige Epithelialveränderungen von trüber Schwellung bis zur Nekrose nur ein Teilgeschehen sind, das sich meist sekundär entwickelt, daß vorher das Mesenchym exsudative echt entzündliche Prozesse rein serös oder mit leukocytären, histeocytären und phagocytären Vorgängen zeigt, daß zugeordnet zur Exsudation capillaritische Prozesse vorhanden sind und endlich vorwiegend descendierend und nicht in der selteren ascendierenden Form der Cholangitis oder „Cholangie" auch die Anfangsteile der Gallencapillaren mit ergreifen kann, sogar vitale nicht postmortale Gallengangsthromben entstehen mit darüberliegenden Zerreißungen der Gallengangscapillaren. Für jene beiden Prägungen des „hepatocellulären Ikterus" wie der des „Ikterus durch Destruktion des Leberparenchyms" treffen also auch anatomisch bestätigte wesentliche, recht verschiedenartige Befunde zu. All diese Befunde *allein* dem Icterus simplex zuzuordnen, geht nicht an, schon jener Subikterus bei bekannten Infektionskrankheiten und bekannten Intoxikationen zeigt histologisch ähnliche Befunde, und entsprechend unserer Lehre vom fließenden Übergang der manifest ikterischen, latent ikterischen und anikterischen diffusen und herdförmigen Hepatopathien, abgeleitet aus dem klinischen Erlebnis, muß man zusammenfassend sagen, daß *der Icterus simplex meist eine klinische Krankheitseinheit ist und ihm ein einheitlicher pathologisch-anatomischer Befund entspricht*. Bei den anikterischen Hepatopathien, mögen sie Restzustände ikterischer oder von Anfang an anikterischer Lebererkrankungen sein, würde die gleiche anatomische Beschreibung zutreffen, oft freilich mit weniger krassen Veränderungen. Von diesen Befunden primär, seltener sekundär entzündlicher Reaktion her sind beide Verlaufsweisen gegeben: Der Weg zur anatomischen Restitutio ad integrum, ganz wie bei einer Lobärpneumonie oder einer akuten Nephritis und der Weg zu chronisch entzündlichem Weiterschreiten in kurzer wie langer Zeit, analog der chronischen Pankreascirrhose oder der sekundären Schrumpfniere, als chronischer Nephrocirrhose, also die Möglichkeit, daß schnell, aber auch erst nach sehr vielen Jahren, das Krankheitsbild jener chronischen Hepatitis sich auch histologisch entwickelt, das wir als Cirrhose zu bezeichnen haben, eine sekundäre Lebercirrhose, mag sie gleich als atrophische oder zunächst als hypertrophische einsetzen, hypertrophisch bleiben oder sekundär in die atrophische übergehen, auch die biliären Cirrhosen.

Prognose. Ganz analog ist klinisch beim Icterus simplex die Heilung die Regel, aber latente Hepatopathien bis zum Schlußbild ausgesprochener Cirrhosen können durch einen Icterus simplex eingeleitet sein. Weit seltener kommt es auf der Höhe des Ikterus zur degenerativen Leberautodigestion — akute, subakute Leberatrophie.

Differentialdiagnose. Solche subakute Leberinsuffizienz ist in den ersten Zeiten identisch mit einem harmlosen Icterus simplex. Eine Leberlues im

Sekundärstadium oder ein Salvarsanikterus läßt sich nicht vom Icterus simplex unterscheiden, meist freilich erreicht er nicht die totale Lebersperre für die Gallensekretion. Endlich kann ein Choledochusstein völlig schmerzlos sich einklemmen oder ein anderer Verschluß (Carcinom des Pankreaskopfes seltener der Papilla Vateri) zunächst unter dem Bilde des Icterus simplex auftreten und schwer unterscheidbar sein.

Therapie. Eine „kausale" medikamentöse Therapie kommt nicht in Betracht, erst wenn wieder etwas Galle im Darm erscheint (Faecesfarbe, Urobilinkörper im Harn), kann durch Magnesiumsulfat und „Choleretica" (s. die Therapietabelle) (Decholin) der Gallenfluß gefördert werden, evtl. durch, meist hierbei überflüssige, Duodenalspülungen. Atophan etwa als Ikterosan ist streng kontraindiziert, da es die epitheliale Leberzelle schädigen, sogar Ikterus erzeugen kann. Insulininjektionen mit Traubenzucker scheinen die Erkrankung nicht abzukürzen, sie sind nur in kleinen Dosen 5—10 Einheiten, höchstens $2 \times$ tgl. bei reichlicher Kohlehydratzufuhr erlaubt, wenn Übergang in subakute Atrophie befürchtet wird, etwa bei Trübung des Sensoriums oder sonst schwererem Allgemeinzustand, daß der Wert des Insulinzusatzes zur Traubenzuckerzufuhr durch BRENTANO in Frage gestellt ist oder zum mindesten das Insulin die Speicherung des Glykogens in der Leber nicht vermehrt und vor dem Glykogenverlust der Leber nicht schützt, wurde schon oben erwähnt.

Die Diät stelle leicht verdauliche Kohlehydrate, Zuckerlösungen, Keks, Zwieback, Toast, mehlhaltige Suppen, Reisbrei, Apfelbrei usw. in den Vordergrund. Eiweiß als Milch oder Fleisch, vor allem aber Fette sind zu beschränken, letztere nicht nur, weil sie bei absolutem Ikterus schwer emulgiert werden, sondern weil ihre Spaltprodukte toxisch wirken könnten. Man richte sich für die Fettdosierung (leicht verdauliche, also gut emulgierbare Fette) nach dem Fettreichtum der Faeces, jedenfalls werde der Calorienbedarf in erster Linie von den Kohlehydraten, in zweiter von den Eiweißkörpern, am wenigsten von den Fetten gedeckt. Es bewirkt die Appetitlosigkeit bei langer Dauer fast stets Unterernährung, oft erhebliche Abmagerung.

Heiße Kompressen auf die Lebergegend werden meist angenehm empfunden, bedeuten aber mehr, sie fördern die Leberhyperämie als Heilmittel. Gegen den Juckreiz Atropin, Einreibung mit Mentholsalbe, Mentholöl, Mentholspiritus, Kleiebäder, Waschungen mit schwachen Natronlösungen. Für regelmäßigen Stuhlgang sorgen, gute Hautpflege wegen der Kratzeffekte (Gefahr der Pyodermie).

Die meisten Icterus simplex-Kranken gehören ins Bett, da die Krankheit, wenn auch selten, ernste Verlaufsformen annehmen kann, ja meist verlangen die Kranken nach einiger Zeit selbst danach.

2. Latente diffuse Hepatopathien.

Im Gegensatz zu dem „hepatocellulären Icterus", der beide Parenchyme treffend, doch etwas relativ Einheitliches ist, unterscheiden wir noch infektiöse und nichtinfektiöse Schädigungsmöglichkeiten auf Angriffswegen von den feinsten Gallenwegen aus, häufiger von den zwei Capillargebieten her (Vena portarum und Arteria hepatica), die auch zu epithelialen Prozessen und mesenchymalen führen, ohne daß man sie zum Icterus simplex rechnen kann. Wir stellen neben den so komplizierten Vorgang des sog. Icterus simplex *die leichten diffusen, latent ikterischen und anikterischen Hepatopathien.* Führt uns bei den latent ikterischen noch immerhin in der Klinik der Bilirubinspiegel des Plasmas, so ist bei den anikterischen Formen mehr *die Vermutung* eines latenten Leberleidens vorliegend, während die Erweisbarkeit oft mangelhaft bleibt. Es ließe sich vieles wiederholen, was von der problematischen Einheit des Icterus simplex gilt. Man soll bei dyspeptischen Erscheinungen und anderen subjektiven Klagen, die nach einer Autointoxikation aussehen, an die Möglichkeit eines leichten diffusen, chronischen Leberschadens denken, der erhöhte Bilirubinspiegel kann die Vermutung stützen, auch ohne diesen eine etwas vergrößerte druckschmerzhafte Leber, wobei freilich eine Stauungsleber als Frühsymptom kardiovasculärer Insuffizienz ausgeschlossen werden muß. Subtildiagnostik kann hier entscheiden, etwa wenn Funktionsproben der Leber, namentlich mehrere gleichzeitig pathologische Reaktion erweisen; mangelhaft sind dennoch jene Funktionsprüfungen der Leber, denn eine intakte Funktion kann selbst ein erheblich verändertes Organ, das nur herdförmig befallen ist, noch aufbringen. Ikterus in der Vergangenheit vermehrt den Verdacht, aber auch eine Cholecystopathie. Haben doch Chirurgen bei Gallenblasenoperationen oft durch eine Probeexcision an der Leber erwiesen, daß sehr häufig epitheliale und mesenchymale Leberveränderungen bei älteren Cholecystopathien mikroskopisch zu beweisen sind, nicht nur solche cholangitischen Charakters. Freilich sagt ein Befund am excidierten Leberrand zu wenig aus über das ganze Organ. Die Probe auf Urobilinogen (Aldehydreaktion im Harn) ist zwar so häufig positiv, noch häufiger die auf Urobilin, daß sie den Einen zu wenig besagt, uns bestätigt sie, wie ungemein häufig die Leber bei Allgemeinkrankheiten in Mitleidenschaft gezogen ist. Das gilt noch mehr als von den Cholecystopathien von Infektionskrankheiten, die in hochfebrilen Phasen selten diese Harnbefunde vermissen lassen. In derselben Linie wie die „biliöse Pneumonie" der alten Autoren liegen ikterische, latent ikterische und anikterische Leberschäden offenbar bei sehr vielen febrilen Zuständen vor. Bei Glykogenschwund, nach Hungertagen oder erschöpfender Muskelarbeit, z. B. beim Schnapstrinker, wenn er gleichzeitig hungert, zeigen sich besonders solche verkappte Leberschädigungen, die nur manchmal durch subtile Funktionsproben nachweisbar sind und auch völlig anikterisch verlaufen können. Selbst beim Duodenalulcus sind latent ikterische und anikterische Hepatopathien keine Seltenheit (parallel gehende entzündliche Reaktionen?). Die Klinik muß sich resignieren, nur die Fälle anzuerkennen, die erweisbar sind, im Bewußtsein, daß mit der Verfeinerung der Methodik die Diagnose der latenten Hepatopathien an Zahl die manifest ikterischen immer mehr übertreffen wird. Noch führt uns vorwiegend die Anamnese zum Verdacht: Es sind häufig Klagen, die der latenten Cholecystopathie und der latenten Gastritis fast gleichen, oft besteht ja auch gleichzeitig ein Magenkatarrh mit Hyperacidität, noch öfter ist er sub- und anacide, seltener besteht auch eine Cholecystitis, von der etwa ascendierend der Leberschaden seinen Anfang nahm. Aber auch bei gesundem Magen und intakter Gallenblase spielen sog. dyspeptische Beschwerden bei den latenten Hepatopathien eine große Rolle: Die Appetitlosigkeit, bis zur Übelkeit, der schlechte Geschmack im Mund steht oft im Vordergrund, Widerwillen gegen Fett oder Fleisch, ein Druckgefühl im Epigastrium und rechts davon, eine Empfindung der Völle im Oberbauch. Meteorismus, auch nur Blähungsbeschwerden finden sich meist erst verbunden mit einem deutlichen Tastbefund, wohl schon als Ausdruck des Meteorismus bei portaler Stauung, Störungen der Colonfunktion, Obstipation wechselnd mit Durchfällen, gelegentlich an 1—2 Tagen ein auffallend heller Stuhl, also vorübergehender Gallensekretionsnachlaß, ohne daß es zum Ikterus kommt, der wohl beim Menschen — wie im Tierexperiment die Hepaticusunterbindung — eine längere Gallenstauung voraussetzt, wohl 2 Tage und mehr. Man kann mit EINHORN von einer „Leberacholie" sprechen und die Hemmung oder Aufhebung der Gallenexcretion für solche kürzere Zeit wirklich nachweisen.

Manchmal zeigt schon die Anamnese, daß selbst Jahre nach einem überstandenen Ikterus die Kranken subjektiv nie mehr ganz gesund geworden sind: Neben den lokalen dyspeptischen Zuständen, Abgeschlagenheit und Arbeitsunlust, selbst Kopfschmerzen, depressive Stimmungen, auch das Auftreten besonders dunkler Stühle periodisch, die Poussées der französischen Schule, als Frühsymptom der Lebercirrhose, werden schon bei diesen latenten Hepatopathien, die keineswegs Präcirrhosen sind, da sie auch völlig ausheilen können, viele solche Hinweise beobachtet, die nicht streng beweisend sind. Regelung des Stuhles und Decholinmedikation beseitigt oft völlig diese Klagen, auch hört man nicht selten von starkem Durst (die Leber als Regulator des Wasserhaushaltes), Alkohol wird schlechter vertragen als früher, es besteht oft ein Verlangen nach Mehlspeisen und Süßigkeiten im Sinne der instinktiv glücklichen Auffüllung labil gewordener Glykogenvorräte. Trotz des Atypischen dieser Klagen liegt für den Interessierten doch ein Hinweis vor, gerade die latente Hepatopathie diagnostisch wesentlich in Betracht zu ziehen, bei solchen subjektiven Angaben. Als weitere Stützen zählen wir auf: einen positiven Palpationsbefund, den erhöhten Bilirubinspiegel oder Funktionsproben, die dadurch verfeinert werden, daß man die Leber vor erschwerte Aufgaben setzt, sei es durch Vortage mit Kohlehydratkarenz oder mit Mehrforderung an Bilirubinelimination durch intravenöse Bilirubinzufuhr. Weitere Stützen liefert die Vorgeschichte (Ikterus, Cholecystopathie, gehäufte Infekte, Lues, Tuberkulose oder Narkosen). Das häufige Denken an diese verkappten (larvierten) Leberschäden wird, mit sachlicher Kritik verbunden, die Annahme solcher Zustände erheblich vermehren, analog etwa der modernen Gastritislehre oder der Lehre von den larvierten Cholecystopathien und hat prophylaktischen Wert.

Die pathologische Anatomie läßt uns hier noch mehr im Stich wie beim Icterus simplex, bis auf jene Probeexcisionen der Chirurgen, die freilich nur vom Leberrand gewonnen sind — das Diffuse des Leberschadens also nicht erweisen, sonst gilt das anatomisch beim Icterus simplex Gesagte.

Die Prognose ist nicht allgemein zu formulieren; handelt es sich um frische Restzustände nach einem Icterus simplex, erfolgt meist relativ schnelles spontanes Abklingen, das gleiche gilt, wenn bei einem akuten Fieberzustand es gar nicht erst zum Ikterus kam. Mit dem Aufhören der sog. „Rekonvaleszenz", die nichts ist wie restierendes leichteres Kranksein, wird der Leberschaden meist abklingen. Eine kleinere Gruppe bleibt aber zurück, bei der noch nach Monaten, selbst Jahren Beschwerden, auch objektive Symptome, ein Persistieren andeuten. Neben dem stationären Beharren können, besonders wenn neue Schäden die Leber gehäuft treffen, sich unmerklich cirrhotische Prozesse vorbereiten. Im ganzen wird man häufig mit der Reparation zu rechnen haben, selbst wenn sie anatomisch manchmal keine vollendete ist, wie bei der Mitbeteiligung der Leber an Cholecystopathien.

Differentialdiagnostisch kommt neben der kardiovasculären Stauungsleber sehr erheblich die Fettleber in Frage, dann erst die Leberlues und frühe Stadien der Cirrhose, die aber in fließendem Übergang zu jenen diffusen Hepatopathien zu sehen sind, welche ja Initialstadien der Cirrhose sein können. Endlich die Cholecystopathien, bei denen die mehr oder weniger spärlichen Lebererscheinungen Teile des Gesamtgeschehens sind.

Die Therapie ist zum wesentlichen Teil Prophylaxe im Sinn der Vermeidung der Häufung neuer Schäden im Bereich des Möglichen, d. h. keine überflüssige Narkose, Mäßigkeit im Alkohol, Schutz vor Infekten (etwa Tonsilektomie bei Neigung zu Streptokokkenanginen, auch in der chronischen Form der Tonsillarpfröpfe, Zahnbehandlung, aber beides mit kritisch zurückhaltender Indikationsstellung, Behandlung der Cholecystopathie [s. dort]).

An aktiver Therapie erfordern eher die akuteren Schäden ein Handeln, ganz analog der Behandlung des Icterus simplex (s. dort über Diät, Kataplasmen und die übrige Therapie). Sonst mögen wiederholte Kuren, etwa in Karlsbad, Mergentheim, Neuenahr, Vichy oder häusliche Brunnenkuren wie bei den Cholecystopathien (s. dort) angezeigt sein.

3. Die Fettleber.

Kein Zweifel, daß die „Fettleber" unter den diffusen Hepatopathien in der Klinik vernachlässigt wird. Es scheint uns richtig, sie als eine Art *Zwischenstadium* einzureihen, indem zwischen den leichten diffusen Hepatopathien und den Cirrhosen vom *allgemeinen* nosologischen Standpunkte aus sie als eine Art mittlerer Zustand angesehen werden kann, der wohl auch zu den ihr gelegentlich folgenden subakuten und akuten Hepatopathien Beziehungen hat. Das leuchtet beim Alkoholiker am besten ein, bei ihm gerade findet sich häufiger die Fettleber, während der chronische Alkoholismus dann im weiteren Verlauf die typische Cirrhose aufweisen kann. Pathogenetisch erfährt ferner das Zustandsbild eine Klärung dadurch, daß die Fettleber beim Diabetiker häufig ist. Hier wissen wir, daß die mangelnde Fähigkeit zum Glykogenaufbau und zur Glykogenfixation eine Fettspeicherung der Leberzelle zur Folge hat. Offenbar tritt gewissermaßen vikariierend an die Stelle der Kohlehydratstörung der Leberzelle deren Fettreichtum. Die epitheliale Leberzelle nimmt weit mehr Fett als in der Norm auf, solche Lebern enthalten statt des normalen Wertes von 3—5% bis zum Zehnfachen, also 30—40% Fett. Wenn endlich gerade bei Infektionskrankheiten sich häufig die Fettinfiltration findet, bei septischen Erkrankungen und auch bei Vergiftungen, die, wenn sie schwerer sind, zur akuten gelben Leberatrophie führen können, etwa Phosphor und Arsen, und auch bei chronischer Intoxikation der Phthise einerseits und der Carcinomkachexie andererseits sehr oft Fettlebern gefunden werden, so scheint das alles darauf zurückführbar, daß die Leber als Zentralstätte in der Regulierung der assimilatorischen und dissimilatorischen Vorgänge der organischen Nahrungsstoffe so reguliert, daß sie *in erster Instanz* für den „Betriebsstoff des Lebens" (MACLEOD), die Kohlehydrate, also besonders den Traubenzucker, Speicher (Glykogen) und Lieferant ist. Verliert die Leberzelle diese so wichtige Funktion, bei Schädigungen, die sie treffen, so bestreitet sie energetisch den Körperhaushalt mit jenem Reservematerial, das als die Betriebssubstanz *zweiter Instanz* aufgefaßt werden kann. Die Depots, welche dem Organismus außer den in der Quantität immerhin beschränkten und schnell angreifbaren Glykogenreserven zur Verfügung stehen, sind die sehr viel beträchtlicheren Fettreserven; sie ruhen für gewöhnlich im Fettgewebe, wandern nun in größeren Mengen zur Leber hin und erfüllen dort die Epithelzelle, so wird jener Mangel ersetzt durch die Fettreserven, mit denen die Leber sich anfüllt. Faßt man die Fettsucht meist analog dem Diabetes ebenfalls als intermediäre Stoffwechselstörung auf, so ist hier die Neigung des Fettgewebes, das Nahrungsmaterial, insbesondere die Kohlehydrate stärker an sich zu ziehen und in der Fettzelle aus dem Glykogen Fett in großer Menge zu bilden, „lipomatöse Tendenz" ein Wesentliches im Vorgang der Fettsucht, mindestens solange das Fettgewebe zunimmt. Auch dieser Vorgang entzieht der Leberzelle Glykogenvorräte, auch hierbei tritt dann an die Stelle relativer Glykogenarmut die Fettanreicherung in der Leber und deshalb finden wir auch beim Fettsüchtigen die Fettleber —, über die einfache Fettmast der Leber ist später zu reden. Wird die Leberzelle toxisch geschädigt, Alkohol, Phosphor, Tuberkulose-, Carcinomintoxikation, Sepsis, oder ist die Blutströmungsgeschwindigkeit besonders verlangsamt (Stauungsfettleber bei Kreislaufdekompensation), so prävaliert auch hier das Moment der Fettspeicherung, welches gewissermaßen antagonistisch dem Versagen derjenigen der normalen Glykogenspeicherung wegen Schädigung der Leberzelle gegenübersteht. Unter den Gesichtspunkten der hier skizzierten Theorie, die ähnlich, wie es im allgemeinen Teil schon ausgeführt wurde, die einzelnen Funktionen in der Verarbeitung des organischen Nahrungsmaterials von seiten der Leber nicht isoliert ansieht, sondern als korrelative Funktionen und als Ausdruck sich gegenseitig ersetzender Regulationen, sollte gerade jener Zustand der Fettleber als ganz wesentliches, durchaus noch nicht wirklich geklärtes Problem im Sinn der klinischen funktionellen Pathologie der Leber angesehen werden.

In einem krassen Gegensatz hierzu steht, daß in der Klinik die Fettleber eine geradezu untergeordnete Rolle spielt, man muß sich darauf beschränken, ihr Vorhandensein aufzuzählen bei den erwähnten Krankheiten, zu denen vor allem noch alle erheblichen Anämien gehören, stellt an Symptomen lediglich fest, daß ein vergrößertes Organ mit glatter Oberfläche vorliegt, aber weil die Konsistenz in der Regel kaum vermehrt, ja gelegentlich vermindert ist, entzieht sie sich oft bei der Palpation überhaupt dem Nachweis und ist dann manchmal nur besonders durch leiseste Perkussion (Schwellenwertsperkussion) noch eben erweisbar, eher ist sie festzustellen, wenn bereits cirrhotische Prozesse gleichzeitig laufen (cirrhotische Fettleber).

Pathologisch-anatomisch erscheint die acinöse Zeichnung verschwommen, die Leberzellen sind strotzend mit großen und kleinen Fetttropfen erfüllt, eine scharfe Grenze gegenüber der sog. degenerativen Fettinfiltration ist nicht zu ziehen, weil auch hier, nicht wie man früher glaubte, die Fetttröpfchen aus dem Eiweiß des Protoplasmas entstehen, sondern an Stelle des schwindenden Protoplasmas durch Infiltration von außen her das Fett einwandert. Stärker freilich ist wohl bei der Degeneration das Vorhandensein der sog. Edelfette (Lecithin, Cholesterin), also der Lipoide, aber ein durchgreifender Unterschied zwischen der Dekomposition der Epithelzelle im Sinne jener Lipoidanreicherung und der einfachen Fettinfiltration läßt sich noch nicht durchführen.

Es wäre einseitig, nur den Kohlehydrat- und Fettstoffwechsel im Auge zu haben, innig mit ihm verflochten ist selbstverständlich auch der Eiweißaufbau und -abbau, ja auch die Fettbildung aus Eiweiß ist Problem und sicher greift der Schaden des Leberparenchyms in erster Linie am Protoplasma der Leberzelle an und so auch an ihren Eiweißvorräten. Erst die Zukunft wird unter Vertiefung der chemischen Einzelvorgänge, die die Grundlage dieser Veränderungen sind, jene Verflechtung in den Funktionen des Eiweiß-, Kohlehydrat- und Fettstoffwechsels der Leberzelle als gegeneinander einregulierte Funktionen erweisen können, auch die *Glykogen-Speicherkrankheit*, eine Rarität, die im Kindesalter auftritt, ist vorläufig nur aufzuzählen, hier sind die Leberepithelien strotzend mit Glykogen gefüllt.

Solange nur eine Fettleber besteht, sind Funktionsstörungen der Leber offenbar nicht erweisbar und doch ist es schon ein gegen die Norm verändertes Verhalten im Stoffhaushalt der epithelialen Leberzelle. Für den Einzelfall kann von einem eigentlichen Kranksein noch kaum gesprochen werden vom Standpunkt der *speziellen* Nosologie. Von dem aber der *allgemeinen* Nosologie gehört auch die Fettleber in die leichten diffusen Hepatopathien und kann als Zwischenstadium angesehen werden, das sich vor die hämatogenen Cirrhosen, wenn auch keineswegs regelmäßig einschaltet, auch braucht niemals aus der Fettleber die Cirrhose hervorzugehen und der „Zustand" der Fettleber ist reversibel. Endlich ist die harmloseste Form der Fettleber wohl diejenige, die nichts ist wie ein Ausdruck der Mast; man denke etwa als Analogie an die Fettleber der Gans, wie sie für die Fabrikation der Gänseleberpasteten lediglich durch exorbitante Mästung bei Bewegungsbeschränkung regelmäßig erreicht wird.

Damit ist für die **Prognose** wie für die **Therapie** das Wesentlichste ausgesagt. Wenn wir die Fettleber in der Klinik überhaupt erkennen, ist die Frage aufzuwerfen, auf welchen Schaden sie zurückzuführen ist; je nachdem ob nur Mast, ob ein exogener (am häufigsten Potus!) oder endogener toxischer Schaden vorliegt, wird man diesen, wenn möglich, nicht weiter einwirken lassen und kann andererseits durch Traubenzucker dafür sorgen, daß die Glykogenspeicherung wieder in den Vordergrund tritt und damit die Fettspeicherung der Leber zurückgeht. Eine so eingestellte Therapie wäre gleichzeitig auch eine Prophylaxe der Cirrhose, die, wie gesagt, nicht notwendige, aber mögliche Weiterentwicklung einer Fettleber sein kann.

4. Die akute und subakute Leberatrophie (akute Leberinsuffizienz) als schwere diffuse Hepatopathie.

Zwar kann man von akuten Hepatopathien auch sprechen bei jenen Formen, zu denen auch der Icterus simplex gehört. Hier aber ist die schwere Form der Leberschädigung im Sinne des Zusammenbruchs der Leberleistung im Zusammenhang mit der anatomisch hochgradigen Degeneration, Autolyse, Selbstverdauung des Leberparenchyms gemeint.

Im klinischen Verlauf kann aus voller Gesundheit der Zustand akut einsetzen, kein Stadium einer Lebervergrößerung im Sinn eines leichteren diffusen Leberschadens oder einer Fettleber wird zuvor erkennbar. Die klinischen Symptome konstatieren sofort auch nach anfänglicher Vergrößerung eine schnell zunehmende Verkleinerung des Organs. Statt der Leberdämpfung findet sich im rechten Oberbauch der tympanitische Perkussionsschall des Darms, es tritt Ikterus, meist nur mäßigen Grades, auf, das *Sensorium* ist schwer gestört, von abnormer Schläfrigkeit zur Benommenheit und zum komatösen Zustande mit vollkommener Bewußtlosigkeit verläuft eine Linie, dazwischen Erregbarkeitszustände, Delirien, Konvulsionen. Innerhalb von einer Woche, selbst in noch weniger Tagen kann es schon zum Tode kommen, während in anderen Fällen der Prozeß auch 14 Tage bis 6 Wochen, ja noch länger andauert — „akute" und „subakute" Leberatrophie. Erscheint dieses schwerste Krankheitsbild manchmal als primäres (genuine, essentielle Leberatrophie), so wirkt es doch häufiger gerade in den subakuten Fällen als Sekundärkrankheit. Die ältere Auffassung, daß man dann retrospektiv den anfänglich leichteren Zustand falsch beurteilt habe und von Anfang an die subakute Leberatrophie vorlag, ist nun wohl auch von seiten der Anatomen dahin korrigiert, daß eben aus einer leichten diffusen Hepatopathie mit oder ohne Ikterus, wie wir sie oben schilderten, der Umschwung in die so häufig deletäre Form der schweren diffusen Hepatopathie im Sinne jener Atrophie sich vollziehen kann. Wir entwickelten ja in der allgemeinen Nosologie die Möglichkeit dieses fließenden, oft auch recht plötzlichen Überganges. Glücklicherweise vollzieht er sich selten, aber von keinem Icterus simplex etwa kann klinisch mit Sicherheit ausgesagt werden, daß der akute Leberzusammenbruch nicht eintreten kann.

Ja auch die Cirrhosen können noch von diesem Zustande betroffen werden. Von den Symptomen sind außer den Zeichen der hepatischen Autointoxikation, die der sog. hämorrhagischen Diathese anzuführen, die „cholämischen" Blutungen, ferner die toxischen Kollapserscheinungen von seiten des Kreislaufs. Meist findet sich eine mäßige Vergrößerung der Milz, außer nicht obligaten Fiebererscheinungen, wohl vorwiegend durch autolytischen Körpereiweißzerfall, finden sich Untertemperaturen bis zu 35°, im Blut oft eine Eosinophilie.

Im Harn, der stets Urobilin oder Urobilinogen und mehr oder weniger Bilirubin enthält, meist auch Eiweiß, ist der Amino- und Ammoniakstickstoff vermehrt, der Harnstoff vermindert. FRERICHS konstatierte zuerst das Auftreten von Leucin und Tyrosin, im Sediment als Leucinkugeln und büschelförmigen Tyrosinnadeln. Meist sind diese Substanzen erst durch Laboratoriumsuntersuchungen auffindbar (etwa die MILLONsche Reaktion), auch andere aromatische Oxysäuren sind ähnlich dem Tyrosin vermehrt. Die Diagnose läßt sich in der Mehrzahl der Fälle durch diese Harnbefunde stützen, sie sind aber nicht in jedem Moment der Krankheit obligat, ebenso kann auch einmal der

Ikterus fehlen und namentlich im Beginn des Zustandes die Leber sogar vergrößert sein. So steht im Mittelpunkt, der Wichtigkeit nach, ebenso wie dem klinischen Eindrucke nach, *das Bild einer großen Intoxikation,* bei dem in der Regel wir bald, sei es durch voraufgehende Leberkrankheiten, sei es durch diese anderen, nicht obligaten Symptome oder durch die ätiologischen Momente darauf hingewiesen werden, daß die rapid zunehmende Verschlechterung des Sensoriums auf die hepatische Autointoxikation zurückzuführen ist.

Die Bezeichnung als „Intoxikation" ist konventionelle Zusammenfassung. Man sei sich bewußt der ungeheuer großen Zahl von Partiarfunktionen der Leber. So sehr sie zusammen geordnet sein mögen, jede einzelne schon wäre imstande, schwere Störungen im Allgemeinbefinden hervorzurufen. Gewiß hat die Leber eine *entgiftende Funktion,* man denke an Paarungen von aromatischen Substanzen mit den Glykuronsäuren, die als Entgiftungsvorgang anzusehen sind, denke an die Entgiftung des Cyans und seiner aus dem Eiweißzerfall stammenden Nitrile, durch die Bindung an Schwefel als Rhodan, die sich vorwiegend in der Leber vollzieht. Auch eine Fülle von anderen Eiweißabbauprodukten, wenn sie nicht mehr zum Endprodukt des Eiweißabbaues, dem Harnstoff, gebracht werden können, werden giftig wirken. Diese herabgesetzte Leistung der Intermediärfunktion des Eiweißabbaues erscheint als wichtiges Moment im Bilde der hepatischen Autointoxikation: Ammoniak wird nicht mehr im selben Umfang wie in der Norm zur Harnstoffsynthese verwendet, Aminosäuren bleiben beim Eiweißabbau zurück, weil auch sie nicht der Weiterwandlung bis zum Harnstoff unterliegen. Das gilt sicher nicht nur für Leucin und Tyrosin, andere cyclische Komplexe überschwemmen wie diese das Blut, man denke an Derivate des Histidins, auch an Cholin, Histamin, Ptomaine wie Cadaverin, Sepsin usw., so treten auch Albumosen vermehrt im Harn auf. Die „glykogenoprive" Intoxikation von FISCHLER erfaßt einen anderen Teil dieses Vorganges, denn an der Störung ist ja nicht nur der überstürzte autolytische Eiweißabbau beteiligt: Auch die Fähigkeit, dem Organismus Traubenzucker aus den erschöpften Glykogenreserven zur Verfügung zu stellen, hat gelitten, die Wandlung aller organischen Nahrungsstoffe, Eiweiß, Kohlehydrat, Fette ist nicht nur dissimilatorisch, auch assimilatorisch gestört, so auch der Aufbau des Zuckers zu Glykogen, und endlich muß das Auftreten blutfremder Substanzen im Blute oder die quantitative Änderung als zuviel oder zuwenig, nicht nur die Eiweißzerfallstoxikose auch im Säure-Basengleichgewicht die stärksten Forderungen an die Ausregulierung stellen, die schließlich versagt, man denke etwa an den Fettabbau, beim Zuckerabbau an Milchsäureanhäufungen, und denke nicht allein an den Blutspiegel, sondern den noch kaum erforschbaren Chemismus der einzelnen Gewebe und ihr physiko-chemisches Verhalten. Es kann nur angedeutet werden, daß wir kaum nach einem einzelnen Giftstoff zu suchen haben und daß wir ein *ganz komplexes Geschehen* vor uns haben, das in dem Worte „Cholämie" nicht dem Umsturz aller intermediären Stoffumsetzungen gerecht wird und mit dem Worte Intoxikation zu einfach wie auf *eine* vermehrte Giftdosis hinweist. Auch ein Mangel notwendigen Geschehens ist Schaden, so mag der Ausdruck der Zerstörung des Werks (Ergos) der Leber, also der „*Hepatargie*", des hepatargischen Zustandes wohl der glücklichste sein, oder der „*akuten Leberinsuffizienz*", endlich der der „*Leberdekompensation*".

Selten sehen wir bei voll ausgesprochenem Krankheitsbilde einen Stillstand, ja ein Zurückgehen der Symptome, ob die neueste Zeit dank der Insulintherapie doch Fälle zu verzeichnen hat, die sicher zur subakuten Leberatrophie gehörten und in Heilung übergegangen sind, wie es auch spontan früher vorkam, die wirklich eine Rettung bedeuten, ist fraglich, häufig freilich werden Spätfolgen (Cirrhose) dann eintreten, wenn der Kranke die akute Gefahr übersteht.

Die **Pathogenese** berechtigt nicht zu einer scharfen Scheidung zwischen primären und sekundären, auch nicht zwischen akuten und subakuten Leberatrophien. Jedenfalls sind das nur recht äußerliche Kriterien, die dem Einzelfall gegenüber als Einteilungsprinzip fortbestehen dürfen, aber nicht den Anspruch erheben können, generell zu sein. Der klarste Entstehungsmodus — wegen der Analogie zum Tierexperiment — ist die *Phosphorvergiftung,* die bei kleineren Dosen zur Fettleber, bei größeren zu einem experimentellen Bilde führt, das der akuten Leberatrophie klinisch und anatomisch völlig entspricht. Was wir beim Menschen bei der akuten Phosphorvergiftung sehen, etwa nach einem Suicid- oder Abtreibungsversuch, entspricht genau dem experimentellen Bilde, ebenso rufen Pilzvergiftungen (Knollenblätterschwamm [Amanita phalloides], Lorchel [Helvella esculenta], Satanspilz [Boletus satanas]) das typische akute Bild hervor. Auch Arsen, am häufigsten beobachtet nach Salvarsankuren, weiter Chloroform wenige Tage bis zu 14 Tage nach einer Narkose, auch die Avertintodesfälle bei Narkosen gehören zum Teil hierher. Endlich gibt es eine Schwangerschaftstoxikose, die zur akuten Leberatrophie führt, wie ja leichte Leberschäden bei Graviditäten häufig vorkommen (Gestationstoxikosen). Die Syphilis kann sehr selten einmal im Sekundärstadium auch ohne Salvarsan zur akuten Leberatrophie führen (s. dort).

Neben diesen typischen schwersten Leberschäden sind aber bei allen Infektionskrankheiten, besonders der Weilschen Krankheit und beim Gelbfieber Fälle von Leberatrophie beobachtet worden, und unter den Intoxikationen spielt auch Blei und Alkohol eine Rolle. Es bleibt eine erhebliche Gruppe nach, bei der die Annahme einer Entstehung durch Gift hypothetisch ist und endlich — meist mit subakutem Verlauf — erscheint die Leberatrophie wie eine hinzukommende Krankheit beim sog. Icterus simplex, infektiöser und nichtinfektiöser Ätiologie, bei den anderen diffusen Hepatopathien einschließlich der Fettleber und den hämatogenen wie biliären Cirrhosen. Sicher ist neben der Giftdosis und dem Tempo, mit dem diese Giftdosis einwirkt, maßgebend der Zustand des Erfolgsorganes: Eine an Glykogen verarmte Leber zeigt mit der Glykogenarmut parallel gehend verringerte Resistenz, so wenn etwa durch eine Hyperemesis gravidarum ein schwerer Inanitionszustand gegeben ist, oder ein Alkoholist in wirtschaftlicher Not gehungert hat, Infektionskranke schwer unterernährt sind, endlich zum Narkoseschaden vor oder nach der Operation sehr geringe Nahrungszufuhr oder noch ein Infektionsfieber hinzukam. Auch andere Zustände als die Glykogenverarmung durch Inanition verändern die Organbereitschaft, erschöpfende Muskelarbeit, Diabetes, Basedow, Infekte. Es gibt sicher auch konstitutionell, schon von der Erbmasse her, weniger resistente Lebern, Familien, in denen Lebererkrankungen, so auch der Icterus simplex gehäuft auftreten.

Die **pathologische Anatomie** zeigt gelegentlich geringe Veränderungen, meist aber schwere: das verkleinerte Organ bis zur Hälfte seines Normalgewichtes atrophiert, im Frühstadium intensiv gelb, später fleckig, dazwischen rote Herde und auf der gerunzelten Serosa manchmal bei längerem Stehen einen weißlichen Belag, der sich mikroskopisch als Leucin und Tyrosin erweist. Mikroskopisch in der Leber alle Grade der Degeneration, der Nekrose und des Zerfalls, Schwund des epithelialen Parenchyms, daneben epitheliale Regenerationen; auch im Mesenchym entzündliche Prozesse, ein herdförmiges oder diffuses Befallensein.

Jede Leber enthält autolytische Eiweiß spaltende Fermente, bekanntlich verfällt auch jedes steril entnommene Leberstück im Brutschrank in kurzer Zeit der autolytischen Verflüssigung durch Selbstverdauung, wobei Albumosen, Peptone, Polypeptide und Aminosäuren auftreten. Eine Analogie mit dieser Leberautodigestion stellt der akute Gewebszerfall der Leberatrophie wohl dar, da die Leberzelle so schwer geschädigt ist, daß sie dieser Selbstverdauung verfällt.

Auf die Autointoxikation durch den Leberzerfall führt man die Veränderungen zurück, die an anderen Organen, im Sinne von fettiger Degeneration und Hämorrhagien bei der Sektion gefunden werden, meist zeigen Niere und Muskulatur die schwersten Veränderungen, die Milz ist fast immer vergrößert.

Die **Therapie** fordert, was oft möglich sein wird, die Beseitigung weiterer Schädigungen, etwa die Schwangerschaftsunterbrechung, die Zufuhr von so viel Kohlehydraten wie irgend möglich. Ein wirklicher Fortschritt schien namentlich für die nicht jäh verlaufenden Fälle die Therapie mit kleinen Insulindosen, 2—3mal täglich 5 Einheiten, dabei unbedingte reichliche Zuckerzufuhr, gerade auch intravenös, neuerdings bestehen berechtigte Zweifel an der Wirksamkeit der Insulintherapie, die Zuckertherapie ist jedenfalls dringend indiziert. Versuche einer Alkalitherapie haben deshalb wohl keinen Erfolg, weil das hepatische Koma nicht wie das des Diabetes ein Säurekoma ist.

5. Die Cirrhosen (als chronische entzündliche Hepatopathien — Hepatitis chronica [RÖSSLE]).

Die Einteilung der speziellen Nosologie der Cirrhosen, bei der wir auf festerem anatomischem Fundament basieren als bei den leichteren ikterischen und anikterischen diffusen Hepatopathien, sondert zunächst quasi als *Pseudocirrhosen* die schweren Folgen lang dauernder kardiovasculärer Insuffizienz auf die Leber aus. Dort geht aus der reversiblen Stauungsleber einschließlich der Blut-Depotfunktion dieses Organs wie der passiven Überfüllung der Wurzelgebiete der Vena hepatica eine Druckatrophie des Leberparenchyms hervor *(„Muskatnußleber")*, interstitielle Prozesse setzen ein, die um den venösen Capillaranteil und die feinsten Venen jenes Wurzelgebietes der Vena hepatica beginnen und es entwickelt sich eine histologisch wohl abgrenzbare Pseudocirrhose *(Stauungsinduration)*, die sekundär zur portalen Stauung führt und deshalb das Bild echter Cirrhosen klinisch annehmen kann, namentlich wenn die übrigen kardiovasculären Erscheinungen zurückgetreten sind, aber eine anatomisch irreparable Veränderung der Leber, jene Folgen der Stauung geradezu zur selbständigen Leberkrankheit macht.

Verwandt ist diesem Zustande die von FRIEDEL PICK beschriebene *Pseudolebercirrhose mit Ascites* als Teilerscheinung einer Polyserositis auf tuberkulöser oder rheumatisch-polyarthritischer Grundlage mit Verdickung des Serosaüberzuges der Leber *(„Zuckergußleber")*, bei der die bindegewebige Schrumpfung des Leberüberzuges zur Kompression der Leber, zum gesteigerten portalen Druck und dadurch ebenfalls zu einem klinischen Bilde führt wie bei den echten Cirrhosen. Der analoge Prozeß am Perikard, die Concretio pericardii, Synechie der Perikardblätter (s. dort) bedingt oft gleichzeitig die kardiovasculäre pseudocirrhotische Leberveränderung durch die Rückflußstauung bei Hemmung des diastolischen Einfließens in das durch die Schwarten beengte Herz. Man kann all diese Formen als „Cirrhoses cardiaques", als *kardiale Cirrhosen*, zusammenfassen. Sie gehören damit im Grunde in das Kapitel der Kreislaufkrankheiten, bedürfen nur hier der Erwähnung, weil sie im klinischen Bilde wie Cirrhosen auch mit Pfortaderstauung auftreten; teils ist eine große, harte Leber mit plumpen Rand, teils auch eine deutlich verkleinerte, aber unter dem Rippenbogen als hartes Organ feststellbare Leber vorhanden, mit allen Symptomen portaler Stauung (s. dort).

Zwei Hauptgruppen der echten Cirrhosen verbleiben, auf Grund ihrer Genese, einzuteilen als von den Gallenwegen aus entstehend und vom Blutwege her entstanden. Die typischen Fälle sind deutlich, wenn nicht schon makroskopisch, so mikroskopisch geschieden, und dennoch zeigten wir in der allgemeinen Nosologie der Leberkrankheiten auf, wie selbst diese oft so einwandfreie dualistische Scheidung verschwimmt, wenn man beachtet, daß die feinsten Gallengänge nur Lücken zwischen Leberepithelzellen sind. Dort also kann ein Epithelialschaden kaum anders verlaufen, ob er auf ascendierend cholangitischem und cholangiolotischem Wege, ja selbst nur durch Gallengangsstauung ohne Entzündung cholostatisch sich auswirkt oder ob die capillaren Endverzweigungen der Vena portarum oder der Arteria hepatica ihn herangeführt haben. Wir bedürfen trotzdem für die spezielle Nosologie der Unterscheidung in *Gallengangscirrhosen, biliäre Cirrhosen* im Gegensatz zur *hämatogenen gewöhnlichen Cirrhose*, die als LAENNECsche Cirrhose einschließlich aller Mischformen bezeichnet werden mag. Wir lehnen es aber ab, heute noch die biliären als „sekundäre" Cirrhosen, den anderen als „primären" Cirrhosen, wie MINKOWSKI es noch tat (1929), gegenüberzustellen. Das geht aus unserer Einstellung hervor, nach welcher aus der leichten diffusen Hepatopathie (Hepatitis wie Hepatose) durch allmähliche Fortentwicklung, auch unter Häufung von Schädigungen, die sich als Schübe der Hepatopathien äußern können, schließlich echte hämatogene, diffuse wie circumscripte Cirrhosen sich entwickeln. Auch diese müßte man deshalb als sekundäre Cirrhosen bezeichnen und kann ihnen dann nur diejenigen als primäre gegenüberstellen, bei denen von voraufgehenden Leberschädigungen nichts zu ermitteln ist. Es ist wohl klar, daß dieser Mangel an Beweisen schwer zu einem nosologischen Einteilungsprinzip gemacht werden kann. Wir vermögen also heute einen durchgreifenden Unterschied zwischen primären und sekundären hämatogenen Lebercirrhosen nicht durchzuführen, nur der Einzelfall kann gelegentlich in seiner Verlaufsart das Sekundäre des cirrhotischen Prozesses gesichert aufzeigen.

a) Die gewöhnliche hämatogene diffuse Lebercirrhose.

Während LAENNEC von einem hypertrophischen und einem folgenden atrophischen Stadium sprach, ist heute wohl Einigkeit erzielt (s. oben), daß Cirrhosen bis zuletzt hypertrophisch bleiben oder später atrophieren können, daß andere von Anfang an atrophisch verlaufen und daß sog. Mischformen auch histologisch das Häufigste sind. Gehen wir von der groben *Symptomatologie* des vollausgebildeten schweren Falles aus, so steht im Vordergrund als Folge der anatomischen Leberveränderung die *Pfortaderstauung* als Ausdruck des erhöhten Druckes im System der Vena portarum, dieser hat zur Transsudation im Wurzelgebiet, von seiten der Mesenterialvenen geführt, freier Ascites in der Bauchhöhle, physikalisch typisch nachweisbar mit Ansammlung eines meist klar serösen Transsudates bis zu 15 Liter und mehr. Gelegentlich ist der Ascites chylös durch reichliche Beimengung von Lipoiden und Fetttröpfchen. Die portale Stauung führt zur *Ausbildung von venösen Kollateralbahnen*, dort wo Verbindungen portaler Wurzelgebiete zu denen der Vena cava inferior und superior möglich sind. Es sind das erstens die Venae haemorrhoidales superiores und mediae und die Venae oesophageae, die wie mächtige Varicenschlangen sich ausweiten können und zu den gefährlichen abundanten Magenblutungen der Cirrhotiker oft führen, häufig genug tritt der Tod schon bei der ersten bis dritten Blutung ein. Endlich sind es die epigastrischen Venen, am seltensten radiär um den Nabel herum angeordnet als „Caput Medusae", weit häufiger longitudinal unter der Bauchhaut angeordnet, median oder in den abhängigen Partien des Bauches (s. Abb. 1). Das Leerstreichen der Hautvenen, etwa mit dem Glasspatel, verrät, sobald man den Spatel hebt, die Strömungsrichtung der Kollateralbahn, nicht selten in das Gebiet der Vena cava superior hinauf. Die oesophagealen Varicen sind häufig am Schleimhautrelief des distalen Oesophagus dank moderner Röntgentechnik nachweisbar geworden (s. Abb. 1a). Stets besteht neben der Transsudation in die Bauchhöhle auch vermehrter Meteorismus, dieser geht zeitlich stets der Transsudation voraus („erst der Wind und dann der Regen" sagt eine französische klinische Regel). Der Heilbronner praktische Arzt ROBERT MAIER — seine Großtat das „Gesetz von der Erhaltung der Energie" — hat auf den Meteorismus als Frühsymptom portaler Stauung zuerst hingewiesen. Das Aufgetriebensein des Leibes, der vorgebuchtete Nabel, oft bei allgemeiner hochgradigster Abmagerung, kachexieartig, ist führendes Symptom dieser vorgeschrittenen Fälle. Das Auftreten von Hernien (inguinale, crurale,

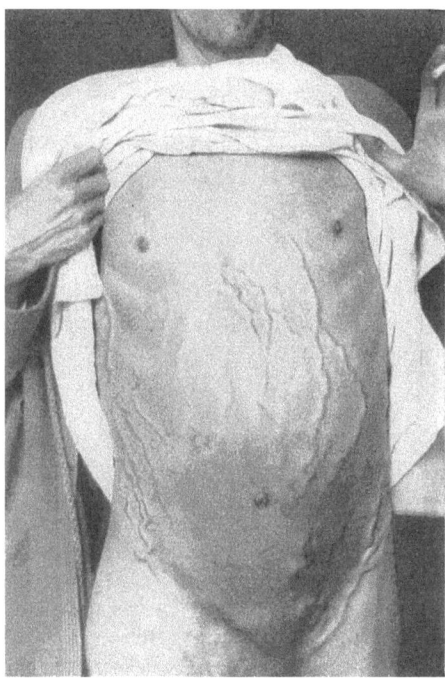

Abb. 1. Kollateralvenen der Bauchhaut bei Lebercirrhose mit Ascites (nach EPPINGER).

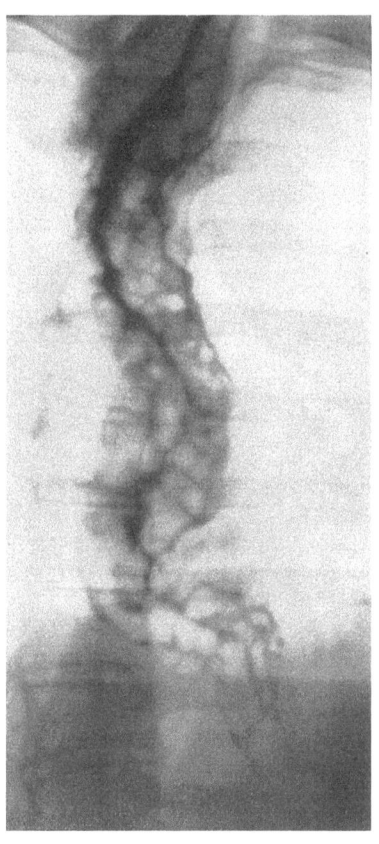

Abb. 1a. Fast den ganzen Oesophagus einnehmende dicke, sich schlängelnde Wülste und Knollen — Varicen —, zwischen denen der Kontrastbrei in schmalen Rinnen sich im Schleimhautrelief des Röntgenbildes darstellt.

umbilicale) kann Frühsymptom des gesteigerten intraabdominellen Druckes schon im Stadium des Meteorismus sein, wenn etwa schwache Stellen als Bruchanlagen bei Abmagerung nachgiebiger werden. Die Inspektion ergibt weiter oft spärliche, ja fehlende Pubes, wahrscheinlich weil die interstitielle Drüse des Testikels durch gleiche Noxen regressiv geschädigt ist, entsprechend oft Abnahme und Fehlen der Potenz des Mannes.

Die *Milz* ist in typischen Fällen stets vergrößert, oft lenkt sie vor einem Leberbefund den Verdacht auf eine bestehende Cirrhose, das will der Ausdruck präcirrhotischer Milztumor besagen, aber keineswegs, daß die Milz wirklich früher erkrankt als die Leber; ja an manchen biliären Cirrhosen ist der Nachweis zu führen, daß die Milzvergrößerung sekundärer Art ist — Ausdruck der portalen Stauung allein ist sie keineswegs, das beweist ihre Histologie —, aber ob sie bei den hämatogenen Cirrhosen einem sekundären Prozeß unterliegt oder einem parallel geschalteten, ist unentschieden, die Meinungen divergieren. Das Problem liegt jedenfalls ganz anders als bei den sog. (EPPINGER) „hepatolienalen Erkrankungen", zu denen die gewöhnlichen Cirrhosen nicht gerechnet werden, hier ist durch die Bezeichnung Verwirrung entstanden, denn dem Wortlaut nach, aber nicht nach jener Sinnprägung, ist die Cirrhose schon früh eine Leber- *und* Milzerkrankung.

Die *Leber* selbst ist, soweit Ascites und Meteorismus die Beurteilung gestatten (oft muß die Ascitesentleerung jener Feststellung vorausgehen — nur in diagnostisch schwierigen Fällen leistet die Laparoskopie wichtige Dienste und erspart oft die Probelaparotomie [Kalk]) plump, stärker gewölbt an der Oberfläche, mit grobem Rand; nicht immer ist die granulierte Oberfläche mit Sicherheit zu konstatieren, sie ist auch anatomisch bei der gewöhnlichen Cirrhose nicht immer stark ausgesprochen. Alle Grade sind wie bei der Milz zu palpieren, gewaltige, bis zu geringen Vergrößerungen beider Organe, bei der Leber aber nicht selten auch deutliche Verkleinerung, bis um die Hälfte des Normalgewichtes. Man vergesse aber nicht, wie oft die Wägung des Organs durch den Anatomen unternormale Gewichte ergibt, wenn nach dem unteren Rande beurteilt dem Kliniker die Leber vergrößert schien, auch das Umgekehrte kommt vor. Die Leber erfährt bei ihrer Umformung Drehungen um eine horizontale Achse, ist aber durch die Erschlaffung des Bauches nach der Ascitespunktion oft weit herabgesunken und dennoch klein. Grobe Lappungen gehören zur gewöhnlichen Cirrhose nicht, aber oft erhebliche Unterschiede im linken und rechten Leberlappen, entsprechend auch verschiedener Schwere der anatomischen Veränderung in beiden Teilen, was neuerdings auf die Art der Verteilung des axialen und wandnahen Stroms des langsam fließenden Pfortaderblutes in die Leber hinein zurückgeführt wird, durch welche Noxen, nicht gleichmäßig im Strombett der Portal-Vene vermischt, in verschiedener Dosierung den verschiedenen Leberanteilen zugeführt werden könnten.

Ein fahles bräunlich, graugelbliches Hautkolorit zeichnet oft die Kranken aus (vermehrtes Hautpigment, kraß bei der Bronzecirrhose s. dort). Sie zeigen daneben, soweit sie Alkoholiker sind, noch die Capillarerweiterungen an den Wangen, eine blaurötliche Verfärbung ohne eigentliche Cyanose, dazu die Abmagerung im Gesicht mit den vorstehenden Backenknochen, so daß nicht selten der erfahrene Arzt, schon ehe die Untersuchung beginnt, den Verdacht bei einer ausgesprochenen schweren Cirrhose auf ihr Vorhandensein bekommt. EPPINGER beachtet kleine Telangiektasien der Haut, die recht charakteristisch scheinen.

Während die Einen kaum andere Beschwerden haben wie das Gefühl der Völle und Schwere im Leib, oder durch Zwerchfellhochstand sich auch von seiten des Herzens und der Atmung beengt fühlen, andere belästigt sind durch Ödeme an den Beinen, die auch ohne Kreislaufinsuffizienz durch den Druck des Ascites auf die Vena cava inferior bedingt sind, treten bei anderen Cirrhotikern Koliken auf, die „Leberkoliken" der Alten, die ganz den Beschwerdetyp von Gallensteinkoliken annehmen können, irrtümlich hat man operiert und oft genug keine Steine oder Gallenblasenwandveränderungen gefunden. Im Anschluß an die Kolik tritt oft Ikterus auf, selten ein absoluter, offenbar als Ausdruck, daß Schübe von Leberparenchymveränderungen (epitheliale und mesenchymale) interkurrieren und oftmals bleibt ein Subikterus dauernd bestehen. Ja auch ohne diese *Pseudogallensteinkoliken* besteht oft ein subikterisches Kolorit. Manche dieser Schübe gehen mit Temperaturerhöhungen einher, subfebrile wie hohe Temperaturen werden beobachtet, ein Hinweis, daß jeder Cirrhotiker eine Disposition zu cholangitischen Attacken hat, die wiederum das Krankheitsgeschehen beschleunigen, etwa wie der Kranke mit Nephrocirrhose so oft an Schüben von nephritischen Zuständen erkrankt. Wir sehen wieder, wie unmöglich es ist, das biliäre Moment, d. h. die Leberschädigung von den feinsten Gallenwegen aus, vom hämatogenen scharf zu trennen. Immer wieder entsteht bei oft schneller Ansammlung hochgradiger Ascitesmengen die Indikation zur Punktion des Ascites. Wenn 10 Liter und mehr alle paar Wochen abgelassen werden müssen, einer 2%igen Eiweißlösung, ist es klar, welche Eiweißverluste schließlich entstehen, die beim appetitlosen Kranken nicht durch die Nahrung ersetzt werden können. Geht doch so oft eine Gastritis mit Achylie, nicht nur eine alkoholische, als epithelialer Magenschaden parallel dem Leberschaden, das fördert durch Widerwillen gegen das Essen noch jene hochgradigen Kachexien. Man überlege sich *die erste* Punktion, und warte auf eine wirkliche Indikation, denn oft genügt eine Salyrganinjektion, um die lästige Spannung im Bauch zu verringern. Tritt der Tod weder durch die Komplikation der großen Magenblutung aus den Oesophagusvaricen, noch durch Kreislaufinsuffizienz oder Nierenleiden (Nephrocirrhose) ein, oder durch interkurrente Krankheiten des hochgradig geschwächten Organismus, Tuberkulose, Bronchopneumonien, so auch cholangitische Verlaufsformen mit Icterus gravis, so ist es eines Tages *die Insuffizienz der Leberfunktion*, die als Katastrophe hereinbricht. Lange Zeit, wieder ähnlich dem Schrumpfnierenverlauf, kann die so schwere Destruktion des Organes noch mit der Suffizienz der so wesentlichen intermediären Stoffwechselfunktionen der Leber einhergehen (s. oben), ja es bedarf subtiler Proben, um den Nachweis zu führen, daß die Leber an der Grenze ihrer regulatorischen Funktionen steht. Ist diese überschritten, spricht man von der Unmöglichkeit der Leber ihr Werk („ergos") zu leisten, d. h. der hepataërgische Zustand, die *„Hepatargie"* tritt ein als *Dekompensation der Leberfunktion*. Das Sensorium wird getrübt, zunächst Müdigkeit, Schwerbesinnlichkeit, Schläfrigkeit bis zum echten Coma hepaticum, unter voller Bewußtlosigkeit bei großer Atmung geht meist der Kranke zugrunde. Man spricht auch von *„hepatischer Autointoxikation"*, das Bild ist klinisch kaum anders wie das Sterben an akuter und subakuter Leberatrophie.

Das Wesen jenes Zustandes der Insuffizienz der Leberfunktion ist nicht restlos geklärt, wir können aussagen, daß trotz der Ähnlichkeit der großen Atmung ein Säurekoma nicht vorliegt, auch ist es nicht der analoge Vorgang, den MANN und MAGATH durch Leberexstirpation beim Hunde erzielten und der sich durch Traubenzuckerzufuhr prompt beseitigen läßt als hypoglykämischer Shock. Übrigens hilft die Traubenzuckerinjektion dem Hund nur im ersten Stadium nach der Leberexstirpation, das Koma kommt später doch, selbst wenn der Blutzucker künstlich hochgehalten wird. Auch beim Leberkoma des Menschen ist weder regelmäßig der Blutzuckerspiegel erniedrigt, noch läßt sich das hepatische Koma durch Traubenzucker beseitigen. Mag manches erinnern an die „glykogenoprive Intoxikation", wie sie FISCHLER tierexperimentell studiert hat, die lebensnotwendigen Funktionen der Leber sind so zahlreich, daß wir den komplexen Vorgang nicht ohne Beweise restlos dem Ausfall einer Partialfunktion zuschreiben dürfen. Man denke nicht nur an die Leber als die Stoffwechselstätte für Kohlehydrat- und Eiweißaufbau und -abbau, sondern auch an ihre entgiftenden Funktionen etwa durch Paarung mit Glykuronsäure. MAN und MAGATH konnten am leberlosen Hund keine erheblichen Störungen der Entgiftung nachweisen. Die Entgiftung der verschiedenen Phenolderivate, Guajacol, Benzoesäure usw. ist nicht nur auf die Leber beschränkt. Bei der akuten gelben Leberatrophie lassen sich schon eher Störungen der entgiftenden Funktion der Leber nachweisen, so ist die Hippursäuresynthese aus Benzoesäure und

Glykokoll gestört. Gelegentlich ist auch ein niedriger Nüchternblutzucker vorhanden, aber durchaus nicht regelmäßig, offenbar weil oft noch genügend Parenchym vorhanden ist um den Kohlehydratstoffwechsel leidlich aufrechtzuerhalten. Die Klinik der Gegenwart vermag also nicht präzis auszusagen, wieweit Gifte aus Gründen der Insuffizienz der entgiftenden Leberfunktion, wieweit Anhäufung von schädigenden, nicht vollständig abgebauten intermediären chemischen Substanzen, wieweit der Mangel im Aufbau notwendiger Produkte etwa im Sinn der glykogenopriven Intoxikation die wesentlichsten Bedingungen sind bei jener Dekompensation der Leberfunktion. Anders wie bei der akuten Leberatrophie verläuft der Vorgang bestimmt, denn hier steht eher die Leberautolyse im Vordergrund.

Gehen wir von jenen schwersten Bildern, die mit dem Tod an Leberinsuffizienz enden, zurück auf *die leichteren Cirrhosestadien*, so finden wir solche, denen der Ascites fehlt, gerade dann oft, wenn die Ausbildung der Kollateralbahnen als Regulation gut gelungen ist; es weist etwa der Meteorismus und jene Varicen, auch nur der erstere mit seinen Blähungsbeschwerden auf die portale Stauung hin, vermehrter Abgang von Winden, während sonst die entstehenden Darmgase zu ihrem größeren Teil durch Adsorption der Gase im nichtgestauten mesenterialen Gefäßgebiet von den Blutcapillaren aufgenommen und so abtransportiert werden. Die Vergrößerung der Milz ist feststellbar auch zu Zeiten, in denen klinisch eine deutliche Leberveränderung noch latent ist oder wir stellen mit oder ohne nachweisbare Milzvergrößerung eine etwas geschwollene verhärtete Leber fest. Die subtilen Leberfunktionsprüfungen versagen ganz oder teilweise, alle Ikterusschübe und Koliken können fehlen und endlich kommen wir hinaufsteigend im Entwicklungsgang an eine Gruppe von Kranken mit geringer Lebervergrößerung und -verhärtung und etwa Meteorismusklagen, auch dyspeptischen Erscheinungen, bei denen der Mangel an groben Zeichen, erst recht bei Negativität auch subtiler Proben, noch nicht berechtigt die Diagnose auf Lebercirrhose zu stellen. Man darf behaupten, daß solche prämorbide Stadien, richtiger Stadien, in denen die Krankheit besteht, aber der Arzt diagnostisch nicht weiterkommt als bis zu einem vagen Verdacht, sehr häufig sein müssen und daß keinesfalls obligat ein solcher Kranker in die weiteren manifesten Stadien des Leidens geraten muß. Ja kommt es nicht zu weiteren Schädigungen, etwa durch Alkohol, Allgemeininfekte, Narkosen usw., bleibt das Leiden stationär und ist sicher auch erheblicher Rückbildung fähig. Hier wäre die Domäne einer fast prophylaktischen Therapie und hier soll der Arzt seine ganze Autorität einsetzen, z. B. den Alkoholiker selbst zum absoluten Abstinenzler zu machen. In dieser Breite des Krankheitsgeschehens erwarten wir große Fortschritte der Zukunft, wenn die in der allgemeinen Nosologie entwickelte Lehre sich durchsetzt, daß aus den leichten diffusen Hepatopathien mit oder ohne Ikterus schleichend, selbst durch Dezennien hindurch, der Weg zur hämatogenen Cirrhose sich anbahnt

Die subtile Diagnostik wird, wenn sie sich breiter einbürgert und ausbaut, oft doch Beweise geben durch die Bilirubinprobe, die Blutzuckerkurven bei Lävulose — oder Galaktosebelastung, durch Farbstoffproben und anderes mehr. Zur Zeit wird die *Takatareaktion* als Leberfunktionsprobe beliebt, die Erfahrungen sind aber noch nicht langfristig genug und man begegnet völlig gesunden Menschen, denen wegen einer positiven Takatareaktion ohne jeden anderen zureichenden Grund eine Lebercirrhose vom Arzte angedichtet worden ist. Das mahnt zu größter Zurückhaltung. Im Urin können Urobilin und Urobilinogen, endlich die Dyscholie im Sinne einer in ihrer Zusammensetzung wesentlich veränderten, meist bilirubinarmen Galle, die wir mit der Duodenalsonde gewinnen, den Verdacht stützen. Manches andere im Erkennen ist noch im Werden, und dennoch verhindert die Kompensation der Leberleistung die Möglichkeit, leichte epitheliale und mesenchymale Parenchymschäden häufig oder gar regelmäßig zu erfassen. Immerhin sei man gerade beim Alkoholisten, nicht nur dem chronischen Trinker, sondern auch dem mäßigen Manne, der nur ab und an erhebliche Exzesse im Alkoholkonsum begeht, diagnostisch besonders auf der Wacht, weil hier ein sehr dankbares therapeutisches Feld bereitliegt im Gegensatz zur schweren ausgesprochenen und damit fast immer unheilbaren Cirrhose.

Die **Pathogenese** ist durch klinische Empirie fast besser gestützt als durch die experimentelle Pathologie. Sagt die Klinik aus, daß fast die Hälfte der Cirrhotiker Potatoren sind, wenn auch durchaus nicht Potus irgendwie regelmäßig zur Cirrhose führt, weil sicher andere Momente ererbter und erworbener Körperverfassung hinzukommen müssen, so gelingt es durch Alkoholzufuhr beim Tiere kaum eine Cirrhose zu erzeugen. Wohl haben Alkoholinhalationen beim Kaninchen gelegentlich Lebercirrhosen erzielt, aber gerade von der Pfortader her kamen wohl alle Experimentatoren zu negativen Ergebnissen. So meint theoretische Forschung, daß vielleicht der Alkohol und andere Noxen ex ingestis erst als Blutgifte wirken und daß von Blutzerstörungen her in der Milz erst sekundär das unbekannte Agens entsteht, das die Cirrhose hervorruft. Alkohol allein erzeugt im Tierexperiment bei oraler Zufuhr keine Cirrhose. Das Kaninchen ist als Versuchstier ungeeignet, da schon spontan eine chronische Hepatitis vorkommt, die allerdings der strengen Definition der menschlichen Cirrhose nicht entspricht. Die experimentelle Cirrhose läßt sich am besten durch Kombination verschiedenartiger Schädigungen erzeugen. Beseitigt man die Schädigungen, so wird auch die Leberfunktion wieder völlig normal. Die narbigen Veränderungen bleiben bestehen. Das läßt den Schluß zu, daß auch bei der fortschreitenden menschlichen Cirrhose dauernd neue Schädigungen auftreten, wohl meist durch die chronische Enteritis bedingt. Gelingt es, neue infektiöse und toxische Schädigungen auszuschalten, so kann auch die menschliche Cirrhose stationär werden, ja sich weitgehend bessern. Für die hepatolienalen Krankheiten im engeren Sinne, also etwa den hämolytischen Ikterus, bei dem große glatte Lebern, die nicht zur portalen Stauung führen, bekannt sind, mag das Primat der Milz gelten, obwohl wir die TODD-HANOTsche *Cirrhose* als Ens morbi nicht anerkennen, ebenso sprechen die Hämachromatosen mit Lebercirrhose, die in ihrem Verlauf mit portaler Stauung sonst echte Cirrhose sind, für diesen Umweg in der Entstehung und endlich jene gewaltigen primären Milzvergrößerungen mit Anämie, gefolgt von Lebercirrhose, wie sie zuerst von BANTI beschrieben wurden, obwohl eine BANTIsche *Krankheit* als Krankheitseinheit ebenfalls nicht anerkannt werden kann, da die Autoren ganz Verschiedenes darunter verstehen. Über diese klinischen Krankheitsformen ist an anderen Stellen dieses Lehrbuches gehandelt: Blutzerfallsgifte, etwa Toluylendiamin führen nicht zu einer echten Cirrhose, auch beim hämolytischen Ikterus kann man nicht von einer eigentlichen Cirrhose sprechen. Wenn Leberschädigungen und vermehrter Blutzerfall gleichzeitig durch Gifte erzeugt werden, so handelt es sich vielleicht um nebeneinander geordnete Prozesse. So hat EPPINGER durch Pyrrole, die als Abbauprodukte des Blutfarbstoffs auftreten könnten, im Experiment eine chronische Hepatitis mit Entwicklung von periportalem Bindegewebe erzeugt, die ähnlich einer Cirrhose ist, aber sich doch in der histologischen Struktur von ihr unterscheidet. In der menschlichen Pathologie ist eine Siderose der Leber bei der Cirrhose häufig, das Eisenpigment findet sich dann oft auch in anderen Organen, namentlich dem Pankreas, dem Darm und der Milz. In der Haut ist vorwiegend eisenfreies Pigment. Es gibt Pigmentcirrhosen mit und ohne Pankreascirrhosen, die zum Bronzediabetes (Diabète broncé) oder auch nur zur Bronzehaut mit Lebercirrhose führen, bei denen neben eisenhaltigem Pigment auch eisenfreies gefunden wird, so daß äußere Ähnlichkeiten mit der Bronzehaut des Morbus Addisson entstehen (Nebennieren-Rindeninsuffizienz mit Mehrung der Hautmelanine, nicht der Fe-Derivate). Bedenken wir, daß das Experiment nicht die chronische Pathogenese der klinischen Cirrhose nachzuahmen vermag und daß der tierische Organismus andere Reaktionsformen hat wie der Mensch — wir wissen über spontane Cirrhosen beim Tiere sehr wenig — so bleibt noch heute wichtiger als das Tierexperiment die klinische Erfahrung: Nach dieser ist als große Gruppe unter den hämatogenen Cirrhosen der Alkoholismus geradezu als Berufskrankheit völlig gesichert (Gastwirte, Weinreisende, Brauer, Portiers, alkoholische Akademiker usw.), weiter dem entsprechend das Überwiegen der Männer und bestimmter Gegenden: Wasserkante, *schwäbische Weinbauern usw.*; hierbei spielt der As- und Cu-Gehalt des ,,Haustrunks" eine Rolle. Ebenso sicher ist es, daß hämatogene Cirrhosen oft ohne Alkoholismus vorkommen. Nicht selten ergibt die Anamnese gehäufte Allgemeininfekte, auch Lues, lange oder wiederholte Narkosen, Icterus simplex und andere leichte Leberschädigungen, oft in weit zurückliegender Vergangenheit. Gerade diese Leberschäden rufen, wie beim Icterus simplex ausführlicher dargelegt wurde, eine seröse Entzündung mit besonderer Beteiligung des periportalen Gewebes hervor. Hieraus kann sich bei längerem Fortwirken einer Noxe oder beim Zusammentreffen zweier verschiedener ,,hepatotroper" Gifte eine Cirrhose entwickeln, wie es EPPINGER im Tierexperiment gelungen ist, durch ein Capillargift (Allylformiat in großen Dosen) besonders in Kombination mit Bakterieneinspritzungen wenigstens das Bild der sog. perilobulären Cirrhose zu erzeugen. Dennoch bleibt eine nicht kleine Gruppe zurück, bei der alle ätiologischen Anhaltspunkte fehlen, bezeichnet man sie als ,,genuine" Cirrhosen, ist nur ein anderer Ausdruck gefunden unseres Nichtwissens, das oft ersetzt wird durch die Hypothese alimentärer oder weiter gefaßt Schäden durch Autointoxikation, häufig kombiniert mit einer Anadenie der Magenschleimhaut als Hinweis auf eine Gastritis, mindestens gleiche Beachtung verdienen Enteritiden, nicht nur als echte bacilläre Ruhr. Es liegt nahe, Noxen, die gerade vom portalen System unmittelbar der Leber zugeführt werden, für die wichtigsten zu halten. Die allergischen Zustände haben häufige Beziehungen zu den Leberschäden und werden künftig auch in diesem Zusammenhange eine ernstere Beachtung verdienen.

Besonderes Interesse verdient die Cirrhose bei der WILSONschen *Krankheit*. Es liegt ein striärer Symptomenkomplex vor, also ein Parkinsonismus, der sich mit einer typischen, meist atrophischen Lebercirrhose kombiniert. Es liegt der Gedanke nahe, daß hier dieselben Noxen schädigend die großen Stammganglien des Gehirns ergriffen haben und das Leberparenchym, aber es besteht auch die Möglichkeit, daß nicht Parallelvorgänge vorhanden sind, sondern daß bei der Cirrhose Noxen entstehen, die zuweilen jene lokalisierte cerebrale Schädigung hervorrufen. Endlich ist sogar der umgekehrte Kausalnexus diskutabel: Sehen wir doch bei anders lokalisierten Schäden des Zwischenhirns den sog. ,,cerebralen Diabetes" auftreten, d. h. hemmende Einwirkungen auf die Insulinproduktion des Pankreas vom Gehirn her, die selbst wenn sie neuraler Art sind, bis zur Pankreascirrhose fortschreitend gedacht werden können. Ist auch die Leberfunktion einreguliert von den Hirnzentren her, wie es im allgemeinen Teil erwähnt wurde, so könnten cerebrale Vorgänge die Funktion der Leber beeinflussen und von der Funktionsstörung aus schließlich selbst das Bild der Cirrhose hervorrufen. Dieser Gedanke wird uns deshalb nahegelegt, weil auch bei jenen Parkinsonismen (z. B. den encephalitischen, arteriosklerotischen) und selbst beim echten Morbus Parkinson leichte Schädigungen der Leberfunktion, besonders an der Bilirubinbelastungsprobe erkannt, häufiger nachweisbar sind. Wir sehen für weitere Zukunft eine Möglichkeit, Störungen der

Regulation in bezug auf die Leberfunktion nicht nur lokalistisch im Organ selbst zu suchen, sondern die Leber zu erkennen eingefügt in neurale und hormonale Regulationen. Wenn das der Fall ist, mag die Hypothese nicht als Utopie erscheinen, daß auch auf diesem Wege, also nicht nur auf dem geläufigen infektiöser und nichtinfektiöser toxischer Substanzen, die Leber geschädigt werden kann bis zur anatomischen Entstehung einer typischen Cirrhose hin. Wir betonen ausdrücklich, daß dies *nur eine Hypothese* ist, ausgelöst durch die Tatsache, daß eine Wechselbeziehung zwischen den großen Stammganglien und der Leberfunktion zu bestehen scheint, und daß zweitens schwere anatomische Veränderungen dort, in Verbindung mit Lebercirrhose von WILSON als typisches Krankheitsbild erwiesen worden sind, auch auf die Basedow-Leber weisen wir hin.

Die **pathologische Anatomie** steht heute wohl ebenfalls auf dem Standpunkte (RÖSSLE), daß ein durchgreifender Unterschied zwischen den atrophischen und hypertrophischen Formen nicht besteht und daß ebenso die Aufteilung parenchymatöse und interstitielle Entzündung oder die Reihenfolge epitheliale Parenchymdegeneration primär, mesenchymale Reaktion sekundär, als entzündliche Exsudation mit Capillaritis und interstitieller Wucherung (KRETZ), keinesfalls aufrecht zu halten ist. Am Endprodukt der ausgesprochenen Cirrhose kann das kaum vom Anatomen entschieden werden. Es gilt häufig, daß Cirrhoseformen als mesenchymale Reaktionen einsetzen (Hepatitis) und von Parenchymdegenerationen (Hepatose) gefolgt sind. Jedenfalls können nach RÖSSLE alle Cirrhosen als Hepatitis angesprochen werden, wobei die entzündliche Reaktion auch gleichzeitig mit dem Epithelschaden auftreten kann. Es erscheint glücklich analog wie bei der Niere, das in der Funktion zusammengeschlossene System als Einheit zu erfassen, so wie zum ,,Nephron" LÖHLEINs der Glomerulus mit seinem tubulären Apparat gehört (BOWMANNsche Kapsel, Tubuli contorti und recti, also auch die Nierenepithelien), stellte RÖSSLE als Einheitsfunktionsbegriff für die Leber das ,,*Hepaton*" auf, die Leberzellbalken mit den Gallengangslücken und Gallengängen und den verschiedenen Capillarsystemen aus der Vena portarum, der Arteria hepatica stammend und zur Vena hepatica führend, dazu gehörig die KUPFFERschen Sternzellen. Reize können primär den mesenchymalen Anteil des Hepatons treffen als den hepatischen Teil des reticuloendothelialen Systems. Es kommt zur mesenchymalen Hepatitis mit Capillarreaktion, Exsudation, endothelialer Wucherung, Bindegewebsproliferation, aber viel seltener können Schädigungen wohl auch primär die epitheliale Leberzelle treffen. Es kommen alle Grade des Epithelialschadens zustande, Degeneration bis zur Nekrose, der die Regeneration, Neubildung von Epithelzellen durch Zellteilung anregt als Reparation, und doch beteiligt sich das Hepaton *als Ganzes* am entzündlichen degenerativen und reparativen Vorgang. Es ist Sache der pathologischen Anatomie, ob sie im Einzelfall histologisch die Geschichte jenes Werdens entwirren kann und danach Typen aufstellt, jedenfalls weiß sie heute, daß der resultierende atypische Bau des Hepatons nicht lediglich regeneratorische Leistung des Leberepithels ist und daß sich etwa nur in den entstandenen Lücken die Bindegewebsproliferation anschließt, entsprechend den älteren Vorstellungen von KRETZ. Auch der mesenchymale entzündliche Vorgang ist eine aktive Reaktionsform primärer Art. So resultiert in diesem Werden und Vergehen, in den entzündlichen und nichtentzündlichen Reaktions- und Reparationsformen ein buntes histologisches Bild, welches der Klinik, die am Lebenden nicht mikroskopieren kann, vorläufig mehr zum Verstehen wie zum Erkennen dient. Selbst vom Makroskopischen erfassen wir nur wenig durch die Palpation, es sei denn, daß durch die *Laparoskopie,* die beim Kranken mit Ascites technisch ein leichter und ein kaum belästigender diagnostischer Eingriff ist, einiges unmittelbar durch Anschauung gesehen werden kann: so die Art der höckerigen Granulation, die Inseln der atrophischen Leberläppchen multilobulär imponierend oder das nur ,,chagrinierte" Aussehen, die intensiv gelbe oder grüne Verfärbung der Leber. Sehr verschiedenartig nach Größe, Gewicht, Oberfläche und Schnittfläche beurteilt, ist das makroskopische Bild. Der Pathologe sieht im Schnitt das blaßgraue Netz des interstitiellen Narbengewebes, oft auch graurötlich und dazwischen gelb oder grün die Inseln des Lebergewebes, oft über die Schnittfläche herausragend, knorpelhart oder lederartig zähe erscheint dem Messer das Produkt der mesenchymalen Reaktion. Auch bei äußerlich glatten Lebern können jene Granulierungen am Schnitt sehr deutlich sein, die einzelnen Leberteile sehr verschieden befallen, geradezu auch ein Bild der mehr oder weniger ausgedehnten herdförmigen Cirrhose hervorrufen, zwischen denen weite Strecken noch intakten oder weniger befallenen Lebergewebes erscheinen (für solche Fälle wird auch die beste Funktionsprobe scheitern).

Histologisch erscheint der mesenchymale Anteil wohl je nach dem Alter als zellreiches Granulationsgewebe, oder als typisches schwieliges Narbengewebe, sei es um die Lobuli herum, sei es in diese hineindringend (extralobulär, intralobulär), an den Blutgefäßen Wandverdickungen, zellige Infiltrationen, Obliterationen, einmal mehr in den interlobären Pfortaderästen oder an den Zentralvenen, bis zum Untergang der Gefäßbahn auch mit Neubildung von Capillaren. Am epithelialen Anteil Abplattung, Atrophie, fettige Degeneration, trübe Schwellung, Nekrosen, oft so schwere Degeneration, daß Herde imponieren, wie bei der akuten Leberatrophie, daneben Neubildungen von Leberzellen, unregelmäßig verteilt, Parenchyminseln ohne den typischen Bau des Leberacinus, wie Adenombildungen, gelegentlich die erwähnten Ablagerungen von Eisenpigment, die dann auch im Darm und dem Pankreas etwa beim Bronzediabetes mit Cirrhose erweislich sind, zugleich mit dem parallel laufenden Vorgang der Pankreascirrhose. In der Milz ebenfalls Bindegewebswucherung und Hyperplasie der Pulpa, die bisweilen zu gewaltigen Milzvergrößerungen führen (,,splenomegale" Lebercirrhosen). Mischformen mit cholangitischen Prozessen sind nichts Seltenes. Auf der Basis der Destruktion des Leberbaues mit Epithelversprengungen sind *carcinomatöse Wucherungen des Lebergewebes,* als primärer Leberkrebs, beobachtet. Daß der Obduktionsbefund die Pfortaderstauung erweist, oft mit Stauungsgastritis und Stauungshyperämie des Darmes, die Varicen am Oesophagus und am Hämorrhoidalkranz, ist selbstverständlich und nicht selten werden auch andere parallel laufende Prozesse aufgedeckt, etwa Schrumpfniere oder Herzveränderungen.

Die Prognose. Die Prognose ist im Verlauf skizziert: die alte Anschauung des allmählich zum Tode führenden Leidens bleibt berechtigt, wenn man nur die weit fortgeschrittenen, in voller Symptomenschwere entwickelten Fälle im Auge hat, die man früher allein gelten ließ. Auch da kann es manche Jahre währen, ja Stillstände, auch Remissionen kommen vor. Gerade betreffs der Pfortaderstauung erlebt man doch Fälle, bei denen man monatelang weitere Punktionen unterlassen kann, obwohl zuvor alle 2—3 Wochen punktiert werden mußte, ja ganz selten können intraabdominell sich Kollateralen zwischen Netz und den Venen an der Innenfläche der Bauchwand so ausreichend entwickeln, daß sie zum dauernden Verschwinden des Ascites führen. Man erwarte als Ausdruck des weiter fortschreitenden Leidens nicht unbedingt das Kleinerwerden eines anfangs großen Organs, auch bei großer Leber kann die hepatische Insuffizienz akut eintreten. Die Prognose verschlechtert sich, wenn die erwähnten Ikterusschübe, namentlich cholangitisch fieberhafte, sich häufen (,,Ictéres à répetition"), etwa im Verlauf von Allgemeininfekten, etwa Anginen, Grippen usw. Die Prognose hängt auch von der Beherrschung des Kranken ab gegenüber dem Alkohol. Je mehr die Frühdiagnose der hämatogenen Cirrhose sich durchsetzt, mit der Anerkennung der so häufigen larvierten Cirrhosen als fließende Übergänge von den leichten diffusen Hepatopathien oder der Fettleber her, um so besser ist die Cirrhose zu bekämpfen. Dann darf man auf einen Stillstand hoffen, ja selbst auf wesentliche, wenn auch kaum totale Rückgänge.

Die **differentielle Diagnose** gegenüber der ausgesprochenen Cirrhose ist zunächst die gegen andere Krankheiten, welche mit Ascites verlaufen, also der Pylephlebitis, als der Thrombose der Pfortader, der chronischen tuberkulösen Peritonitis und der Carcinomatose des Peritoneum. Oft klärt sich die Frage nach der Ascitespunktion, sei es am Verhalten des Ascites selbst, dessen Untersuchung freilich häufig ein uncharakteristisches Verhalten bietet, aber die Palpation deckt nach der Punktion multiple Tumoren der Bauchhöhle auf, die aber bei miliarer carcinomatöser Aussaat fehlen. Der primäre Tumor kann deutlich werden (z. B. Ovarialcarcinom) oder für die Cirrhose entscheidet der palpatorische Milz- und Leberbefund, auch kann wenigstens oft die portale Stauung mit Sicherheit erkannt werden (Schwellung der epigastrischen Kollateralvenen) und so die tuberkulöse Peritonitis und die Carcinose auszuschließen sein. Daß selbst Verwechselungen mit großen, namentlich cystischen Bauchtumoren vorkommen, sei nicht verschwiegen, aber nicht entschuldigt.

Bei den hämatogenen Cirrhosen ohne nachweisbaren Ascites sei erinnert, daß bei Knieellenbogenlage ein geringerer Ascites sich manchmal doch nachweisen läßt und wenn er fehlt, Milz- und Leberveränderungen, auch Venenschwellungen der Bauchdecken, entscheiden können. Bei letzteren vergesse man nicht ihre Entwicklung aus anderen mechanischen Gründen, so etwa beim Mediastinaltumor, wenn die venösen Blutmassen über die Bauchdecken hinweg ins Gebiet der Vena cava inferior transportiert werden, man prüfe die Strömungsrichtung durch Ausstreichen der Venen. Liegt nichts vor wie eine Milz- und Lebervergrößerung, kommt die Gruppe der hepatolienalen Erkrankungen in Betracht. Etwa beim hämolytischen Ikterus, der hohe Bilirubinspiegel (indirekte Probe von HIJMANNS VAN DEN BERGH) bei fehlendem Bilirubin im Harn und die osmotische Fragilität der Roten gegenüber Kochsalzlösungen abgestufter Konzentration, endlich bei isolierter Lebervergrößerung und -verhärtung die Frage kardiovasculärer Dekompensation im Sinn der Stauungsleber, auch mit Pfortaderstauung entsprechend den oben erwähnten verschiedenen ,,kardialen Cirrhosen''. Lebervergrößerungen finden sich ferner als Fettleber bei Diabetes, Phthise, gerade auch bei Alkoholikern, endlich denke man an die Lebervergrößerung bei Malaria, leukämischen und aleukämischen Lymphadenosen und Myelosen, oft zugleich mit Milzvergrößerung. Die lymphatische Reaktion beim Infekt (Angina), die Lymphogranulomatose, evtl. sogar als isolierte Lymphogranulomatose der Leber kann den Lebertumor bedingen, endlich die Lebertumoren im engeren Wortsinn, benigne Adenome, Carcinome, Sarkome, Echinococcus, auch der Leberabsceß, namentlich in seiner afebrilen Form, kommt in Frage. Dagegen sind die Lebervergrößerungen und Verhärtungen bei Cholecystopathien, bei Cholangitis, beim Ikterus und bei Choledochusverschluß schon nicht mehr als andersartige Krankheiten aufzufassen, wie im Kapitel der biliären Cirrhose entwickelt werden wird. Soweit es sich um leichtere diffuse Hepatopathien mit Lebervergrößerung handelt, sehen wir kaum eine durchgreifende Scheidung gegenüber den frühesten Cirrhosestadien. Die spezielle Nosologie muß sie scheiden, die allgemeine sieht fließende Zusammenhänge zwischen beiden, wie oben entwickelt wurde.

Die Therapie. Die Therapie ist nach der prophylaktischen Seite gegeben, Alkoholabstinenz scheint uns in jedem Falle nicht nur bei Potus streng geboten, weil die Häufung von ätiologischen Faktoren (,,Koeffizienten'') stets zu beachten ist, Ähnliches gilt von der Infektprophylaxe, nicht nur bei Neigung zu Tonsillitis, Zahngranulomen, auch Nebenhöhlenaffektion, Cystopyelitis, Cholecystitis, Colonkatarrhen; jede mögliche Schädigung sollte, wenn angängig, berücksichtigt werden, je früher, um so eher wird das wirksam sein. Im Prinzip ist dasselbe zu sagen wie von den anderen Hepatopathien, von denen, allgemein nosologisch beurteilt, die hämatogenen Cirrhosen im Grunde nur ein Teilgebiet sind: Kuren mit Glauber- und Bittersalzwässern zu Hause, oder an den entsprechenden Badeorten, Bevorzugung der Kohlehydrate in der Diät; Beschränkung der Fette, besonders wenn ein stärkerer Ikterus hineinspielt, relativ eiweißarme Kost, aber bei Ascites als Ersatz der verlorengehenden Transsudate (durch Punktion) eiweißreiche Kost, auch soll bei starker Ascitesbildung das Trinken der Mineralwässer unterlassen werden. Scharf gewürzte Speisen werden verboten, glaubt man doch in Ungarn an die Paprikacirrhose, auch Senf, Meerrettich könnten schaden. Zur Diätetik kann also nur immer wieder kohlehydratreiche Kost empfohlen werden. Eiweiß- und fettreiche Ernährung mehren nicht das Leberglykogen. Die oft vorhandene chronische Enteritis führt zur Fäulnisdyspepsie mit vermehrtem Auftreten von Fäulnisprodukten (Indol, Skatol usw.). Bei eiweißreicher Kost gehen alle Tiere mit experimenteller Leberschädigung schnell ein (ECKsche Fistel, Teilresektion der Leber, Choledochusunterbindung, Chloroform- und Tetrachlorkohlenstoffvergiftung). Bei allen schweren Leberschädigungen finden sich Störungen im Vitaminhaushalt (verschlechterte Resorption und Spaltung von Carotin in 2 Molek. Vogan durch die Lebercarotinose). Die Leber ist ein wichtiges Speicherungsorgan für Vitamin A, B_1, B_2-Komplex,

C. D. Bei Lebercirrhosen sind daher Hypovitaminosen häufig, die sich in Hemeralopie (A), Blutungsneigung (C), Neuritiden (B_1), Anämien (B_2-Komplex), äußern, darauf beruht auch der gelegentliche Erfolg der vitaminreichen Rohkost. Viel zweckmäßiger wäre es, eine leicht aufschließbare Nahrung, also reichlich reine Kohlehydrate und zusätzlich reine Vitaminpräparate am besten parenteral zu verabfolgen. Medikamentös kommt bei Lues die antiluische Therapie in Frage, wobei Salvarsan bedenklich ist (Capillar- und Epithelialschädigung durch Arsen [Salvarsanikterus]), Atophan (Ikterosan) ist streng kontraindiziert, die Choleretica nicht erwiesen wirksam. Drastische Abführmittel und Diuretica können die Ascitesbildung hemmen, dennoch ist die alte Kalomeltherapie dreimal 0,2 pro die 3—4 Tage lang wenig mehr angewandt, Salyrgan (Injektionen) soll versucht werden. Manches später bei den „biliären Cirrhosen" erwähnte Heilmittel, so Solganal und Leberpräparate, scheint auch für diese Cirrhosen wirksam (Decholin verbessert die Fettresorption und die Leberdurchblutung). Bei vorgeschrittener Cirrhose tritt Beschränkung auf Pflege ein, bei den Pseudo-Gallensteinkoliken Morphin, den Ikteruskomplikationen Magnesiumsulfatduschen mit der Duodenalsonde und Decholin, endlich Traubenzucker (Maizena-Nährzucker: „Dextropur"). Die erste Ascitespunktion mache man so spät wie möglich, auch bei den Wiederholungen warte man, bis starke Bauchspannung, Hochdrängung des Zwerchfells, etwa auch Beinödeme eine wirkliche Indikation zur Entlastung setzen. Die TALMAsche *Operation*: Laparotomie, Anfrischung des Netzes zur Verklebung mit dem parietalen Peritoneum wird weit seltener ausgeführt als früher, vereinzelte Erfolge im Sinne einer langsameren oder selbst ausbleibenden Ascitesansammlung kommen dennoch vor. Andere chirurgische Methoden (s. die chirurgischen Lehrbücher) haben sich kaum durchgesetzt.

b) Die biliären Cirrhosen.

Daß die klinische Abgrenzung nicht immer scharf möglich ist, wurde in der allgemeinen Nosologie betont, für die Mehrzahl der Fälle besteht sie dennoch. Man kann mit RÖSSLE cholostatische, cholangitische und cholangiolotische Cirrhosen scheiden, gerade die letzteren werden oft zu Grenzfällen gegenüber den hämatogenen, ja kombinieren sich mit diesen. Reine Gallengangsstauung etwa beim Carcinom des Pankreaskopfes oder der Papilla Vateri, auch beim verkannten Choledochusstein, namentlich wenn der Ikterus fehlt (der erkannte ist spätestens nach 2—3 Wochen operativ zu entfernen), führt oft Monate nicht zur Cirrhose, nur zum vergrößerten harten Organ, bis endlich der intrahepatische Druck von den Gallengangslücken her zur Atrophie der Leberepithelien und damit beginnend zur Gallenstauungscirrhose wird, unter Großwerden der Leber und der Milz. Der Prozeß entwickelt sich weit schneller, wenn eine intensive Cholangitis mit dem cholostatischen Moment zusammentrifft ja auch ohne Cholostase; freilich gibt es Cholangitiden, die selbst Jahre hindurch subfebril verlaufen, oft in wechselnder Intensität bestehen, ohne daß klinisch eine Cirrhose deutlich wird, aber man sieht auch rapide Cirrhoseentwicklung bei cholangitischen Prozessen, sie werden aszendierend zur Cholangiolitis, und der Schaden greift toxisch unmittelbar das Leberepithel an, wirkt aber auch als Reiz auf den mesenchymalen reticuloendothelialen Apparat. Der Ikterus ist für die nicht cholostatischen Cirrhosen kein obligates Symptom, aber doch als Subikterus häufig, intensive Ikterusgrade kommen vor, dagegen ist ein absoluter Ikterus mit seinen Folgeerscheinungen für Faeces und Harn nicht die Regel. Klinisch kann sich das volle Cirrhosebild entwickeln, durchaus auch mit Pfortaderstauung, Milztumor und selbst kleiner stark granulierter Leber oder auch gewaltigen Lebervergrößerungen bei ganz glatter oder granulierter Oberfläche und plumpem Rand, wie bei den hämatogenen Cirrhosen. Ein besonderes Bild bieten gewisse Formen mit exorbitant großer glatter Leber und Milz ohne Pfortaderstauung und einem Ikterus, der in Schüben kommend und gehend das Bild oft schon einleitet. Bei viel Urobilin und Urobilinogen, kein Bilirubin im Harn, also völliges Fehlen der Harnfähigkeit des Gallenfarbstoffs und dabei im Gegensatz zu den übrigen Cirrhosen eine Pleiocholie der Lebergalle (Ergebnis der Duodenalsondierung). Diese relativ seltenen, besonders gearteten hypertrophischen Cirrhosen, die wir hier im wesentlichen als Formen der biliären Cirrhosen aufführen, gehören unter anderen Einteilungsprinzipien schon in die engere Gruppe der hepatolienalen Krankheiten und sind wohl für HANOT maßgebend gewesen — kaum mit Recht — eine Sondergruppe aufzustellen, *megalosplenischer hypertrophischer Cirrhosen* mit glatter Leber, Ikterus und fehlender Pfortaderstauung ohne Bilirubin im Harn. Die Übergänge zu den oben geschilderten biliären Cirrhosen sind zu mannigfach, die reinen Formen zu selten, als daß die besondere Abgrenzung eine notwendige wäre. Vielleicht sind es Grenzfälle bis zum hämolytischen Ikterus hin mit hypertrophischer Cirrhose.

Die Pathogenese der gewöhnlichen biliären Cirrhosen ist in dem Gesagten schon eingeschlossen. Nicht selten ging eine infektiöse Cholecystitis voraus, die Gallenblasenexstirpation zeigte bereits die veränderte Leber, in welcher der Prozeß sich nun weiter entwickelt oder die Exstirpation eines Verschlußsteines im Choledochus kam zu spät. Mag sein, daß andere Momente außer jenen ascendierenden der Stauung und der Infektion gerade jenen besonderen hypertrophischen Fällen ohne Pfortaderstauung zugrunde liegen und daß hier besondere Blutgifte die primären Noxen sind.

Die pathologische Anatomie erkennt für die letzteren Fälle, daß die Pfortaderverzweigungen vollkommen durchgängig sind, meist ist das Gewebe, nicht immer, grün — ikterisch, die mesenchymalen entzündlichen Prozesse zeigen ihre Hauptausbreitung um die Gallengänge herum, dort setzt offenbar die reaktive Entzündung ein im Sinne interlobulärer cholangitischer und pericholangitischer Veränderungen; bei den hypertrophischen Lebern sind die Regenerationserscheinungen am Epithel besonders hochgradig, die degenerativen treten mehr zurück. Es ist die Proliferation mesenchymaler Art, die sich dann zur Vergrößerung des Organs bis um das Doppelte entwickelt, auch epitheliale Regeneration, freilich wohl kaum als echte Hyperplasie. Ebenso zeigt die Milz gerade für diese Fälle die stärkste Hyperplasie der Pulpa. Mag sein, daß für solche Grenzfälle die Milzveränderung den Prozeß einleitet. Für diese Gruppe mit fehlendem Bilirubin im Harn und Pleiocholie oft auch Anämie, Leukopenie und Thrombocytenmangel kommt *die Exstirpation der Milz* in Frage, was wiederum zeigt, wie nahe sie dem hämolytischen Ikterus stehen. Für die gewöhnlichen biliären Cirrhosen spielen außer den entzündlichen Proliferationen in der Umgebung der Gallengänge oft auch die herdförmigen Nekrosen eine besondere Rolle, sicher ist das nicht obligate, aber doch oft sehr krasse Ikterus auch da, wo die Cholostase fehlt, durch jene intrahepatischen Veränderungen der feinsten Gallengänge gegeben, aber auch gleichzeitig wohl durch die Destruktion des Parenchyms.

Histologisch sind feinere Unterscheidungen und damit Einteilungsmöglichkeiten präziserer Art oft möglich. Wenn wir sie hier übergehen, so ist es wieder deshalb, weil die Klinik diese Unterteilungen der Histologie, die ihr nicht zugänglich sind, am Lebenden nicht durchführen kann.

Die Prognose ist am günstigsten, wenn bei cholostatischer Cirrhose das Hindernis noch rechtzeitig zu beseitigen ist, ehe der Prozeß kraß ausgesprochen ist, aber auch die übrigen biliären, also vorwiegend cholangitischen Cirrhosen scheinen eher Neigung zum Stationären, ja zu hochgradiger Regression zu haben, *wenn* es gelingt, der Cholangitis Herr zu werden. Läßt sich diese beseitigen (s. bei der Therapie), sind weitgehende Rückbildungen beobachtet, so wie bei den hypertrophischen Formen der eigentlichen hepatolienalen Gruppe die gelungene Milzexstirpation zu relativem Rückgang führt.

Differentialdiagnostisch sind die ätiologischen Momente in ihrer Kombination möglichst zu klären, Gallenstauung, Cholangitis und die so häufige Kombination mit den ätiologischen Momenten der hämatogenen gewöhnlichen Cirrhose. Es ist klar, daß die Gallenstauung wiederum differentielle Fragen auferlegt (Stein, Tumor, auch Druck auf die Gallenwege). Fälle genug, bei denen die hämatogenen Cirrhosen von der biliären nicht zu unterscheiden sind, weil sich die ätiologischen Bedingungen kombinieren, die Krankheitsprozesse mehr oder weniger überdecken und übersteigern. Auch die Abgrenzung gegenüber den hepatolinealen Krankheiten im engeren Wortsinne ist nach dem Gesagten manches Mal nur bedingt möglich; man diagnostiziere sie selten und nur mit guten Gründen.

Die Therapie richtet sich chirurgisch gegen die Cholostase, man kommt zu spät, falls eine ausgesprochene Cirrhose schon entwickelt ist, prophylaktisch wirkt ein chirurgischer Eingriff öfters gegen die Cholecystitis mit oder ohne Cholelithiasis insofern, als die Cholecystektomie mit Hepaticusdränage spätestens indiziert ist, wenn präcirrhotische Zeichen auftreten. Auf die Nützlichkeit der Milzexstirpation aber nur bei den besonderen Fällen einer Gruppe der glatten hypertrophischen Cirrhose ohne Pfortaderstauung wurde hingewiesen. Die TALMAsche Operation und verwandte Eingriffe sind problematisch.

Die dankbare internistische Behandlung ist in erster Linie Behandlung der Cholangitis, gewinnt man bestimmte Bakterien, kann mit einer Autovaccine behandelt werden. Wirksamer erscheint oft gerade hier die Traubenzuckerbehandlung. Verabfolgung von Leberpräparaten, Hepatopson, Hepartrat, wohl auch Cholotonon haben in neuester Zeit manchmal anscheinend auffallende Erfolge gezeitigt. Ebenso schwer zu erklärende aber ganz unzweifelhafte schöne Erfolge sahen wir von organischen Goldpräparaten-Aurothiosulfat-Verbindungen, dem Solganal B, per os, durch Monate zu geben in kleinen Dosen (1—3 × tgl. zu 0,01 g). Endlich kommen Desinfizienzien vom Blutwege her ernsthaft in Frage, als bestes intravenös Choleval, ein Silberpräparat, das die Gallensäuren als Schiene benutzt (ursprünglich ein Gonorrhöemittel), ferner Salicylate, Aspirin, Chinin, das in der Leber angereichert wird, Urotropin, Hexal und verwandte Medikamente, aber nicht Leukotropin, da es Atophan enthält. Auch Duodenalspülungen mit Magnesiumsulfat und entsprechende Kuren in Badeorten, gerade wie bei den anderen Cirrhosen. Gelingt die Fieberbeseitigung, also die Heilung der Cholangitis, was selbst nach hohen Malariaartigen Temperaturen häufig festgestellt ist, darf Stillstand, ja Rückgang, wenn auch nicht mit Sicherheit erwartet, aber auf Grund vieler einwandfreier Beobachtung erhofft werden. Unter diesem Gesichtspunkt erscheinen manche biliären Cirrhosen auch bei ausgesprochener Form prognostisch eher günstiger als analoge hämatogene, die aber dennoch ähnliche Behandlung erfordern, nicht nur wenn cholangitische Schübe auftreten und für die Therapie ebenfalls weit dankbarer geworden sind.

6. Die Amyloidleber.

Die Amyloidleber ist immer nur Ausdruck einer *allgemeinen Amyloidose*, die sich also auch an anderen Organen entwickelt, aber manchmal klinisch nur an der Leber auffällt, durch Vergrößerung und Verhärtung. Ikterus und portale Stauung sind nicht obligat, die Gallenproduktion ist meist verringert, wenig Urobilin im Harn, meist ist auch die Milz vergrößert und erscheint besonders hart, es besteht oft hochgradige Albuminurie als Ausdruck der Amyloidnephrose und Durchfälle als Ausdruck der Amyloidose des Darmes.

Über die „Amyloidsubstanz", die sich vorwiegend an den Arteriolen und den Capillaren entwickelt und nicht so sehr die epitheliale Leberzelle betrifft, so daß diese nur durch den Außendruck atrophiert, sind wir noch immer chemisch ganz ungenügend unterrichtet, schon makroskopisch erkennt sie der Obduzent meist leicht an der durchscheinenden Beschaffenheit des speckigen Organs, das die bekannten rotbraunen Verfärbungen beim Betropfen mit Jod-Jodkalilösung gibt. Das Amyloid entwickelt sich vorwiegend nach chronischen

Eiterungen, wie sehr lange sezernierenden Abscessen, Fisteln, Bronchiektasen, kavernösen Phthisen mit großen eitrigen Auswurfmengen, auch ohne Eiterung nach chronischer Malaria und Syphilis. Meist sind es die chronischen Eiterungen, die auf die Vermutung des Amyloids führen, die sich dann verstärkt, wenn das verhärtete, nicht immer vergrößerte Organ getastet wird und Symptome auch von seiten anderer Organe vorhanden sind — oft freilich kommt man über die Vermutung am Lebenden nicht hinaus.

Die **Prognose** ist bei ausgesprochenem Leiden ungünstig, bei geringen Leberveränderungen lohnt es sich noch gegen das Grundleiden, also namentlich die Eiterung, zu kämpfen.

7. Die Pigmentleber.

Ablagerungen von Eisenpigment wurden als *Siderosis* schon erwähnt bei manchen Cirrhosen, sie finden sich ferner auch bei der BIERMERschen Anämie als Ausdruck des starken Blutzerfalls und ebenso bei anderen pleiocholischen Zuständen. Das eisenhaltige Hämoglobin wandelt sich ja zum eisenfreien Bilirubin, wird dieses vermehrt produziert, wie bei den hepatolinealen Krankheiten im engeren Sinne, zu denen man auch die Anaemia perniciosa zählen kann, so ist natürlich auch der eisenhaltige Rest des Hämoglobins vermehrt vorhanden und wird besonders vom Reticuloendothel gespeichert, also auch gerade von den KUPFFERschen Sternzellen der Leber, die bereits anderwärts entstandenes Fe-Pigment aufnehmen. Es können sich dann gleichzeitig durch Blut- und Capillargifte Cirrhosen entwickeln, meist hypertrophischer Form, bei denen die Erkrankung des mesenchymalen Parenchyms im Vordergrund steht (hämangiotoxische Cirrhose). Sie sind ein Symptom einer allgemeinen Erkrankung, denn die Pigmentablagerung und die cirrhotischen Veränderungen sind ebenfalls in anderen Organen, besonders in der Milz und den Lymphdrüsen vorhanden. Hierher gehört die Hämochromatose, bei der neben dem eisenhaltigen Pigment Hämosiderin stets eisenfreies Hämofuscin (Lipofuscin) vorhanden ist. Ergreift die Erkrankung auch das Pankreas, so liegt das Bild des Bronzediabetes vor, die voll entwickelte Form der hämochromatotischen Lebercirrhose, kenntlich an der klinischen Trias: Hautpigmentierung, Lebervergrößerung und Zuckerausscheidung.

Differentialdiagnostisch kommt die Melanose der Haut in Frage, d. h. die Vermehrung des physiologischen eisenfreien Hautpigmentes, wie wir sie beim Morbus Addison kennen. Das Melanin, das kein Hämoglobinderivat ist, sondern aus den aromatischen Komplexen des Eiweißmoleküls stammt (etwa Tyrosin, Phenylalanin usw.) kann auch in der Leber in den Sternzellen vermehrt gespeichert sein, so bei den Melanosarkomen. Bei der Malaria entsteht durch die Plasmodien offenbar ein besonderes Pigment in den Erythrocyten, das auch in der Leber zur Ablagerung kommt.

II. Circumscripte Lebererkrankungen.

Haben wir, um der speziellen Nosologie willen, bisher die Erkrankungen als *diffuse* Hepatopathien zusammengefaßt, so leuchtet diese Einteilung als willkürlich, wenn wir hier anführen müssen, daß *dieselben* Hepatopathien auch herdförmig, circumscript auftreten können. Im Grunde war es ja nur eine beschreibend anatomische Scheidung, die aber deshalb auch für die Klinik eine volle Berechtigung hat, weil es nicht zu einer Reihe von Funktionsstörungen führt, wenn neben mehr oder weniger ausgesprochenen Krankheitsherden erhebliche Teile der Leber intakt bleiben. Wir müssen das feststellen, sowohl von den hämatogenen wie von den biliären Cirrhosen und von der akuten Leberatrophie und sicher wird das gleiche auch von den leichteren diffusen Hepatopathien gelten, mit und ohne Ikterus. Voraussetzung von circumscripten anatomischen Schädigungen ist, daß der Schaden sich in einzelnen Partien der Leber zum mindesten quantitativ stärker ausgewirkt hat, sei es, daß dort Partien verminderter Resistenz vorhanden sind, oder auf dem Blut- oder Gallenwege dorthin größere Schädigungen in quantitativem Sinne gelangt sind, als an andere Stellen. So ist die Durchmischung in der Pfortader, wie oben schon erwähnt, keine ganz gleichmäßige: die wandständigen Partien des breiten Stroms mischen sich mit den axialen nicht absolut und deshalb können auf dem portalen Wege an verschiedene Stellen der Leber Noxen in verschiedener Konzentration und Menge gelangen. Die Unterschiede in der Stärke der Veränderung zwischen linkem und rechtem Leberlappen sind klinisch und namentlich anatomisch wohl bekannt. Aber auch für Schäden, die ascendierend aus den Gallenwegen kommen, namentlich bei bakterieller Invasion, ist es wohl verständlich, daß sie herdförmig auftreten können. Wie man es sich auch pathogenetisch erklären mag, an herdförmigen Nekrosen und herdförmigen Leberatrophien wie an herdförmigen Fettlebern und Cirrhosen ist ebensowenig ein Zweifel wie etwa an Leberabscessen, zwischen denen gesundes Lebergewebe vorhanden bleibt. Es ist klar, daß hier die Aussichten Funktionsstörungen der Leber nachzuweisen in der Regel besonders schlechte sein müssen, ja daß sie sich der Funktionsprüfung und oft auch anderen klinischen Kriterien durchaus entziehen. Aus demselben Grunde verstehen wir auch, daß selbst recht ausgedehnte Lebermetastasen beim Carcinom keinen Ikterus hervorrufen, es sei denn, daß die Metastase an der Porta hepatis sitzt und die Hepatici komprimiert. Unter diesen herdförmigen Krankheiten erscheint es nicht notwendig auf diejenigen zurückzukommen, die als diffuse Hepatopathien, von den herdförmigen sonst nicht wesensverschieden sind. Es genügt deshalb in diesem Abschnitte die Leberabscesse und die Tumoren der Leber abzuhandeln und etwa noch besondere Infektionskrankheiten der Leber, die häufiger circumscript, aber auch einmal diffus sich an der Leber äußern können, wie etwa die Syphilis. Diese mag wegen dieser Mittelstellung zuerst zur Darstellung kommen.

1. Lebersyphilis.

Die Syphilis des *Erwachsenen* äußert sich im Sekundärstadium meist gleichzeitig mit spezifischen Haut- und Schleimhauterscheinungen (Exanthemen und Enanthemen), als leichtere diffuse Hepatopathie („Icterus syphiliticus praecox"). Ob dieser gelegentlich spezifisch-luische Entzündungen an den Gallenwegen entsprechen, ist aus Mangel an anatomischen Befunden zweifelhaft. Immerhin könnte per analogiam diese Möglichkeit bestehen, zumal auch an den extrahepatischen Wegen beim Luetiker dieses Stadiums Prozesse vorkommen, die wie eine *luische Cholecystitis* aussehen und auf antiluische Behandlung prompt verschwinden. Auch EPPINGER beschreibt eine cholecystische Form der Leberlues mit typischen Koliken, Schüttelfrost, Fieber und Milzschwellung, über die auch ältere Ärzte berichten. Obduktionsbefunde fehlen. Jedenfalls kann man nicht ohne weiteres die Möglichkeit in Abrede stellen, daß auch an der Schleimhaut der extra- und intrahepatischen Gallenwege spezifische, durch die Spirochäte und ihre Gifte hervorgerufene Prozesse vorkommen.

Meist indessen erkennen wir klinisch im Sekundärstadium, dessen Phasen ja wiederholt rezidivierend sich auch an der Haut allergisch äußern, ein Krankheitsbild, das sich nicht von einem leichten Icterus simplex unterscheidet, öfters auch zu einem intensiven Ikterus führt; sicher sind anikterische und latent ikterische luische Hepatopathien häufig vorhanden. Dafür spricht, daß wir nicht selten in jenen Stadien der Generalisation der Lues die Leber etwas vergrößert und verhärtet finden, ähnlich wie die Milzschwellung bei der sog. „konstitutionellen" Lues. Es wäre bei diesen Krankheitsformen ähnlich wie bei anderen infektiösen und nicht infektiösen Noxen mehr an eine Toxikose, wie an eine unmittelbare Spirochätenwirkung zu denken. Dann gilt von jenen Leberveränderungen bei Lues das gleiche, was in der allgemeinen Nosologie von den diffusen, namentlich hämatogenen Hepatopathien oben entwickelt wurde. Wir verständen, daß der Ikterus beim Syphilitischen gelegentlich in die akute und subakute Leberatrophie übergeht, daß in der Mehrzahl der Fälle, namentlich unter spezifischer Behandlung, der Prozeß zurückgeht und daß doch auch eine Reihe von Fällen übrigbleiben, die von einem Latenzstadium in das typische Bild der hämatogenen Lebercirrhose, der diffusen wie herdförmigen übergehen.

Die pathologische Anatomie kann uns für diese Fälle dann nicht die Aussage machen, daß sie luischer Natur sind, wenn sich keine spezifisch-luischen Veränderungen zeigen. Aber für die Klinik ist kaum ein Zweifel möglich, daß unter den Cirrhosen, bei denen die geläufigen ätiologischen Momente fehlen, vor allem der Alkohol und der Infektschaden, recht viele Fälle existieren, bei denen die Lues durch die Anamnese oder die positive Wa.R. erwiesen ist. Uns scheint, daß diese Gruppe der unspezifischen Veränderung gerade beim Cirrhotiker erheblich unterschätzt wird, und daß dabei die luische Ätiologie sich gerade wie andere ätiologische Faktoren in sehr vielen Fällen kombiniert, in dem Sinne, daß etwa ein Luetiker, der Alkoholist ist, oder der noch eine andere, z. B. akute Streptokokkeninfektion durchmacht, für sein „Hepaton" in besondere Gefahr gerät. Es handelt sich also wie bei anderen chronischen Infekten um toxische Schäden, an denen auch der körpereigene Eiweißzerfall, der über das Sekundärstadium der Lues hinaus eine Rolle spielen wird, auch als eigentliche Noxe anzusehen ist.

Die *spezifisch-luischen Veränderungen* an der Leber, die für den Anatomen ohne weiteres als solche erweislich sind, sind ganz anderer Art. Sie gehören vorwiegend dem tertiären Stadium der Lues an. Hier entstehen die luischen Neubildungen, als Tumoren der Leber, meist große Gummiknoten, multipel, oft mit zentral käsigem Zerfall. An die Stelle des Zerfalls tritt interstitielle Wucherung mit folgender Narbenbildung und besonders hochgradiger Schrumpfung, das Bild der gelappten Leber entsteht als *Hepar lobatum*. Neben jenen tiefgreifenden Narben können an anderen Stellen noch frische, gummöse Prozesse erhalten sein und nicht selten zeigen sich in der Umgebung entzündliche und cirrhotische, mehr herdförmige Zustände. Durch den Gewebszerfall kommt es häufig, aber durchaus nicht regelmäßig auch zu hohen Temperaturen, Ikterus zeigt sich besonders, wenn die Gummen oder die Narben die großen Gallenwege zur Kompression bringen, also nicht regelmäßig, meist bestehen keine Koliken.

Bei langem Bestehen schwerer Lues kann Amyloid auftreten, wohl sicher auch gerade für unspezifische diffuse Formen die Fettleber und endlich spielt in der Ätiologie der Thrombosen, also denen der Vena portarum, die Lues eine Rolle.

Im *Symptomenbild* wird man die Lappungen, wenn sie oberflächlich liegen auch gelegentlich die Gummen tasten, bei Beteiligung des Serosaüberzuges besonders heftige Schmerzen konstatieren, auch einmal perihepatitisches Reiben.

Differentialdiagnostisch können andere Tumoren der Leber in Frage kommen, vor allem die so häufigen Carcinommetastasen. Die Wa.R. ist deshalb oft nicht verwertbar, weil das ikterische Serum eine unspezifische Komplementablenkung gibt. Die Behandlung wird Wismut und Jod bevorzugen, da die

Arsenpräparate, speziell das Salvarsan, nicht unschädlich für die Leber sind und oft auch Quecksilber von Leberkranken schlecht vertragen wird. Trotzdem muß in allen zweifelhaften Fällen auch bei den unspezifischen Leberaffektionen des Luetikers die antiluische Behandlung versucht werden, sie kann bei den Lebergummen zu einer völligen Heilung, freilich unter Verbleiben von Narben, führen.

Bei der antiluischen Behandlung überhaupt, also auch, wenn zuvor die Leber gesund schien, kommt es nicht ganz selten zu Leberschwellungen und selbst mehrere Wochen nach Salvarsan noch zu einem Ikterus, bei dem man nach Art der „Neurorezidive" von „*Hepatorezidiven*" gesprochen hat, gerade durch unzureichende Behandlung im Sinne einer Schädigung durch abgetötete Krankheitserreger. Man steht hier oft vor einem diagnostisch völlig unlösbaren Problem, ist es das Salvarsan, das eine Arsentoxikose der Leber hervorgebracht hat, oder nur eine gewissermaßen unspezifische, aber doch luisch-toxische Leberschädigung aufflackern ließ? Im allgemeinen gilt wohl die Regel, daß der Ikterus, der *bald* nach Salvarsan auftritt, mehr als Salvarsanikterus, der spät auftretende als ein luischer Ikterus, bei dem man dann wie beim Neurorezidiv gerade mit Salvarsan weiter behandeln darf, zu gelten hat. Doch möchten wir im allgemeinen vor dieser therapeutischen Konsequenz warnen und raten auch hier das Jod und das Wismut jedenfalls vorzuziehen und nötigenfalls sogar eher Quecksilberpräparate wie Salvarsan zu wagen. Steht doch im Hintergrunde einer Verschlechterung die oft tödliche schwere Leberatrophie.

Die Lebersyphilis des Neugeborenen, bei der die Spirochäten unmittelbar durch die Nabelvene eindringen, zeigt diffuse miliare Gummenbildung wie Grießkörner, selten großknotige Gummen, sehr oft dabei mesenchymale Entzündungen. Eine gewaltigere Spirochätenanhäufung als bei solchen kongenital syphilitischen Lebern existiert wohl nirgends im Organismus. Deshalb wurde, abgesehen vom Primäraffekt, die Spirochaeta pallida zuerst im Gewebe kongenital syphilitischer Lebern gefunden mit der Methode der Silberimprägnation, und damals 1906 glaubten manche, es seien nur Lücken im Lebergewebe oder es seien Nervenendfasern zur Darstellung gebracht, weil das ganze Gewebe von Spirochäten so durchsetzt war, in jedem mikroskopischen Bild Hunderte von Spirochäten zur Darstellung kamen, daß man solche Überschüttungen mit einem bisher nie bemerkten Erreger nicht anerkennen wollte. Dasselbe Bild sieht man bei der syphilitischen Totgeburt oder bei Neugeborenen, die nach wenigen Monaten zugrunde gehen.

Es gibt aber auch *Spätformen der hereditären Lues*, die wie großhöckerige Cirrhosen imponieren und erst nach Jahren in Erscheinung treten. Bei allen Cirrhosen gerade im Jugendalter denke man an die luische Ätiologie.

2. Die Leberabscesse.

Die Symptome sowohl der multiplen Abscesse wie die des singulären Leberabscesses können völlig fehlen, namentlich der eigentliche große Absceß, wenn er von einer festen Abscreßmembran umgeben ist, ist als ein dicht abgeschlossener Raum, bei dem anders wie bei sonstigen nur relativ geschlossenen Entzündungsräumen oft Produkte überhaupt nicht resorbiert werden. So kann das Fieber fehlen, wie die Leukocytose und auch alle anderen unspezifischen Reaktionen. Der Absceß tritt dann nur bei genügender Größe und entsprechender Lokalisation in die Erscheinung. Er kann als großer, selbst riesiger Tumor die untere Lebergrenze überragen, kann die vordere Leberfläche vorwölben, oder das Zwerchfell nach oben verschieben (Röntgenbefund!). Liegt nur wenig Lebergewebe darüber, wird die cystische Natur klar, Fluktuation kann auftreten, liegt er tiefer, ist etwa nur ein Tumorbefund zu erheben, aber bei zentraler Lage fehlt selbst dieser. Es ist klar, daß auch gerade multiple, namentlich kleine Abscesse sich der physikalischen Diagnostik völlig entziehen können. Andererseits kann typisches Eiterfieber vorhanden sein, auch mit Schüttelfrösten, manchmal auch nur subfebrile Temperaturen, hohe Leukocytenwerte, ausgesprochene Linksverschiebung und die allgemeinen anderen Zeichen des Allgemeinzustandes beim Infekt, auch konkomitierende Entzündungen in der Nachbarschaft, so etwa seröse, pleuritische Exsudate. Die Abscesse können überall hin durchbrechen, am gefährlichsten natürlich der Durchbruch in die freie Bauchhöhle. Entleerungen in den Magen-Darm, in die Pleurahöhle auch durch die Lungen hindurch kommen vor, Entwicklung subphrenischer Abscesse. Oft bleibt der Leberabsceß, ohne Perforation, dann abgekapselt durch Jahre, selbst über 10 Jahre bestehen, ja selten auch bei größeren Abscessen, kommt es zur Resorption und ausgedehnter Verkalkung des Herdes.

Führend sind manchmal bei Serosabeteiligung die starken Schmerzen der Perihepatitis, auch ein Reibegeräusch oder ein circumscriptes Hautödem. Man hüte sich bei geschlossener Bauchhöhle vor der Punktion zu diagnostischen Zwecken: Infektion des freien Peritoneums oder Aussaat von Echinokokken, falls ein Absceß dieser Ätiologie vorliegt; eher kann das Pneumoperitoneum röntgenologisch, oder die Laparoskopie diagnostisch wie auch bei den soliden Tumoren herangezogen werden, aber nur von Geübten.

Als **Pathogenese** gilt in unseren geographischen Breiten am häufigsten eine Einschleppung aus dem Pfortadergebiet hinein in den rechten Leberlappen, etwa nach einer Appendicitis, selten bei Ulcus pepticum oder einer Eiterung am Genital, häufiger nach Dysenterie, bacillärer wie besonders der Amöbendysenterie, auch nach einem Typhus und anderen Geschwürsbildungen im Darm (Colitis gravis, Colon-Carcinom usw.). Weit häufiger wird in den Tropen der Leberabsceß beobachtet, nicht immer als Folge der Amöbendysenterie *(tropischer Leberabsceß)*.

Besonders die multiplen Leberabscesse können sich als Folgen der Cholangitis entwickeln, auch im Zusammenhang mit intrahepatischen Steinbildungen, endlich kann auf dem Blutwege, also durch die Leberarterie, bei jedem septisch pyämischen Zustand im Sinne bakterieller Verschleppung es zu multiplen, auch vereinzelten Leberabscessen kommen. Man sieht, wie oben erwähnt, auch bei Cholecystopathien, besonders Empyemen der Gallenblase mit Gallensteinen Fortsetzung des eitrigen Entzündungsprozesses in die Nachbarschaft hinein, so daß in der Nähe der Gallenblase Leberabscesse entstehen, die auch Steine enthalten können, wenn eine Verbindung zwischen den Eiterherden und der Gallenblase besteht. Andererseits entwickeln sich auch ohne Perforationsöffnung solche Abscesse durch ein Fortschreiten per continuitatem. Die meisten Leberabscesse sind also eitrige Metastasen, während der tropische Absceß offenbar oft den Eindruck eines primären Abscesses hervorruft. Neben den aufgezählten Symptomen, die unmittelbar vom Absceß ausgehen, ist zur Stütze der Diagnose nach der voraufgehenden oder noch gleichzeitig fortbestehenden primären Erkrankung zu fahnden, nicht zuletzt nach der begleitenden Cholangitis. Oft genug steht im Mittelpunkt die septische Allgemeininfektion, auch Kompressionen von seiten des Abscesses können besondere Zeichen hinzufügen, so Ikterus und portale Stauung.

Nicht immer finden sich Bakterien, Amöben oder als seltene Erreger Echinokokken oder Actinomycesdrusen, oft sind die Erreger als Folge des Zellstoffwechsels im abgeschlossenen Entzündungsraum (Säuerung) zugrunde gegangen und der Absceß erweist sich als steril. Eine Beschreibung der verschiedenen anatomischen Befunde erübrigt sich, oft genug entdeckt erst der Obduzent gerade die multiplen cholangitischen Abscesse, aber auch den tiefer gelegenen abgekapselten singulären Abszeß.

Differentialdiagnostisch kommt der Hydrops einer mächtigen Gallenblase oder deren Empyem in Frage, auch infizierte hydronephrotische Säcke, noch mehr die Pyonephrose, wenn der untere Nierenpol stark nach vorne disloziert ist oder seltene Cysten-Lebertumoren, auch Carcinommetastasen der Leber selbst. **Die Behandlung** ist fast ausschließlich eine chirurgische, ob einzeitig oder zweizeitig vorzugehen ist, ob man den abdominellen Weg wählen kann oder von der Pleura vorgehen muß, entscheidet der Operateur nach Lage des Falles, *er* wird bei eröffneter Bauchhöhle unbedenklich die Probepunktion machen dürfen.

Für die tropischen Abscesse speziell nach Amöbendysenterie wird Emetin und Neosalvarsan empfohlen, man kann sie ohne chirurgisches Eingreifen oft zur Heilung (Verkalkung) bringen, wie zufällige Röntgenfeststellungen verkreideter großer Kreise in der Leber beweisen.

3. Die Lebertumoren.

Von den echten Tumoren sind der Häufigkeit nach zunächst die Carcinommetastasen der Leber zu nennen, sie können gewaltigste Vergrößerung der Leber hervorbringen. Die riesige Leber, oft schon bei der Inspektion zu sehen, erweist sich hart und im Gegensatz zu den hypertrophischen Cirrhosen, auch besonders großen Formen der gewöhnlichen hämatogenen Cirrhose, bei weitem in der Mehrzahl der Fälle als grobhöckerig, Kugelkalotten verschiedenster Größenordnung sind wie flache Knöpfe bis zu Apfelgröße zu tasten, oft mit zentraler Eindellung wegen des Zerfalls der Metastase in ihrem Zentrum. Der Befund ist in der Mehrzahl der Fälle so, daß die Diagnose schon allein aus der Palpation mit Sicherheit zu stellen ist. Doch kommen Fälle vor, bei denen die Knoten kaum die Fläche überragen, der Palpation deshalb nicht deutlich werden und damit eine schwierigere differentielle Diagnostik gegenüber anderen Lebervergrößerungen einsetzt. Vereinzelte Metastasen in der Tiefe können sich dem Befunde völlig entziehen. Nur wenn die Hepatici zugedrückt werden oder eine Carcinommetastase in den Lymphdrüsen an der Porta hepatis sitzt, entsteht ein Stauungsikterus. Selten ist die Leber so ausgedehnt befallen, daß ein subikterisches Kolorit auf Grund der Veränderungen des Leberparenchyms selbst entsteht. Die Unterscheidung wird noch schwieriger, wenn eine carcinomatöse Aussaat über das Peritoneum zum Ascites führte und damit eine portale Stauung vortäuscht.

Unter allen *Carcinommetastasen* sind die der Leber die häufigsten, einmal weil die meisten Carcinome solche der Bauchorgane, besonders des Magens und Rectums sind und deshalb die Carcinomzelle vom portalen Wurzelgebiet her in die Leber verschleppt wird. Aber auch auf arteriellem Wege tritt die Metastasierung hier sehr oft ein, so beim Mammacarcinom. Es muß *die Leber für die Ansiedlung der verschleppten Krebszelle einen besonders günstigen Boden* abgeben, etwa im Gegensatz zum Pankreas oder zum quergestreiften Muskel, in welchen Metastasen zu den größten Seltenheiten gehören.

Viel seltener ist *der primäre Leberkrebs*, dessen Vorkommen noch RUDOLF VIRCHOW bestritt. Er bildet sich wohl wegen epithelialer Versprengungen gerade in cirrhotischen Lebern häufiger aus, kommt aber auch ohne Cirrhose vor.

Bei Beteiligung des Serosaüberzuges kann es bei allen Carcinomlebern, metastatischen wie primären, zu mächtigen Schmerzen kommen, in der Mehrzahl der Fälle verläuft das Leiden schmerzlos.

Der Verlauf ist namentlich bei der Metastasenleber ein rapider, nach deutlicher Feststellung von Metastasen muß man mit dem Tode schon innerhalb der nächsten 5—6 Monate rechnen, jedoch erfährt diese Regel auch erhebliche Ausnahmen, man kann mehrere Jahre seine Metastasenleber haben. Eine Therapie existiert im Sinne einer Hoffnung auf Heilung nicht. Um so mehr sei man darauf bedacht, *vorhandene Schmerzen* rückhaltlos mit Opium und seinen Derivaten, vor allem Morphin, innerhalb des gesetzlich Zulässigen, zu bekämpfen, wobei bei längerem Morphingebrauch es wegen der Morphiumgewöhnung erlaubt ist, die Maximaldosis erheblich zu überschreiten. Sind keine Schmerzen vorhanden, liegt die Pflicht des Arztes in der Richtung, den Glauben an eine Therapie bis zuletzt nicht zu erschüttern. Es empfiehlt sich dem Kranken etwa zu sagen: „daß die entzündliche Leberschwellung nur so zurückgehen kann, daß bei der Auflösung des Krankhaften giftige Stoffe ins Blut kommen, die seinen Körper angreifen werden, so daß er zunächst Kräfte verlieren wird und weiter abnehmen muß und erst nach dieser Auszehrung, welche therapeutisch beabsichtigt sei, der für ihn merkbare Fortschritt eintritt". Eine Kur von wenigstens einem Vierteljahr mit einem bestimmten (indifferenten) Medikament, als Medikation per os oder als Einreibungskur, werde um dieses Tröstens willen durchgeführt. Womöglich äußere man die schlechte Prognose *nur* gegen einen männlichen Angehörigen, auf dessen Festigkeit man sich verlassen kann, während der jüngere Arzt die Versicherung des Kranken, er könne die volle Wahrheit vertragen, viel zu oft zu glauben geneigt ist. Die Ausnahmen von dieser Regel des absoluten Leugnens einer völlig infausten Prognose sind zu seltene, als daß sie gelehrt werden könnten.

An selteneren malignen Tumoren sind *die Lebersarkome* zu nennen, namentlich die Melanosarkome, auch diese meist als Metastasen vom Auge oder den sarkomatös entarteten Naevi der Haut her, während primäre Lebersarkome zu solchen Raritäten gehören, daß man sie in der Praxis am besten nicht diagnostiziert. (Das Melanin ist im Harn nachweisbar.)

An *gutartigen Geschwülsten* kommen Adenome vor, die aus den Veränderungen bei den Cirrhosen, geheilten subakuten Atrophien und Lues hervorgehen können, auch Hämangiome und Fibrome. Ferner cystische Geschwülste als Cystadenome, Gallengangsektasien und andere Cystenbildungen. Auch große mehrkammerige Cysten sind, wohl als kongenitale Mißbildungen, manchmal parallel mit Cystennieren beschrieben und werden dann, wenn sie deutlich cystischen Charakter am Lebenden zeigen, wohl für Echinokokken gehalten werden. Es kommen auch sekundäre Vereiterungen solcher cystischen benignen Geschwülste vor. Eine eigentliche Klinik haben all diese Tumoren wegen ihrer Seltenheit kaum. Man wird diagnostisch gelegentlich die Vermutung äußern dürfen und wegen der Unsicherheit des Befundes oft wohl zur Probelaparatomie raten.

4. Die Parasiten der Leber.

Praktisch wichtig ist in unsern Breiten fast nur der *Echinococcus*, und zwar der sog. *cystische unilokuläre*, er entstammt der Entwicklung der Finne des Hundebandwurms, Taenia echinococcus, die per os in den menschlichen Darm als Ei gelangt, wo der Embryo nach Verdauung der Eihülle frei wird. Von dort gelangt er durch die Pfortader zur Leber, weshalb der Leberechinococcus des Menschen der häufigste ist. Langsam wächst, auch durch viele Jahre hindurch, die Blase an, enthält eine eiweißfreie, auch harnstofffreie Flüssigkeit, Bernsteinsäure ist in ihr nachweisbar. Die Cyste besteht aus einer Wand von geschichteten Lamellen (Chitinmembran), die mikroskopisch ebenso typisch ist und für die Diagnose entscheidend wie die Haken, die am Kopf (Skolices), der vier Saugnäpfe trägt, angebracht sind. In der Muttercyste entstehen Tochter- und Enkelblasen usw. Weit seltener ist der „multilokuläre" Echinococcus, bei dem die Neubildung der Blasen nicht innerhalb der Mutterblase erfolgt, sondern nach außen hin, so daß die mesenchymalen Gänge von den zahlreichen kleinen Cysten erfüllt werden. Das anatomische Bild sieht dann wie eine cystische Leberdegeneration aus, mit der es leicht verwechselt wird. Der Echinococcus unilocularis kann schrumpfen und verkalken, ein Heilungsvorgang, er kann zur Vereiterung kommen, vor allem aber kann er nach gewaltiger Ausdehnung platzen. Die Fülle der Echinococcusblasen innerhalb der großen Cyste erfüllen dann die Bauchhöhle, oder die Cyste geht durch die entzündliche Veränderung in der Umgebung Beziehungen zur Nachbarschaft ein, sie perforiert durch Zwerchfell und Pleura in die Lunge, es werden Haken oder typische Chitinmembranen ausgehustet, ebenso kann sie in den Magen-Darmkanal einbrechen. Von ganz seltenen tödlichen Perforationen in das Herz, das Perikard und die großen Gefäße berichtet die Literatur.

Die **Symptome** sind die eines cystischen Tumors, prall und hart mit Fluktuation („Hydatidenschwirren"), meist ohne Vereiterung, kein Fieber, keine Kachexie. Meist lassen sich im Röntgenbilde die zahlreichen verschieden großen Blasen innerhalb der primären mit absoluter Deutlichkeit zur Anschauung bringen (s. Abb. 2). Ist eine Verbindung humoraler Art zwischen der Blase und dem Organismus vorhanden, findet sich Eosinophilie, die Komplementbindungsreaktion spezifischer Art, sowie eine allergische Hautreaktion ist nur dann positiv; fehlt jener Flüssigkeitsaustausch, so spricht eine negative

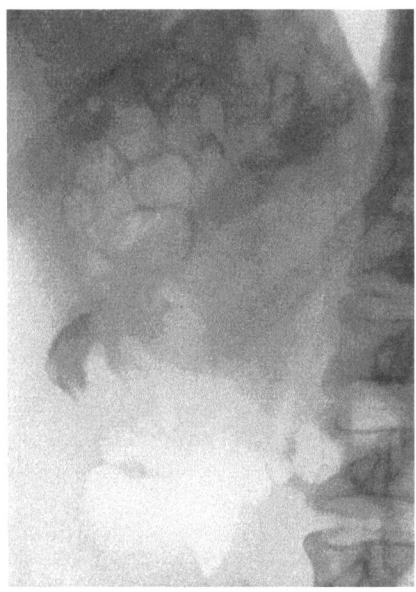

Abb. 2. Unilokulärer Echinococcus der Leber. Zahlreiche Tochter- und Enkelblasen.

Komplementreaktion bei negativer Eosinophilie nicht gegen das Vorhandensein eines Echinococcus. Wir raten von der Probepunktion bei geschlossener Bauchhöhle dringend ab, wenn auch diese durch die namentlich mikroskopischen Befunde beweisend sein kann (evtl. Laparoskopie!). Am besten ist auch bei nur großer Wahrscheinlichkeit, selbst wenn sie nicht ohne Punktion zur Sicherheit gemacht werden kann, die Operation anzuraten, die meist zweizeitig vorgenommen wird mit dem Ziel primärer Vereiterung, durch welche die Blasengenerationen absterben und so eine Infizierung der Bauchhöhle vermieden wird. Andere therapeutische Heilversuche sind gegenüber dieser chirurgischen unterwertig.

Der multilokuläre Echinococcus heilt auch mit Operation kaum, wenn er auch eine vieljährige Verlaufsform in der Regel hat.

Von anderen Parasiten werden lediglich aufgezählt das *Distoma hepaticum* — der Leberegel, der bei uns kaum eine Rolle spielt und das Distoma haematobium von Ägypten her bekannt, endlich Pentastomen. Der europäische Arzt wird an diese parasitären Krankheiten, die für uns kaum eine klinische Symptomatologie besitzen, kaum zu denken haben (s. ausführlichere Handbücher).

5. Die Tuberkulose der Leber.

Daß der Phthisiker in seinen vorgeschrittenen kachektischen Stadien fast regelmäßig eine Fettleber hat, wurde erwähnt (s. unter Fettleber); daß er zweitens bei seinem chronischen Infekt, ja bei der kavernösen Phthise dem Mischinfekt, andere leichte Leberschädigungen, diffuse Hepatopathien fast stets anikterischer Art haben kann, ist klar und endlich ist beim Phthisiker aus jenen allgemein nosologischen Gesichtspunkten heraus auch die hämatogene Lebercirrhose nichts außerordentlich Seltenes, freilich im Vergleich zur Häufigkeit der Lungentuberkulose doch recht selten. Dieses alles sind aber, ähnlich wie bei der Lues, die Gruppe der unspezifischen Lebererkrankungen bei der Tuberkulose, zu denen auch das Leberamyloid etwa bei chronischen Eiterungen der Knochen- und Gelenktuberkulose oder der Kavernenphthise zu rechnen ist.

Aber auch *spezifische tuberkulöse* Produkte kommen als Prozesse in der Leber vor, einmal solche, die als Lokalkrankheiten der Leber für die Klinik bedeutungslos sind, nämlich bei der allgemeinen Miliartuberkulose. Dort können wie bei so vielen Organen sich die hirsekorngroßen Knötchen auf dem Serosaüberzug der Leber, aber auch im Mesenchym innerhalb der Leber vereinzelt und gehäuft finden, allenfalls könnte einmal ein feines perihepatitisches Reiben, ähnlich wie bei der Aussaat auf den Pleuren das knisternde pleuritische Reiben, darauf hinweisen. Auch die ausgedehnten schwieligen Veränderungen der Leberkapsel, die Zuckergußleber als Ausdruck der Polyserositis werden in vielen Fällen als tuberkulös angesehen.

Es gibt aber auch *großknotige tuberkulöse Tumoren* in der Leber, solitär und gehäuft auftretend, die zu Verkäsungen, ja Abszeßbildungen führen und endlich in ihrem Ausheilungsvorgange durch Narbenbildung zu Lappenbildungen an der Leber, freilich meist weniger kraß und ausgedehnt wie beim syphilitischen Hepar lobatum, führen. Auch kommen Formen großknotiger Cirrhose vor, bei denen in den interstitiellen Räumen typische tuberkulöse Granulationswucherungen statthaben. Bei Cirrhosen jugendlicher Menschen und dem Fehlen einer anderen Ätiologie soll man außer an die Lues immerhin an diese Möglichkeit, freilich als an eine ziemlich entfernte, denken.

6. Die Lymphogranulomatose

kann, wenn auch sehr selten, die Leber einmal so gut wie isoliert ergreifen, ähnlich wie das bei der Milz vorkommt. Im weiteren Verlauf freilich werden doch Drüsenschwellungen an verschiedensten Stellen auftreten, jedenfalls kommen aber Fälle vor, bei denen großknotige Tumoren oder diffuse Veränderungen der Leber auftreten, man denkt an hypertrophische Cirrhosen oder gar an einen Leberabszeß, einen Echinococcus und wird in zweifelhaften Fällen nicht leicht wegen der Unsicherheit der Entscheidung die Probelaparotomie ablehnen dürfen. Gerade der periodische Fieberverlauf der Lymphogranulomatose legt die Verwechslung mit dem Abszeß nahe und durchaus nicht jede Lymphogranulomatose zeigt ständig das typische Blutbild (Leukopenie, vor allem Lymphopenie, Eosinophilie und Mononucleose). Fälle dieser Art können mit einem (nicht absoluten) Ikterus verlaufen.

Die leukämischen und aleukämischen Myelosen und Lymphomatosen, bei denen es zur Metaplasie lymphatischen und besonders myeloischen Gewebes im Mesenchym kommt, zeigen erhebliche Lebervergrößerungen, freilich fast stets ist die Milz noch weit stärker befallen und das Blutbild wird auch bei den aleukämischen Formen die Entscheidung treffen lassen.

7. Die Aktinomykose der Leber.

Auch die Leber kann von der Aktinomykose befallen sein, sekundär wie primär, die zu Entzündungen in der Umgebung führen bis zu Fistelbildungen durch die Bauchdecke, aus denen sich dann die charakteristischen gelben Körner der Actinomycesdrusen entleeren. Die Leber wird aber sehr selten befallen.

B. Die Erkrankungen der Gallenwege.
I. Die „Cholecystopathien" (Stauung, Steine, Entzündung).

In der allgemeinen Nosologie der Cholecystopathien wurde nachdrücklich darauf hingewiesen, wie sich die Geschehenskreise der Cholelithiasis, der Cholecystitis und der Stauungsgallenblase überschneiden, so daß zwar „reine Fälle" vorkommen, aber in der großen Mehrzahl der an den Arzt herantretenden Erkrankungsformen zwei oder drei Geschehenskreise sich im vorausgehenden Krankheitsverlauf bereits kombiniert haben.

Auch jeder der drei Geschehenskreise hat nicht etwa eine einheitliche Ätiologie und für jeden sind verschiedene Bedingungen zu seinem Zustandekommen zu berücksichtigen. Endlich ist es willkürliche Grenzsetzung, die Gallenblase von den übrigen Erkrankungen extrahepatischer Gallenwege und auch von den intrahepatischen abzutrennen, die intrahepatischen führen ascendierend schließlich nur noch als Lücken ohne besondere Auskleidung zwischen die Epithelzellen unmittelbar heran, greifen deshalb auf den epithelialen Leberapparat über (Cholangitis-cholangiolitische Cirrhosen).

Nur um der speziellen Nosologie willen, die das Postulat des Ordnens für die Betrachtung der Klinik notwendig aufrechterhalten muß, werden wir gelegentlich auch trennend beschreiben müssen, aber meist, weil es das Erlebnis am Krankenbett von selbst ergibt, die Vereinigung des Geschehens als Kombinationen der Geschehenskreise zu schildern haben, die Cholecystopathie bleibt klinisch eben doch eine untrennbare Einheit. Auch lokalistisch werden wir nicht immer die Krankheiten der Gallenblase von denen des Ductus hepaticus, cysticus und choledochus bis zur Papilla Vateri hin trennen können, auch nicht ascendierend von intrahepatischen Cholangitiden. Was wir unter „Cholecystopathie" verstehen, ist wohl oben klar geworden, ein Carcinom der Gallenblase soll nicht dazu gerechnet werden. Entsprechend dem Standpunkt der Vereinigung jener drei Geschehenskreise vermeiden wir künstliche Trennungen, wenn wir den Beschwerdekomplex als das subjektive anamnestische Moment, die objektive Symptomatologie mit ihren großen Verlaufsvariationen, die Pathogenese einschließlich der Ätiologie, wie die weiteren Abschnitte anatomischer, prognostischer, differentiell-diagnostischer und therapeutischer Art für das gesamte extrahepatische Gallenwegssystem einheitlich zusammenfassend besprechen, dennoch einzelne sich abhebende Situationen getrennt darstellen. Das Problem „reiner" Dyskinesien werde, wenn auch ein zum Teil hypothetisches, vorweggenommen.

Diese Dyskinesien der extrahepatischen Gallenwege, zu denen besonders die *„Stauungsgallenblase"* gehört, müssen als reine Formen selten sein, sie gehören an den Anfang klinischer Pathologie, weil sie reine „Betriebsstörungen" sein können, die sich erst sekundär auch anatomisch dokumentieren, ihnen gebührt zunächst ein begriffliches Interesse, weil sie als neuromuskuläre Betriebsstörung im engen Zusammenhang mit der Gesamtsituation im Organismus oft angesehen werden müssen. Überhörte ein rationalistisches Zeitalter der Medizin die Angaben, daß im Zusammenhang mit Erregungen, Ärger, Schreck,

Verstimmungen Gallenblasenbeschwerden auftraten, so ist der Nachweis eines neuromuskulären Apparates, der die Funktion der extrahepatischen Gallenwege beherrscht, eine Feststellung, welche den Angaben der Kranken, sofern sie mit Kritik gewürdigt werden, doch recht gibt. Wir wagen das nicht vom „Icterus ex emotione" auszusagen, trotz der Behauptung, daß auch Haushunde auf einen Schrecken hin gelb werden können, zumal die Form, um die es sich hier handeln könnte, wohl dem Icterus simplex zugehört und wir dessen Wesen nicht mehr durch einen extrahepatischen Zustand erzeugt anerkennen. (Freilich stehen sekretorische Drüsen auch unter seelischem Einfluß, man denke nur an die Tränendrüse, aber es ist doch viel zu gewagt, den Übertritt der Galle intrahepatisch, angelehnt etwa an die alte Lehre des Ikterus infolge „Parapedese der Galle", der nicht mehr wahrscheinlich ist, als Innervationsstörung anzunehmen.)

Präziser ist unser Wissen des neuromuskulären Geschehens am extrahepatischen Ausführungsapparat. In der allgemeinen Nosologie wurde ausgesagt, wie der Hohlmuskel der Gallenblase im Wechselspiel mit den Sphincteren am Collum-Cysticusgebiet und am distalen Choledochusteil arbeitet, Öffnung der Sphincteren und Tonuszunahme des Hohlmuskels sind die physiologisch zugeordneten Mechanismen. Wohl tropft meist periodisch schwankend etwas Lebergalle regelmäßig aus dem Weg Hepaticus-Choledochus in das Duodenum hinein, aber der Hauptteil der Lebergalle begibt sich in die Gallenblase und wird dort eingedickt durch Rückresorption im wesentlichen von Wasser. Die Gallenblase ist also nicht nur *„Reservoir"*, sondern *„Kondensationsapparat"*, auch Ventil zur Druckentlastung in den Ausführungsgängen von Leber und Pankreas. Wir können das am Menschen sehen, seit wir mit der Duodenalsonde auf bestimmte Reize die schwarzbraune oder dunkelgrüne Blasengalle gewinnen, nachdem vorher nur goldgelbe Lebergalle gewonnen war. Der Grad der Eindickung, hauptsächlich colorimetrisch an der Bilirubinfärbung erkannt, schwankt erheblich und weist so auf das längere oder kürzere Verweilen des Lebersekretes in der Gallenblase hin. Die Gallenblase ist nicht das „Grab" der Galle, wie gesagt wurde, aus der die gesamte Galle zurückresorbiert wird, sondern fraglos wird sie dort aufgehoben und kondensiert, um auf den Nahrungsreiz hin für die Dünndarmverdauung der Fette in größeren konzentrierteren Mengen zur Verfügung zu stehen. Wirken dort im Duodenum doch die Gallensäuren mit ihrer großen Oberflächenaktivität so wesentlich für die Emulgierung der Fette, daß das Fehlen jenes kondensierten Gallenejaculates an der schlechten Fettausnutzung in den Faeces, etwa beim Choledochusverschluß oder auf der Höhe des Icterus simplex erkannt wird, auch wenn das fettspaltende Pankreasferment Steapsin noch zu dem Nahrungsfett in das Duodenum gelangt. Die Fettsäuren bilden mit den Gallensäuren die wasserlöslichen Choleinsäuren, die im Darm resorbierbar sind. Die Bildung von resorbierbaren Choleinsäuren ist neben der Emulgierung die Hauptaufgabe der Gallensäuren im Darm. Die Gallenblase muß aber auch als *druckentlastendes Ventil* (Kalk) aufgefaßt werden: Ist der Sphincter Choledochi tonisch geschlossen, entweicht das Lebersekret in das Reservoir und durch die Wasserrückresorption haben 10- und 20mal mehr der festen Leberprodukte in der Gallenblase Platz, als dem Volumen der dünnen Lösung nach von der großen Verdauungsdrüse der Leber ausgeschieden werden. Ein vorübergehender Choledochusverschluß ist, wie eine Unterbindung jenes Gallenganges beim Tier zeigt, nicht sofort von einem Stauungsikterus gefolgt, es braucht dazu 2—3 Tage, während wenn das Entlastungsventil vorher entfernt wurde, der cholostatische Ikterus weit früher auftritt. Dieser Mechanismus wirft ein Problem auf, auch für die Chirurgie, denn mit der Cholecystektomie sind beide Funktionen, die der Kondensation und die der Druckentlastung im Gallengangssystem beeinträchtigt. Wohl tritt meist ein Ersatz ein durch Weitung des Choledochus zu einem Notreservoir, dessen Schleimhaut auch Fähigkeiten der Rückresorption von Wasser besitzt. Quantitativ ist der Effekt wohl stets geringer und die vikariierende Funktion bleibt oft genug aus, oder bewegt sich in zu geringen Grenzen. Völlig abwegig ist es daher, die Gallenblase als rudimentäres Organ anzusehen, wenn sie auch manchen Säugern fehlt. Es ist beachtlich, daß das Schwein sie besitzt, auch zur Gallensteinbildung neigt, ebenso besteht sie bei Kaninchen, Rind und Reh, während das Pferd und die Ratte sie nicht hat. Ein Anhalt für eine Rückentwicklung ist daraus phylogenetisch nicht abzuleiten.

Mittlere Vaguserregungen lösen die Gallenblasenentleerung aus unter Öffnung der Sphincteren und tonischer Kontraktion des Hohlmuskels. Die Cholecystographie belehrte, daß hier keineswegs ein passives Ausmelken durch die Darmperistaltik sich vollzieht, denn unter dem Gallenblasendruck einer stärkeren tonischen Kontraktion steigt das Röntgenkontrastmittel selbst über die Verzweigung der Hepatici hinauf (Abb. 3), ja man kann manchmal die tonische Kontraktion der Gallenblase nach mechanischer Reibung tasten, also die Wehe des gespannten Hohlmuskels etwa beim Schluß durch einen Ventilstein fühlen, wie etwa in der Nachgeburtsperiode beim CREDÉschen Handgriff die Uteruskontraktion erzielt wird. Wie der

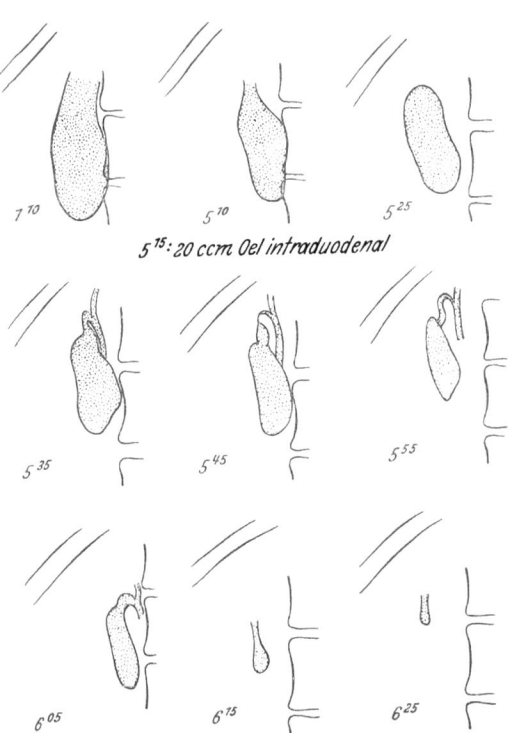

Abb. 3. Wechselnder Tonuszustand der Gallenblase unter cholokinetischer Einwirkung (Öl, Eigelb, Mayonnaise, Pepton vom Darmkanal aus oder Pituitrin auf dem Blutwege). (Nach SCHÖNDUBE.)

Uterus kontrahiert sich auf Hinterlappenpräparate der Hypophyse auch die Gallenblase, nach anfänglicher Erschlaffung. Bei *starken* Vaguserregungen schließt im Tierexperiment der Choledochussphincter und die Gallenblase spannt sich vergeblich zur Entleerung an, bei Sympathicuserregung erschlafft der Hohlmuskel, die Sphincteren bleiben geschlossen. Auf Vaguslähmung durch Atropin läßt der Hohlmuskeltonus nach, größere Mengen von Galle sammeln sich an, die Sphincteren zeigen vermehrte Kontraktionstendenz, bis die überfüllte dilatierte Gallenblase wohl unter Schmerzen die Sperre durchbricht und eine spontane größere Entleerung besonders eingedickter Blasengalle erfolgt. Diese experimentellen Tatsachen zur Physiologie des Entleerungsmechanismus der extrahepatischen Gallenwege durch Nervenreizung wie pharmakologische Prüfungen ermittelt (WESTPHAL), scheinen mir entscheidend für das Problem der Stauungsgallenblase, das zunächst ein anatomisches war. Es wurde festgestellt, daß es hypertrophische und atrophische Gallenblasen in der Pathologie gibt. Hier ist ähnlich wie bei der Hypertrophie etwa des linken Herzventrikels der Spannungszustand offenbar Wachstumsreiz, auch für die glatte Muskulatur, Analogien zur Harnblase (hypertrophische Balkenblase) etwa des Prostatikers sind einleuchtend. So werden wir schmerzhafte Dehnungszustände der Gallenblase und auch Tenesmen anerkennen müssen und verstehen daraus, vielleicht auch manche Pseudogallensteinkolik, etwa bei der Pleiocholie eines hämolytischen Ikterus, der nach Gallenblasenexstirpation, wie ein Einzelfall uns belehrte, trotz fehlender Steinbefunde dauernd schmerzfrei wurde. Auch die Oberbauchbeschwerden der hypophysären Magersucht wären ähnlich, dyskinetisch deutbar: es besteht ein Mangel des physiologisch adäquaten endokrinen Stoffs für ein harmonisches Entleerungsspiel der Gallenblase und ihrer Sphincteren. Wir verstehen manchen Schmerz, wenn der Auslösungsreiz zur Gallenblasenentleerung übersteigert ist, etwa nach einer überfetten Mahlzeit und begreifen, daß auch Gesamtsituationen beim Affekt solche schmerzhaften ,,Dyskinesien" auslösen können. Bewußt vermeiden wir hierfür den Ausdruck der ,,Neurose", aber daß etwa ein Ventilstein bei einer gesteigerten neuromuskulären visceralen Gesamtsituation in den Gallenblasenhals vorgeschoben wird und so etwa nach einem Ärger auch eine schwere Gallensteinkolik entsteht, ist heute verständlich geworden, die Angaben des Kranken, einst so gering geachtet, gewannen an Wert. Die Diagnose der ,,*reinen Dyskinesie*" soll trotzdem mit größter Zurückhaltung gestellt werden, sind die Anfälle erheblicher, wird oft der Stein oder die Entzündung die Reizbarkeit, also das neuromuskuläre Verhalten gesteigert haben. Ist aber eine Cholecystographie so verlaufen, daß sie die gute Füllbarkeit der Gallenblase von der Leber her erweist, kein Anhalt für einen Stein gewonnen wurde und ergibt die Duodenalsondierung, daß die Latenzzeit der Entleerung bei mehrmaliger Prüfung auf Öl oder Pituitrin erheblich verlängert ist, wird dann endlich ein besonders hoher Bilirubinwert für die Kondensgalle gewonnen, in der alle entzündlichen Zeichen fehlen und weist nichts vom übrigen Status auf Cholecystitis hin, aber wohl auf vermehrte Erregbarkeit des Kranken, so wird man doch bei deutlich lokalisierten Schmerzen in der Gallenblasengegend die Diagnose der reinen Dyskinesie im Sinn einer Stauungsgallenblase einmal wagen dürfen, ebenso, wenn die Duodenalsondierung eine beschleunigte überstürzte Entleerung ergibt. Auch sind im Zusammenhang mit emotionellem Verhalten Veränderungen im Entleerungsspiel am Menschen nachgewiesen. Es ist klar, daß diese Auffassung von der Stauung im extrahepatischen System tiefer in eine funktionell-pathologische Auffassungsweise führt als die alte, daß der Rockbund oder das Korsett, daß Gravidität oder ein Fettbauch usw. die extrahepatischen Gallenwege komprimieren sollten. Die Gallenwege liegen viel zu tief neben der Wirbelsäule, als daß solche plump mechanischen Gründe für die Stauungsgallenblase aufrechtzuerhalten wären. Selbst das Duodenum oder ein unveränderter Pankreaskopf können kaum eine Pelottenwirkung entfalten, ganz anders natürlich ein Carcinom des Pankreaskopfes oder die hochgradige Schwellung dort bei einer Pankreatitis, endlich ein entzündlich hart geschwollenes *Duodenaldivertikel*, das ja seinen Lieblingssitz an der Mündung des Choledochus hat und periodisch zur Stauungsgallenblase und ihren Folgen (Cholecystitis, Cholelithiasis) führt, manchmal alternierend mit Pankreasschmerzen horizontal nach links ziehend.

Die Lehre einer mechanischen Stauungsgallenblase wurde von chirurgischer Seite entwickelt, wenn der Cysticus schwanenhalsartig verbogen und gelängt erschien. Das mag oft sekundäre Erscheinung sein bei Häufung frustraner Kontraktionen des Hohlorgans, während winkelige Knickungen durch adhäsive entzündliche Prozesse Anlaß zu Stauungen in den Gallenwegen natürlich geben können, ebenso wie entzündliche Schwellungen der Cysticusschleimhaut. Es vollzieht sich ja überhaupt das Einlaufen in die Blase hinein mit anderem

Mechanismus wie das Herausgedrücktwerden, dafür sorgt schon die wendeltreppenartige Valvula Hausteri im Cysticus: die Füllung ist passiv, die Entleerung aktiv, woraus sich manche Diskrepanzen ergeben im Sinne einer leichten Füllung bei der Cholecystographie, also beim Einstrom von der Leber her und dennoch erschwerte Ausschüttung bei Übersteigerung des frustranen Entleerungsreizes im „cholekinetischen" Sinne. Man überwerte nicht einmalige Befunde!

Das Stauungsmoment in der Gallenblase ist schon seit NAUNYN als eine wesentliche Bedingung für Cholecystitis und Cholelithiasis hingestellt, aber nicht als neuro-muskuläre geahnt werden, die reine Betriebsstörung der Dyskinesie, die wir entwickelten, mit Gallenblasenbeschwerden, leichten bis zu ausgesprochenen Koliken, wird auch dadurch erwiesen, daß sie zur Fehldiagnose der Cholelithiasis nur zu leicht führt, und wenn dann eine anatomisch intakte Gallenblase exstirpiert wurde, hörten die Beschwerden dennoch auf. Das sind pathogenetisch wichtige Feststellungen, Belehrungen durch eine Fehldiagnose, als therapeutische Maßnahmen natürlich zu verwerfen.

Therapeutisch kann Atropin, das eine andere Art von Betriebsabweichung (Tonusnachlaß des Hohlmuskels) setzt, sinnvoll sein, Kataplasmen zur neuromuskulären Beruhigung, namentlich aber Allgemeinbehandlung, wenn Erregbarkeitsveränderungen auch sonst vorliegen (thyreotische Einschläge, emotionelle Zustände usw.).

Zusammenfassend soll man der reinen Dyskinesie als Diagnose stets mit skeptischer Zurückhaltung begegnen, wird doch der weitere Verlauf oft genug zur Annahme führen, daß zur Zeit der Beschwerde sich aus der bloßen Stauung bereits andere Folgeerscheinungen entwickelt hatten. Trotzdem bleibt die Stauung im System einer Pathogenese als ein Initialzustand wichtig, als kombiniert mit anderen Geschehenskreisen der Cholecystopathie sehr häufig und ein wesentlicher Faktor im Sinne der Förderung des Fortschreitens einer pathologischen Situation und im Sinn der Erklärung mancher Beschwerde.

Die Cholelithiasis, einst als Mittelpunkt der Gallenblasenerkrankungen gewertet, hat diese zentrale Stellung aufzugeben. Trieb man geradezu seit MECKEL VON HELMSBACH die „Mikrogeologie", richtiger Mineralogie der Gallensteine, um aus dem Stein und dem Steinschliff die Geschichte des Gallensteinleidens zu lesen, so ist doch sicher, daß der Stein als fester Gegenstand stärker imponierte als etwa entzündliche Affektionen ohne Steinbefund. Aber die Chirurgen wiesen nach dem Erscheinen der „Klinik der Cholelithiasis" von BERNHARD NAUNYN darauf hin, daß der große Anfall vorwiegend entzündlicher Natur sei: Cholecystitis und Pericholecystitis. Vom großen imponierenden Anfall ging man aus, für die Frau, die weit häufiger betroffen ist als der Mann, oft schlimmer als die Geburtswehen. In der Steinkolik die heftigsten, nicht mehr ertragbaren Schmerzen, die Morphiumspritze wird unvermeidbar, eine Empfindung, als wenn der ganze Leib zerrissen würde und erst beim Abklingen etwa unter Morphin die Möglichkeit genau an der Stelle der Gallenblase den Schmerz zu lokalisieren (das ist diagnostisch wichtig). Der Kranke wirft sich im Bett hin und her, er liegt nicht ruhig wie meist beim Ulcusschmerz oder bei einer Perforation in die freie Bauchhöhle, die Ausstrahlung geht in die rechte Schulter hinauf wie ein Phrenicusschmerz, in den rechten Arm hinein bis in die Fingerspitzen oder wird rechts hinten unten im Rücken manchmal noch schlimmer als im Bauch empfunden, es kommt, wenn auch nicht regelmäßig, zu heftigem Erbrechen und die Temperatur steigt oft durch die cholecystitische Komponente mit Retention der Entzündungsprodukte an, auch zu erheblicher Höhe. Typisch ist gerade für die mechanische Steinkolik, am häufigsten durch den Ventilstein verursacht, daß der Schmerz in kürzester Zeit in Minuten, ja weniger als einer Minute aus völlig schmerzfreier Vorperiode auf maximale Höhe kommt, gelegentlich ebenso jäh nach Stunden oder nur Minuten abklingt. Meist freilich vollzieht sich das Abklingen langsamer wie das Einsetzen der Kolik, sie kann zum furchtbarsten subjektiven Schmerzerlebnis werden, fast ebenso heftige Koliken werden manchmal genau median epigastrisch empfunden. Wir sahen bei Röntgendurchleuchtung eine offenbar neural-irradiierte Pylorus- und Antrumkonstriktion im Kolikanfall, ebenso wie lokalisierte, wechselnde Stellen betreffende, Darmspasmen. Nach diesen auch wildesten Koliken oft völlige Beschwerdefreiheit: nach qualvoller Nacht geht der Kranke wie gewohnt morgens zur Arbeit. Jahre können vergehen, oft nur Monate, auch Stunden und die nächste Kolik setzt ein, keine Prodrome verraten etwa regelmäßig das Kommen des Zustandes: Maximalzustände, den Schmerzen nach beurteilt. Es kommen aber alle Variationen der Steinbeschwerde vor bis zu geringem Druckempfinden im Oberbauch oder leichten dyspeptischen Beschwerden, Appetitlosigkeit, Übelkeit, manchmal nur nach schwer verdaulichen Fetten — die Kolik nach einer Mayonnaise oder einem Schweinekotelett ist geradezu diagnostische Stütze — Fälle genug, bei denen *nur* die Neuralgie im rechten Ellbogen, im Unterarm, Fälle, bei denen ein Pseudorheumatismus des rechten Schultergelenks endlos behandelt wird oder eine Intercostalneuralgie rechts hinten unten oder vorn in der Lebergegend, etwa gar fälschlich eine Pleuritis diagnostiziert wird. Man kann die Schilderung der Steinkolik nicht von der der *Cholecystitis* abgrenzen, ist sie doch meist gleichzeitig vorhanden und auch die reine Gallenblasenentzündung ohne Steine gibt ein oft identisches Beschwerdebild. Je reiner ohne Prodrome und ohne Nachwehen mit rapidem Anfang und rapidem Ende die Kolik in heftigster Form dabei afebril verläuft, um so wahrscheinlicher, daß vorwiegend mechanisch der Stein beteiligt ist, sich in den Cysticushals hineindrängt, die Tenesmen des Hohlmuskels auslöst, um plötzlich wieder in den Fundus der Gallenblase zurückzufallen. So ist es gelegentlich nicht zu gewagt, den *Ventilstein,* der so oft ein nicht entzündlich entstandener Cholesterinsolitär ist, auf Grund des Beschwerdekomplexes anzunehmen, wie überhaupt die sorgfältigste Erhebung der Beschwerdeart im streng vom Arzt geleiteten Dialog — *er* hat die Fragen präzisiert zu stellen und auf exakte Antwort, unter Vermeidung von allem suggestiv Wirkenden, zu dringen — uns reichlich ebenso wichtig ist wie der Befund, zumal dieser auch heute noch nicht selten ein dürftiger bleibt.

Gerade die Tatsache, daß abgesehen von der Subtildiagnostik der Klinik, namentlich dem Röntgenbefunde, die objektiven Zeichen sehr oft ganz spärlich, ja völlig negativ sind, bringt es mit sich, daß der Arzt oft nicht wagt eine Gallenblasenaffektion anzunehmen, wenn er im älteren Sinne dahin geschult ist, daß nur das Objektive, also der Befund, als Status *praesens* ihn zu einer diagnostischen Annahme berechtigt. Trotz der gewaltigen, so fruchtbaren Erweiterung in der Gewinnung objektiver Symptome, die freilich optimale Technik, wie besonders bei der speziellen Röntgendiagnostik voraussetzt, muß aber der Arzt *die subjektive Beschwerde* ganz hoch bewerten, kann sie doch so beschaffen sein, daß er allein auf diese hin zu einer so sicheren Diagnose kommt, wie nichts anderes sie ihm für manchen Einzelfall bietet. Der nachfolgende objektive Befund sei ihm oft nur die Kontrolle, die Möglichkeit der Sicherung durch eine zweite Art der Beweisführung. Wir meinen nicht nur die Beschwerde der Gegenwart, die etwa den Kranken zum Arzt führt, sondern alles, was sich aus der Vergangenheit durch jenen diagnostischen Dialog herausheben läßt, d. h. eine *Herausarbeitung der Anamnese,* die quasi ziseliert sein muß bis in alle Einzelheiten hinein. Aus diesem leidenschaftlichen Erfassen jeder scheinbar fast gleichgültigen Bemerkung des Kranken hat etwas wie eine sportliche Begeisterung oder eine

Art Detektivpassion für jene Hauptaufgabe der subtilen Herausarbeitung der Anamnese hervorzugehen, hier liegt ein Teil des ärztlichen diagnostischen, gerade auch angeborenen Talents, das aber durch Schulung stark entwickelt werden muß. Der Niederschlag der Erfahrung, durch die Häufung aller Einzelfälle gewonnen, wirkt auf den Arzt oft ein wie ein „intuitives" Erfassen und ist doch statt der Intuition nur erworbener Besitz, aus Erfahrung eines so häufigen variierten Erlebens, daß die Erinnerung an den Einzelfall vielleicht ganz zurückgetreten ist, aus ihr sich aber in einer Verallgemeinerung bei aller Variabilität der Kasuistik ein in sich geschlossenes Bild nicht nur des Zustandes, sondern des Verlaufs der Cholecystopathien geformt hat. Der Arzt finde aus dem nur scheinbar Atypischen das Typische heraus und erkenne larvierte, latente Cholecystopathien aus der individuellen Schilderung seines Kranken. So eingestellt lehrt ihn die Erfahrung, daß jene latenten Gallenblasenzustände weit häufiger sind als der große klassische Typus einer Gallensteinkolik, und immer seltener werden die Menschen, nach deren Tode erst der Obduzent die Gallensteine entdeckt. Wegen jener Häufigkeit der Gallensteinträger, die nach dem 40. Lebensjahr 30% aller Männer und 40% aller Frauen betreffen, nach den Sektionen beurteilt, sollte man prüfen, ob in irgendwelchen Lebensepochen nicht doch jene Gallensteinträger Leidende waren, mögen sie auch stets nur als Menschen mit latenter Cholecystopathie geringe dyspeptische Beschwerden gehabt haben, dann wäre der zweite Schluß ebenso berechtigt: daß *ein ungeheures Kontingent der Menschen mit Gallensteinen zu spontanen Heilungen kommen*. Schon hier ergibt sich eine Konsequenz für die Therapie, erstens daß nicht nur Remissionen, sondern Dauerheilungen bei der Gallensteinkrankheit wie auch bei der reinen Cholecystitis nach unserer Meinung enorm häufig sind und zweitens, daß nicht jede Besserung, nicht jedes Latentwerden für Jahre oder für die Dauer auf das zurückzuführen ist, was gerade therapeutisch unternommen wurde. So mancher optimistische therapeutische Fehlschluß wäre vermieden worden, wenn wir uns *die Verlaufsvariabilität der Cholecystopathien, wie sie spontan erfolgt*, kritisch vergegenwärtigt hätten. Es ist ein Kommen und Gehen, nicht selten fast durch das ganze Leben hindurch. Zeiten schwerster Beschwerden klingen völlig ab, nie wieder meldet sich die Krankheit, oder sie taucht nach Jahren, selbst Dezennien wieder auf, oder es bleibt dauernd dabei, daß ein Mensch dyspeptische Klagen hat, als Magenneurotiker geht, niemals tritt Schlimmeres ein, oder wieder nach Jahren dyspeptischer Epochen wird er spontan zum völlig beschwerdefreien Menschen. Die Gruppe der verkannten Cholecystopathien ist, das scheinen mir gerade die Gallensteinträger zu lehren, enorm groß, scheint es doch wie bei den sog. „Trägern" fast ein Drittel bis die Hälfte aller Menschen über 40 Jahre zu sein, daß die These der Frühoperation des Gallensteinleidens nicht zu halten ist, wenn man sie nicht auf die Menschen mit ausgesprochenen Gallenkoliken beschränkt. Wie es hier mit der Indikation zum Eingriff steht, ist bei der Therapie zu besprechen unter Berücksichtigung des Abschnittes, der von den Beschwerden der Cholecystektomierten und der Diagnostik dieser Gruppe von Kranken handelt.

a) Betrachten wir zunächst **die subjektive Symptomatologie der Cholecystopathien** und gehen wir, nachdem die große Kolik oben geschildert wurde, von jenen larvierten, leichtesten Formen aus, so ist es zunächst eine Gruppe von Menschen mit scheinbaren oder wirklichen Magenbeschwerden. Ist doch bei der Cholecystopathie der Magen sehr oft mitbefallen, wohl aus gleichem Anlaß spielen in beiden Organen entzündliche Zustände wechselnder Intensität, in mehr oder weniger periodischen Abläufen. Es findet sich bei langer Dauer der Cholecystopathie sehr oft eine Achylia gastrica, nicht selten auch refraktär gegen Histamin oder wenigstens subacide Werte, während meist bei weniger langer Dauer der Erkrankungen die subjektiven und objektiven Zeichen eines „Reizmagens" gefunden werden im Sinne einer superaciden Gastritis. Dabei kann man nicht sagen, daß etwa die Kombination Ulcus und Cholecystopathie häufiger sei, als es der Wahrscheinlichkeit nach diesen zwei sehr häufigen Krankheiten gegenüber zu erwarten ist, ebenso auch daß die Ulcusgenese nicht mit der Häufigkeit der aciden Gastritis erklärbar ist. So können gastritische Beschwerden, bei anacider und subacider Gastritis, wie solche bei Superacidität und bei Normacidität, also Appetitlosigkeit, achylische Diarrhöen, ebenso wie Beschwerden des ,,Acidismus" echte Magenbeschwerden auch bei Gallenblasenerkrankungen vorhanden sein. Ja da auch Pylorospasmen von der Cholecystopathie ausgelöst werden, wie wir oben erwähnten, sind sog. ,,Magenkrämpfe" nicht immer Fehldeutungen des Kranken, sondern objektiv richtige Beobachtungen, die der Patient bisweilen von seinen eigentlichen Gallenblasenbeschwerden präzis als zwei schmerzhafte Gegenden getrennt voneinander empfindet. Sicher ist es aber, daß auch bei ganz normalem Magenbefunde, was Sekretion- und Motilitätsprüfung betrifft und auch nach dem Röntgenreliefbilde der Schleimhaut beurteilt, ohne jeden Anhalt für eine Gastritis am Antrum oder sonst wo am Magen, *dyspeptische Beschwerden* bestehen, periodisch und fast als einziges Zeichen der Cholecystopathie, die reflektorisch alle Grade von Appetitlosigkeit bis zum Brechen auslösen können. Man denke aber auch an eine begleitende latente Hepatopathie mit ihrem ähnlichen ,,dyspeptischen" Symptomenkomplex. Im Gegensatz zur Ulcusbeschwerde werden schwer emulgierbare Fette gar nicht vertragen, Mayonnaise, fette Saucen, Blätterteig, Gerichte, die in siedendem Fett zubereitet werden, schon die Sahne zum Kaffee oder Tee macht Beschwerden. Das beschränkt sich oft nur auf leichte Übelkeit, Druck nach dem Essen, auch jener Typus, daß Hunger vorhanden ist, aber die Lust zum Essen schnell verschwindet, wenn die Mahlzeit beginnt, und einer mehr oder weniger vollkommenen Appetitlosigkeit weicht, ist typisch. Manche verfallen in eine Angstdiät, die Erfahrung der nachfolgenden Beschwerde streicht immer mehr Gerichte aus dem Repertoire des Menüs und bizarre, selbst erfundene Diätverordnungen ersetzen den üblichen Speisezettel. Magerkeit resultiert, oft die Gewohnheit nach jedem Essen einen Schnaps zu sich zu nehmen, der die Verdaulichkeit fetter Kostformen in der Tat verbessert. Es ist klar, daß, wenn die Beschwerden nicht über dieses Maß hinausgehen, die differentielle Diagnose gegenüber einer Gastritis ohne Cholecystopathie oft unmöglich ist, dagegen sollte man auf die ,,nervöse Dyspepsie", auf den ,,Reizmagen ohne Gastritis" nicht zu oft rekurrieren, sind diese Diagnosen mit ihrer Problematik doch in einer schwer abgrenzbaren Zahl der Fälle Verlegenheitsdiagnosen. Andere Klagen beziehen sich auf den Darm oder werden vom Kranken, auch dem Arzt auf diesen bezogen, diarrhoische Zustände als Folgen der Achylie (gastrogene Diarrhöen) sind so gelegentlich indirekte Ausdrucksformen einer Cholecystopathie, auch in der Art, daß bakterielles infektiöses Material aus der Gallenblase in den Dünndarm gerät und dort Dünndarmkatarrhe erzeugt, in ähnlichem Entstehen wie die Erbsbreistühle des Typhuskranken in jener Periode des sekundären Dünndarmkatarrhs als Folge der Bacillenausscheidung vom Blute durch die Leber und infolge der Bakterienanreicherung in der Galle. Hartnäckige Obstipationen, zum Teil veranlaßt durch den peritonealen Reiz der Pericholecystitis im Sinn einer Bremsung der Darmperistaltik, Colonspasmen als Irradiationen — wie oben erwähnt nachgewiesen — vom Reizzustand der Gallenblase her. Weit häufiger freilich sind jene Colonspasmen Verlegenheitsdiagnosen ohne objektive Grundlage, wie jene angeblichen Darmgärungen und Gasbildungen im Darm, die oft gar nicht bestehen oder nur Peristaltikabweichungen sind, Förderungen und Hemmungen durch entzündliche oder mechanische Gallenwegszustände bedingt, reflektorisch übertragen. Am wichtigsten scheinen uns von jenen Wirkungen in die Ferne (über Nervenwege) Motilitätsstörungen am Magen, nicht nur jene Pylorospasmen, sondern eine Neigung zum Aufstoßen, dem ein unbemerktes Luftschlucken vorausgeht, nicht etwa Gasentstehung im Magen selbst. Sie können sich so in den Vordergrund drängen, daß das Bild der Aerophagie entsteht, oder es kommt dabei zum Hochkommen von Speisen, vor allem aber unter Steigerung der Nausea zum Erbrechen selbst, meist ein Erbrechen bei leerem Magen, auch gerade offenem Pylorus, so daß Duodenalinhalt, also galliges Erbrechen besteht. Wie oft ist der Trugschluß des Patienten, er müsse „etwas an der Galle haben", denn er erbräche ja Galle, in diesem Sinn doch berechtigt.

Unter den *Sensationen* können solche bestehen, die die differentielle Diagnose gegenüber dem Ulcus namentlich des Duodenum zu einer der schwierigsten Aufgaben gestalten, es kommt wirklich zu einem „pylorischen Syndrom" mit Spätschmerz, Hungerschmerz und Periodizität und doch besteht bei normalem Bulbusbild nichts von einer Ulcuserweisbarkeit, nicht einmal Entzündung der Duodenalschleimhaut. Das sind nicht immer pericholecystitische Adhäsionen, das Duodenum ist keineswegs dann immer an der Leberfläche adhärent, winkelig geknickt, nicht einmal eine Pelottenwirkung von der Gallenblase her braucht regelmäßig nachweisbar zu sein. Die Beschwerden äußern sich als leichtester dumpfer Druck, sei es in der Mediane, häufig aber doch nach rechts herüberziehend bis zu jenen, die mit Präzision in der Gallenblasengegend angegeben werden. In der Skala der subjektiven Angaben folgen dann jene, die als *Ausstrahlungen* bei der klassischen Kolik oben geschildert wurden. Gürtelförmig geht es auf der rechten Seite bis zum Rücken neben die Wirbelsäule hin, oft entsprechend der Segmentinnervation nach hinten zu etwas ansteigend, oder der Schmerz strahlt seltener sagittal quer hindurch, er strahlt wohl durch den Phrenicus oder zentripetalen Fasern des Vagus folgend in die rechte Halsseite oder die rechte Schulter hinauf, in den Arm, den Ellbogen bis in die Fingerspitzen der rechten Hand und kann dort überall isoliert auftreten ohne jenen Zusammenhang der Irradiation subjektiv zu dokumentieren. Von einem Gefühl der Aufgeblähtheit, meist objektiv nicht nachweisbar, im ganzen Oberbauch oder besonders rechtsseitig, weiter einem nur subjektiven Gefühl des Kranken eines verdickten rechten Rippenbogens, bis zu leichtem Ziehen, erfahren wir nun von allen Graden wehenartiger Empfindungen bis zum schwersten Oberbauchschmerz, nicht immer typisch lokalisiert, aber selten mit der Tendenz zur Ausstrahlung nach unten hin, weit häufiger hinauf. Dennoch kann der Beschwerdekomplex an Appendicitis, häufig an Adnexaffektionen, auch an den Dickdarm, namentlich das Aszendenz, an die Nierengegend denken lassen und der Verdacht auf Cholecystopathie ist nicht einmal beseitigt, wenn die rechtsseitige Pyelitis bei der Frau oder gar ein Nierenstein rechts erwiesen ist. Findet man doch auffällig oft speziell die rechtsseitige Pyelitis bei der Cholecystopathie (sind es die benachbarten Segmente, die an beiden Stellen Entzündungsbereitschaften vasomotorisch setzen?). Aus dem Gebiet des Larvierten sind wir hinaus, wenn die großen Koliken oder die deutlich in der Tiefe als wund empfundene Stelle uns angegeben wird, ja die Sensation bis zum Schmerz hinstrahlt bis zur rechten Mamille, während im großen Kolikanfall der Schmerz so diffus wird, daß, wie oben erwähnt, die Lokalisation dem Kranken zur Unmöglichkeit wird. Nicht selten in der Kolik geradezu stenokardische Zustände, selbst mit typischen Linksausstrahlungen, oft mag hier der Schmerz zur Blutdruckkrise Pals führen, dem Anfall von Blutdrucksteigerung und diese wirkliche Stenokardie auslösen. Der Kolikzustand kann so gewaltig sein, daß Bauchdeckenspannung, Aufgetriebensein des Leibes resultiert, mächtiges Erbrechen, völlige Unmöglichkeit jeder Nahrungsaufnahme, kleiner frequenter Puls und Verfallenheit, so daß wir vor der ernsten Frage einer Perforation, einer Peritonitis stehen. Unter den Ausstrahlungen beachte man besonders die nach links im Oberbauch horizontal und hinten links etwas hinauf oft bis zum Rücken verlaufend, manchmal auch nach abwärts bis in den linken Ischiadicus hinein. Sie begleiten nur einzelne Anfälle und sind uns wichtige Signale einer sekundären *Mitbeteiligung des Pankreas*. Die Häufigkeit leichter solcher Pankreatopathien ist erst in den letzten Jahren erkannt, dann auch oft objektiv durch wirklich hohe Diastasewerte im Harn erweisbar.

Alle diese Angaben von den geringsten bis zu den schwersten sind nicht nur als gegenwärtige, sondern bis zu weitliegender Vergangenheit im Leben bedeutungsvoll. Ihr Anfang während der Gravidität und im Puerperium charakteristisch (dyscholische Grundlage?), und doch erkennt man jetzt erst, wie häufig schon in der Kindheit die ersten oft atypischen Anfälle einsetzen, besonders bei hereditär schwer Belasteten, der Mensch mit dem von jeher schwachen Magen ist verdächtig. Charakteristisch die Angabe, daß nach langen Autotouren, scharfem Bergabgehen, sportlichen Betätigungen, auch Traumen auf den Oberbauch, das Leiden einsetzte. Noch typischer wie jene *mechanischen Momente* und die Angabe des Eintretens nach großen, namentlich fetten Mahlzeiten oder nach einem eiskalten Trunk (Bier, Sekt, Eiswasser usw.) ist das Auftreten und Rezidivieren nach febrilen Infekten: Jahre war Ruhe eingetreten, eine fieberhafte Streptokokkenangina, eine Grippe bringt von neuem die große oder auch nur kleine Beschwerde für kurze oder lange Zeit in Gang. Nebenhöhlenaffektionen, Nierenbeckenentzündungen, Gastroenteritiden, jedes febrile Allgemeingeschehen im Organismus kann den Prozeß der Cholecystopathie einleiten, namentlich aber auch das Rezidiv oder die Exacerbation hervorrufen, das sind meist unspezifische Reaktivierungen wie bei einer Reizkörperspritze und nicht etwa metastatische Bakterienverschleppungen.

Jeder Ikterus in der Anamnese ist wichtig. Auch wenn er ein absoluter war, schließe man nicht ohne weiteres auf einen schmerzlosen Steindurchmarsch mit vorübergehendem Verschluß des Choledochus. Uns häufen sich die Fälle, in dem die ikterische Hepatopathie mit ihrer Dyscholie als das Primäre erscheint, die Gallensteinbildung als Folge. Auch ein Subikterus, der vom Arzt beobachtet, eine vorher ungewisse Situation entscheidend klären kann, hat als subjektive Angabe Bedeutung, nie vergesse man aber, daß die Angabe gelblichen Aussehens des Laien oft nichts ist wie Blässe, bei welcher das braungelbliche Pigment der weißen Rasse deutlicher hervortritt, etwa bei einer Anämie oder einer schlechteren Durchblutung der Gesichtshaut. Endlich kann auffälliger Wechsel in der Farbe der Faeces nicht nur als Befund, sondern als Angabe des Kranken diagnostischen Wert besitzen, die „Poussées hepatiques" der Franzosen werden bei uns, wie mir scheint, unterwertet, denn Wechsel im Zufluß der Kondensgalle wird sich nicht als Ikterus, wohl aber bisweilen in den Faeces dokumentieren, und selbst ein Choledochusverschluß von 1—2 Tagen führt nicht gleich zum cholostatischen Ikterus, wohl aber zu einem oder mehreren gallenfarbstoffarmen oder -freien Stühlen.

b) **Die objektiven Symptome**, so dürftig sie nicht selten sind, haben als Ergänzung der subjektiven den Wert von der Vermutung zu mehr oder weniger großer Sicherheit zu führen. So wesentlich hierbei alle Grade des Ikterus sein können, immer noch wird die Tatsache, daß nie ein Ikterus vorhanden war, gegen eine Cholecystopathie verwendet. Zwar tritt dieser nicht nur ein beim Choledochusverschluß, zu dem er keineswegs regelmäßig gehört, sondern der Subikterus ist meist Ausdruck einer cholangitischen Mitbeteiligung der Leber, aber die Kranken, die niemals einen solchen gehabt haben, auch bei jahrzehntelangen Beschwerden und entsprechend niemals Bilirubin im Harn, sind die weit zahlreicheren. Aufgetriebenheit des Abdomens, besonders im Anfall kann bestehen, häufiger, die reflektorisch, nicht willkürlich bedingte Bauchdeckenspannung (viscero-motorischer Reflex). Bei der Betastung ist oft die mäßige Lebervergrößerung und Induration entscheidend, gerade differentielldiagnostisch gegenüber einer

Magenerkrankung, man greife auch tief unter den Rippenbogen, palpiere oft, evtl. auch im heißen Bade (reflektorische Entspannung der Bauchdecken). Man vergesse nicht die Palpation in linker Seitenlage, bei erhobenem rechten Arm und tiefer Inspiration. Oft erweist sich die etwas vergrößerte Leber diffus empfindlich, geht doch eine leichte diffuse Hepatopathie fast regelmäßig geradezu als Begleiterscheinung mit einer Cholecystitis einher (s. oben). Seltener wird man die Gallenblase selber tasten, häufiger nur dort am rechten Rectusrand ausgesprochene Schmerzempfindlichkeit nachweisen, auch ohne einen Spontanschmerz. Oder man tastet die Gallenblase selbst als ganz unempfindliches bis zu einem ungemein schmerzhaften Organ, als „Resistenz" oder als deutlichen kleinkugeligen Tumor bis zu einer Blase von enormer Größe (Riesenbirne) und ist erstaunt, wie schnell der Wechsel in der Größe und Prallheit sich vollziehen kann. In anderen Fällen bleibt durch Jahre hindurch der harte kugelige cystische Tumor konstant, ein Hydrops der Gallenblase, die dann längst außer Kommunikation mit dem übrigen Gallenwegssystem gesetzt ist, etwa durch einen auch kleinen Stein im Cysticus, der nicht mehr wankt und weicht, oder auch eine entzündliche narbige völlige Verschließung. Eine geschrumpfte Gallenblase, verborgen hinter der unteren Leberfläche, ist oft gar nicht oder als kleiner runder Tumor zu tasten. Ist ein Verschlußikterus dabei, so spricht gerade jene kleine Gallenblase für die Benignität, während der langsam einsetzende Verschluß einer malignen Kompression am Ausgang des Choledochus die große pralle Gallenblase hervorruft, das *Zeichen von* COURVOISIER nur bei Verschlußikterus gültig und nur als Häufigkeitsregel, nicht als eindeutiges Verhalten. Ausgezogen, oft die geschrumpfte Gallenblase versteckend, tasten wir einen Leberlappen, auf den der Chirurg RIEDEL besonders hinwies, manchmal fälschlich als Tastbefund einer Gallenblase angesehen, meist als Ausdruck pericholecystitischer Prozesse doch auf die Cholecystopathie hinweisend (Verwechslung mit dem Hepar lobatum der Lues). Härte des Gallenblasentumors, Höckerigkeit lassen an ein Carcinom im Fundus der Gallenblase denken, das gerade in Steinblasen sich entwickelt, gröbere Leberbefunde an die Komplikationen, welche Cholangitis und bei absolutem Ikterus Cholostase in der Leber selbst bis zu den biliären Cirrhosen hin setzen. Leichte, begleitende, diffuse Hepatopathien können auch hämatogene Leberschäden sein, so wie nicht jede Pankreasbeteiligung von den Pankreasgängen aus die Bauchspeicheldrüse erreicht, ebenso wie bei der Begleitgastritis ist auch ein hämatogener Pankreasschaden vorstellbar. Atypische, auch gewaltige, schwer abgrenzbare Tastbefunde können auf eine ausgedehnte Pericholecystitis, oder eine gedeckte Perforation hinweisen.

Von größter Bedeutung gerade für die larvierten Formen ist der geradezu *neurologische Befund*. Er steht in naher Beziehung zu den Schmerzangaben der Anamnese, kann aber auch nicht selten erhoben werden, wenn die subjektiven Empfindungen fehlen. Man prüfe genau im Sinne der sog. *viscerosensorischen Reflexe* von LANGE und HEAD auf *hyperästhetische* und *hyperalgetische* Zonen im Bereich der Dorsalsegmente 7—11. Ja man kann beobachten, daß während einer Durchwanderung des Steines durch den Choledochus die Zone tiefer rückt, entsprechend der Zuordnung zur Papilla Vateri. Oft wird die Sensibilitätsänderung direkt über der Gallenblase liegen, manchmal entsprechend den „maximal points" neben der Wirbelsäule, ja die entsprechenden Wirbel können druckschmerzhaft sein. „Intercostalneuralgien" nicht als Krankheit für sich (gegen diese sei man überhaupt so skeptisch wie möglich), sondern als Tatsache veränderter sensorischer Qualitäten in der Gegend jener irritierten Zonen. Der Reiz geht vom erkrankten Organ durch zentripetale Fasern, die den sympathischen Nervenstämmen beigemischt sind, durch die Rami communicantes des Sympathicus zu den Spinalganglien, von dort die Sensibilität der Haut verändernd. Ja selbst ein Herpes zoster kommt, wenn auch selten, in den betroffenen Gegenden vor als trophischer Reiz dieser Regionen. Bei sekundärer Pankreasbeteiligung liegen die Zonen links. Entsprechend den bei den Beschwerden beschriebenen Ausstrahlungen besteht oft Empfindlichkeit des Plexus brachialis unter der Clavikel oder rechts am Halse neben der Wirbelsäule Druckschmerz der Wurzeln, die zum Phrenicus, auch zum rechten Vagus Verbindungen haben, ferner Empfindlichkeit der Nervenstämme des rechten Armes, besonders im Ulnarisgebiet. Auch kann sich dort überall Hyperästhesie und Hyperalgesie der Haut finden, ebenfalls in radikulärer Ausbreitung, ja auch am Kopf rechterseits sind Sensibilitätsveränderungen im Trigeminusgebiet nicht ganz selten erwiesen als Schmerz, wie als Zonen

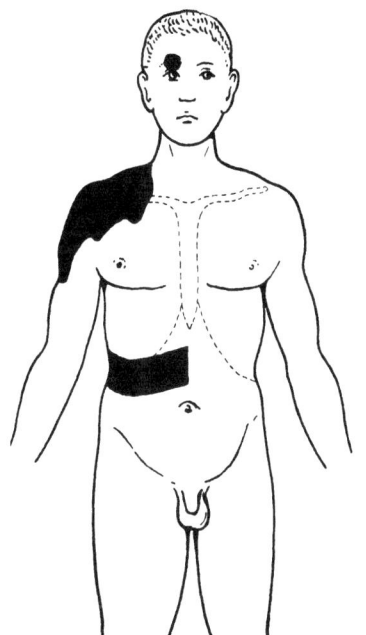

Abb. 4a. Hyperalgetische Zonen kurz nach einem Gallensteinanfall. Operation: Zwei Steine.

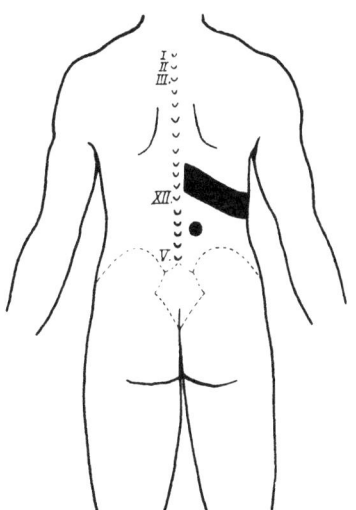

Abb. 4b. Choledochusstein mit tiefem Schmerzpunkt.

(s. Abb. 4a, 4b). Der Weg geht wohl so, daß der viscerale Vaguskern in Beziehung tritt zum benachbarten Trigeminuskern, ja auch zum Vestibulariskern. Es gibt einen „Vertigo e vesica fellea laesa", einen *Schwindel bei Cholecystopathien*, so daß es klar wird, daß auch manches vom *Brechen und der Nausea beim Gallenblasenpatienten* nicht peritoneales Symptom ist und nicht unmittelbare Irradiation, etwa als Axonreflex, sondern wie jene Störungen der Sensibilität und des Labyrinthes über die Medulla oblongata gehen, indem afferente Impulse durch zentripetale sensible Fasern im Vagusverlauf vom vegetativen Oblongatakern des Vagus umgesetzt werden, zum sog. Brechzentrum, im Sinne einer Erregung zentrifugaler Fasern des Magenvagus. Selbst der gelegentlich auffällige Zusammenhang zwischen echter *Migräne und Cholecystopathien*, den die französische medizinische Schule schon lange annimmt und der neuerdings bei uns Beachtung gefunden hat, wäre durch solche afferenten Impulse erklärbar, kann freilich im Sinne allergischer Reaktion auch humorale Deutungen erfahren.

Neben den Magenbefunden, die vieldeutig sind (der Beschwerdekomplex orientierte uns schon darüber), sind es die duodenalen, d. h. die mit der *Duodenalsondierung gewonnenen Ergebnisse*, die wichtig sein können. Soweit sie das Problem der reinen Dyskinesie betreffen, wurden sie dort geschildert. Ein negativer Ausfall, namentlich wenn er auf alle Reize sich bestätigt, also nicht nur nach Pituitrininjektion, sondern nach dem stärksten Reizauslösungsmittel, der Emulsion von Öl und Eigelb, spricht für Gallenblasenverschluß, wenn die dunkle Kondensgalle nicht erscheint. Wechselnde Befunde in dieser Hinsicht sprechen für einen Ventilstein, man vergesse aber nicht, daß auf der Höhe des Icterus simplex überhaupt keine Galle fließt und daß auch die beginnende Cirrhose oft nur eine helle dyscholische Galle liefert, die offenbar keine weitere Eindickung in der Gallenblase erfährt. Das Sediment der Duodenalgalle kann in pathologischen Fällen reich an rhombischen Cholesterintafeln sein, es kann Detritus, ja kleine Körnchen von Gallenpigmenten enthalten, an Leukocyten, Schleimhautepithelien und lymphocytenähnliche Zellen reich sein als Ausdruck der Entzündung. Gerade in krassen Fällen, etwa dem Empyem, fehlt dieser Befund meist, weil der Cysticus oft verschlossen ist.

Die Röntgen - Diagnostik der Gallenblasenerkrankungen. Die wichtigste Ergänzung zur Duodenalprüfung stellt die *Cholecystographie* dar. Die stärksten Kontraste erhält man bei intravenöser Anwendung des Tetrajodphenolphthalein, wobei aber die Phenolvergiftung bedrohlich auftreten kann, aber auch peroral können sehr gute Bilder erzielt werden (selten auch hierbei, wenn das Kontrastmittel auf 3 Portionen — 1 g alle 12 Stunden — verteilt wird und nach 36 Stunden die Röntgenaufnahme folgt, kollapsartige Vergiftungserscheinungen, kontraindiziert ist die Anwendung bei deutlichen Hepatopathien, Nierenerkrankungen). Neuerdings kommt man meist mit einer Dosis Oraltetragnost am

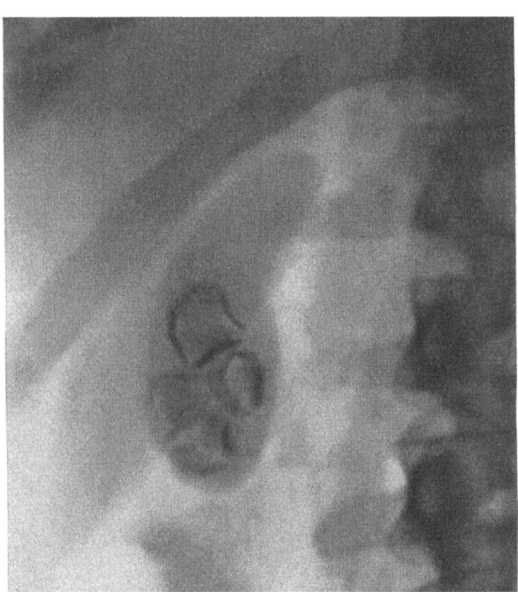

Abb. 5. Facettierte Gallensteine (Cholecystographie).

Vorabend aus und macht am nächsten Morgen die Aufnahme. Choledochussteine werden manchmal gefunden bei Tieflagerung des Kopfes des Kranken und energischer Entleerung des Kontrastmittels durch eine Pituitrinspritze und Oral-Eigelb. Endlich ist durch ein Kontrastmittel von DEGKWITZ, wie BECKMANN und H. H. BERG es besonders ausarbeiteten, es möglich geworden, die Leber und Milz als Schatten darzustellen. Das Kontrastmittel bleibt aber nicht wie früher andere dauernd in Milz und Leber. Diese Methoden sagen uns, ob die Gallenblase sich entleert, so daß wir für diese Fragestellung oft genug die lästigere der Duodenalsondierung unterlassen können, jedoch gibt es Fälle, bei denen die Kontrastfüllung gelingt, während die Entleerung mangelhaft bleibt. Am sichersten werden die objektiven Resultate, wenn beide Proben negativ ausfallen, so daß jene Methoden der Subtildiagnostik gelegentlich eine präzise Aussage gestatten über das Bestehen eines dauernden oder periodischen Cysticusverschlusses (Ventilstein). Fällt die Füllung positiv aus, so ist über Lage und Größe der Gallenblase, die Schattendichte, über ihr Entleerungstempo manche Aussage möglich, auch die Feststellung einer „Ptose" der Gallenblase. Da diese mit normaler, ja oft beschleunigter Entleerung verknüpft ist, eine Funktionsstörung also nicht bedeutet, ist sie noch weniger eine Krankheit wie die Gastro- und Koloptose, nur Ausdruck eines Habitus, es gibt also keine Klinik der Cholecystoptose.

Wichtiger als all diese Befunde ist es aber, daß die Cholecystographie *Steine* anschaulich macht, häufig dann, wenn es bei einfacher Leeraufnahme der Gallenblasengegend nicht gelingt. Man beachte neben den leichter zu vermeidenden Irrtümern etwa einer Luftblase im Darm, gerade vor dem Kontrastschatten gelegen, daß die Krümmung des Collumcysticusgebietes, weil sie sagittal von den Röntgenstrahlen getroffen wird, oft kreisförmig besonders dunkel erscheint und dann der Fehlschluß eines Steins im Gallenblasenhals naheliegt. Prinzipiell erkenne man nur *sichere Schattenaussparung in typischer Form als Konkremente* an und buche vage Schattendichten als negatives Resultat.

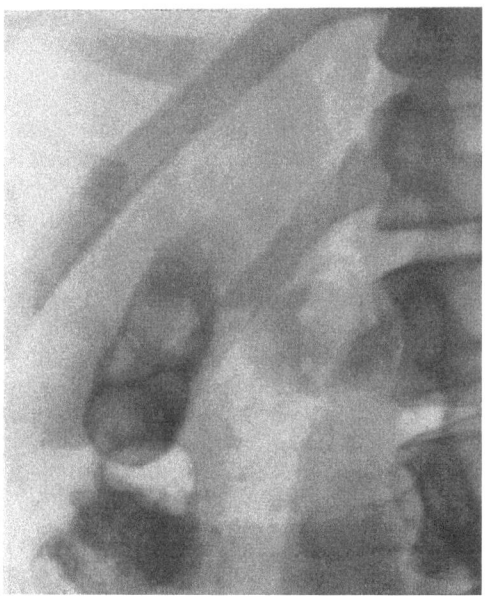
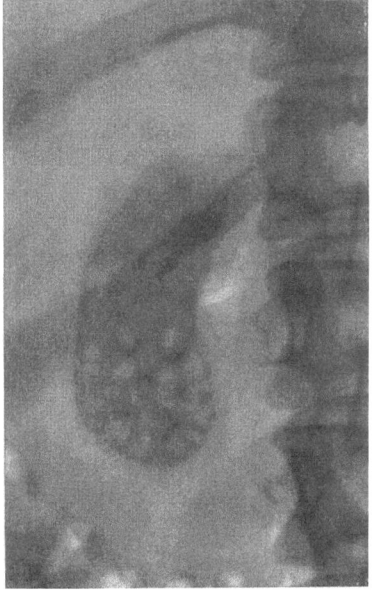

Abb. 6. Darstellung von mehreren Gallensteinen als Schattenaussparung einer kontrastgefüllten Gallenblase (Cholecystographie).

Abb. 7. Herde von Gallensteinen (Cholecystographie).

Wenn die Röntgendiagnostik der Gallenblasenerkrankung die rapidesten Fortschritte in den letzten Jahren gemacht hat, drängt das die Wertung des so nachdrücklich geschilderten Beschwerdekomplexes der Cholecystopathien keineswegs zurück. Heute ist es möglich, in nicht wenigen Fällen mit uneingeschränkter Bestimmtheit Gallensteine zu erkennen und über sie nach Zahl, Größe, Formung ebenso präzise Aussagen zu machen wie der Obduzent, erkennen wir doch die Herde facettierter haselnußgroßer Steine (Abb. 5, 6, 7), den „Solitär" kreisrund oder oval aus reinem Cholesterin als Aufhellung im Schatten (Abb. 8) oder den Bilirubinkalkmantel um den Cholesterinkern herum. Mit fortschreitender Technik, Einblendung, Kompression, optimale genau graduierte Strahlendosierung bei sorgfältig entleertem Darm wird immer häufiger die Möglichkeit gegeben, auch ohne Cholecystographie den Stein zu erweisen (Abb. 9, 10, 11, 12). Weit schwerer feststellbar sind kleine Konkremente im Cysticus und Choledochus oder gar die mörtelähnlichen Bröckel, die den ganzen Choledochus ausfüllen können, aber auch hier besitzt man schon positive Röntgenbefunde. Trotz dieser grandiosen Erfolge, die schon allein durch die Röntgendiagnostik unser internistisches Zeitalter einst in der Geschichte der Medizin über das von AUENBRUGGER (Perkussion) und von LAENNEC (Auskultation) stellen werden, sei betont, daß ohne und mit Cholecystographie noch immer Fälle genug nachbleiben, bei denen ein zweifelhafter Befund als negativer gebucht werden muß und ein negativer besteht, trotzdem der Chirurg oder Obduzent Gallensteine findet. Ein Prozentsatz der positiven Röntgenergebnisse ist nicht zu geben, nicht nur weil er ständig steigt, sondern vor allem von der Güte der Untersuchungstechnik abhängt und bei dieser wesentlicher als die Apparate das Können des einzelnen Röntgenuntersuchers ist. Die beigegebenen Abbildungen sind keineswegs besonders glückliche Einzelbefunde, sondern illustrieren als reguläre Resultate optimalen Vorgehens die Größe des Erreichten.

Außer dem Steinbefund erkennen wir vor allem die Kompression, welche die vergrößerte Gallenblase als Impression namentlich auf den gefüllten Bulbus ausübt (Abb. 13) (man hüte sich dies diagnostisch zu überwerten), wir erkennen die adhäsive winklige Knikkung des Duodenum. Ja selbst die Papilla Vateri wird manchmal darstellbar oder ein Ulcus, das mit seiner Schrumpfung des Bulbus die Gallenwege miteinbezieht und so sekundär zu Gallenblasenbeschwerden führt. Endlich das Divertikel des Duodenum an seinem Lieblingssitz, der schwachen Stelle der Darmwand, dort, wo Galle- und Pankreasgang übrigens mit großen normalanatomischen Variationen einmünden. Es entsteht meist als Pulsionsdivertikel an jener muskelschwachen Stelle des Durchtritts des Choledochus durch die Duodenalwand und kann etwa strotzend gefüllt, namentlich aber, wenn es

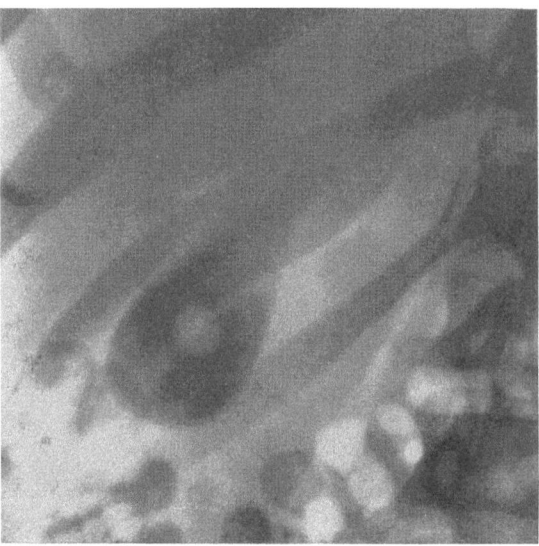

Abb. 8. Solitärstein in der Gallenblase, wie er als Ventilstein funktionieren kann. In diesem Fall beschwerdelos, nur Migräneanfälle (Cholecystographie).

entzündlich verändert ist (Diverticulitis, Peridiverticulitis), eine Pelottenwirkung auf beide Gänge entfalten. So entstehen oft heftige Beschwerden der Cholecystopathie mit allen Ausstrahlungen ohne anderen anatomischen Befund, während andererseits die Stauungsgallenblase ausgelöst wird und von da aus der ganze pathogenetische Weg bis zur Steinbildung unter Erkrankung an Cholelithiasis wie Cholecystitis sich als Komplikation eines Divertikels an der Papilla Vateri vollziehen kann. Auch über den Verlauf des Choledochus durch das Pankreas hindurch, über seine winkligen Knickungen sind Aussagen zum Teil in Kombination mit der Cholecystographie heute möglich geworden.

Unter den objektiven Symptomen sei noch die *Temperaturkurve* besprochen. Es gibt Fälle, die ohne jede Beschwerde nichts zeigen wie malariaartige hohe Fieberanstiege, es gibt entsprechend allen Entzündungsgraden der Gallenblasenwand und ihres Inhaltes septische Temperaturen und gewöhnliche Fieberverläufe, sei es von wenigen Tagen, oder monatelang fortbestehend. Es gibt endlich kurze wie endlose Perioden subfebriler Temperaturen und solche, die nur als Bewegungstemperaturen auftreten. Gerade diese subfebrilen Zustände führen so oft bei den larvierten Fällen zur Annahme einer Phthise, auch einer

Endokarditis. Gegenüber den benignen Magenerkrankungen, die etwa wie das Ulcus, manchmal so ungemein schwere differentielldiagnostische Aufgaben setzen, ist zu sagen, daß subfebrile Temperatur bei Schmerzen im Oberbauch oder milderen Beschwerden fast immer gegen jene Magenerkrankungen und zugunsten der Cholecystopathie (oder der Cholangitis) sprechen. Aber auch manche Cholecystitiden und namentlich die reine Gallensteinkrankheit, natürlich erst recht die reine Dyskinesie verlaufen völlig afebril. Ist das Fieber noch immer die markanteste Erscheinung der Allgemeinreaktion des Organismus, so sei schon hier auf die Wichtigkeit des Verhaltens der weißen Blutzellen an Quantität, Qualität

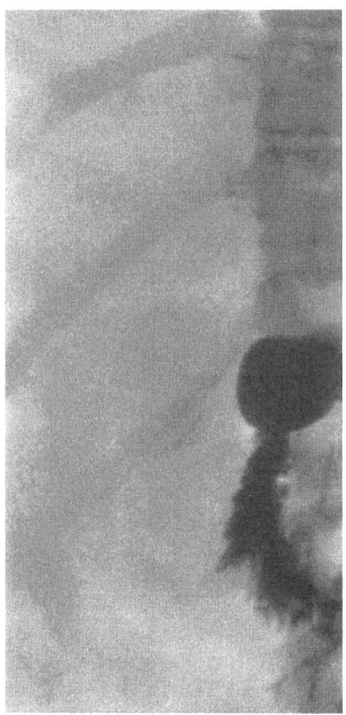
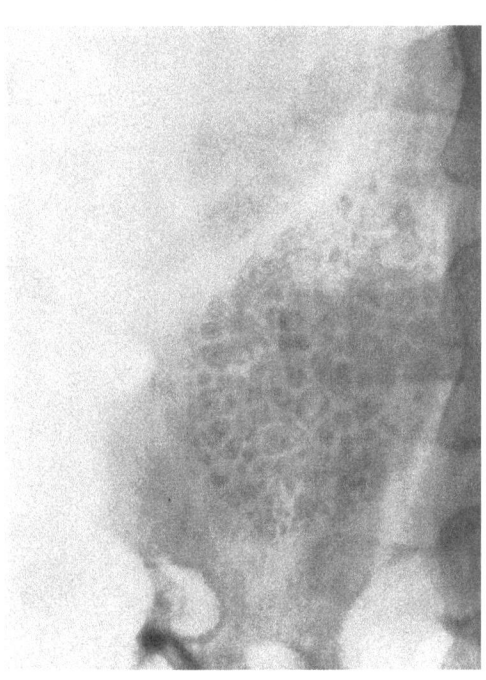

Abb. 9. Großer Solitärstein, die ganze Gallenblase ausfüllend. (Operativ bestätigt.)

Abb. 10. Stark vergrößerte Gallenblase mit Hunderten von Steinen gefüllt. (Bisher als ,,Darmgrippe'' aufgefaßt.)

und Relation zueinander im Blutbild hingewiesen und darauf, daß entzündliche Vorgänge fast stets mit einer beschleunigten Senkungsgeschwindigkeit der Erythrocyten verlaufen, dies also nicht im Sinne eines Carcinomverdachts verwertbar ist. Wieweit sonst der sog. unspezifische Status für unser Kapitel Bedeutung hat, darüber fehlt noch ausgedehnte Erfahrung.

Der *Urinbefund* kann ein völlig negativer sein, Urobilin und Urobilinogen werden auf Mitbeteiligung der Leber, mindestens durch den Infekt schließen lassen, ihr Fehlen hat beim Choledochusverschluß Bedeutung, beim Ikterus der Cholecystopathien ist das Bilirubin stets harnfähig. Auf Diastasewerte nur, wenn sie ausgesprochen hoch sind, ist wegen der Pankreasbeteiligung zu achten, wenn sensible Linkssymptome darauf weisen.

Die *Faecesuntersuchung* kann beim Obstruktionsikterus die Diagnose stützen, in dem die Derivate des Gallenfarbstoffes völlig fehlen, die Fettausnutzung gelitten hat. Zu sehr vernachlässigt, im Gegensatz zu früher, ist *das Suchen nach Konkrementen*, das technisch in der Klinik mit Stuhlsieb, das an die Wasserleitung angeschlossen wird, so mühelos ist. Stellen wir auch nicht mehr den ,,erfolgreichen" Anfall im Gegensatz zum ,,erfolglosen" in den Mittelpunkt der Prognose wie NAUNYN, der Nachweis des abgegangenen Steins ist besonders beim Steinverschluß des Choledochus doch sehr wesentlich. Bekannt sind die unlösbaren Kalkseifen von grünlicher Farbe, die sich durch die Verabfolgung gewisser Geheimmittel im Darm aus gelösten Fettsubstanzen bilden und äußerlich einige Ähnlichkeit mit echten Gallensteinen haben. Hier muß, um den betrogenen Patienten aufzuklären, an jenen Herden von Pseudogallensteinen der Nachweis geführt werden, daß sie kein Cholesterin enthalten und keinen Bilirubinkalk. Man lasse sich auch sonst stets vom Kranken zeigen, was er an angeblichen Gallensteinen aus den Faeces gesammelt hat. In der Mehrzahl der Fälle ist er einer Täuschung unterlegen, besonders durch den Begriff vom ,,Gallengrieß" (Steinobst, andere Kerne von Pflanzen usw.).

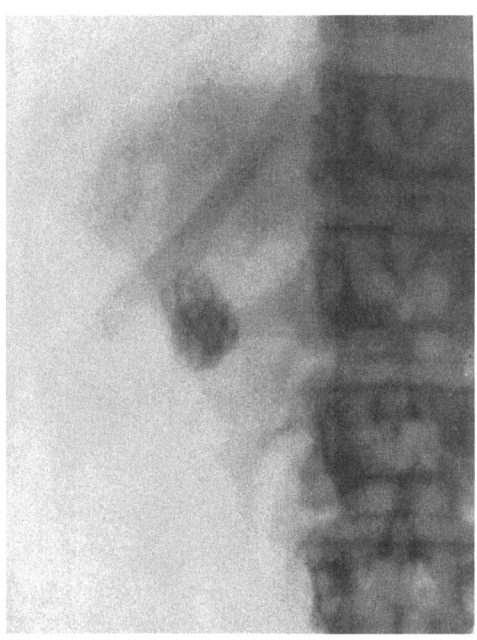

Abb. 11. Wie eine Traube zusammenliegende Herde von Gallensteinen.

Der Verlauf ist in vielem schon enthalten, was bei der allgemeinen Nosologie und bei der Symptomatologie bisher entwickelt wurde, anderes wird sich im folgenden aus der Pathogenese ergeben. Uns bleibt hier die Aufgabe, *typische Erscheinungsformen* gewissermaßen herauszugreifen.

1. *Die Gallensteinkolik* als solche wurde oben geschildert, häufiger äußert sie sich als ,,erfolgloser Anfall" in dem Sinne, daß der Stein auch nach dem Anfall in der Gallenblase verbleibt und den Weg in die Gallengänge nicht nimmt. Die tonische Kontraktion der Gallenblase schiebt ihn in den Hals, er versperrt der Blasengalle den Weg, die schmerzhaften Tenesmen treten ein, gefördert meist durch den entzündlichen Zustand der Blase, der oft der erste Anlaß ist zur erhöhten Reizbarkeit des Organs. Aber auch ohne Entzündung kann rein mechanisch es zu jenem Vordringen des Steines und zum Gallenblasenverschluß kommen. So werden wir die *Entzündung*, die sich in Temperaturen, vermehrter Schmerzempfindlichkeit, Schmerzirradiationen, Übelkeit und Erbrechen äußert, als den einen Ursachenkomplex ansehen, als einen anderen, den sog. *Diätfehler*, d. h. den Zwang zu intensiver Gallenblasenentleerung, z. B. auf eine große Fettmahlzeit, einen eiskalten Trunk hin. Der vermehrte und beschleunigte Gallenstrom treibt den Stein zum Halse vor, ähnlich wirken als andere *mechanische Momente* Erschütterungen der Gallenblasengegend, etwa nach langen Autofahrten auf schlechten Wegen und ähnliches. Endlich muß heute anerkannt werden, daß auch eine *Affektsituation* sich besonders an einem nicht mehr intakten Organ in vermehrter neuromuskulärer Ansprechbarkeit äußern wird. So ist es verständlich, daß ein Ärger, eine Aufregung eine Gallensteinkolik auslösen kann, ebenso wie eine Autofahrt, eine fette Mahlzeit, ein kalter Trunk oder eine frisch aufflackernde

Entzündung. Letztere ist nicht nur wie oben ausgeführt als frische bakterielle Beschickung von der Leber her oder ascendierend vom Darm her, endlich metastatisch vom Blutwege her aufzufassen, sondern eine entzündliche Gewebsdisposition kann auf Grund einer Allgemeinreaktion humoraler Art den entzündlichen Vorgang akut wieder in Gang setzen, indem ein schlummernder Zustand geweckt wird, etwa nach einem Infekt, ohne daß bei dieser unspezifischen Reaktion Bakterien verschleppt werden.

Die *eine Verlaufsform* in solchen Fällen ist ein *ventilartiges Verhalten des Steines:* der Stein wird vorgetrieben durch jenen vermehrten Innendruck des Blaseninhaltes und fällt nach kürzerer oder längerer Zeit in den Fundus der Gallenblase zurück. Wir erwähnten schon, daß aus der Anamnese die Mechanik solcher „Ventilsteine" oft unzweifelhaft hervorgeht. Nicht selten handelt es sich dabei um einen kirschgroßen oder größeren Solitär, selbstverständlich ist aber ein ähnlicher Mechanismus auch bei einer Gallenblase möglich, die mit vielen, ja Hunderten von Steinen gefüllt ist (s. Abb. 11 und 12).

Die zweite Verlaufsform ist die *Einklemmung des Steins in den Gallenblasenhals oder den Cysticus* selbst, die nicht zurückgehen will, entweder dauern die Koliken an, können sich unter heftigsten Schmerzen selbst bis zu 5 und mehr Anfällen in 24 Stunden steigern oder die Kolik hört auf, der Cysticus bleibt aber verschlossen. Meist sind es kleinere, manchmal gerade zackige Steine, die sich

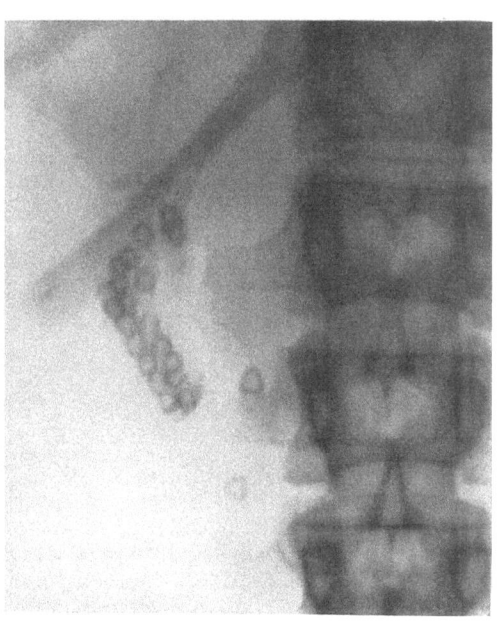

Abb. 12. Derselbe Fall wie Abb. 11 nach einer Kolik. 2 Steine sind in den Choledochus vorgetrieben.

so festklemmen, in die entzündete Schleimhaut tief einbetten und weder vorwärts noch rückwärts können. Es entsteht das Bild des *Hydrops der Gallenblase,* eine vergrößerte, gelegentlich enorm große Gallenblase wird getastet, aus ihr wird oft das Bilirubin resorbiert, so daß sie einen wasserklaren oder getrübten Inhalt beherbergt („weiße Galle") und die entzündliche Exsudation, die manchmal gewaltige Vermehrung des Blaseninhaltes veranlaßt, allein die Blase füllt. Diese entzündlichen Exsudate können erstaunlich schnell zurückgehen, oder es tritt ein stationärer Zustand ein, der Kranke bleibt Jahre völlig beschwerdefrei, dauernd ist die prall gefüllte birnförmige Gallenblase in gleicher Größe und hart gespannt zu tasten. Ihre Ausschaltung ist kaum anders, als wenn eine Ligatur um den Cysticus gelegt wäre und flackern nicht neue Entzündungen in der Wand auf, ist eine Art Dauerheilung, freilich nie mit einer vollkommenen Sicherheit, gegeben.

Als dritte Verlaufsform werden wir *das Weiterwandern des Steins* ansehen (s. Abb. 14): er kann in distalen Partien des Cysticus liegenbleiben, im Winkel zwischen Cysticus und Hepaticus, den Choledochus quasi von außen her meist nur partiell komprimieren, es kommt dann nur zu einem Subikterus, etwa

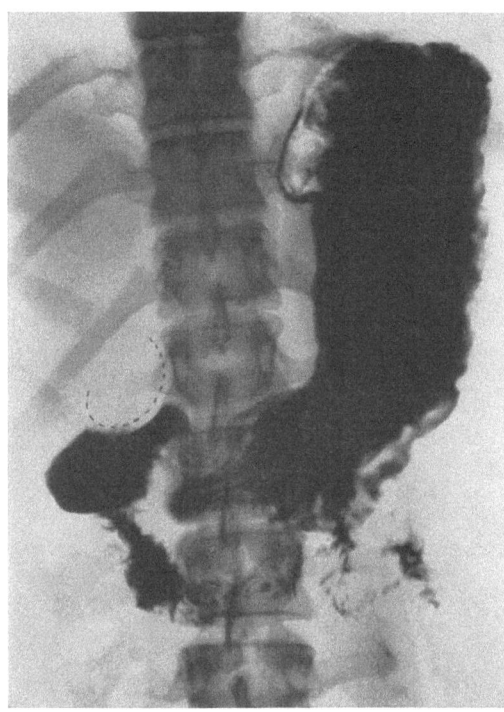

Abb. 13. Impression des Bulbus duodeni durch eine große Gallenblase (z. B. Hydrops). Man ergänze sich die Konkavität zur Kugel.

mit aufsteigender Cholangitis oder der Stein wandert durch den Cysticus in den Choledochus weiter. Er kann überall sich festklemmen, am leichtesten aber dort, wo in der distalen Partie des Choledochus selbst, oder in der Papilla Vateri eine teils anatomische, aber namentlich durch die Verstärkung der Muskelschicht funktionelle tonische Enge gegeben ist. Das führt im krassen Falle zur sog. ,,*Choledochusincarceration*". Es kommt oft zum absoluten Ikterus durch Obstruktion, es bleibt entweder bei der ersten sehr heftigen Kolik oder die weiteren Koliken suchen als vermehrte Tonuszustände auch des Hohlmuskels den Durchgang zu erzwingen. Die Bezeichnung ,,Incarceration" verführt leicht zur Analogie mit der incarcerierten Hernie, bei der ja das sofortige Eingreifen absolut indiziert ist. Hier liegt es anders, denn die Erfahrung besagt, daß mit und ohne weitere Koliken unter Nachlaß des Sphinctertonus der Zustand noch ein ,,erfolgreicher Anfall" werden kann, indem die Faeces wieder gefärbt werden, das Bilirubin aus der Haut und dem Harn allmählich verschwindet und das vorher fehlende Urobilin im Harn sich von neuem zeigt, indem das Urobilin, durch die Darmflora aus Bilirubin reduziert, den Weg nach Resorption vom Darm aus zur Ausscheidung in den Harn findet. Schon stand die nicht unbedenkliche Choledochusoperation bevor, sie ist namentlich dank der heute möglichen ,,aktiven" internen Therapie in der Wartezeit (die freilich für gewöhnlich 2—3 Wochen kaum überschreiten sollte), dem Kranken erspart geblieben. Freilich sind die Steine, die so passieren, am häufigsten die facettierten gemischten Steine aus Cholesterin und Bilirubinkalk, die nicht singulär sind, so daß weitere ähnliche Anfälle bevorstehen. Die Steine können auch ohne jeden Ikterus passieren, denn es erfordert offenbar eine Sperre von 2—3 Tagen, ehe der cholostatische Ikterus

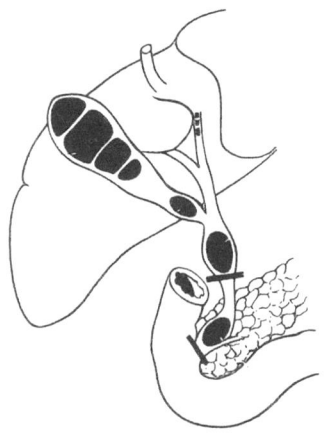

Abb. 14. Formen der Steinverschlußmöglichkeiten der Gallenwege. (Nach DE QUERVAIN.)

auftritt. Endlich gibt es einen Choledochusverschluß, der kein absoluter ist und auch der Ikterus ist es dann nicht. Ja nach chirurgischen Statistiken führen die Hälfte der Choledochusincarcerationen überhaupt nicht zum Ikterus, Galle läuft am festsitzenden Stein genügend vorbei. Oft fühlt der Kranke deutlich, wie der Schmerz sich nach unten verschoben hat, er strahlt auch mehr nach unten aus, kann als ganz circumscript empfunden werden, entsprechend sind auch die HEADschen Zonen nun tiefer gelegen. Häufung weiterer Koliken berechtigt eher zur Hoffnung, daß der Stein noch geboren wird als Stille nach den Stürmen. Nach häufigen Steinpassagen ist der Choledochus oft gewaltig erweitert, wohl kaum mechanisch durch die Steine, wir denken eher an einen analogen Vorgang wie beim Kardiospasmus mit zugehöriger Oesophagusdilatation auf neuraler Grundlage. Die Steine fallen unbehindert durch den weiten Choledochus hindurch, ja es können Dutzende von Steinen entleert werden, also auch durch die Engen des Sphincter choledochi hindurchdringen, ohne daß wesentliche Koliken empfunden wurden.

Gelangt aber ein ganz großer Stein in den Darm, oft geradezu ein Ausguß des ganzen Rauminhaltes der Gallenblase, so ist der Abgang nicht auf natürlichem Wege vorstellbar, entzündliche Verklebungen zwischen Gallenblase und Duodenum haben sich gebildet, es kommt zur *Perforation des Steines durch die Darmwand* hindurch, manchmal im Anschluß daran zum *Gallensteinileus*, indem der ins Duodenum entleerte Stein weitergeschoben wird und an einer mehr oder weniger distalen Partie des Dünndarms sich der Darm um den Fremdkörper tonisch zusammenzieht, ein Weiterschreiten verhindert, so daß der bedrohliche Darmverschluß entsteht mit allen seinen Symptomen (s. unter Ileus). Solche gewaltsamen Durchtritte auch wohl unter Einreißen an der Papilla Vateri bei Steinen mittlerer Größe können zu einer einmaligen großen Darmblutung führen, seltener mit Blutbrechen, so daß man fälschlich die Diagnose einer Ulcusblutung stellt. (Zur Cholecystopathie gehört sonst nie eine Blutung, auch nicht eine okkulte.) Endlich veranlaßt das Steckenbleiben des Konkrements in der Papille nicht selten einen Übertritt von meist infizierter Galle in den Hauptpankreasgang hinein und es entsteht *sekundär die „Pankreatitis"* von den Gallenwegen aus, vielleicht nach Jahren gefolgt von einer Pankreassklerose mit Diabetes (KATSCH), der dann mit dem Erbgut kaum etwas zu tun hat. Daß ein großer Stein durch die Bauchwand entzündlich quasi hindurcheitert, war den alten Ärzten ganz geläufig, heute, im operativen Zeitalter, wurde es zur Rarität. Eher schon kann eine gangränöse Blase verhängnisvoll perforieren und Steine in die freie Bauchhöhle gelangen.

2. Stellten wir in der Verlaufsschilderung bisher das Konkrement und seine Wanderung in den Vordergrund, so bedarf es noch einer gesonderten Besprechung der entzündlichen Komponente, also der *Cholecystitis*. Da zeigen die *leichtesten Formen* mit oder ohne Vorhandensein von Steinen nur die *katarrhalische Schleimhauterkrankung* (den „Stockschnupfen"), äußern sich als die oben geschilderten *larvierten Cholecystopathien* mit ihren dyspeptischen Erscheinungen mehr oder weniger diffusen Druckempfindungen. Übergänge zu schlimmeren Formen sieht man oft genug, zu erheblicheren Beschwerden, höheren Temperaturen, ja unter Cysticusschwellung zu kolikartigen Zuständen selbst mit cholangitischem Subikterus, so daß sie sich nicht mehr von Steinkoliken unterscheiden. Nicht nur fortschreitend, auch primär akut einsetzend wird die Gallenblasenwand im ganzen befallen, die tieferen Schichten werden in Mitleidenschaft gezogen, ja der Serosaüberzug ist als *lokale Peritonitis* mitbefallen, und eine schwerste, tief-düster rote entzündlich verdickte, leicht zerreißende Gallenblase erscheint dem Operateur mit trübem Serosaüberzug, Fibrinauflagerungen, ja ein mehr oder weniger abgegrenztes, auch ikterisches Exsudat in der Umgebung, als dessen Folge sich schwielige Verdickungen, ausgedehnte flächenhafte Adhärenzen mit der Nachbarschaft entwickeln können. Meist werden diese Prozesse verknüpft

sein mit Cholelithiasis, ein trübes entzündliches Exsudat, zellreich und in ihm oft einzelne oder zahllose Konkremente meist bei Absperrung des Cysticus, dabei Freiheit der anderen extrahepatischen Wege oder auch diese schwer entzündlich verändert, verdickt evtl. angefüllt auch mit zahlreichen Steinen oder mit einem Detritus wie ausgemauert, voll unregelmäßiger fester mehr oder weniger pigmentreicher Bröckel. Man sieht fließend Übergänge von diesem Zustandsbild vom leichtesten Katarrh bis zur *Gangrän*, ja *Perforation der Gallenblase* auch mit *multiplen Abscessen in der Gallenblasenwand* und in der Nachbarschaft des Leberbetts, und benachbart in der Leber selbst, weiter alle cholangitischen Komplikationen, herdförmige Nekrosen in der Leber. Oft aber hebt sich ein Bild abgegrenzt heraus als *Empyem der Gallenblase*. Meist ist dann der Gallenblasenhals verschlossen durch Stein, auch durch Entzündung und die Gallenblase enthält dünnflüssigen bis zu dickrahmigen Eiter, der nicht selten steril ist, oder auch bakteritisch zersetzt, jauchig stinkend sein kann, während die verdickte Gallenblasenwand sonst nicht einmal allzu schwere Entzündungszustände aufzuzeigen braucht. Hohe Temperaturen, auch Schüttelfröste, hohe Leukocytenwerte verraten das Empyem, wie es auch sekundär aus dem Hydrops entsteht. Aber nicht immer ist Eiterfieber vorhanden, subfebrile Temperaturen, fehlende Leukocytose können das Empyem zu einem larvierten machen, so sehr kann der Prozeß abgeschlossen vom Gesamtorganismus verlaufen.

Die Skizzierung dieser Verlaufsformen zeigt wieder das Fließende in den Übergängen, in den Kombinationen von Cholecystitis und Cholelithiasis so sehr auf, weil ein wirkliches Ordnen in Kategorien, wie von uns schon oft betont, der Klinik nicht förderlich ist. Für die Entscheidung unseres Handelns muß mit Nachdruck betont werden, daß so *oft gar kein Parallelismus zwischen den klinischen Erscheinungen und der Schwere des anatomischen Zustandes besteht*, die Analogie mit der Appendicitis ist in bezug auf diese Inkongruenz groß und dies auch das ernsteste Argument dafür, daß die Chirurgie, die es für die Appendicitis so restlos durchgesetzt hat, auch gegenüber den Gallenblasenerkrankungen wenigstens von seiten mancher Chirurgen die „Frühoperation" fordert. Steht man doch oft in der Tat trotz sorgfältiger klinischen Analyse vor schlimmen Überraschungen in dem Sinne, daß nach Eröffnung der Bauchhöhle sich der Zustand als viel hochgradiger erweist, als es auch eine klinisch genaue Durchuntersuchung hatte erwarten lassen. Im Abschnitt der Therapie wird auszuführen sein, daß trotzdem die Formel der Frühoperation als eine zu einfache nicht anwendbar ist. Neben den Komplikationen von seiten des Pankreas und der Leber und dem Gallensteinileus sind noch zu erwähnen die *konkommittierende Pleuritis* und *der subphrenische Absceß;* erstere fast immer als klare seröse Exsudation befällt im Anschluß an einen heftigeren infektiösen Cholecystitisanfall ganz vorwiegend die rechte Pleura. Die ganz vereinzelten Fälle linksseitiger Pleuritis nach Anfällen scheinen vorwiegend bei Pankreasbeteiligung vorzukommen. Durchwanderungen von Bakterien auf dem Lymphwege auf der Leberoberfläche durch die mikroskopischen Stomata des Zwerchfells sind der wahrscheinlichste Weg dorthin. Eine ähnliche Fortwanderung von bakteriell infektiösem Material wohl kann zum subphrenischen Absceß führen, ebenso wie — im Oberbauch vorn als diffuser entzündlicher Tumor zu tasten — sich auch sonst namentlich bei *gedeckter Perforation* eines Steines eine circumscripte Entzündung bis zum abgegrenzten Absceß hin entwickeln kann. Ist jene relativ günstige abdichtende Reaktionslage des Peritoneum nicht vorhanden, resultiert nach der Gallenblasenperforation *die freie, oft tödliche Peritonitis*, die auf dem Wege der Durchwanderung beim Empyem und der Gangrän der Gallenblase auch vorkommen kann, ohne daß eine Perforationsöffnung sich findet.

Die Pathogenese findet sich zu ihrem größeren Teile in der allgemeinen Nosologie abgehandelt (s. d.), da in dieser das Werden und Vergehen und die Überschneidung der einzelnen Geschehenskreise gewürdigt sind.

Die Bedingungen zur Steinbildung sind im allgemeinen funktionell pathologischen Teil von STROEBE gegeben: Es hat sich die ältere Vorstellung, daß zur Steinbildung zwei Voraussetzungen gegeben sein müssen, die Stauung und der lithogene Katarrh, nicht so aufrechterhalten, daß er für *jede* Steinbildung zutrifft. Auch können wir mit ASCHOFF nicht der Vorstellung beipflichten, die vom Chirurgen ROVSING entwickelt wurde, daß der Beginn der Steinbildung regelmäßig intrahepatisch sei, durch Bildung kleiner Bilirubinpigmentsteine, die als Zentren für ein Anwachsen der Steine in die Gallenblase kämen, so daß dort die Steinbildung nur durch sekundäre Apposition sich vollziehe. Wir wissen heute vielmehr, daß *der nicht entzündliche Cholesterinstein* meist als *Cholesterinsolitär* in der Gallenblase entsteht, auf der Basis einer Dyscholie. Das Cholesterin stammt, nicht wie NAUNYN meinte, aus den Lipoidtröpfchen der epithelialen Schleimhautdesquamation in der Gallenblase, sondern aus dem Cholesterin der Lebergalle als dem Sekret der Drüse. Nicht allein die quantitative Vermehrung des Cholesterins, sondern die chemischen auch nur stereomeren Variationen bestimmter Sterine (WINDAUS) sind maßgebend für die Ausfällung im kolloidalen Milieu der Galle und noch wesentlicher als das chemische Verhalten quantitativer und qualitativer Art sind die physikochemischen Bedingungen der „Scheinlösungen", die in der Gallenblase wechselnd entstehen, abhängig nur zum Teil von der verschiedenen Konzentration, die das Lebersekret durch die Kondensation in der Gallenblase erfährt (Stauungsgallenblase). Ähnlich ist auch *der entzündliche Gallenstein* meist aus Cholesterin und einem Bilirubinkalkmantel bestehend in der Gallenblase zustande gekommen, aus solchen physikochemischen Änderungen, wie sie Dyscholie, Stauung und dann eben besonders die Veränderung der Blasengalle durch die Entzündung erfährt und auch für diese Veränderungen sind maßgebend solche physikochemischer Art (s. oben). Hierbei kann wohl eine *„Herde" von facettierten Steinen* in kürzester Zeit aus einem Krystallbrei entstehen. Beruht doch die Facettierung nicht auf einem Abschleifen der Flächen gegeneinander, sondern der Querschnitt zeigt am Parallelismus der Schichten, daß die Steine in weichem Zustande sich aneinander gegenseitig plattgedrückt haben. So verrät oft der Schliff eines Steines in seinen verschiedenen Schichtungen, wie immer neue physikochemische Zustandsänderungen ein appositionelles Wachstum erzeugt haben, wenn z. B. um einen steril entstandenen großen Cholesterinkern, mit radiärer krystallinischer Cholesterinstruktur, sich oft mehrere Schichten herumgelegt haben von wechselnder Farbe und wechselnder chemischer Zusammensetzung, Schichten von Bilirubinkalk, von Cholesterin und wiederum Bilirubinkalk und so fort *(Kombinationssteine)*. Daneben können besonders bei stark eingedickter Blasengalle meist kleine, oft kantig zackige *Bilirubinsteine* entstehen, teils nur mit der Lupe erkennbare Körnchen bis zu Konkrementen von Erbsengröße, auch diese wieder werden umlagert von Cholesterinmänteln und dann wird nur im Querschliff der Bilirubinkern gefunden oder sie sind von Bilirubinkalkzonen, wie Jahresringe eines Baumstammes, umgeben. Für die Klinik ist der Wert dieser an sich interessanten Einzelheiten namentlich von NAUNYN überschätzt, denn noch wenigstens ist ein klarer Weg nicht gefunden, das physikalisch-chemische Verhalten und das chemische in der Gallenblase so zu ändern, daß eine Prophylaxe der Steinentstehung möglich würde. (Erst Tierexperimente der jüngsten Zeit erwiesen die Neigung zur Steinbildung bei einer Vitamin-A-armen Kost, s. bei STROEBE.) Der Stauung und der Entzündung entgegenzuwirken sind vorläufig die einzigen Wege, die wir beschreiten und auch diese sind meist schwer genug zu begehen und in der Erreichung des Zieles noch recht unsicher.

Die Pathogenese der Entzündung sei hier nur kurz wiederholt. Man überwerte die Häufigkeit des *ascendierenden Momentes vom Darm her* nicht, wenn auch fraglos die Bakterien der Coligruppe, auch Enterokokken, Streptokokken von dort her eindringen können, ja sich oft schon als Schmarotzer in den untersten Partien des Choledochus beim Gesunden finden, so daß das Moment der Stauung genügt, ihr Eindringen in die Gallenblase, ja bis in die intrahepatischen Gallenwege zu veranlassen. Weit häufiger mag der umgekehrte Weg *vom Blut in die Leber, in die Cholangien und von dort zum Hepaticus und Cysticus in die Gallenblase hinein* beschritten werden. Sehen wir doch, wie häufig beim Typhus abdominalis die verschiedenen Bakterien der Typhusgruppe (der Typhusbacillus und der Paratyphusbacillus B und A) in die Gallenblase geraten. Die Galle ist gerade für diese Bakterien ein besserer Nährboden zur Anreicherung als für die Coligruppe, wie es das Laboratorium ja zur Züchtung der Typhusgruppe im Galleröhrchen verwendet. Aber nach einem Typhus bleibt es oft dabei, daß die Bakterien in der Gallenflüssigkeit wuchern, aber keine Entzündung herbeiführen. Am wenigsten bedacht wird immer noch der dritte Weg, jene *bakterielle hämatogene Invasion durch die Capillaren in die Gallenblasenwand selbst,* dort rufen sie Entzündung hervor, verbleiben in der Schleimhaut oder tieferen Wandpartien als Bakteriennester und geraten von dort in die Gallenflüssigkeit hinein. Endlich sahen wir, daß auch sterile Entzündungen besonders durch die Pankreasfermente (speziell Trypsin) ausgelöst werden könnten, die wenigstens im Experiment zu schwersten Veränderungen nicht nur der Gallenblase, auch des Choledochus, ja zu herdförmigen Nekrosen in der Leber selbst führen können und dort akute Bilder circumscripter Leberatrophie, wie biliäre Cirrhosen, hervorrufen können (WESTPHAL). So ist *bakterielle Entzündung,* wie *entzündliche Gewebsreaktion* der Gallenblasenschleimhaut, ja ihrer gesamten Wand mit ihrem Kommen und Gehen, ihrer restierenden *entzündlichen (allergischen) Gewebsdisposition* oder die seröse Entzündung maßgebend und oft genug spielen koordinierte Vorgänge an der Magenschleimhaut wie am Pankreasparenchym vor allem an der Leber im Sinn der Hepatitis. Nicht jeder Prozeß also in der Leber bei einer Cholecystopathie ist ascendierende Cholangie, Cholangitis oder Cholangiolitis. Sehen wir in der gegenseitigen Einwirkung von Dyscholie, Stauung und Entzündung das Wesen des Gallensteinleidens, und bleiben uns bewußt, daß ohne entzündliche Reaktion der Stein als Fremdkörper ohne Kranksein durch Dezennien beharren kann, wenn er sich auch niemals im Gegensatz zum Glauben der Laien und der Behauptung der Kurpfuscher auflöst, ganz selten einmal in Stücke zerfällt, oft Zentrum neuer Steinbildung durch Apposition, so belehrt uns gerade *der Steinträger, daß doch das entzündliche Moment das wichtigste für die Beschwerde ist*. Damit ist die Hoffnung gegeben, daß in den Mittelpunkt der Behandlung aller Cholecystopathien die antiphlogistische tritt, vielleicht einst nicht nur in der Naivität einer lokalistischen Therapie, wie wir sie heute noch fast ausschließlich treiben müssen, sondern in der Form der Bekämpfung der *Entzündungslage* und der *Entzündungsbereitschaft* des Organismus und in der Heilung weit entfernter Herde (fokale Infektion, z. B. Zahngranulome). Dann würden nicht nur die Steine, die in ihrer Überzahl schließlich zu harmlosen Fremdkörpern in der Gallenblase werden, unwichtiger und selbst die bakterielle Beschickung, von welchem Wege sie auch erfolgen mag. In den Mittelpunkt träte dann der Kampf um eine *Zustandsänderung des Gewebes,* auf daß es gehemmt würde in seiner *entzündlichen Gewebsreaktion,* auch so, und das ist schon zu einem Teil Gegenwartsaufgabe, daß weit entlegene Entzündungen bekämpft werden, deren Aufflackern immer gefolgt sein kann von der humoral und morphologischen Antwort der Gallenblase in Form einer unspezifischen Sensibilisierung als einer erhöhten Entzündungslage. Es ist auch die moderne Lehre der allergischen Gewebsreaktion ein therapeutischer Fortschritt, wenn es gelingen sollte, diese besondere Immunitätslage zu meistern.

Zur **pathologischen Anatomie** soll hier kaum weiteres als in den vorhergehenden Abschnitten ausgesagt werden, sie beschäftigt sich mit dem Stein, mit dem morphologischen Inhalt der Gallenblase und vor allem, als ihrem eigentlichen Objekt, mit den Veränderungen der Gallenblasenwand und den Wandungen der übrigen extrahepatischen Gallenwege; sie beschreibt uns alle Grade der Schleimhautentzündung und der entzündlichen Prozesse in den tieferen Schichten, auch die akute seröse Entzündung der Wand. Es finden sich auch Exulcerationen manchmal durch die Steine als Dekubitalgeschwüre entstanden und am wichtigsten von dem, was noch hinzuzufügen ist, ist vielleicht die Versprengung von Drüsenschläuchen der Schleimhaut im Sinne von Epithelnestern, die aus dem Zusammenhang durch den entzündlichen Prozeß gelöst, ein isoliertes Zelleben führen, das in das anoxybiotische Verhalten der Carcinomzelle geraten kann. Sehen wir doch das primäre Gallenblasencarcinom vorwiegend als Sekundärkrankheit nach Cholecystopathien, was jener Auffassung der Entstehung des Carcinoms aus versprengten Epithelnestern eine Stütze verleiht, wie auch der Reiztheorie als atypischer Regeneration für Krebsentstehung. Für die wichtigen anatomischen Befunde, die hier bewußt übergangen werden, muß auf die Lehrbücher der pathologischen Anatomie verwiesen werden.

Die Prognose kann nicht generell gestellt werden, dafür ist die Variabilität im Verlauf eine gar zu große, aber nicht einmal individuell sind genauere Aussagen möglich. Oft ist es erstaunlich, daß selbst schwere, hochfieberhafte Cholecystitiden ganz schnell völlig zurückgehen, ja die starke Allgemeinreaktion bringt oft eine günstigere Verlaufsform zustande als jene schleichenden, matten Cholecystitiden, die durch Jahre hindurch fortbestehen, ständig den Kranken belästigen, aber nie zu großen Qualen führen. So ist auch eine schwere Gallenkolik, die sich wenige Male im Jahre, ja nur alle paar Jahre ereignet, bei der das entzündliche Moment fehlt oder stark zurücktritt und offenbar das mechanische mehr im Vordergrunde steht, oft eine prognostisch günstigere Form; kommt es doch vor, daß jemand im Leben ein paar solche Cholelithiasisanfälle hat und später dauernd gesund bleibt, also zum Gallensteinträger geworden ist. Andererseits hoben wir schon hervor, wie groß die Inkongruenz ist zwischen einem akuten, selbst subakuten entzündlichen Gallenblasenprozeß, wie ihn die Klinik beurteilt und der Schwere des anatomischen Bildes, das sich dem Chirurgen darstellt. Das umgekehrte Verhalten ist entschieden das seltenere, obwohl man noch immer einmal selbst vor einem völlig negativen anatomischen Befunde bei einer Operation steht, während erhebliche Koliken die Indikation zum Eingriff gaben. Glaubt man an reine Dyskinesien im Sinne etwa von Gallenblasentenesmen, so erlebt man gelegentlich Erfolge, Beseitigung der Beschwerde, wenn doch die Exstirpation der Gallenblase erfolgt, deren genaue auch mikroskopische Untersuchung kann dennoch manchmal eine entzündliche Reizblase, von der die Koliken ausgingen, ergeben, freilich wird die Epikrise solche Indikation kaum jemals rechtfertigen.

Die differentiale Diagnose ist einmal gegenüber dem primären Carcinom der Gallenblase oft sehr schwierig, weil ja bei ihm fast immer eine chronische Cholecystitis meist mit Steinen vorausgeht. Sie erstreckt sich beim absoluten Ikterus auf das Problem Obstruktionsikterus oder hepatocellulärer Ikterus, während die hämolytischen Ikterusformen, obwohl oft von klassischen Koliken, trotz fehlender Steine, begleitet, meist leichter auszuschließen sind. Ist der Obstruktionsikterus erwiesen, entsteht die Frage Carcinom des Pankreaskopfes, Carcinom der Papilla Vateri, Tumor, der sonst die Gallenwege drückt, etwa an der Leberpforte. Das Zeichen von COURVOISIER als nicht untrügliches wurde erwähnt. Daß hier der Palpationsbefund, Pankreasfunktionsprüfungen, die Frage, ob das Duodenum in zu weitem Bogen den Pankreaskopf umzieht, bedeutungsvoll sind, ist klar. Die Röntgenreliefbilder der Duodenalschleimhaut können gelegentlich das Carcinom an der Papilla Vateri erweisen. Meist ist diesen letzteren malignen Prozessen eine Anamnese der Cholecystopathie nicht vorausgegangen, was die Entscheidung erleichtert, die dennoch oft zum schwierigsten diagnostischen Problem gehört.

Besteht kein Ikterus, sind von *Gruppen differentiell diagnostischer Erwägungen* zu erwähren, erstens: worauf kann der Schmerzanfall noch beruhen, Ulcus, Nierenstein, intermittierende Hydronephrose, Pyelitis, Appendicitis, Pseudokoliken bei Cirrhosen, den noch ganz ungeklärten Oberbauchbeschwerden bei Magersucht, die manchmal durchaus kolikartig verlaufen, oder zweitens: worauf das Fieber ? Bei hohem Fieber: Leberabsceß, Cholangitis, Pyelitis, paranephritischer Absceß, auch Pneumonie, Sepsis usw., bei subfebrilen Temperaturen, Phthise, Endokarditis, Tonsillitis, Nebenhöhlenaffektion usw. Liegt endlich drittens nur eine Druckschmerzhaftigkeit im rechten Oberbauch vor, kommen diffuse Hepatopathien ohne Beteiligung der Gallenblase, Stauungsleber bei kardiovasculärer Insuffizienz, Hepatoptose bei empfindlichem Organ besonders in Frage. Ungemein häufig werden gynäkologische Affektionen wie Cholecystopathien empfunden.

Damit ist keineswegs alles aufgezählt, was je in differentielldiagnostische Erwägung gezogen werden muß.

Die Therapie hätte als *Prophylaxe* das Ziel der Verhinderung der Stagnation, der Entzündung und der Verhinderung der Steinentstehung. Unter dem entwickelten Wissen von den zusammenwirkenden Konditionen ist für den jüngsten Begriff der „Dyscholie" noch keine vorbeugende Maßnahme zu sehen als etwa Fettarmut der Kost und Verhinderung rapider Einschmelzung des eigenen Körperfettes — sieht man doch nach Entfettungskuren nicht selten die Entwicklung des Cholesterinsolitärs ähnlich wie nach der Gravidität, bei der eine Hypercholesterinämie und später eine Vermehrung der Cholesterinausscheidung durch die Leber im Wochenbett erwiesen ist. Die Vorstellung alter Ärzte, daß eine Dyskrasie, die zur Steinentstehung führe, zu Gallensteinen, wie zu Nierensteinen, lebt wieder auf, da festgestellt ist, daß eine Unterernährung mit Vitamin A, also Vogan, aus dem Carotin stammend, bei der Ratte Nierensteine hervorrufen kann. Danach würde eine carotinreiche Kost eine gewisse Prophylaxe auch für die Gallensteinentstehung bedeuten.

In bezug auf das Moment der Stauung läßt sich aussagen, daß häufige Mahlzeiten auch zu häufigerer Entleerung der Gallenblase führen werden und daß hierbei die Peptone und die Fette einen energischen Entleerungsreiz setzen. Eine sehr eiweißarme und fettarme Kost wird eher zur Stagnation im extrahepatischen System führen. Man hört die Behauptung, daß die Butter als leicht verdauliches Fett in Karlsbad reichlich genossen, wegen des Beschränkens der anderen Fette, günstig cholekinetisch wirkt. Die Bekämpfung einer habituellen Obstipation ist sehr wichtig.

Die Prophylaxe des entzündlichen Momentes läge in Beachtung anderer Entzündungsherde (in den Tonsillen, Nebenhöhlen, Zähnen usw.) und in Allgemeinbehandlungen — natürlichen Heilweisen —, die den Infekten, insbesondere den Erkältungskrankheiten, entgegenwirken (systematische Abhärtung).

Die Prophylaxe der Gallensteinkolik gehört in die Therapie selbst.

Die interne Therapie der schon erkrankten Gallenblase müßte theoretisch basiert werden unter dem Gesichtspunkt, ob eine Dränage der Gallenwege erwünscht ist, im Sinn ausgiebiger Entleerung, oder ob eine Ruhigstellung im irritierten extrahepatischen System angezeigt ist, in der Mehrzahl der Fälle bleibt diese grundlegende Entscheidung schwer zu treffen, probieren entscheidet.

Die übliche internistische Therapie in Form verschiedenster Kuren, namentlich die Kur in den speziellen Badeorten Karlsbad, Mergentheim, Neuenahr, Vichy, Monte Cattini usw., ebenso wie die häusliche Karlsbader Kur, ist eine Kombination beider Gesichtspunkte.

Trennen wir zunächst die **medikamentöse Therapie** nach jenen Prinzipien, so sucht man heute zu scheiden 1. ,,Cholekinetica", d. h. Mittel, die den extrahepatischen Gallengangsmechanismus in Bewegung setzen, 2. ,,Choleretica" (das Wort ist dem Diureticum nachgebildet) als solche, die die Lebersekretion anregen, 3. Antispasmodica, welche den erhöhten Tonus des Hohlmuskels und der Sphincteren herabsetzen sollen, 4. Antineuralgica, die nur die Beschwerden lindern, und 5. Antiphlogistica, die sich gegen Bakterien wie gegen die Entzündung wenden sollen oder unspezifisch desensibilisieren.

Es ist klar, daß auch hier Überschneidungen immer vorhanden sind, und namentlich enthalten viele Kombinationspräparate der Industrie verschiedene dieser theoretischen Forderungen vereinigt. Eine durchaus unvollständige Tabelle mag eine Übersicht geben *des Vielzuvielen*, was in dieser Richtung auf den Markt geworfen worden ist.

Choleretica	Cholekinetica (Cholagoga)	Antispasmodica	Antineuralgica	Antiphlogistica u. Desinficientia
Mineralwässer (Bittersalz, Glaubersalz) entsprechende Brunnen		Atropin Eumydrin Belafolin	Opiate (Morphin, Pantopon, Dilaudid)	Chinin (Solvochin)
Fel tauri	Öle	Papaverin	Codein	Choleval (gallensaures Silber)
Gallensäuren	Fette	Scopolanin	Paracodin	1% und 2%
Decholin (gallensaures Salz oder 20%ige Gallensäurelösung)	Pepton Pituitrin (Hypophysin)	[Derivate der Barbitursäure (Veronal, Somnifen) setzen die		Solganal 0,01 per os 1—3mal tgl.
Bilival (Gallensäure + Silber)	Podophyllin Phenolphthalein Chologen (Podophyllin + Ol. Ment. pip. + Kalomel)	zentrale Erregbarkeit herab. also auch gegen Erbrechen verwendbar]		Urotropin (40% intravenös) Hexal Salicylsäure Cylotropin (Salicyl + Urotropin)
Felamin (gallensaures Urotropin) Temoebilin (Curcuma)				
,,Nigraphen" (Rettichsaft)	Menthol Cholaktol (Ol. Menth. pip.) Cucumen Temoebilin	Belladenal [Belafolin + Barbitursäure]		Salifofmin. Rivanoletten
Cholotonon [Leberpräparate]				

Zur Kritik ist zu sagen, daß das Atophan, also auch die Kombinationen mit Atophan (Ikterosan, Leukotropin), kontraindiziert sind, nicht nur weil sie keineswegs regelmäßig choleretisch wirken, sondern namentlich bei empfindlichem Organ — es gibt geradezu Familien, die zum Ikterus neigen — epitheliale Leberschäden hervorrufen. Nur die Präparate, die Derivate der Cholsäuren sind, kommen in Frage, wie etwa die Deshydrocholsäure, am besten Decholin, in alter Zeit gab man Rindergalle selbst (Fel tauri). Unter den *Cholekineticis* sind die Pituitrinpräparate genau in der Wirkung studiert, ähnlich wirken offenbar die Glauber- und Bittersalzwässer als milde Cholekinetica, mag sein, daß sie auf die Lebersekretion und auf die Entzündungsvorgänge, speziell auch des Magens, gleichzeitig günstig einwirken. Auch Quecksilberpräparate sind wohl nicht nur als Anreger der Darmperistaltik, sondern als Desinfizientien, vielleicht auch als Choleretica wirkend (man denke an die diuretische Wirkung des Hg etwa beim Salyrgan). Auf dieser Basis beruhen die empirisch fraglos oft guten *Chologenkuren* (im wesentlichen Kalomel). Das Atropin, noch als Antispasmodicum angeführt, beseitigt nicht den Sphincterentonus, ebensowenig wie am Pylorus, führt aber wie am Magen auch an der Gallenblase zur Erschlaffung des Hohlmuskels und ist mit seinen Derivaten (Bellafolin oder dem Ausgangsmaterial der reinen Substanz der Belladonna) ein bewährtes Mittel bei Gallenblasenkuren, schmerzlindernd durch den detonisierenden Einfluß auf die glatte Muskulatur. Von den Desinfizientien wurde das Choleval, das intravenös zu geben ist, schon bei der Cholangitis empfohlen (s. dort).

Jeder Arzt wird aus der großen Reihe von Mitteln bevorzugte Präparate sich gewählt haben, so haben auch wir, wie wir glauben, vom Bilival, Cholaktol unter den Kombinationspräparaten Gutes gesehen und lieben eines der beiden Mittel während einer häuslichen Karlsbader Kur ebenso, wie wir regelmäßig, außerdem 3mal am Tag je $^1/_2$ mg Atropin in der Regel nehmen lassen (Kompretten MB K). Ist das entzündliche Moment wesentlich, bedienen wir uns gern des Aspirins, Urotropins und Chinins per os oder eben des Cholevals intravenös.

Die übliche häusliche Karlsbader Kur besteht etwa aus 1—2 Gläsern à 150 g Karlsbader Mühlbrunn des Morgens, so heiß wie möglich genommen, evtl. am Nachmittag noch ein zweites oder drittes Glas, dazu nach den Mahlzeiten 3mal $^1/_2$ mg Atropin und eines der anderen genannten Medikamente (Cholaktol, Bilival, Decholin usw.) Die medikamentösen Variationen werden gewählt, je nachdem ob mehr das desinfizierende, das dränierende oder das stillstellende Moment erwünscht scheint. Jedenfalls vermeide man komplizierte Rezepturen und Kombinationen, die einer Polypragmasie gleichkommen, bei der die Übersicht, was man eigentlich treibt, d. h. wie man auf die Gallenwege wirkt, verlorengeht. Wird ja schon aus dem Gesagten deutlich genug sein, auf wie unsicherem Boden man sich bewegt. Der wichtigste Bestandteil jeder häuslichen Kur ist wohl die Diät und die *Kataplasmen*, die Wirkung der letzteren scheint dahin geklärt, daß eine starke Hyperämie der Haut und der tieferen Bauchdeckenschichten reflektorisch zur Hyperämie des ganzen Segmentes führt und daß die Hyperämisierung im chronisch entzündlichen Gebiete ein Heilfaktor ist, der nur bei akut schwerst entzündlichen Prozessen kontraindiziert scheint, dort ist der kühle Umschlag, ja die Eisblase wohl eher am Platze. Gleichzeitig erfolgt durch das Kataplasma eine Umstimmung der Empfindlichkeitslage, die meisten Kranken fühlen Schmerzlinderung und auch die neuromuskuläre erhöhte Reizbarkeit mag herabgesetzt werden. Indem wir an dem alten Glauben der *sehr günstigen Wirkung systematischen Kataplasmierens* festhalten und dafür ein besseres theoretisches Verständnis zu haben glauben wie die Alten, treten wir aber auch mit Nachdruck für ein energisches Anwenden ein; nicht angenehm warm, sondern schmerzend heiß sollen die Umschläge sein, die als feuchte weit intensivere Wirkungen haben als die trockene Hitze. Ob man da, der Volksmedizin folgend, Leinsamen oder Kartoffelbreiumschläge, Moorumschläge wählt oder unter häufigem Wechsel zusammengelegte Servietten mit heißem Wasser, darüber ein Billrothbattist, damit das aufgelegte elektrische Heizkissen nicht feucht wird, oder darüber eine Gummiwärmflasche, auch einen Metallthermophor, wenn er sich der Bauchwölbung gut anpaßt, scheint uns nicht wesentlich, jedenfalls soll zweimal je $^1/_2$—2 Stunden mindestens kataplasmiert werden 4—6 Wochen lang, so daß dichte große rote Flecken — Verbrennungen ersten Grades —, keine Blasenbildungen, später mit brauner Pigmentierung der Bauchhaut auftreten. In dieser altbewährten Therapie sei man fanatisch, sie scheint uns rationeller, wie die Neigung mit *Diathermie* oder Kurzwellen zu behandeln (nur um modern zu sein). Manchmal kommt die Gallenblase erst zur Ruhe, wenn die Brunnenwässer ausgesetzt werden. Die Diät vermeide in erster Linie schwer emulgierbare Fette, frische Butter im festen Zustande werde erlaubt. Heißes Fett, zerlassene Butter, imbibiert schon vor der Nahrungsaufnahme die Nahrungsmittel derart, daß die wässerigen Verdauungssäfte nicht mehr an die Speisen herankönnen. In diesem physikalischen Sinne sind alle Speisen schwer verdaulich, die in siedendem Fett, flüssiger Butter, Schmalz, Öl, Margarine usw. zubereitet sind, auch panierte Speisen, Bratkartoffeln, kurz was in der Pfanne oder im Fettopf gebraten wird, in der zuvor Butter und andere Fette zu hohen Temperaturen erhitzt werden. Kalte Fette sind, soweit sie Emulsionen darstellen (Mayonnaise usw.), ebenfalls schwer verdaulich, während etwas Speck, etwa am kalten Schinken, als leichter verdaulich anzusehen ist. Nur Richtlinien können hier gegeben werden. In zweiter Linie vermeide man schon mit Rücksicht auf die Mitbeteiligung des Magens starke Reize für diesen, konzentrierten Alkohol, Senf, Mostrich, Meerrettich, Paprika, und endlich ist starke Peristaltikanregung und Gasbildung im Darm nicht erwünscht. Cellulosereiche Speisen seien nicht verboten, aber sollen beschränkt dosiert werden, in dem Sinne pflegt man Kohlarten, soweit es sich um Kohlköpfe handelt, Sauerkraut, Weißkohl, Gemüsekohl usw. zu verbieten, Salat, rohes Obst, ja auch Kompotte und Marmeladen sind zu beschränken, aber nicht zu verbieten.

Daß hierbei individuell vorzugehen ist, ist selbstverständlich. So gibt es Kranke, welche die richtige Beobachtung machen, daß sie Gelbei in flüssiger Form nicht vertragen (es ist eine Fettemulsion), aber ein hartgekochtes Ei sehr wohl, oder daß Kaffee Beschwerden auslöst, wobei man prüfen muß, ob es nicht die Sahne ist, die hinzukam. Sicher gibt es Fälle, namentlich mit hochgradiger Brechneigung, die so streng diätetisch zu halten sind wie bei einer strengen aber fettarmen Ulcuskur und andere, denen diätetische Fehler kaum etwas antun. Endlich lösen eiskalte Getränke aller Art nicht selten plötzliche Koliken aus. Während die häusliche Karlsbader Kur mit täglich längerem Liegen pro Tag 2mal 1—3 Stunden, bei Hartnäckigkeit des Zustandes auch mit dauernder Bettruhe wenigstens die ersten 10 Tage gern kombiniert wird, hat man in den Kurorten neben dem Liegen während des Kataplasmierens mit systematischem Spazierengehen, auch leichtem Steigen gute Erfahrungen gemacht.

An anderen Kuren sei genannt *die Chologenkur,* deren Ritus dem Medikament gedruckt beigegeben ist, *die Ölkur,* bei der im Sinn der Gallenblasenentleerung, also Dränage, 3- bis 5mal täglich reines Olivenöl vor der Mahlzeit gegeben wird; ein altes Volksmittel ist die *Kur mit Rettichsaft,* der cholokinetisch wirkt, endlich ist ein Präparat als Organpulver aus den Gallenwegen und der Leber empfohlen, das Cholotonon, die Theorie seiner Wirkung erscheint problematisch, günstig ist oft das Teomebilin aus einer indischen Erfahrung der Volksmedizin (KALK).

Auch muß gesagt werden, daß *die ungeheure Variabilität des spontanen Verlaufes* es ungemein schwer macht, zu einem sicheren Urteil eines Behandlungserfolges zu kommen. Jedenfalls wirken viele der alteingebürgerten Kuren so, daß zunächst Beschwerden lebhafter werden, das spricht für eine cholekinetische Wirkung im Sinne der Dränage und daß erst später eine subjektiv, auch objektiv günstige Phase einsetzt. Aber die Skepsis kann nicht so weit gehen, zu leugnen, daß sehr viele Menschen nach ein- oder mehrmaligen konsequent-energisch durchgeführten Kuren des üblichen Schemas für lange Zeit, auch für dauernd, frei von Beschwerden werden, während für andere die absolute Ruhigstellung etwa nur durch Bettruhe, Diät und Kataplasmen das Günstigere ist.

Die Therapie in einer großen Gallenkolik kommt um Morphium oder seine Derivate nicht herum, bei starken Schmerzen gebe man dem Erwachsenen *nie unter 2 Zentigramm Morphin* und berechne die anderen Drogen (Pantopon, Paracodin, Laudanon, Dilaudid usw.) nach dieser Dosis, die oft genug auch die Maximaldosis 3 Zentigramm Morphin betragen muß. Hier ist ein Heroismus des Kranken nicht angebracht, ja Morphin wirkt auch beruhigend unmittelbar auf die Gallenwege und nicht nur als der corticale Beseitiger des Schmerzes. Bei Brechneigung, die oft durch Morphin, namentlich während die Morphinwirkung abklingt, also nur noch kleine Dosen wirksam sind, besteht, ist die Kombination mit Atropin nützlich, $^3/_4$—1 mg subcutan. Man vergesse auch hier nicht, daß Morphin kein Schlafmittel ist, ist Schlaf indiziert, soll man am besten aus der Barbitursäurereihe ein Präparat wählen, neben einem Morphin-Präparat, letzteres aber niemals ohne wirkliche Schmerzen, wie es leider so oft in der Nachbehandlung von Operierten geschieht.

Eine aktive interne Therapie ist in erster Linie indiziert beim Choledochusverschluß mit Ikterus in der Gnadenfrist vor dem schweren operativen Eingriff: Tägliche Spülungen am besten mit der Duodenalsonde, oder alle 1—2 Tage, mit einer 10—20% Magnesiumsulfatlösung unter Eingießen von 200—300 ccm, 20—30 Minuten zuvor $^1/_2$—$^3/_4$ mg Scopolamin, als bester Öffner der Sphincteren und ebenfalls 20 Minuten vorher Pituitrin, Pituiglandol oder Hypophysin 1 Ampulle, bei guter Verträglichkeit auch zwei. Auch ohne Sondierung kann bei Trinken in den leeren Magen in rechter Seitenlage bei Beckenhochlagerung ein Ersatz für jene Duodenalspülungen geleistet werden. Es ist absolut sicher, daß durch diese aktive Therapie die Obstruktion häufiger beseitigt wird als früher bei untätigem expektativem Verhalten. Freilich kann ein entzündlicher Prozeß unter dieser Aktivität aufflackern und dann sogar früher die Operation erfordern. Die internistische Aktivität beschränke sich deshalb besser auf Fälle, bei denen das mechanische Moment der Obstruktion stärker im Vordergrunde steht als die Entzündung.

Die aktive Therapie, auch außerhalb des Choledochusverschlusses anzuwenden, sollte man sich jedesmal überlegen, in der Tat sind einige Steine durch sie herausgetrieben worden, wie wenig bedeutet das, wenn eine Herde von Steinen vorliegt, wie fruchtlos ist es von vornherein, wenn zu große Konkremente vorhanden sind, und wie bedenklich erscheint es gegenüber einem entzündlichen Vorgang erheblicher Art, der zum Aufflackern gebracht werden kann. Wir lieben die aktive Therapie noch ebenfalls beim anderen Extrem, dem harmlosen „Stockschnupfen" der steinfreien Blase; sie ist eine Art Durchspülung, wie man sie bei Stirnhöhle und Nierenbecken ausübt.

Die Indikation zu aktivem internistischem Vorgehen soll also kritisch gestellt werden. Wir empfehlen als Cholekineticum reine Pituitrinpräparate oder außer den Magnesiumsulfatduschen noch das Eingießen einer Eigelb-Ölemulsion mit der Sonde; löst das Vorgehen Koliken aus, scheint Morphin zum Scopolamin dem austreibenden Mechanismus wenig entgegenzuwirken, und dennoch lindert es die Schmerzen.

Die chirurgische Therapie ist *absolut indiziert*, wenn eine Choledochusincarceration länger als 2, höchstens 3 Wochen besteht, schon wegen der sog. cholämischen Gefahren, sie ist ferner vorhanden nicht nur bei Perforation, sondern bei drohender solcher und beim Verdacht des Empyems, wenn er sich nicht entkräften läßt oder dem Verdacht besonders schwerer Entzündung der Gallenblasenwand. Da kann Fieberart, Leukocytenzahl, Allgemeinzustand oder der örtliche Befund entscheidend sein. Man sei jedenfalls bei Verdachtsmomenten nicht zurückhaltend, handle schnell, *trübe sich dann ja nicht das Bild durch falsche Humanität mit Morphiuminjektionen* oder irgendwelchen Opiumderivaten, und sei nur gehemmt bei hohem Alter und wirklich ungünstigen Kreislaufverhältnissen. Ein kompensierter Hypertonus oder ein kompensiertes valvuläres Vitium ist keine Kontraindikation, nicht einmal bei einer nur relativen Indikation zum chirurgischen Vorgehen (Digitalisvorbehandlung).

Daß eine prophylaktische Kreislauftherapie, speziell eine Digitalistherapie indiziert ist, darüber läßt sich nicht mehr streiten. Sicher wirkt sie nicht nur deshalb günstig, weil eine latente Dekompensation bei Klappenfehlern und Hypertonus oft genug dem Chirurgen unbekannt oder überhaupt nicht erkennbar ist, Ähnliches gilt von Ernährungsschäden des Herzmuskels auf Grund schlechter Durchblutung bei Coronarsklerose. Da man aber erweisen kann, daß auch am gesunden Herzen des Versuchstieres eine Digitaliswirkung besteht und die Dekompensation beim operierten Kranken, der eine Narkose durchgemacht hat, und außerdem einen toxogenen Eiweißzerfall postoperativ durchmachen muß, oft genug erheblichere Temperaturanstiege auch ohne Pneumonie zeigt, ist solchen Chirurgen Gehör zu geben, welche die Vorbehandlung mit Digitalis für jeden Fall üben oder wenigstens bei älteren Patienten. Allerdings nur dann belehrt uns diese Erfahrung, wenn wirklich wirksame, also größere Digitalisdosen prophylaktisch gegeben wurden. Der periphere Kreislaufkollaps als toxischer wie als reflektorischer gerade vom Bauch aus — analog dem GOLTZschen Klopfversuch des Tierexperimentes — wird mit solcher Prophylaxe freilich nicht vermieden, aber die peripheren Kreislaufmittel sollten zwar früh und reichlich, aber nicht präventiv in Anwendung gebracht werden. Da selten jene akuten Kreislaufstörungen nur peripher einsetzen, denn auch das Herz wird toxisch geschädigt und ist vom Standpunkt der Muskeldurchblutung auch peripheres Organ, muß auch hier ein digitalisiertes Herz das besser vorbereitete sein.

Die relative Indikation zum Eingriff liegt einmal darin, daß nach dem 50. Jahr die Letalität jener Operationen erheblich erhöht ist (HOTZ), zweitens besteht sie nach der sozialen Seite, auch der charakterlichen des Kranken. Es gibt Menschen, denen es nicht nur untragbar ist, dauernd Beschwerden zu haben oder zu befürchten, deren Lebensglück schon leidet bei dauernder diätetischer Beschränkung. Einzelne große Koliken, namentlich ohne Fieber, veranlassen weniger zum Eingriff als ein dauerndes subfebriles Kranksein. Man wird in den meisten Fällen es mit 2—3 energischen Kuren in einem Krankenhaus, zu Hause oder einem Kurort versuchen, sind diese ganz erfolglos oder häufen sich die Beschwerden, soll man nicht zu spät zum Eingriff raten. Wie oft läßt inzwischen der entstandene Prozeß in der Leber oder im Pankreas sonst keinen günstigen Erfolg von Dauer mehr zu. Steht das entzündliche Moment mehr im Vordergrund, ist die Indikation eher gegeben als bei den oft harmloseren Formen, der mehr mechanischen Steinkoliken ohne Obstruktion. Ganz falsch ist es, die Indikation auf den Nachweis der Steine im Röntgenbild zu stellen, das beweisen die vielen gesunden Steinträger. Ja, große Steine, die nicht aus der Gallenblase heraus können, darf man eher darin belassen als die Herde kleiner Steine. Wieder ist es die entzündliche Komplikation, die für die Indikation das Wesentlichere ist. In jedem Falle hat es der Chirurg leichter, wenn er sich auf die Cholecystektomie beschränken kann, nicht den Choledochus spalten muß oder zur Hepaticusdränage gezwungen ist. Einen reizlosen Hydrops mit Cysticusverschluß kann man mit ruhigem Gewissen oft bestehen lassen ohne zu operieren, nur wenn er in weitere Entzündungen verfällt, ist auch da die Operation indiziert.

Der Frühoperation können wir nicht das Wort reden, nicht nur weil die Letalität jeder Cholecystektomie doch größer ist als bei der Appendektomie, sondern *weil die Anzahl der Menschen, die nach der Entfernung der Gallenblase Rezidivbeschwerden bekommen, eine sehr erhebliche ist,* nicht alle diese Rezidive dürfen freilich auf eine Verschleppung des Falles zurückgeführt werden.

Die Beschwerden nach den Operationen an den Gallenwegen, richtiger das Krankbleiben oder Wiedererkranken, gehören diagnostisch zum schwierigsten Problem des Internisten, der diese Kranken naturgemäß weit häufiger sieht als der Chirurg. Nach Eingriffen am Choledochus, auch der Hepaticusdränage können sich *Stenosen* entwickeln, die, wenn sie nicht zum Obstruktionsikterus führen, doch als *relative Stenosen* mit dauernden Beschwerden oder mit periodischen Koliken verbunden sind, durchaus nicht immer mit Ikterus verlaufend. Eine zweite Operation zeigt nicht selten die technische Unmöglichkeit mit den mechanischen Maßnahmen der Chirurgie, etwa einer Implantation des Choledochus an anderer Stelle, vorwärtszukommen. Auch sind *sekundäre Pankreatitiszustände* nach der

Cholecystektomie auffallend häufig, vielleicht weil das Druckventil der Gallenblase entfernt wurde und leichter die infizierte Galle bei geschlossener Papille ins Pankreas einströmt. Man sieht ferner Koliken, die sich in nichts von den vor der Operation erlebten unterscheiden. Ist es hier *relative Lebersperre durch stenosierte Wege* — die ältere Medizin kannte „Leberkoliken" — können *Krämpfe am Sphincterapparat des Choledochus* als Koliken empfunden werden, das sind offene Fragen. Manchmal ist es die Achylie, die *Pyloruskrämpfe* erzeugt, bei denen die Salzsäuretherapie in *großen* Dosen sich als einfachste, glückliche, prompte Therapie erweist. Nicht selten verbleiben oder entstehen erst nach der Operation *ascendierende entzündliche Zustände in den intrahepatischen Wegen* mit rezidivierenden Fieberzuständen und Schmerzen bis zur Entwicklung einer Cirrhose hin. Weiter kommt in Frage *Neubildung von Steinen im erweiterten Choledochus*, ja selbst in den Ductus hepatici mit ihren Ästen, oder Steine wurden trotz der Choledochussondierung oder, weil sie unterlassen wurde, vom Operateur nicht konstatiert, sie vergrößerten sich inzwischen und führten auch ohne Ikterus zu schwersten Koliken. Übereinstimmend wird jetzt anerkannt, daß nach der Entfernung der Gallenblase der Choledochus sich meist erheblich weitet, ja selbst der Cysticusstumpf kann eine gallenblasenartige Erweiterung erfahren, die aber anatomisch nie zu einer regenerierten echten Gallenblase wird. Die Gallenblase ist ja auch *Druckregulator*, hat man sie fortgenommen, wies schon NAUNYN nach, daß weit höhere Drucke in den extrahepatischen, ja intrahepatischen Wegen entstehen. Das führt zu jenen Weitungen, die der Weiterentwicklung von Steinen aus liegengebliebenen kleinen Partikeln Vorschub leisten. Die gesamte feine Regulation des periodischen Entleerens einer Kondensgalle leidet in sehr verschiedener Weise nach der Entfernung jenes kondensierenden Reservoirs mit seiner Druckregulation. Auch Dyskinesien der restierenden extrahepatischen Wege resultieren. So verstehen wir, daß oft die Ausnutzung der Fette eine schlechte wird, Pankreaspräparate nötig sind, diätetische Beschränkung schwer emulgierbarer Fette, wenn sekundäre Darmstörungen auftreten, die das Bild der Folgezustände der Operierten ohne Gallenblase komplizieren. Die französische Schule beschäftigte sich jüngst sehr eingehend mit diesen Folgen den „Séquelles" der Cholecystektomie. *Am seltensten* nehme man bei solchen Beschwerden seine Zuflucht zur Annahme von Adhäsionen, es geschieht das am häufigsten und ist dennoch Verlegenheit. Freilich kann das obere Duodenalknie so stark winkelig geknickt sein, Teile des Duodenum so fest fibrös eingemauert und verengt erscheinen, daß echte Stenosenbeschwerden durch Periduodenitis gerade bei den Operierten wirklich einmal bestehen können, selbst bis zu Ansätzen eines wirklichen Ileus. Aber das muß kritisch bewiesen werden (Röntgenbefund). Eine Verlagerung der distalen Magenpartien mit dem Bulbus duodeni zum Gallenblasenbett hin, das man fast regelmäßig antrifft, genügt nicht als zureichender Grund, erhebliche postoperative Beschwerden zu erklären.

Auch *gegen die Annahme rein psychogener Koliken* und Schmerzen sei man von höchster Skepsis, wenn die Operation seinerzeit einen positiven Befund ergab. Es gibt Autoren, auch Chirurgen, welche die *Rezidivbeschwerde nach Operationen an den Gallenwegen* bis zu 40% einschätzen, mag diese Zahl zu hoch sein, in jedem Falle ist sie ungleich höher als nach der Appendektomie und führt schon deshalb die Parole der Frühoperation ad absurdum, ganz abgesehen von dem Heer der latenten, larvierten und leichten Cholecystopathien, unter ihnen den Dyskinesien, bei denen kein Chirurg an einen Eingriff denkt. Endlich sei nicht unerwähnt, daß *andere Krankheiten des Oberbauchs* entstanden sein können oder bei der Operation unbemerkt bestanden, in erster Linie käme das Ulcus in Frage, aber selbst kardiale Stauungsleber und Cirrhosen wurden schon für Rezidivbeschwerden gehalten, Duodenaldivertikel werden leicht übersehen.

In jedem Falle ist nach der Operation noch durch ein halbes Jahr diätetische Vorsicht geboten, oft genug eine Weiterbehandlung etwa der Leber, der Pankreaskrankheit oder des Magens angezeigt.

II. Die Entzündung der intrahepatischen Gallenwege (Cholangitis, Cholangiolitis, „Cholangie").

Die herrschende Vorstellung, daß die intrahepatischen Gallenwege wie die extrahepatischen einschließlich der Gallenblase selbst ascendierend erkranken, trifft für die entzündliche Schleimhauterkrankung der größeren intrahepatischen Gallenwege viel seltener zu als für die Cholecystitis. Wir entwickelten, daß auch die Gallenblase durchaus nicht allein in dieser Form infiziert wird und entzündlich reagiert. Es ist sicher berechtigt, diesen Weg nicht für den einzigen, wohl auch nicht für den häufigsten zu halten. In noch höherem Maße gilt das für die Entzündung der feinsten Gallenwege der präcapillaren Gallengänge und der Lücken ohne Endothelauskleidung zwischen den Epithelzellen, in welche die Galle vom Leberparenchym aus gelangt. Wir betonten jene Anfänge der eigentlichen Gallengangscapillaren als die Stelle, wo hämatogen der Infekt beginnt und deszendierend weiter hinab steigt („die Achillesferse").

Der Befund, den der Anatom erhebt, ist oft recht gering, wenn es sich um reine Gallenwegserkrankungen handelt, in der Mehrzahl der Fälle besteht bereits Hepatopathie, d. h. Mitbeteiligung des epithelialen und mesenchymalen Parenchyms. Die Klinik dieser Zustände ist im voraufgehenden dargestellt.

Ob es einen Wert hat ein drittes, die „*Cholangie*", abzugrenzen, wie NAUNYN es tat, wofür UMBER noch eintritt, bleibt zweifelhaft. Die Definition geht dahin, daß das Entzündliche zurücktritt und lediglich die Beschickung der Galle mit Bakterien im Vordergrunde steht, was die Duodenalsondierung beweisen soll. Auch für diese Fälle ist uns von der Typhusgruppe her der hämatogene, descendierende Weg besonders geläufig, unseres Erachtens ist das auch Cholangiolitis und Cholangitis, für die reine Cholangie findet sich dann kaum Platz. Im Worte „*Cholangitis lenta*" liegt dann klinisch Verwertbares, wenn man einen schleichenden subfebrilen Infekt der Gallenwege ohne größere klinische Erscheinung herauszuheben wünscht, er wird aber in Analogie zur Endokarditis lenta auf den Nachweis der Abart des grünwachsenden nicht hämolytischen Streptococcus beschränkt, also auf den Streptococcus viridans SCHOTTMÜLLERs. Dieser gilt heute fast allen Autoren nur als eine Standortsvariation der Streptokokken. Letal ist es immer, wenn sich der wenig tierpathogene Keim am Endokard festsetzt, dagegen ist die Cholangitis durch Viridansstreptokokken prognostisch nicht schlecht, trotz des schleichenden Verlaufes. Man kann mit dem Begriff für die Gallenwege das klinische Bild nicht klären, wir vermeiden deshalb die Bezeichnung der Cholangitis lenta.

An Bakterien wären viele aufzuzählen, die bei Cholangitis gewonnen werden können, Streptokokkenarten, darunter Enterokokken, jene Viridansvariation, weiter Colibakterien, die Typhusgruppe, Pneumokokken usw. Das hat Bedeutung, wenn man eine Autovaccine anfertigen will zur Behandlung, meist mit mäßigem Erfolg.

Klinisch dagegen zeigen die verschiedenen Infekte nichts Spezifisches, von schwersten Zuständen mit hohem remittierendem Fieber, ja Schüttelfrösten bis zu geringen Temperatursteigerungen, ja völlig afebrilem Verlauf sind alle Übergänge gegeben, seltener mit, häufiger ohne Ikterus. Eine ganz geringe Leberverhärtung und -vergrößerung sollte zur Diagnose mindestens verlangt werden, das zeigt aber am besten, daß jene Erkrankungen im Grunde zu den ikterischen, häufiger den anikterischen Hepatopathien gehören und daß sich Übergänge finden zu den biliären cholangitischen und cholangiolitischen

Cirrhosen. Deshalb gilt alles dort Gesagte klinisch wie anatomisch, prognostisch wie therapeutisch auch für dieses Kapitel, daß eine Selbständigkeit auch in der speziellen Nosologie nicht beansprucht. Es versteht sich von selbst, daß auch multiple oft nur miliare Leberabscesse entstehen können.

Hält man die Cholangitis für selten und meist mit Ikterus verlaufend, grenzt man sie offenkundig anders ab, als wenn man sie, wie wir es tun, für sehr häufig in ihren latenten anikterischen Formen ansieht, als Teilerscheinung infektiöser Hepatopathien, die oft ascendierend entstehen können, eine Cholecystitis komplizierend, andererseits in ihrer descendierenden Form der Häufigkeit nach unterschätzt werden.

Die Behandlung akuter Zustände mit hohem Fieber durch Choleval intravenös, der chronischen Verlaufsform oral durch Solganal B, weiter Leberpräparate und antiphlogistische Mittel, ferner choleretische Medikamente wurde bei den biliären Cirrhosen geschildert. Zum antiphlogistischen gehört auch die „Hyperämie als Heilmittel", also das sehr heiße Kataplasmieren und entsprechende Brunnenkuren am Kurort oder zu Hause.

Es gibt schleichende Cholangitiden von ungeheurer Hartnäckigkeit, all diesen Behandlungen lange trotzend, auf jede Veränderung der allgemeinen Krankheitslage hin rezidivierend. Man soll bei jedem unklaren Fieber, gerade den subfebrilen Formen, viel häufiger an die Cholangitis denken, dabei auch die Obstipation bekämpfen. Das andere Extrem sind die schweren septischen Formen, nicht nur ein Gallenblasenempyem komplizierend, sondern solche, die rein intrahepatisch bleiben mit zweifelhafter Prognose. Die Chirurgie empfiehlt für sie die Hepaticusdränage, wir glauben, daß selten damit mehr erreicht wird wie mit Cholereticis, aktiver internistischer Therapie, vor allem Choleval täglich intravenös, bis zu 5 g in 10 Tagen.

Zusammenfassend ist von diesem Kapitel zu sagen, daß es so sehr mit den Hepatopathien den infektiös toxischen und den biliären Cirrhosen in unlösbarem Zusammenhang steht, daß man es nicht etwa von jenen Erkrankungen abtrennen kann, sondern nicht abtrennen *darf*. Man stellt nur mit der Krankheitsbezeichnung der speziellen Nosologie etwas lokalistisch als Erkrankung der Gallenwege heraus, was selten streng auf diese beschränkt bleibt, denn die Schädigung des epithelialen Parenchyms und erst recht die entzündliche Reaktion des mesenchymalen Parenchyms gehört meist als wesentliches zum Krankheitsbilde, das nicht isolierend auch am Einzelfall betrachtet und behandelt werden sollte.

III. Die Carcinome der extrahepatischen Gallenwege.

Es handelt sich um *das Carcinom der Gallenblase* selbst, das meist im Zusammenhang, ja als Folge chronischer Cholecystopathien namentlich der Cholelithiasis entsteht (nach ASCHOFF bei 7% aller Gallensteinfälle). Wir erwähnten oben, daß offenbar der chronische Reiz, so die Geschwürsbildung, meist ein Decubitus durch die Steine in der Gallenblase und die Versprengung von Epithelnestern in der entzündlichen Schleimhaut eine Disposition setzt.

Die Diagnose ist dann einfach, wenn ein höckeriger Tumor getastet wird, oder der Krebs schon weiter zur Leberpforte gewachsen ist, zum Obstruktionsikterus geführt hat, oder man die Carcinomknoten in der Leber selbst fühlt, neben dem Palpationsbefund an der Gallenblase. Da das Leiden aber oft gerade die kleine geschrumpfte Gallenblase befällt und diese sich hinter der Leber verbergen kann, stößt die Diagnose nicht selten auf so große Schwierigkeiten, daß wir nicht über den Verdacht hinauskommen und etwa nur aus allgemeinen Gesichtspunkten heraus bei einer Cholecystopathie die Malignität des Prozesses vermuten. Bei alten Leuten wird die Vermutung größere Wahrscheinlichkeit haben, namentlich wenn frühere Gallenblasenbeschwerden weit zurückliegen und nun unter Kachexie und geringen Beschwerden ein Krankheitsbild von neuem einsetzt, das etwa gleich mit einem Ikterus beginnt, wobei nicht selten regionäre Metastasen auf die Leberpforte und damit die Gallenwege komprimierend einwirken. Man vergesse aber nicht, wie elend und abgemagert auch bei einer benignen Cholecystopathie durch Angstdiät Patienten werden können, so daß gerade alte Leute den Eindruck einer Carcinomkachexie erwecken und dennoch etwa bei einer Operation der Prozeß als benigne sich erweist.

Der andere freilich viel seltenere Lieblingssitz ist das *Carcinom der Papilla Vateri,* es kann sich wie das Endglied des kleinen Fingers in das Lumen des Duodenum vorwölben und führt in der Regel zu langsamer Kompression, einem allmählich ohne Schmerzen auftretenden Ikterus, der einige Zeit braucht, um zum absoluten zu werden. Während dieser Zeit staut sich die Gallenblase und wird als großer Tumor palpabel. Bei absolutem Ikterus spricht dann gerade die große Gallenblase nach COURVOISIER eher für den malignen Choledochusverschluß, im Gegensatz zum schmerzlosen Steinverschluß, dessen Vorkommen wir oben erwähnten. Das Carcinom an der Papille kann aber auch den Gallengang durch sein infiltratives Wachstum starr offenerhalten — ähnlich wie beim Scirrhus des Pylorus zwar häufiger die Stenose, aber auch die Pylorusinsuffizienz entsteht. Es sind das wohl mehr flächenhafte Carcinomentwicklungen im Duodenum, in deren Mitte dann die Papilla Vateri klaffend offen steht.

Beide Carcinome sind heute einer subtilen Röntgendiagnostik oft zugänglich geworden, während sie früher eigentlich nur durch den schmerzlosen Obstruktionsikterus zu vermuten waren und sich weit schwerer diagnostisch von der Choledochusincarceration eines Steines und dem Carcinom des Pankreaskopfes trennen ließen. Ein wirkliches Carcinom des Duodenum ist schon in anatomischen Sammlungen größte Rarität, man rechne die Pyloruscarcinome nicht dazu, die in fortschreitendem Wachstum auf das Duodenum übergreifen und auch nicht jene Carcinome in unmittelbarer Nähe der Papille, die ebenfalls Sphinctercarcinome sind, nach ihrem Ausgangsort also zu den hier besprochenen Carcinomen der extrahepatischen Gallenwege gehören. Diese Tatsache ist merkwürdig genug, wenn man bedenkt, wie ungeheuer häufig Ulcus und Ulcusnarbe und chronische Schleimhautentzündung im Duodenum vorhanden ist.

Die Behandlung, die natürlich nur eine operative sein kann, ist an der Gallenblase nur dann einmal dankbar, wenn ein carcinomatöses Ulcus im Fundus der Gallenblase sich geradezu als Zufallsbefund bei einer Cholelithiasisoperation findet. Sonst sind jene Carcinome, wenn sie der Diagnose zugänglich werden, meist schon so vorgeschritten, namentlich zur Leber hin, daß sie inoperabel sind.

Dankbarer sind jene an der Papilla Vateri. Die Literatur kennt jetzt doch eine Reihe von Fällen, bei denen man im gesunden Gebiet die malignen Papillentumoren ausschneiden konnte und den Choledochus anderwärts implantierte. Aber auch wenn die radikale Entfernung nicht möglich ist, kann eine Operation die Lebensdauer dennoch verlängern, indem sie die Galle auf anderem Wege in den Darm leitet, etwa durch eine Cholecystoduodenostomie. Der Ikterus hört auf, damit die unmittelbaren Gefahren des Icterus absolutus, subjektive Erleichterung tritt ein und namentlich ist dem Kranken sogar für längere Zeit die Hoffnung wiedergegeben, das gilt besonders auch für die viel häufigeren Carcinome des Pankreaskopfes mit totalem Ikterus, dieser und das Hautjucken sind zu beseitigen.

Benigne Papillome an den extrahepatischen Gallenwegen kommen extrem selten vor, ihre klinische Erkennung ist wohl noch außer dem Bereich der Möglichkeit

IV. Krankheiten der Vena portarum.

Die Entzündung der Wand der Vena portarum, *die Pylephlebitis,* kann als wandständige Entzündung begrenzt bleiben, wird aber oft genug auch zur vollkommenen Verstopfung der Vene führen, ausgedehnte Entwicklung einer *Thrombose* der Pfortader.

Klinisch setzt sich das Krankheitsbild aus den infektiösen Momenten zusammen, *Fieber oft mit Schüttelfrost,* durch Verschleppung der Infektionserreger in Schüben und andererseits die Behinderung der Blutbahn bis zur vollständigen Absperrung. Es kommt dann zur Milzschwellung, zum Ascites, zu blutigen Stuhlentleerungen, auch Blutbrechen, ja manches Mal zur Verblutung in das gesamte Wurzelgebiet der Pfortader, gleichzeitig schwerem infektiösem Kreislaufkollaps. Werden infizierte Thromben verschleppt, entsteht ein allgemein pyämisches Bild, oder es entwickeln sich metastatische Leberabscesse, dabei nicht selten Ikterus. Dieses Geschehen vollzieht sich meist so akut, daß es zur Entwicklung von Kollateralbahnen nicht kommt, dabei sind Schmerzen meist diffus, bei besonderer Beteiligung einzelner Gebiete der Pfortader auch circumscript vorhanden.

Pathogenetisch ist die Infektion meist durch Infektionen im Wurzelgebiet der Pfortader zustande gekommen, etwa Appendicitis, Darmgeschwüre bei Typhus, Dysenterie und Carcinom, Eiterungen des weiblichen Genitals, Prostatitis, periproktitische Abscesse und anderes. Auch von der infizierten Nabelvene des Neugeborenen kann der Prozeß einwandern. Diese örtliche Verschleppung ist das häufigste, es kann aber auch bei jeder Sepsis zu dieser akuten Form der Pylephlebitis kommen.

Bei chronischem Verlauf denke man an Syphilis der Venenwand, neben allen anderen zum großen Teil noch recht unsicheren Ursachen der Thrombophlebitis überhaupt, die ebenso wie an anderen Venen zur Thrombose führen. Tritt das entzündliche Moment nicht wie beim akuten Zustande in den Mittelpunkt des Krankheitsgeschehens, so ist das klinische Bild einfach das der *Pfortaderstauung,* wie es uns von den gewöhnlichen Cirrhosen geläufig ist. Ja diese *Pfortaderthrombosen* entwickeln sich gerade nach Lebercirrhosen als seltenes Vorkommnis, aber auch dann, wenn die Pfortader von außen zugedrückt wird, etwa bei Carcinomen oder durch maligne und benigne Drüsenpakete. Es kann dann sekundär durch den Verschluß der Pfortader zu Veränderungen in der Leber im Sinn von Atrophien kommen. Bei dieser Entwicklung kommt es ebenso wie bei der gewöhnlichen Stauung im Pfortadergebiet, wie wir sie weit häufiger bei der Lebercirrhose kennen, zur Entwicklung des Kollateralkreislaufs. Es sind Fälle mehrjähriger Dauer beobachtet, wenn die Kollateralen sich glücklich entwickelt haben.

Differentialdiagnostisch macht die Abgrenzung beim *stürmischen* deletären *Verlauf* weniger Schwierigkeiten, wenn neben den Schüttelfrösten, dem pyämischen Bild, dem Meteorismus und Ascites sich außer der Milzschwellung die Magen- und Darmblutungen einstellen. Weit schwieriger ist die Erkennung gegenüber dem *chronischen Bilde.* Hier sind in erster Linie die Krankheiten heranzuziehen, die von der Leber aus zum Symptomenbild der Pfortaderstauung führen und die Abgrenzung gegenüber den hämatogenen, kaum je den biliären Cirrhosen unmöglich machen, namentlich da sie die weit häufigeren Krankheiten sind, an die man deshalb in erster Linie zu denken hat. Spielt auch bei chronischerem Verlauf das infektiöse Moment mit hinein, macht wieder die Abgrenzung von der Cholangitis, auch Leberabscessen große Schwierigkeit, falls der Pfortaderverschluß nicht vollständig ist oder nur Äste des Gebietes betrifft. Man suche diagnostisch die Wurzelgebiete ab, unterlasse deshalb weder die gynäkologische Untersuchung noch die des Rectum, auch wegen des Prostataabscesses.

Die Behandlung berücksichtige die Möglichkeit der Syphilis und soll bei Schüttelfrösten ohne Pfortaderstauung, wenn Symptome auf das Abdomen weisen, die Eröffnung der Bauchhöhle sofort in Betracht ziehen, denn sind nur Äste des Pfortaderwurzelgebietes befallen, kann die Venenunterbindung solcher

Äste lebensrettend sein. Andererseits wird oft bei ausgebildeter portaler Stauung und Zurücktreten des infektiösen Momentes man sich dahin resignieren müssen, Ascitespunktionen nicht anders wie bei der ausgesprochenen Cirrhose auszuführen, oft ohne entscheiden zu können, ob Cirrhose oder Pfortaderthrombose vorliegt oder ob nicht beides miteinander verbunden ist.

Kompressionen der Lebervenen kommen bei mediastinalen Tumoren vor, isoliert oder kombiniert mit der Kompression der unteren Hohlvene, etwa auch bei Perikarditis und Mediastinitis. Es entwickelt sich dann die Stauungsleber bis zur kardialen Cirrhose. Es gibt auch seltene *luische obliterierende Venenentzündungen*, wie bei der Vena portarum und im Grunde an jeder Vene.

Das Aneurysma der Leberarterie ist eine Rarität, es kann durch Perforation in den Magen zur großen Magenblutung führen, auch zur inneren Verblutung in die Bauchhöhle, es kann durch Druck von außen einen Ikterus hervorrufen, auch Darmblutungen können entstehen. Ein pulsierender Tumor mit systolischem Geräusch über dem Tumor, eher noch eine sehr sorgfältige Röntgenuntersuchung des Oberbauchs kann einmal die Diagnose dieser Besonderheit am Lebenden ermöglichen, namentlich, wenn die Lues erweisbar ist. Im ganzen sollte man aber bei großen Magen- oder Darmblutungen nicht immer, wie es oft geschieht, diese sehr entlegene Möglichkeit in Betracht ziehen, es führt das nur zum Verkennen eines Ulcus oder einer Cirrhose, denn der Prozentsatz der Wahrscheinlichkeit, solche Raritäten zu entdecken, ist auch beim besten Diagnostiker weit geringer, als der Prozentsatz der Fehldiagnosen häufiger Krankheiten. Wir warnen vor solcher diagnostischen Akrobatik, die, wenn sie einmal gelungen ist und publizistisch festgelegt wurde, solches Staunen hervorruft, daß auf dieses diagnostische Kunststück hin der „Scharfblick für das Fernliegende" bei Anderen entsteht und damit zu einer Häufung von phantastischen Fehldiagnosen führt.

Literatur.

ADLER, A.: Die Leber als Excretionsorgan. Handbuch der normalen und pathologischen Physiologie, Bd. 4. Berlin: Julius Springer 1929.

BERGMANN, G. v.: (a) Neuere Gesichtspunkte über Lebererkrankungen vom internen Standpunkt. Verh. Ges. Verdgskrh. **1929**. (b) Die Cholecystopathien. Dtsch. med. Wschr. **1926 II**. (c) Funktionelle Pathologie, 2. Aufl. Berlin: Julius Springer 1936.

CHIRAY et PAVEL: La vésicule biliaire. Paris: Masson & Cie. 1927.

EPPINGER, H.: (a) Allgemeine und spezifische Pathologie des Ikterus. KRAUS-BRUGSCH' Spezielle Pathologie und Therapie, Bd. 6, S. 2. (b) Hepatolienale Erkrankungen. Berlin 1920. (c) Die Leberkrankheiten. Wien: Julius Springer 1937.

FIESINGER, NOEL et HENRY WALTER: L'exploration fonctionelle du Foie et l'insufficience hépatique. Paris: Masson & Cie. 1925. — FISCHLER: Physiologie und Pathologie der Leber. Berlin 1925.

MANN u. MAGATH: Die Wirkung der totalen Leberexstirpation. Erg. Physiol. **23**.

NAUNYN: Klinik der Cholelithiasis. Leipzig 1892.

ROLLESTON and MCNEE: Diseases of Liver, Gall-Bladder and Bile-Ducts. London 1929.

RÖSSLE, R.: Entzündungen der Leber. F. HENKE u. LUBARSCH' Handbuch der speziellen und pathologischen Anatomie und Histologie, Bd. 5/1. Berlin 1930.

STROEBE, F. u. H. SCHWIEGK: Die Erkrankungen der Leber und Gallenwege. Handbuch der inneren Medizin, 3. Aufl., Bd. III/2. 1938.

THANNHAUSER, S.: Lehrbuch des Stoffwechsels und der Stoffwechselkrankheiten. München: J. F. Bergmann 1929.

UMBER, F.: Erkrankungen der Leber, der Gallenwege und des Pankreas. Handbuch der inneren Medizin, 2. Aufl., Bd. III/2. Berlin 1926.

Krankheiten der Bauchspeicheldrüse.

Von

G. KATSCH-Greifswald.

Mit 1 Abbildung.

I. Funktionelle Pathologie.

Im Pankreas sind zwei Organe enthalten: der exokrine Tubulusapparat, der einen hochwirksamen Verdauungssaft liefert, und das endokrine Inselorgan.

Es gibt *Super-* und *Sub*sekretion des tubulären Pankreas; positive und negative Varianten der Inselleistung. Aber *Hyper*funktionszustände des tubulären wie des insulären Pankreas haben weniger praktische Bedeutung.

Bei verschiedenen Krankheiten kommen Störungen des einen wie des andern im Pankreas enthaltenen Organs gemeinsam vor. Merkwürdig genug, daß öfters mehr oder weniger isoliert, nur das eine der beiden innig verschmolzenen Organe Störungen zeigt. Hyperfunktionszustände laufen bisweilen zeitlich der Funktionsschwäche voraus: Bauchspeichelfluß vor dem Bauchspeichelmangel. Insulinismus mit Spontanhypoglykämien vor dem Diabetes.

Zwischen den Extremen gibt es wechselvolle, labile Funktionszustände, erklärbar teils durch Labilität von Regulationen, teils vom Organ aus durch Konkurrenz von Atrophie und Regeneratbildung.

Dem *Werdegang* nach sind Pankreasschäden meist zweite Krankheiten. Am längsten bekannt ist die *canaliculäre* Entstehung. Sialangitis (= Entzündung des Ausführungsganges) geht der Parenchymstörung voraus (aufwandernde Entzündung, Komplikation bei Erkrankungen der Gallenwege, Spulwürmer können in den Gang aufwandern oder die Anguillala intestinalis). Sialangitis kann zur Steinbildung, zur Sekretstauung, zur Cystenbildung führen. — *Per continuitatem* erkrankt das Pankreas vom penetrierenden Ulcus ventriculi aus. Zerstörung und Entzündung können örtlich begrenzt bleiben, oder es greifen entzündliche Veränderungen weiter. [„Örtlich umschriebene und progressiv vaskulitische Bilder" (GRUBER).] So kann interstitielle Pankreatitis sich fortentwickeln auch nach Vernarbung des Magengeschwüres. — Der *Lymphweg als Mittler* kommt am häufigsten in Betracht für die Pankreatitis bei Cholecystopathien und bei Duodenaldivertikel. Ferner bei Appendicitis. Man findet dann Pankreatitis ohne Gangerkrankung. — *Hämatogene Entstehung* von Parenchymschädigungen ist bisher viel zu wenig beachtet. Sie findet sich bei Infektionskrankheiten durch Toxine, aber auch durch Nahrungsmittelgifte und durch körpereigene Zerfallprodukte, z. B. bei pankreasfernen Tumoren; Histaminvergiftung erzeugt im Experiment eine „Pankreatitis serosa" (EPPINGER). — Bakterieneinschwemmung auf dem Blutwege spielt geringere Rolle, doch findet man bei pyämischen Erkrankungen Abscesse verschiedener Größe. — *Selbstverdauungsvorgänge* durch Trypsinaktivierung in der Drüse spielt nicht nur für die akute Pankreasnekrose (s. unten) eine Rolle, auch für leichtere Erkrankungen.

Fermententgleisung ins Blut (erhöhter Diastasespiegel im Blut, erhöhter Diastasewert im Harn) findet sich bei Stauung im WIRSUNGschen Gang, aber auch bei primärer Parenchymerkrankung.

Gelangt Bauchspeichel in ungenügender Menge in den Darm (bei Atrophie der Drüse oder Gangverstopfung), so ergeben sich Zeichen von *Verdauungsinsuffizienz* (S. 960). Wichtig ist indessen die auffallende Tatsache zu kennen, daß sogar bei vollständiger Verlegung des Pankreasganges keine Zeichen von ungenügender Darmverdauung vorhanden zu sein brauchen. Darm- und Bakterienfermente ermöglichen einen Ausgleich in der Nahrungsausnutzung, wenigstens solange keine Spitzenleistungen verlangt werden. Aber reichliche Mahlzeiten ergeben immerhin uncharakteristische Darmstörungen. Am wenigsten ausgleichbar ist der Ausfall der Lipase, daher die Fettempfindlichkeit bei Pankreasschwäche.

II. Allgemeine Diagnostik der Pankreaserkrankungen.

Pankreasschmerz. Ein Druckschmerz mitten im Epigastrium, gedeutet als Überempfindlichkeit des Plexus solaris, findet sich zwar bei vielen Bauchkrankheiten. Aber die Lagebeziehungen machen verständlich, daß dieser Schmerz besonders bei Pankreaskrankheiten deutlich oder heftig sein kann. Bezeichnender ist die *Linksstrahlung des Schmerzes.* Von dem Schmerzzentrum im Oberbauch ziehen, quälen die Schmerzen nach links hinüber, den Rippenbogen entlang in die Milz- oder Nierengegend. Sie können wie der Schmerz der linken Zwerchfellhälfte durch Vermittlung des Phrenicus in die linke Schulter strahlen, auch fächerförmig in die linke Bauchseite und seltener in den linken Nervus ischiadicus. Irreführend kann es sein, wenn ein Kranker in diesen Ausstrahlungsgebieten mehr Schmerz empfindet als im Oberbauch. Lumbago oder Intercostalneuralgie, auch Pleuritis diaphragmatica sind Fehldiagnosen, die vorkommen. Eine gleichzeitig bestehende Pyelitis kann zur Fehldeutung führen. Öfters strahlt der Schmerz in der linken Rippenbogengegend auch nach oben, so daß an Angina pectoris gedacht wird. Mit dem Schmerz der Angina pectoris teilt der Pankreasschmerz nicht nur die Linksseitigkeit, sondern das eigentümlich Peinliche, als Vernichtungsgefühl bezeichnete. Sehr große Heftigkeit kann bei beiden Schmerzbildern vorkommen. Der Pankreasschmerz kann einige Zeit nach Nahrungsaufnahme Steigerung erfahren, ähnlich wie der Schmerz des Kranken mit Magen- oder Zwölffingerdarmgeschwür. Das ergibt Unterscheidungsschwierigkeiten. Freilich kann auch zu den Schmerzen eines Geschwüres, wenn dieses bis ins Pankreas vorgedrungen ist, ein echter Pankreasschmerz sich hinzugesellen. Der in der Verdauungsphase auftretende oder sich steigernde Pankreasschmerz ist verständlich in den Fällen, in denen der Ausführungsgang verlegt oder verengt ist. Ist dieses nicht der Fall, so hat man wohl weniger an Krampfzustände in dem muskelschwachen Gangsystem zu denken, das mit den Gallenwegen deshalb nicht verglichen werden kann. Eher dürfte das mächtige Anschwellen des blutgefäßreichen Organes in der Tätigkeitsphase oder ein Pankreasödem im Spiele sein. Die tastende Hand findet nicht nur den Solarpunkt druckempfindlich oder *druckschmerzhaft;* sondern Druckschmerz kann, etwa dem Verlauf des Organes folgend, nach links hinüber bestehen. Oft Druckpunkt, der dem unteren Milzpol entspricht. Vielleicht ist der eigenartige präkomatöse Oberbauchschmerz bei Diabetikern auch ein Pankreasschmerz.

Manchmal kann man den Pankreasschmerz provozieren durch Einguß von 2—4 ccm Narkoseäther ins Duodenum (nach KATSCH und v. FRIEDRICH).

Objektivierung findet das pankreatische Schmerzbild in Gestalt eines linksseitigen empfindlichen Halbgürtels (hyperalgetische Zone), dessen Lage aus Abb. 1 a, b zu ersehen ist. Im Bereich dieses Halbgürtels ist die Haut für eine entlangstreichende Nadel empfindlicher als anderwärts, so daß der Kranke zusammenzuckt, wenn die Nadel in den Bereich der Zone gelangt. Auch für Berührung mit kalten Gegenständen kann eine Überempfindlichkeit bestehen. Manchmal ist nicht der ganze Halbgürtel empfindlich, sondern nur Bruchstücke davon. — Magengeschwüre sind seltener von scharf abgegrenzten deutlichen Hautzonen begleitet als Pankreaserkrankungen. Bei großer Heftigkeit des Schmerzes kann sich die Überempfindlichkeit in der Haut weiter nach unten und oben ausbreiten.

Pankreastumor (im weiten Sinne) — d. h. die tastbare Anschwellung oder Härtevermehrung der Drüse. Dank ihrer versteckten Lage im Bauch können freilich recht grobe Veränderungen am Pankreas vorhanden sein, ohne daß man durch Tasten etwas davon feststellen kann; besonders bei Fettleibigen. Kopftumoren können gut fühlbar sein. Meist ist das Kopfcarcinom weniger beweglich als eine Geschwulst des Magenpförtners. Sicherer wird man auf das Pankreas geführt, wenn man das ganze Organ als wurstförmiges Gebilde, quer über den Oberbauch verlaufend, durchfühlt. Bei chronischer interstitieller Pankreatitis kann es mehr durch seine Härte als durch seine Anschwellung der fühlenden Hand deutlich werden. Bei Menschen mit dünnen Bauchdecken muß man sich natürlich hüten, die große Kurvatur des Magens, die manchmal tastbar ist, oder das Quercolon mit dem Pankreas zu verwechseln.

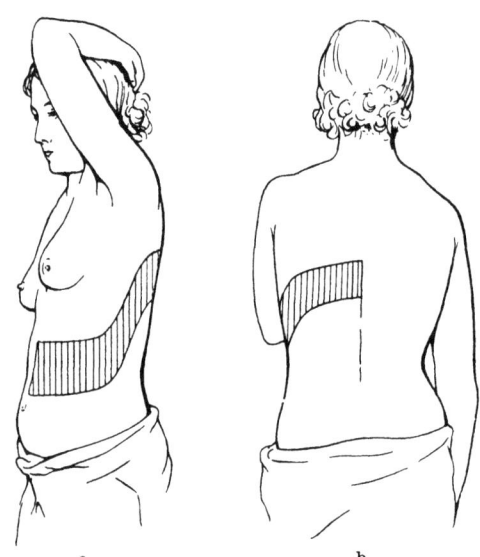

a b
Abb. 1a, b. Überempfindlicher Halbgürtel bei Pankreatitis.

Ergänzt und erleichtert wird die Beurteilung eines Pankreastumors durch die *Röntgenuntersuchung*. Sie zeigt, daß ein vorher palpierter *Tumor mit Sicherheit nicht dem Magen angehört* und ebenso zum Colon nicht in Beziehung steht. Andererseits drückt der Tumor von außen die Magenwand ein, an verschiedenen Stellen je nach seinem Ausgangspunkt. Für Anschwellungen des Drüsenkopfes kann typisch sein, daß der Bogen, den der Zwölffingerdarm beschreibt, vergrößert ist. Auf Duodenaldivertikel ist zu achten. Sie haben öfters zu Pankreatitis Beziehungen.

Das Pankreas hat *Nachbarbeziehungen zu vielen Lymphdrüsen*. Einzelne können mitten in der Drüse liegen. So kommt es, daß die physikalische Untersuchung durch tastende Hand und auch durch Röntgenstrahlen die Unterscheidung zwischen Lymphpaket und Pankreasgeschwulst manchmal nicht treffen kann. Man muß aus dem sonstigen Befund entscheiden. Das kann z. B. bei einer ausgedehnten Lymphogranulomatose leicht sein.

Fettstuhl. Bei Schädigung, Atrophie, selbst Funktionsstörung der Drüse, besonders bei Verlegung ihres Ausführungsganges leidet die Nahrungsausnutzung im Darm. Die befallenen Menschen magern ab, sind Durchfallkranke. Stuhl stinkend, hell, graugelb, breiig, *sehr massig*, meist doch in sich gebunden. Gewöhnlich ohne Schmerzen entleert, 2—3mal, oft nur einmal am Tag. Glanz verrät den Fettgehalt. Gleich nach dem Absetzen kann das Fett tropfbar flüssig dem Stuhl aufliegen. Beim Erkalten gerinnt es zum weißlichen Talgschleier. Nicht zu vergessen: daß es bei Pankreaskrankheiten Anfälle gibt, in denen nicht Durchfall und vermehrte Stuhlbildung beobachtet werden, im Gegenteil Stuhlverhaltung und Aufblähung des Darmes bis zur Darmlähmung. Natürlich kann kein Fettstuhl vorhanden sein, wenn die Nahrung wenig Fett enthält. Bei chronischen Störungen und nicht vollständigem Ausfallen der Pankreasaussonderung empfiehlt sich Fettbelastung! 300 g Butter an einem Tag, z. B. in Haferbrei. Der Buttergehalt der Schmidtschen Probekost ist zur Aufdeckung nicht ganz schwerer Störungen zu gering. Wie immer in der funktionellen Diagnostik muß man Spitzenleistungen verlangen, wenn man schon geringgradiges Versagen und beginnende Störungen aufdecken will. Es ist aber darauf hinzuweisen, daß eine solche Fettbelastung gefährlich sein kann (s. u.).

Die mikroskopische Untersuchung ergänzt die Stuhlbetrachtung. Untersuchung auf Neutralfett, auf unverdaute Stärkekörnchen und stärkefressende Mikroben, auf quergestreifte Muskelfasern (Mangel an Tryptase, Kreatorrhöe). Auch bei Gallenabschluß ist die Fettaufsaugung schlecht. Indessen wird immerhin das Fett durch die Pankreaslipase gespalten und man findet im Stuhl (mit dem Mikroskop) nur Fettsäuren und Fettseifen in Nadeln und Schollen. Ist beim Verschlußikterus auch deutlich *Neutralfett* im Stuhl, so muß mindestens die Frage aufgeworfen werden, ob im Darm nicht außer der Galle auch die Pankreaslipase fehlt. Der Sprue-Stuhl enthält massenhaft Fettsäuren und Seifen (auch bei fettfreier Kost!); sie werden aus Kohlehydraten gebildet. Außer bei Pankreaskranken findet sich Neutralfett im Stuhl bei sehr schnellem Darmtransport (z. B. bei Darmkatarrh, bei Thyreotoxikose).

Durch *chemische* Bestimmung des Fettgehaltes im Stuhl kann man eine latente Steatorrhöe aufdecken.

Darmsymptome. Leichte und schwere Anfälle von Darmparese mit *Gasblähung*, Inappetenz, Übelkeit, selbst Erbrechen. Anfälle, die an das Bild des paralytischen Ileus erinnern, das die großen Attacken der Pankreasnekrose begleiten kann — peritonealen Attacken ähnlich. Gastroenteritische Bilder. Sporadische, explosive Defäkationen — *ohne typische Fettstühle*. Stinkende Stühle durch veränderte Bakterienflora.

Fermententgleisung. So wie Galle ins Blut tritt bei Verlegung der Gallenwege, so gelangt Pankreassaft (mindestens seine Fermente) ins Blut, wenn die Abfuhr nach dem Darm versperrt ist. Amylase (oder „Diastase") läßt sich dann durch ein verhältnismäßig einfaches Laboratoriumsverfahren im Blutserum oder im Harn (WOHLGEMUTH) nachweisen. Amylasurie ist in der klinischen Pankreasdiagnostik von ähnlichem Wert, wie Bilirubinurie und Ikterus in der Diagnostik der Leber und der Gallenwege. Wie Ikterus nicht nur vorkommt bei Verlegung der großen Gänge, so sehen wir auch bei gewissen Parenchymschädigungen des Pankreas *Fermententgleisung ins Blut*. Amylasurie ist kein Zeichen für eine bestimmte Pankreaserkrankung, auch nicht unbedingt anzutreffen bei Verlegung des WIRSUNGschen Ganges. Gerade bei Gangverlegungen, die *lange* bestehen, fehlt dieses Zeichen öfters. Der Amylasewert im Harn ist bei Pankreaskranken *nicht an allen Tagen* gleich hoch. Er steigt besonders im Zusammenhang mit Anfällen, die sich durch Verdauungsstörungen, Flatulenz oder Schmerzen anzeigen. Amylasurie folgt dem Anfall, eilt ihm bisweilen um Stunden voraus. In Beobachtungsfällen ist die Probe zu wiederholen! Auch die Blutdiastasekurve nach Pankreasreizung mit Äther ergibt Symptome (BOGENDÖRFER). Abnorm *niedrige* Amylasewerte im Harn findet man bei ausgedehnter Pankreaszerstörung (auch in manchen Fällen von Pankreasdiabetes) und bei Schrumpfniere (Ausscheidung gestört, Amylasewert im Serum erhöht!). Für klinisches Arbeiten ist zur Bestimmung der Blutdiastase empfindlicher als die Stärkeprobe von WOHLGEMUTH das Glykogenverfahren (s. BALTZER). Es kann überall da durchgeführt werden, wo Blutzuckerbestimmungen möglich sind.

Sekretmangel kann direkt mittels Duodenalsonde nachgewiesen werden. Man gewinnt durch die Sonde wenig oder keinen Bauchspeichel oder mit extrem niedrigem Fermentgehalt. Besonders beweisend, wenn vorher nach meinem Verfahren etwas Narkoseäther ins Duodenum gespritzt wurde (starker Sekretionsreiz). Zur Feststellung geringer Funktionsunterschiede muß man die Fermentwerte im Duodenalsaft (nach BERGER) kurvenmäßig verfolgen. Bei diesem Vorgehen läßt sich auch *Super*sekretion feststellen.

Gelbsucht. Ein Teil des Pankreaskopfes umgreift den Ductus choledochus, so daß Schwellung des Pankreaskopfes Stauung oder Sperre im Choledochus setzen kann. So kann Stauungsikterus verschiedenen Grades, auch mit mächtiger Dehnung der (gesunden) Gallenblase entstehen.

Harnzucker. Harnzucker kann bei Pankreasstörungen vorübergehend auftreten, z. B. beim Gallensteinanfall (Papillenstein, der den Pankreasgang verlegt). Aber es können auch entzündliche und krebsige Veränderungen in der Bauchspeicheldrüse so viel an Inseln zerstören, daß vorübergehend Harnzucker oder Zuckerharnruhr als zweite Krankheit entsteht. Bei Verdacht auf Krankheitsbeteiligung der Bauchspeicheldrüse soll man *mehrfach* auf Zucker nachsehen, besonders, wenn ein Pankreasschmerz auftritt, auch an den zwei folgenden Tagen, und bei unklaren Oberbauchschmerzen und ileusartigen Anfällen. Die Aussicht eine positive Zuckerprobe zu erhalten, ist natürlich gering bei Kranken, die inappetent sind oder erbrochen haben.

Blutzuckerbestimmung oder Blutzuckerkurve nach Zuckerbelastung können unterstützende Zeichen liefern. So gelingt es z. B. bei alten Gallensteinträgern, frühzeitig zu erkennen, daß sie auf dem Wege zum sekundären Diabetes sind.

Hypoglykämische Anfälle sind ein selteneres Syndrom. Es kommt nicht nur bei Inseladenomen vor. Es gibt auch bei Pankreatitis labile Funktionszustände, in denen Hypo- und Hyperglykämie abwechseln. Ich vermute, daß manche Shockzustände mit Krämpfen, die bei Pankreasnekrose vorkommen, auf plötzlicher Insulinausschüttung beruhen.

Diagnostisches Beiwerk. Fieber, sowie Untertemperaturen und Blutbildveränderungen bei den akuten Störungen. *Ascites* kommt hinzu durch sekundäre Pfortaderthrombose bei Pankreasnekrosen und beim Carcinom. Auch ohne Pfortaderverlegung kann bei Pankreaskrebs durch Begleiterkrankung des Bauchfelles oder Krebsaussaat in der Bauchhöhle Bauchwasser auftreten. Bei seltenen chronischen Pankreaserkrankungen (interstitiellen Entzündungen) erscheint in der Haut ein eigentümliches bräunlichgraues Pigment. Ihm verdankt der *Bronze-Diabetes* seinen Namen. Es kommt aber auch bei Leber- und Pankreascirrhose ohne Diabetes vor und ist ein Nebennierensymptom. Eigenartig ist die arterielle Hypotonie bei Pankreaserkrankungen, die öfter vorkommt (endokrine Korrelationen?).

III. Allgemeine Therapie.

Schonungskost. Man will ein akut krankes oder vermindert leistungsfähiges Organ, auch die Ausgleichsmöglichkeiten schonen. Man will Schmerzattacken vermeiden, die bei lebhafter Beanspruchung des Organes eintreten und auf seine Gefährdung durch Leistungsforderungen hindeuten. Die nach leichten Anfällen verordnete Schonkost bedeutet Prophylaxe gegen schwere Schäden. Man will ferner bei manifestem Bauchspeichelmangel den sinnlosen und schädlichen Transport nicht ausgenutzter Nahrungsmassen durch den Darmkanal verhindern. Am wichtigsten: Fernhaltung von Fett. Pankreaskranke haben oft Widerwillen dagegen. Fleischspeisen zart und knapp; müssen gut gekaut, allenfalls in Breiform gereicht werden. Toleranz für leichte Kohlehydratspeisen meist gut. Durch Beobachtung der Stärkeverluste im Stuhl verfolgt man die Belastungsfähigkeit. Gutes Kauen und Einspeicheln hat auch für die Kohlehydratverwertung gesteigerte Bedeutung. Kohlehydratentziehung (sog. WOHLGEMUTH-Kost) ist falsch.

Die *Übungskost* ist gekennzeichnet durch langsame Steigerung der Fettrationen. Als einzige Fettspender wählt man Butter und rohes Eigelb.

Bei akuten und heftigen Erkrankungen und wenn irgendwie die Gefahr der Selbstverdauung droht, ist größte Schonung durch *Hungertage* die richtige Verordnung, die manchmal an sich lebensrettend ist. Als zweite Staffel folgen leichteste Kohlehydratspeisen aus Mondamin, Maizena, Reis; dazu Fruchtlimonade und rohe Bananen, auch Apfelbrei mit Eiweiß untermischt, Zwieback, Plasmonzwieback, Kakes, geröstetes feines Weizenbrot. Dann fügt man zartes, gekochtes, fettfreies Fleisch hinzu, läßt jedoch die Kohlehydrate und zarte Gemüsebreie überwiegen. Die Ernährung darf kurze Zeit ihrem Brennwert nach unzureichend sein. Später Stufe für Stufe Erweiterung der Kost mit Butterzulagen. Für lange Zeit erhebliche Fettbelastungen zu verbieten.

Ersatztherapie. *Präparate aus tierischem Pankreas* sind nur bei Zeichen verschlechterter Ausnutzung zu geben, dann jedoch in nicht zu geringer Menge, 6—10 g und mehr, auf die Mahlzeiten verteilt. Zweckmäßig sind Präparate, die durch eine Schutzhülle gegen die Zerstörung des Trypsins durch den Magensaft gesichert sind (Pankreon, Enzypan, Festal). Citronensäure soll die Sekretinbildung begünstigen.

Medikamente. *Atropin* kommt wegen seiner sekretionsbeschränkenden Wirkung in Frage. Besteht bei Pankreasinsuffizienz gleichzeitig Magensaftmangel, so ist Pepsin-Salzsäure oder Acidolpepsin in ausreichender Menge besonders wichtig.

Insulinkur öfters nützlich, auch wenn keine Glykosurie besteht. (3 × 10 Einh.)

Umstimmung durch entwässernde Therapie. Scharfe Maßnahmen zur Wasserentziehung (erst Hunger, dann strengste kochsalzfreie [und fettfreie] Kost, Magensaftabsaugung, Darmentleerung) wirken bei akuten Zuständen oft günstig. Der Pankreasschmerz des Pankreasödems wird beseitigt, wahrscheinlich durch Abschwellung. Strophanthin $1/_2$ mg mit 10 ccm 10%igem Traubenzucker intravenös unterstützen die Entwässerung.

IV. Spezielle Pathologie des Pankreas.
1. Akute Pankreasnekrose.
(Akute exsudative Pankreatitis, ZÖPFELsches Pankreasödem.)

Bedeutung. Die schwere Form der akuten Pankreasnekrose ist nicht häufig. Sie gehört durch Plötzlichkeit des Auftretens, stürmischen Verlauf, qualvolle Schmerzen, äußerste Gefährlichkeit zu den gewaltigsten Krankheitsbildern.

Krankheitsbild. Nach geringen, oft mißachteten und verkannten Vorboten, bisweilen anscheinend ganz ohne solche, entwickelt sich plötzlich schwerster Krankheitszustand. Öfters im Anschluß an eine sehr fette, reichliche Mahlzeit, auch nach Quetschung oder stumpfer Verletzung des Bauches. Man sagt, fette Leute hätten eine Bereitschaft. Richtiger: die großen Esser. Auch unmäßiges Trinken ging öfters voran. Schnell steigert sich ein heftigster Schmerz im Oberbauch, anfangs in Bauchmitte. Später oft ausstrahlend nach links in den Rücken, nach Art der oben geschilderten Pankreasschmerzen. Auf seiner Höhe wird das Schmerzgefühl allgemein. Angaben dann weniger kennzeichnend. Der Schmerz selbst ist nicht kolikartig an- und abschwellend, ist Dauerschmerz. Vernichtungs- und Todesgefühle. Shockartiger Eindruck. Daß ein Kranker vor Schmerz sich wälzt, wie bei Gallenstein- oder Nierensteinkolik, ist weniger typisch. Oft scheint der Kranke durch Schmerz und Angst gefesselt, wie bei Ulcusperforation oder Coronararterienverschluß.

Züge eines Ileusbildes treten hinzu. Blähung des Bauches, besonders des Oberbauches, Erbrechen, das sich wiederholt, viel wässeriges Sekret, auch Galle enthalten kann, zunächst nie fäkulent ist. Blutbrechen (aus dem Pankreas?) deutet auf schlechteste Prognose. Die Darmlähmung ist selten vollständig, einzelne Blähungen gehen ab. Der Bauch ist empfindlich, mäßig gespannt, nicht bretthart (wie bei Peritonitis). Druck auf den Leib steigert den heftigen Dauerschmerz verhältnismäßig wenig. Es sichert die Diagnose, wenn das wurstförmige, geschwollene, empfindliche Pankreas getastet werden kann, allenfalls nach Entleerung des Darmes (Spülung). Anfangs langsamer Shockpuls, steigert sich dann bis 140, verliert an Füllung und Kraft. Die anfängliche Untertemperatur steigt langsamer an als bei Perforationsperitonitis. Ikterus kann vorhanden sein. Mit zunehmender Vergiftung wird die Gesichtsfarbe livid. Eigenartige Cyanose der Bauchhaut (leichenfleckartig) kommt vor. Im

Harn oft, aber nicht ausnahmslos, hohe Amylasewerte, weniger häufig Zuckerausscheidung. Leukocytose bis 30000.

Diagnose. Öfters ist, besonders bei deutlichem Tastbefund, die Diagnose leicht. Es unterstützt, wenn man weiß oder hört, daß ein *altes Gallensteinleiden* besteht. Freilich kann gerade dann der Anfall verkannt und als Gallenkolik gedeutet werden. Sitzen Zerstörung und Schmerz nur rechts im Pankreaskopf, so wird man auch an Perforation der Gallenblase denken. — Erleichtert ist die Diagnose, wenn dem großen Pankreasanfall *kleine vorangingen*, der typische Linksschmerz schon vorher beobachtet wurde oder man durch Ausfragen von solchen Vorboten erfährt. Viele Kranke unterscheiden Gallenkolik und Pankreasschmerz nach Sitz und Art sehr genau.

Die Unterscheidung von einer tabischen Magenkrise wird nur ausnahmsweise Schwierigkeiten machen. Schwerer ist oft, verschiedene Formen von Perforationsperitonitis auszuschließen. Doch ist bei ihnen die Bauchspannung härter, der Temperaturanstieg lebhafter.

Vor dem Röntgenschirm (wenn Durchleuchtung möglich) erkennt man durch die Gasfüllung eine Parese des Duodenums, des Magens, der Flexura Coli lienalis, allenfalls den Eigenschatten des geschwollenen Pankreas sowie Zeichen von tiefer Duodenalstenose.

Pathogenese. Das Krankheitsbild der Pankreasnekrose kann im Tierexperiment hervorgerufen werden, durch Einspritzung von Galle oder Öl in die Gänge des tätigen Pankreas (während der Verdauung). Die ältere bakterielle Theorie wurde beiseitegeschoben. Heute herrscht die Auffassung, daß aseptische Nekrosen durch Selbstverdauung der Drüse (CHIARI) das Wesen des Krankheitsgeschehens bedeuten. Morphologisch als erstes Ödem (ZÖPFEL). Es beginnt damit, daß schon in der Drüse Trypsin aktiviert wird. Andauung der Drüse selbst, in der entzündliche reaktive Gegenunternehmungen Platz greifen. Auf Lymphwegen gelangt das fettspaltende Ferment in benachbarte und fernere Gegenden der Bauchhöhle, selbst in den Brustkorb. So entstehen an vielen Orten „Fettgewebsnekrosen", die der Operateur oder der Obduzent vorfindet. Andauung von Blutgefäßen im Pankreas führt sekundär zu großen Blutungen ins Pankreasgewebe. Der Obduktionsbefund dieser Blutungen, zusammen mit dem stürmischen schnellen Krankheitsverlauf veranlaßte früher eine Deutung, die der Name „Pankreasapoplexie" enthält. Der weitere Verlauf der Krankheit ist zu erklären durch allgemeine Vergiftung, die auch zur Todesursache wird (v. BERGMANN und GULEKE). Interessant, daß von BERGMANN durch Trypsin-Einspritzungen Hunde gegen das tödliche Gift aus dem selbstverdauten Pankreas gewissermaßen immunisierte. Die Gefahr der intracanalikulären Aktivierung entsteht, wenn ein Gallepankreassaftgemisch in den Ausführungsgang gelangt. Das kann besonders leicht geschehen, wenn WIRSUNGscher Gang und Choledochus gemeinsam münden und die VATERsche Papille durch einen Gallenstein verschlossen wird. Unter Umständen wird die Säftemischung noch durch ein Diverticulum Vateri begünstigt. Aber auch ohne Papillenstein kommt sie vor, vielleicht durch Betriebs- und Ordnungsstörungen in dem feinen zusammengesetzten Muskelapparat um die VATERsche Papille herum (WESTPHAL), der eine zweckmäßige Verhaltung und Austreibung von Galle und Bauchspeichel zur Aufgabe hat. Ferner bei Duodenitis und Ulcus duodeni durch infiltrativ bedingte Insufficientia Vateriana. Jedoch gibt es auch hämatogene und lymphogene Entstehung von Parenchymschäden durch Zerfallsprodukte bei Infektionskrankheiten.

Verlauf und Prognose. Größe der Nekrose und Schwere der Allgemeinvergiftung entscheiden über den Verlauf. Das „Drama" kann „ultraakut" sein, in weniger als 24 Stunden tödlich. Genesung kommt auch bei umfangreicher Zerstörung vor, besonders wenn sie langsam sich entwickelt. Bei der Ausheilung können Zerfallshöhlen (Cysten und Pseudocysten) zurückbleiben, Gewebssequester mit den Faeces abgehen. Als Spätfolge kommt (noch nach Jahren) sekundärer Diabetes vor.

Behandlung. Besteht auch nur entfernter Verdacht auf Pankreasnekrose, so ist als erstes völlige Nahrungsenthaltung anzuordnen. Frühzeitige Erkennung und Behandlung ist von äußerster Wichtigkeit. Im akuten Zustand ist (entgegen der bis vor kurzem geltenden Ansicht) nicht zu operieren. Die konservative

Behandlung ist erfolgreicher als der gefahrenreiche operative Eingriff. Auch durch Sequestrierung eines Organteiles entstandene Cysten heilen oft unter Schonungsdiät. Außer der Verordnung von „Hunger und Durst" erfordert die Behandlung des akuten Anfalls eine Entleerung des Magens mit dem Schlauch und des Dickdarms durch Syrupklistier. Einspritzungen von Strophanthin mit Traubenzucker wirken nicht nur auf den Kreislauf symptomatisch, sondern sind kurativ, weil die entwässernde Wirkung ein Abschwellen des Pankreasödems begünstigt. *Nach* dem Anfall kommt anderseits operative Sequesterentfernung und allenfalls Bereinigung der Gallenwege in Frage. Rezidivprophylaxe (keine fettreichen Mahlzeiten!) ist nicht zu vergessen.

2. Die leichten Pankreasschäden.

Erst der neuesten Zeit war es vorbehalten, die bedeutende Häufigkeit leichter Pankreasstörungen zu beachten (KATSCH), so daß sie nun oft am Krankenbett erkannt werden. Daß krankhafte Veränderungen am Pankreas häufig sind, war vielen Pathologen lange bekannt. Und seit dem Erblühen der Gallensteinchirurgie wurde oft bei eröffnetem Bauch festgestellt, daß außer der Erkrankung der Gallenwege alte oder frische Veränderungen am Pankreas bestanden. Die Diagnose gelingt jetzt häufiger in erster Linie durch Beachtung des typischen Pankreasschmerzbildes (siehe oben). Es war ein Irrtum zu glauben, ein Gallensteinschmerz könne gelegentlich ausschließlich links empfunden werden. Ist der *Pankreasschmerz das wichtigste, führende Symptom*, oft auch die entscheidende Beschwerde der leichten, der wiederkehrenden und der chronischen Pankreaserkrankungen, so trifft man andererseits *auch die anderen in der allgemeinen Diagnostik aufgeführten Symptome*. Betont sei eine Neigung zu allgemeiner oder örtlicher Gasblähung (Flexura lienalis). Durch Äthereinguß ins Duodenum (2 ccm) kann manchmal ein Pankreasschmerz (Linksschmerz) gesteigert oder provoziert werden. Belastungsproben mit Fett enthüllen Verdauungsstörungen, die sich bald als Verstopfung, bald als Neigung zu uncharakteristischen Durchfällen darboten, als pankreatisch bedingt. Wer die großen Pankreassyndrome kennt — Schmerz, Fettstuhl, Tumor, Darmparese, Harnzucker — und sich bemüht, sie auch in geringer Prägung zu beachten, der erkennt leichte Pankreasschäden häufig. Von den Laboratoriumssymptomen ist das häufigste die Vermehrung des glykogenspaltenden Fermentes im Blut. Unterscheidung in akute und chronische Form ist im Prinzip möglich.

Morphologisch entspricht den akuten Formen das Bild der Autodigestion sowie der akuten Entzündung, der chronischen Form die Cirrhose (interstitielle Entzündung) und die Atrophie. Vasculär bedingte Veränderungen dürften zu den Cirrhosen gezählt werden. Es gibt Mischformen: chronische Vorgänge mit akutem Aufflackern (Schübe von Pancreatitis serosa).

Ätiologisch können meistens die akuten Veränderungen canaliculär (übergreifend von den Gallenwegen oder von Duodenaldivertikeln) oder hämatogenlymphogen (verschiedenste Infektionskrankheiten, autolytischer Eiweißzerfall) erklärt werden (s. S. 958). Die chronischen Veränderungen erklären sich als Restzustände nach akuten Prozessen und nach vasculär bedingten Veränderungen (vom Ulcus ventriculi und bei Arteriosklerose). Hierher gehört auch die Pankreascirrhose bei Lebercirrhose.

Vorkommen. Es gibt kleinere oder undeutliche Bilder als *vorlaufende oder nachlaufende Erscheinungen eines schweren Anfalls von akuter Nekrose*, oder nach einem großen Kranksein an Pankreatitis. Wichtig für Diagnose und Frühdiagnose der großen Selbstverdauung und für deren diätetische Verhütung.

Recht häufig sind *Pankreasbeteiligungen bei Erkrankungen der Gallenwege*. Man greift nicht zu hoch, wenn man sagt, daß fast jeder Kranke mit chronischer Cholecystopathie irgendwann im Verlauf seines langen, zeitweilig latenten Krankseins einen leichten Pankreasanfall oder eine Krankheitsbeteiligung des Pankreas erlebt. Man muß darauf achten. Prognose und Verlauf von Erkrankungen der Gallenwege bekommen durch Pankreasbeteiligung Besonderheiten. Es ist oft eine Komplikation, die den therapeutischen Erfolg erschwert. Die Kost muß betonter als sonst fettfrei sein. Nicht immer wird die Diätetik durch instinktiven Widerwillen gegen Fett erleichtert.

Tiefgreifende Magen- oder Duodenalgeschwüre können bis ins Pankreas vordringen. Infiltrative Duodenitis führt zur Insuffizienz der VATERschen Papille. Zerstörung und Entzündung können örtlich begrenzt bleiben oder greifen weiter. So kommen verschiedene Grade von Pankreasbeteiligung bei Ulcuskranken vor. Sie sind nicht so häufig wie bei Cholecystopathie. Manchmal ist nur für kurze oder längere Zeit der typische Pankreasschmerz in das Bild der Ulcusbeschwerden eingefügt und macht das Ulcuskranksein gegen die Therapie rebellisch. Oder es bilden sich chronische oder wiederkehrende Pankreasstörungen heraus. In einzelnen Fällen sieht man nicht nur gelegentliche Glykosurie, sondern auch einen Ausgang in Pankreasdiabetes. Störend ist, daß bei den tief ins Pankreas greifenden Geschwüren die Behandlung durch Resektion oft ebenso wünschenswert wie schwierig ist. Auch gefährlich: denn nach Ulcusoperationen, bei denen das Pankreas verletzt wurde, ist es nicht ganz selten zur akuten Pankreasnekrose gekommen (ähnlich wie nach scharfen oder stumpfen Verletzungen des Pankreas); während die spontanen Pankreaskomplikationen des Hinterwandgeschwüres recht selten zur akuten Nekrose führen.

Der hämatogen-toxische Pankreasschaden bei vielen *akuten Infektionskrankheiten* (Typhus, Paratyphus, Ruhr, Malaria usw., ferner bei Fleischvergiftung) macht selten Schmerzen, meist Erscheinungen von Dyspepsie, Verdauungsschwäche, Darmstörung, Flatulenz. Die Diagnose sichert Beobachtung des Blutdiastasewertes. Lange bekannt ist die Pankreatitis bei *Parotitis epidemica* (Erbrechen, Pankreasschmerz, Fettstuhl, Glykosurie, wurstförmiger Pankreastumor können beobachtet werden). Die Pankreasstörung bei Mumps ist viel häufiger als allgemein angenommen wird. In seltenen Fällen kann ein sekundärer Diabetes folgen (LABBÉ).

Streptococcus viridans ist von uns im Pankreas oder als Besiedler des Ganges getroffen worden. Bei *pyämischen Erkrankungen* findet man Abscesse verschiedener Größe. Der große *Pankreasabsceß* kann klinisch in Bezug auf Gefahr und Verlauf ein Bild hervorrufen ähnlich dem der akuten Nekrose, und ist operativ anzugehen.

Überstandene Pankreatitis hinterläßt nicht selten ausgedehnte Verwachsungen in der Oberbauchgegend *(Peripankreatitis)* auch *Perigastritis*. Aus jeder Art von Pankreatitis kann als (oft späte) Folge ein *sekundärer Diabetes* entstehen.

Interstitielle Pankreatitis bei Lebercirrhose macht häufig keine Funktionsstörungen oder klinischen Erscheinungen, ist andererseits wohl schuldig oder mitschuldig an den Glykosurien oder dem Begleitdiabetes bei Lebercirrhose. *Indurative syphilitische* Krankheiten häufiger als gummöse; frühzeitiger antiluischer Behandlung zugänglich. Kenntnisse über hämatogene tuberkulöse Erkrankungen noch unsicher. Miterkrankung des Pankreas bei Lymphogranulomatose kommt vor. Auch bei Bang-Bacillen-Infektion (KATSCH).

An **Symptomen** finden sich *bei akuten Veränderungen* dyspeptische, enteritische Beschwerden mit mehr oder weniger schweren akuten Attacken von Ileus, Meteorismus, Koliken, peritonitischen Symptomen. Ausgesprochene Fettstühle sind bei akuten Veränderungen seltener. Erhöhter Fermentgehalt im Duodenalsaft, Reizkurve und Hyperfunktionskurve im Duodenalsaft bei fortlaufender Fermentbestimmung (dieser Befund ist nicht regelmäßig nachzuweisen). Hypoglykämische Zustände im akuten Beginn (Ausnahme: Verschluß des Ductus Wirsungianus mit nachfolgender Hypertrophie der Inseln). Hohe Blutdiastase, hohe Urindiastase. Erhöhung der Blutdiastase bei Nahrungsbelastung.

Bei chronischen Veränderungen überwiegen die dyspeptischen Beschwerden ohne akute Zwischenfälle (wenn nicht bei akuten Rezidiven). Neigung zu Durchfällen. Häufiger Fettstuhl. Niedriger Fermentgehalt im Duodenalsaft, flache Fermentkurve und Hypofunktionskurve im Duodenalsaft, niedrige Blutdiastase, niedrige Urindiastase, Hyperglykämie, Glykosurie. Fehlende Erhöhung der Blutdiastase bei Nahrungsbelastung.

Im Schmerztyp kein Unterschied zwischen akuten und chronischen Veränderungen.

Therapeutisch sind akute Zustände mit strenger Schonkost (s. S. 962), vor allem Fettentziehung, unter Umständen Hunger zu behandeln. Gelegentlich mit entwässernder Therapie. Diese beeinflußt den Schmerz, der medikamentös durch Atropin gebessert wird, später Übungskost. Bei chronischen Zuständen eine Insulin-Kohlehydrat-Kur. Gegen Darmsymptome und Verdauungsinsuffizienz Substitutionstherapie. Da Pankreasschäden meist Zweitkrankheiten sind, verdient die verursachende Störung Beachtung. Die sog. Fieberdiät bei Infektionskrankheiten ist öfters zielklar als Pankreasschonkost zu gestalten.

3. Pankreassteine.

Pankreassteine sind seltene, aber erhebliche Komplikation bei entzündlicher Erkrankung der Drüse oder ihrer Gänge. Meist kalkreiche, bilirubinfreie, unregelmäßig geformte, ziemlich weiche Konkremente. Durch Stauung des völlig kalkfreien Pankreassaftes können sie nicht entstehen, sind Produkte entzündlicher Vorgänge. Bewirken schmerzhafte Sekretstauung, Gangerweiterung und Gewebszerstörung im Pankreas, führen häufig zum sekundären Diabetes. Manchmal sind die Folgen geringfügiger. Diagnose mit Sicherheit, wenn man die (bilirubinfreien!) Konkremente mit dem Stuhlsieb aus den Faeces findet oder auf dem Röntgenbild. Operation kann erforderlich werden.

4. Pankreaskrebs.

Vorkommen und Häufigkeit. Auf 100 Krebse kommen etwa 2 der Bauchspeicheldrüse. Ein Teil ist sekundär: Metastasen von Magengeschwülsten, auch von ferner gelegenen. Pankreaskrebse sind etwas seltener als Krebse der Gallenwege. Bis vor kurzem galt der Pankreaskrebs als die häufigste Pankreaserkrankung überhaupt. Heute erscheinen uns leichte Pankreasschäden als viel häufiger (KATSCH). Sarkome des Pankreas sind äußerst selten.

Erscheinungen. Je nach Sitz und Größe des Krebses ergeben sich sehr verschiedene Bilder. Alle Pankreassymptome, die wir kennen, können vorkommen (siehe oben S. 959 f.). Da am häufigsten der *Kopf der Drüse* befallen ist, kann früh *Gelbsucht* als auffälliges Zeichen in Erscheinung treten. Es ist ein langsam sich verstärkender oder doch *remissionsloser Ikterus*. Bei Sitz im Körper oder im Schwanz der Drüse tritt oft der Schmerz *früher* hervor, doch kommt es unter Umständen erst spät zu auffälligen Zeichen, nachdem Krankheitsgefühl und Ernährungsstörung schon längere Zeit bestehen. Verdauungsstörungen bilden das Vorspiel: Inappetenz, leichte Übelkeiten und gelegentliches Erbrechen. Gasblähung und Darmstillstand, oder Neigung zu Durchfällen. Bei allgemeiner Appetitlosigkeit kann besonderer Widerwille gegen Fett geäußert werden. Im übrigen ist die Inappetenz nicht so regelmäßig wie beim Magenkrebs. Ja es gibt Fälle, in denen auffallend lange der Appetit leidlich oder lebhaft bleibt: es interferiert die Appetitlosigkeit des Krebskranken mit der Appetitsteigerung des Pankreasdiabetes.

Das harte, knotige Pankreas kann *fühlbar* sein. Das Kopfcarcinom ist weniger beweglich als ein Pförtnerkrebs, von dem es besonders mit Röntgenhilfe leicht unterschieden wird (abgesehen von der meist vorhandenen Gelbsucht). Das krebsige Organ ist meist vergrößert und sehr hart. Doch kann auch ein chronisch entzündetes Pankreas „eisenhart" (RIEDEL) sein. *Der getastete Tumor ist oft größer als der vorhandene Krebs.* Denn in seiner Umgebung findet sich meist entzündliche Verhärtung. Ist das ganze Organ tastbar und hart, so denkt man leicht an chronische Pankreatitis. Und doch ist unter Umständen ein Krebsknoten im Kopf Ursache der entzündlichen Verhärtung. Ist beim Kopfcarcinom Gallenstauung vorhanden, so tastet man oft eine prallgefüllte große Gallenblase (COURVOISIERsches Zeichen), während bei Gallensteinverschluß Schrumpfblase vorkommt. Das Zeichen ist keine untrügliche Unterscheidungshilfe. In der bei Gallenstauung oft nur mäßig vergrößerten Leber können Tochtergeschwülste tastbar sein. Bei Druck auf die Pfortader tritt das Bild der Pfortaderstauung hinzu. Auch Cavakompression kommt vor. Druck auf Pförtner oder Zwölffingerdarm behindern deren Wegsamkeit und mehren die Neigung zu Erbrechen. In verschiedenem Grade können die Zeichen der Pankreasinsuffizienz auftreten durch Gangverlegung oder Wegfall von Drüsensubstanz (Ätherprobe!). Insofern hierfür manchmal die *sekundäre Pankreatitis* verantwortlich ist, sind diese *Störungen nicht immer fortschreitend*. Vorübergehende Besserungen sind möglich. Häufig starke Kachexie.

Oft widerstehen die Inseln der krebsigen Zerstörung besser und länger als die Acini. Andererseits kann es zur Glykosurie, sowie allen Zeichen des schweren *Diabetes* kommen. Auffällige Schwankungen und Rückläufigkeiten dieses Diabetes sind wiederum aus sekundären entzündlichen Veränderungen des Organes zu erklären.

Dasselbe gilt oft von den *Pankreasschmerzen*. Sie können kommen und gehen, fehlen im Gesamtverlauf selten ganz. In anderen Fällen sind sie sehr typisch vorhanden in qualvollster Stärke, über Monate sich steigernd, im Krankheitsbild vorherrschend, so daß dauernde Morphiumgaben notwendig werden. — Eine häufige Fehldiagnose bei beginnendem Pankreaskrebs ist: Arteriosklerose der Bauchgefäße. Gasblähung und Darmparese bei einem älteren abmagernden Menschen verführen einerseits dazu und anderseits wird der Pankreasschmerz, wenn er in Anfällen auftritt, verkannt und als sog. Angina abdominalis gedeutet. — In den Fällen von Kopfkrebs mit Gelbsucht ist die Differentialdiagnose gegen Gallensteinleiden oft schwierig — besonders wenn ein altes Gallensteinleiden tatsächlich besteht. Hier wird die Stuhluntersuchung und Duodenaluntersuchung wichtig. Man findet nicht nur acholischen Stuhl und schlechte Fettresorption, sondern auch mangelhafte Fettspaltung und quergestreifte Muskelbruchstücke. Freilich weiß man dann noch nicht ohne weiteres, ob es sich um die Pankreatitis eines alten Gallensteinträgers handelt, oder um Steinverschluß des Choledochus vor der Papille, der zugleich den Speichelgang drosselt, oder um einen Kopfkrebs des Pankreas. Alle Symptome müssen herangezogen werden. Und doch entscheidet bisweilen erst der weitere Verlauf oder ein Probebauchschnitt die Diagnose.

Ein ganz besonderes Bild gehört zu gewissen *Tumoren der* LANGERHANS*schen Inseln*. Es ist erst in einzelnen Fällen beobachtet. Übermäßige Insulinbildung führt zu Hypoglykämie und periodischen epileptischen Krämpfen. Anfälle von Zittern, Schweißausbruch, Schwäche werden besonders durch Anstrengungen oder eine Verzögerung der Mahlzeiten hervorrufen. Zuckergaben beheben sie. Einige Fälle sind erfolgreich operiert.

Behandlung. Mit der Möglichkeit, einen Pankreaskrebs operativ zu entfernen, ist praktisch bis heute nicht zu rechnen. Bei schwerer Gallenstauung bringt manchmal die operative Verbindung der Gallenblase mit dem Duodenum vorübergehende Erleichterung. Bei einem Leiden, das über ein Jahr sich hinziehen kann, ist sorgsame Behandlung notwendig. Schmerz fordert Linderung, Verdauungsinsuffizienz Diätbehandlung. Wenn auf leichte Zuckerausscheidung nicht zu pedantisch eingegangen werden soll, so sind doch auch beim Diabetes der Krebskranken vorübergehende Erfolge möglich. Die Kostregelung stößt auf besondere Schwierigkeiten, wenn schlechte Fettausnutzung und Diabetes gleichzeitig vorhanden. Dann schnellster Verfall kaum aufzuhalten. Die Kranken erlöschen langsam in Abmagerung und Kachexie. Manchmal herrscht zum Schluß die Cholämie vor, manchmal der Diabetes, manchmal das Syndrom der Pfortaderstauung.

5. Pankreascysten.

Cysten des Pankreas gehörten früher zu den am meisten beachteten Erkrankungen des Organes. Tumorsyndrom. Schmerzen können dabei sein. Befund kann wechseln. Cysten, die größer und kleiner werden. Man unterscheidet: *Retentionscysten, Autodigestionscysten,* Cysten aus traumatischen Extravasaten. Ferner Cysten bei chronischer sklerosierender Pankreatitis; Cirrhose führt zu Zirkulationsstörungen und Sekretverhaltung; auch Zugwirkung des Bindegewebes an den Gängen. Sekundär können Gangerweiterungen durch Retention weiter gedehnt werden. Die größten Cysten sind die *Cystadenome,* ähnlich wie Ovarialtumoren bis zu 20 Liter fassend. *Echinokokkencysten* sind selten.

Für chirurgische Eingriffe besonders geeignet sind die Pseudocysten, die nicht im, sondern am Pankreas liegen. Sie gehen zwar vom Pankreas aus durch Trauma, Nekrosen, auf entzündlicher oder autodigestiver Basis, sind aber nicht mit Epithel ausgekleidet.

Literatur.

BALTZER: Klin. Wschr. **1935** II, 1395. — v. BERGMANN: Funktionelle Pathologie. Berlin: Julius Springer 1932.

GRUBER, G. B.: Pathologie der Bauchspeicheldrüse. Im Handbuch der speziellen pathologischen Anatomie und Histologie, Bd. 5/2. Herausgeg. von F. HENKE und O. LUBARSCH. Berlin: Julius Springer 1929.

KATSCH: Jkurse ärztl. Fortbildg **1925**, H. 3 (1. März-H.). — Verh. Ges. Verdgskrkh. **1924** u. **1938**. — Z. klin. Med. **1939**. — KATSCH u. BRINCK: Erkrankungen der Bauchspeicheldrüse. Im Handbuch der inneren Medizin von v. BERGMANN und STAEHELIN, Bd. III. Berlin: Julius Springer 1938. — KATSCH u. v. FRIEDRICH: Klin. Wschr. **1922** I, 112.

VERLAG VON JULIUS SPRINGER / BERLIN

Grundriß der inneren Medizin. Von Dr. **A. von Domarus**, a. o. Professor an der Universität Berlin, ärztlicher Direktor am Horst-Wessel-Krankenhaus im Friedrichshain, Berlin. Zwölfte, verbesserte Auflage. Mit 63 zum Teil farbigen Abbildungen. XV, 697 Seiten. 1938. Gebunden RM 16.80

Entstehung, Erkennung und Behandlung innerer Krankheiten. Von Dr. **Ludolf Krehl**, Professor in Heidelberg.

Erster Band: **Die Entstehung innerer Krankheiten: Pathologische Physiologie.** Vierzehnte Auflage. XII, 716 Seiten. 1932. RM 39.60; geb. RM 42.—

Zweiter Band: **Die Erkennung innerer Krankheiten.** Zweite Auflage. X, 197 Seiten. 1932. RM 12.80; gebunden RM 14.80

Dritter Band: **Die Behandlung innerer Krankheiten.** Zweite, unveränderte Auflage. X, 289 Seiten. 1934. RM 18.—; gebunden RM 20.—

Strümpell-Seyfarth, Lehrbuch der speziellen Pathologie und Therapie der inneren Krankheiten für Studierende und Ärzte. 31./32., völlig neu bearbeitete Auflage von Dr. med. et phil. **C. Seyfarth**, a. o. Professor (für Innere Medizin) an der Universität Leipzig, Leitender Arzt (Med. Abt.) des Städt. Krankenhauses zu St. Georg in Leipzig. 2 Bände. Mit 399 Abbildungen und 17 Tafeln. XX, 1860 Seiten. 1934. RM 48.—; gebunden RM 54.—

Einführung in die pathologische Physiologie. Von Professor Dr. **Max Bürger**, Direktor der Medizinischen Universitäts-Poliklinik Bonn a. Rh. Zweite Auflage der „Pathologisch-physiologischen Propädeutik". Mit 43 Abbildungen. VIII, 454 Seiten. 1936. RM 24.—; gebunden RM 25.80

Grundzüge der pathologischen Physiologie. Von Dr. med. **Hans Lucke**, a. o. Professor für Innere Medizin in Göttingen. Vierte Auflage. VII, 218 Seiten. 1939. RM 6.60

Funktionelle Pathologie. Eine klinische Sammlung von Ergebnissen und Anschauungen einer Arbeitsrichtung. Von Dr. **Gustav von Bergmann**, ordentl. Professor der Inneren Medizin und Direktor der II. Medizinischen Universitätsklinik Berlin. Zweite, umgearbeitete Auflage. Mit 73 Abbildungen. VII, 547 Seiten. 1936. RM 25.—; gebunden RM 26.60

Müller-Seifert, Taschenbuch der medizinisch - klinischen Diagnostik. Bearbeitet von Dr. **Friedrich Müller**, Professor der Medizin in München. Einundvierzigste, neubearbeitete Auflage. Mit 159 zum Teil farbigen Abbildungen im Text und 5 farbigen Tafeln. VI, 547 Seiten. 1939. Gebunden RM 14.80

Herm. Lenhartz, Mikroskopie und Chemie am Krankenbett. Elfte Auflage, bearbeitet von **A. v. Domarus**, Berlin, und **R. Seyderhelm**, Frankfurt a. M. Mit 180 zum Teil farbigen Abbildungen und 2 farbigen Tafeln. X, 370 Seiten. 1934. RM 18.60; gebunden RM 19.80

Zu beziehen durch jede Buchhandlung

VERLAG VON JULIUS SPRINGER / BERLIN

Lehrbuch der Differentialdiagnose innerer Krankheiten.
Von Professor Dr. **M. Matthes†**. Fortgeführt von Professor Dr. **Hans Curschmann,** Direktor der Medizinischen Universitätsklinik in Rostock i. M. Achte, neubearbeitete Auflage. Mit 132 Abbildungen. VII, 806 Seiten. 1937. Gebunden RM 30.—

Die klinische Röntgendiagnostik der inneren Erkrankungen. Von Dr. **Herbert Assmann,** o. Professor und Direktor der Medizinischen Klinik an der Universität Königsberg i. Pr. Fünfte Auflage. Zwei Teile. Mit 1216 Abbildungen und 10 Tafeln. VII, III, 1248 Seiten. 1934. RM 87.—; gebunden RM 95.—

Über Beurteilung und Behandlung von Kranken. Vorträge von Professor Dr. **Richard Siebeck,** Direktor der Medizinischen Poliklinik in Bonn. V, 116 Seiten. 1928. RM 3.24

Die unmittelbare Kranken-Untersuchung. Ärztliches Sehen, Hören und Fühlen. Von **Paul Martini,** Professor der Medizin, Direktor der Medizinischen Klinik der Universität Bonn. Mit 35 Abbildungen im Text. VIII, 246 Seiten. 1927. Gebunden RM 7.83

Methodenlehre der therapeutischen Untersuchung. Von **Paul Martini,** Professor der Medizin, Direktor der Medizinischen Klinik der Universität Bonn. Mit 9 Abbildungen. VII, 69 Seiten. 1932. RM 4.50

Einführung in die Physiologie des Menschen. Von Professor Dr. **Hermann Rein,** Direktor des Physiologischen Instituts der Universität Göttingen. Zweite Auflage. Mit 381 Abbildungen. XI, 482 Seiten. 1938. RM 18.—; gebunden RM 19.60

Einführung in die chemische Physiologie. Von Dr. **E. Lehnartz,** a. o. Professor an der Universität Göttingen. Zweite Auflage. Mit 70 Abbildungen. IX, 434 Seiten. 1938. RM 18.—; gebunden RM 19.60

Ernährungslehre. Grundlagen und Anwendung. Bearbeitet von B. Bleyer, W. Diemair, O. Flössner, H. Glatzel, J. Kühnau, E. Lehnartz, W. Mollowt, A. Pillat, H. Rudy, A. Schittenhelm, H. Schönfeld, H. Schroeder, W. Schüffner, W. Stepp, P. Vogt-Møller, H. Wendt, F. Wirz. Herausgegeben von Professor Dr. **Wilhelm Stepp,** Direktor der I. Medizinischen Klinik der Universität München. Mit 34 Abbildungen. VIII, 622 Seiten. 1939. Gebunden RM 36.—

Lehrbuch der Mikrobiologie und Immunbiologie. Von Dr. Dr. **Max Gundel,** Professor an der Medizinischen Akademie Düsseldorf, Direktor des Hygienischen Instituts des Ruhrgebiets zu Gelsenkirchen, und Dr. **Walter Schürmann,** Honorarprofessor an der Universität Münster, Ärztlicher Direktor der Reichsknappschaft zu Berlin. Zugleich zweite Auflage des „Leitfadens der Mikroparasitologie und Serologie" von E. Gotschlich und W. Schürmann. Mit 85 zum größten Teil farbigen Abbildungen. VIII, 456 Seiten. 1939. RM 22.50; gebunden RM 24.60

Zu beziehen durch jede Buchhandlung.

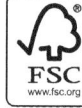

MIX
Papier aus verantwortungsvollen Quellen
Paper from responsible sources
FSC® C105338

If you have any concerns about our products,
you can contact us on
ProductSafety@springernature.com

In case Publisher is established outside the EU,
the EU authorized representative is:
Springer Nature Customer Service Center GmbH
Europaplatz 3, 69115 Heidelberg, Germany

Printed by Libri Plureos GmbH
in Hamburg, Germany